R. Liebsch

Neurologie

Neurologie

Kurzlehrbuch zum GK 3

herausgegeben von
Roland Liebsch

2., überarbeitete Auflage

URBAN & FISCHER
München · Jena

Zuschriften und Kritik an:
Urban & Fischer, Lektorat Medizinstudium, Karlstraße 45, 80333 München

Anschrift des Verfassers
Dr. med. Roland Liebsch
Theresienstr. 5
94032 Passau

Wichtiger Hinweis für den Benutzer
Die Erkenntnisse in der Medizin unterliegen laufendem Wandel durch Forschung und klinische Erfahrungen. Herausgeber und Autoren dieses Werkes haben große Sorgfalt darauf verwendet, daß die in diesem Werk gemachten therapeutischen Angaben (insbesondere hinsichtlich Indikation, Dosierung und unerwünschten Wirkungen) dem derzeitigen Wissensstand entsprechen. Das entbindet den Nutzer dieses Werkes aber nicht von der Verpflichtung, anhand der Beipackzettel zu verschreibender Präparate zu überprüfen, ob die dort gemachten Angaben von denen in diesem Buch abweichen und seine Verordnung in eigener Verantwortung zu treffen.

Die Deutsche Bibliothek - CIP-Einheitsaufnahme
Ein Titelsatz für diese Publikation ist bei
Der Deutschen Bibliothek erhältlich.
ISBN 3-437-43090-4

Alle Rechte vorbehalten
1. Auflage September 1996
2. Auflage September 2001

© 2001 Urban & Fischer Verlag München • Jena

01 02 03 04   5 4 3 2 1 0

Für Copyright in bezug auf das verwendete Bildmaterial siehe Abbildungsnachweis.
Das Werk einschließlich aller seiner Teile ist urheberrechtlich geschützt. Jede Verwertung außerhalb der engen Grenzen des Urheberrechtsgesetzes ist ohne Zustimmung des Verlages unzulässig und strafbar. Das gilt insbesondere für Vervielfältigungen, Übersetzungen, Mikroverfilmungen und die Einspeicherung und Verarbeitung in elektronischen Systemen.

Planung und Lektorat: Dr. med. Dorothea Hennessen
Redaktion: Andrea Rauneker
Herstellung: Christine Jehl, Cornelia Reiter
Satz: www.prepress-ulm.com
Druck und Bindung: Bosch Druck, Ergolding
Abbildungen: s. Bildquellenverzeichnis
Umschlaggestaltung: www.prepress-ulm.com

Aktuelle Informationen finden Sie im Internet unter den Adressen:
Urban & Fischer: http://www.urbanfischer.de

Vorwort

Zur 2. Auflage

Für die Neuauflage wurde das Buch inhaltlich aktualisiert und auf den neuesten Stand der Wissenschaft gebracht. Zur besseren Veranschaulichung wurden viele neue Abbildungen und Tabellen eingefügt. Auf Wunsch von Studenten wurden Kapitel über neurologische Notfälle und Differentialdiagnosen geschrieben.

Mein besonderer Dank gilt Herrn Dr. Malte E. Kornhuber, ltd. Oberarzt der neurologischen Universitätsklinik Halle, für die inhaltliche Überarbeitung der Neuauflage, sowie Herrn Dr. Leppien und Herrn Dr. Wenzel aus der radiologischen Abteilung des AK Altonas, die mich in der Auswahl neuer neuroradiologischer Abbildungen berieten und sie mir zur Verfügung stellten. Eine weiterhin gute Zusammenarbeit wünsche ich mir mit den Mitarbeitern des Verlages, allen voran mit Frau Dr. Hennessen, Frau Blanck, Frau Rauneker und Frau Jehl.

Ich hoffe, die verbesserte Neuauflage erleichert vielen Studenten die Vorbereitung auf das Examen und weckt ihr Interesse an der Neurologie!

Passau, im Juni 2001   Roland Liebsch

Zur 1. Auflage

Schon das gesunde menschliche Nervensystem ist äußerst kompliziert, das funktionelle Zusammenspiel seiner einzelnen Teile wird noch nicht sehr gut verstanden. Ebenso spannend und interessant sind die Störungen des Nervensystems, die zum Teil erst eine Erkenntnis der normalen Funktion ermöglicht haben. Mit den Störungen des Nervensystems beschäftigt sich v.a. die Neurologie. Dieses Fach soll kurz definiert und gegen die Psychiatrie abgegrenzt werden. Neurologie ist ein Fachgebiet der Humanmedizin, das sich mit der Diagnostik, der nichtoperativen Therapie, Prävention, Rehabilitation und Begutachtung von Erkrankungen des zentralen, peripheren und vegetativen Nervensystems und der Muskulatur beschäftigt, während die Psychiatrie („Seelenkunde") sich mit der Erkennung, Behandlung, Prävention, Rehabilitation und Begutachtung psychischer Krankheiten und Störungen sowie psychischer und sozialer Verhaltensauffälligkeiten befaßt, (Roche Lexikon Medizin, 2. Auflage, 1987).

Was soll mit diesem neuen Kurzlehrbuch Neurologie erreicht werden? Es wird versucht, einen Kompromiß zwischen ultra-kurzer, kommentierter Fragensammlung und einem ausführlichen Lehrbuch zu finden. Damit soll dem Studenten ein Leitfaden für die Neurologie an die Hand gegeben und dem Anfänger ein Einstieg in dieses spannende Fach ermöglicht werden. Dabei habe ich mich bemüht, den neuesten wissenschaftlichen Stand zu berücksichtigen, ohne jedoch ausgefallene Themen und sehr seltene Syndrome zu sehr zu betonen. Denn eine Hauptanforderung an einen „Intensivkurs Neurologie" besteht darin, daß er das Wesentliche in angemessener Kürze vermittelt. Aufgrund der Knappheit ist sicher manche wissenschaftliche Tatsache etwas vereinfacht dargestellt, insbesondere in den ersten beiden Kapiteln. Im ersten Kapitel sollen kurz der neurologische Untersuchungsgang rekapituliert sowie die neurologisch relevante Zusatzdiagnostik vorgestellt werden. Im zweiten Kapitel wird auf neurologische Syndrome und deren pathophysiologische Grundlagen eingegangen. Wer sich hierfür weitergehend interessiert, dem sei ein Buch über funktionelle Neuroanatomie bzw. über neurologisch-topische Diagnostik empfohlen. Ausführlicher werden in den übrigen Kapiteln neurologische Erkrankungen beschrieben, wobei der Schwerpunkt auf der Verdeutlichung neurologischer Besonderheiten liegt. Ausführlich wird auf verschiedene Schmerzsyndrome eingegangen, da auf diesem Gebiet zunehmend diagnostische und therapeutische Fortschritte erzielt werden. Die Therapie neurologischer Erkrankungen ist bis heute oft umstritten, ein offensichtlicher und dramatischer Therapieerfolg eher selten. Auf die Behandlung neurologischer Erkrankungen wird daher nur kurz eingegangen. Hoffnungsvolle Therapieansätze und bessere Behandlungsergebnisse schlagen sich jedoch in einigen relativ neuen Büchern über neurologische Therapiemöglichkeiten nieder.

Über Kritik und Anregungen aus dem Leserkreis würde ich mich sehr freuen!

München, im Juni 1996   Roland Liebsch

Inhaltsverzeichnis

1	**Neurologische Diagnostik**	
1.1	Klinische Untersuchung	1
1.1.1	Untersuchung des Kopfes	1
1.1.2	Untersuchung der Hirnnerven.......	1
1.1.3	Reflexe	4
1.1.4	Inspektion des Körpers und Untersuchung der Motorik	5
1.1.5	Koordination...................	5
1.1.6	Sensibilität	5
1.1.7	Vegetativum	7
1.1.8	Orientierende internistische Untersuchung	8
1.1.9	Psychischer (psychiatrischer) Befund	8
1.1.10	Neuropsychologische Untersuchung	8
1.1.11	Untersuchung Bewußtloser	8
1.2	Apparative Diagnostik und Labor	8
1.2.1	Elektrophysiologie	8
1.2.2	Liquor	12
1.2.3	Neuroradiologische Verfahren	14
1.2.4	Doppler-Sonographie und Duplex ...	16
1.2.5	Biopsien	17

2	**Allgemeinneurologische Syndrome**	
2.1	Periphere und zentrale Lähmung..	19
2.2	Sensibilitätsstörungen und Schmerz...................	20
2.3	Thalamussyndrom	25
2.4	Störungen des extrapyramidal-motorischen Systems...........	25
2.5	Kleinhirnsymptome (zerebelläre Störungen)	27
2.6	Hirnstammsyndrome und Hirnstammreflexe	28
2.7	Erhöhter Hirndruck und Hirnödem	29
2.8	Neuroophthalmologische Syndrome	30
2.8.1	Gesichtsfeldausfälle und Visusminderung	30
2.8.2	Störungen der Pupillomotorik	31
2.8.3	Störungen der Augen- und Blickmotorik.................	33

2.9	Neurootologische Syndrome	34
2.9.1	Schwindel	34
2.9.2	Nystagmus	35
2.9.3	Hörstörungen	36
2.10	Neuropsychologische Syndrome	37
2.10.1	Aphasie	38
2.10.2	Apraxie	38
2.10.3	Anosognosie und Neglect	39
2.11	Spinale Syndrome	39
2.11.1	Querschnittssyndrom	40
2.11.2	Brown-Séquard Syndrom	40
2.11.3	Zentromedulläres Syndrom	41
2.12	Wichtige neurologische Notfälle	41
2.12.1	Notfälle bei zentralen Funktionsstörungen	41
2.12.2	Notfälle des peripheren Nervensystems und der Muskulatur	42
2.13	Wichtige neurologische Differentialdiagnosen	43

3 Zerebrovaskuläre Erkrankungen

3.1	Zerebrale Zirkulationsstörungen	55
3.1.1	Zerebrale Ischämien	55
3.1.2	Hirnblutung	68
3.1.3	Hirngefäßaneurysmen und Subarachnoidalblutung	69
3.1.4	Sinus- und Hirnvenenthrombose	72
3.2	Zerebrale Gefäßfehlbildungen	74
3.3	Spinale Zirkulationsstörungen und Gefäßfehlbildungen	75
3.3.1	Ischämien des Rückenmarks	76
3.3.2	Spinale Blutungen	77
3.3.3	Spinales arteriovenöses Angiom	77
3.4	Zusammenfassung	78

4 Zerebrale Anfallsleiden (Epilepsien)

4.1	Generalisierte Anfälle	82
4.1.1	Generalisierte tonisch-klonische Anfälle (Grand-mal)	82
4.1.2	Primär generalisierte kleine Anfälle	84
4.2	Fokale Anfälle (Herdanfälle)	87
4.2.1	Einfache fokale Anfälle	87
4.2.2	Komplexe fokale Anfälle	89
4.3	Psychische Veränderungen bei Anfallsleiden	89
4.4	Häufige Differentialdiagnosen	90
4.5	Therapie	91
4.6	Prognose und sozialmedizinische Aspekte	92
4.7	Zusammenfassung	93

5 Zerebrale und spinale Tumoren

5.1	Zerebrale Tumoren	95
5.1.1	Astrozytom und Glioblastom	98
5.1.2	Oligodendrogliom	100
5.1.3	Ependymom	100
5.1.4	Plexuspapillom	101
5.1.5	Pinealistumoren	101
5.1.6	Medulloblastom	101
5.1.7	Neurinom	102
5.1.8	Meningeom	102
5.1.9	Hypophysenadenom	104
5.1.10	Kraniopharyngeom	106
5.1.11	Hämangioblastom	107
5.1.12	Hirnmetastasen	107
5.2	Spinale Tumoren	109
5.2.1	Extramedulläre Tumoren	110
5.2.2	Intramedulläre Tumoren	111
5.3	Zusammenfassung	111

6 Entzündliche Erkrankungen des ZNS

6.1	Meningitis	113
6.1.1	Akute lymphozytäre Meningitis	113
6.1.2	Akute eitrige Meningitis	115
6.1.3	Tuberkulöse Meningitis	116
6.2	Enzephalitis	118
6.2.1	Herpes-simplex-Enzephalitis	120
6.3	Meningoenzephalitis bei verschiedenen Infektionskrankheiten	121

6.3.1	Herpes zoster	121	8.2.2	Spastische Spinalparalyse	154
6.3.2	Infektiöse Mononukleose	122	8.2.3	Amyotrophe Lateralsklerose	154
6.3.3	Zytomegalievirus-Erkrankungen	123	8.2.4	Spino-ponto-zerebelläre Atrophien	155
6.3.4	Frühsommermeningoenzephalitis	123	**8.3**	**Demenzen**	**156**
6.3.5	Masern	124	8.3.1	Alzheimer Krankheit	157
6.3.6	Mumps	125	8.3.2	Pick Krankheit	158
6.3.7	Tollwut	125	8.3.3	Vaskuläre Demenz	158
6.3.8	Poliomyelitis	125	8.3.4	Differentialdiagnose der Demenzsyndrome	160
6.3.9	HIV-Erkrankung	126			
6.3.10	Fleckfieber	127	**8.4**	**Zusammenfassung**	**161**
6.3.11	Lyme-Borreliose	127			
6.3.12	Neurolues	128			
6.3.13	Tropische Erkrankungen	129	**9**	**Traumatische ZNS-Schädigungen**	
6.4	**Toxoplasmose**	**130**	**9.1**	**Schädelverletzungen**	**163**
6.5	**Tetanus**	**132**	9.1.1	Schädelprellung	163
6.6	**Langsame Viruserkrankungen**	**132**	9.1.2	Schädelbruch	163
6.6.1	Jakob-Creutzfeldt-Krankheit	132	**9.2**	**Geschlossene Schädel-Hirn-Traumen**	**164**
6.6.2	Progressive multifokale Leukenzephalopathie	133	9.2.1	Commotio cerebri	165
6.6.3	Subakute sklerosierende Panenzephalitis	133	9.2.2	Contusio cerebri	166
6.7	**Hirnabszeß**	**134**	**9.3**	**Traumatische intrakranielle Hämatome**	**167**
6.8	**Metastatische Herdenzephalitis**	**134**	9.3.1	Epidurales Hämatom	167
6.9	**Zusammenfassung**	**136**	9.3.2	Subdurales Hämatom	168
			9.3.3	Traumatisches intrazerebrales Hämatom	169
7	**Encephalomyelitis disseminata (Multiple Sklerose)**	**137**	**9.4**	**Dauerfolgen und Komplikationen von Hirntraumen**	**170**
	Zusammenfassung	**143**	9.4.1	Psychische Dauerfolgen	170
			9.4.2	(Spät-)Komplikationen	170
			9.4.3	Dezerebration und dissoziierter Hirntod	171
8	**Degenerative Erkrankungen des ZNS und Bewegungsstörungen**		9.4.4	Probleme bei der Begutachtung von Hirntraumafolgen	171
8.1	**Extrapyramidale Erkrankungen**	**145**	**9.5**	**Rückenmarks- und Wirbelsäulenverletzungen**	**172**
8.1.1	Parkinson Krankheit	145	9.5.1	Commotio, Contusio und Compressio spinalis	172
8.1.2	Huntington Krankheit	149			
8.1.3	Dystonien	151	9.5.2	Schleudertrauma der Halswirbelsäule	172
8.1.4	Athetose und Ballismus	152			
8.2	**Systemdegenerationen des ZNS mit bevorzugtem Befall des 1. und/ oder 2. Motoneurons und spino- ponto-zerebelläre Atrophien**	**152**	9.5.3	Diagnostisches und therapeutisches Vorgehen bei Wirbelsäulenverletzung	173
8.2.1	Spinale Muskelatrophien	152	**9.6**	**Zusammenfassung**	**173**

10 Nicht-epileptische anfallsartige Erkrankungen

10.1 Synkope 175
10.2 Tetanie 176
10.3 Narkolepsie 177
10.4 Schwindelsyndrome 178
10.4.1 Benigner paroxysmaler Lagerungsschwindel 178
10.4.2 Neuritis vestibularis 179
10.4.3 Phobischer Attacken-Schwankschwindel 179
10.4.4 Morbus Menière 180
10.5 Zusammenfassung 181

11 Schmerzsyndrome

11.1 Allgemeines zum Schmerz 183
11.1.1 Definitionen 183
11.1.2 Physiologie und Pathophysiologie des Schmerzes 183
11.1.3 Diagnostische Möglichkeiten 184
11.1.4 Therapiemöglichkeiten 186
11.2 Kopf- und Gesichtsschmerzen 189
11.2.1 Migräne 190
11.2.2 Cluster-Kopfschmerz Bing-Horton Syndrom) 191
11.2.3 Spannungskopfschmerz 191
11.2.4 Analgetika-induzierter Kopfschmerz 192
11.2.5 Trigeminusneuralgie 192
11.2.6 Costen Syndrom 193
11.2.7 Atypischer Gesichtsschmerz 193
11.2.8 Differentialdiagnose des Kopf- und Gesichtsschmerzes 194
11.3 Ausgewählte Schmerzsyndrome 194
11.3.1 Schmerzen nach peripherer Nervenläsion 194
11.3.2 Sympathische Reflexdystrophie 195
11.3.3 Zentraler Schmerz und Thalamusschmerz 196
11.3.4 Stumpf- und Phantomschmerz 196
11.3.5 Malignomschmerzen 197
11.4 Zusammenfassung 198

12 Allgemeinerkrankungen und Vergiftungen mit Beteiligung des ZNS

12.1 Paraneoplastische Syndrome 201
12.2 Funikuläre Spinalerkrankung 202
12.3 Morbus Whipple 203
12.4 Akute intermittierende Porphyrie 204
12.5 Hepatolentikuläre Degeneration (Morbus Wilson) 204
12.6 Leberinsuffizienz 205
12.7 Niereninsuffizienz 206
12.8 Alkoholerkrankung 207
12.9 Vergiftungen mit Metallen und Erstickungsgasen 209
12.10 Medikamenten- und Drogenüberdosierungen 211
12.11 Zusammenfassung 214

13 Erkrankungen des peripheren Nervensystems

13.1 Radikuläre Syndrome 217
13.1.1 Zervikaler Bandscheibenvorfall 218
13.1.2 Lumbaler Bandscheibenvorfall 220
13.2 Plexuserkrankungen 225
13.2.1 Plexus brachialis 225
13.2.2 Plexus lumbosacralis 226
13.3 Erkrankungen einzelner peripherer Nerven 227
13.3.1 Okulomotoriusparese 228
13.3.2 Trochlearisparese 229
13.3.3 Abduzensparese 229
13.3.4 Periphere Fazialisparese 230
13.3.5 N. accessorius 232
13.3.6 N. hypoglossus 232
13.3.7 N. thoracicus longus 233
13.3.8 N. dorsalis scapulae, Nn. subscapulares, N. thoracodorsalis, Nn. pectorales medialis et lateralis, N. suprascapularis 233
13.3.9 N. axillaris 233

13.3.10	N. musculocutaneus	233	14.6.2	Polymyositis, Dermatomyositis und Einschlußkörperchenmyositis	257
13.3.11	N. radialis	234	14.6.3	Polymyalgia rheumatica und Arteriitis temporalis	258
13.3.12	N. medianus	235			
13.3.13	N. ulnaris	237	**14.7**	**Myasthenia gravis**	**258**
13.3.14	N. cutaneus femoris lateralis	238	**14.8**	**Zusammenfassung**	**261**
13.3.15	N. femoralis	239			
13.3.16	N. obturatorius	239			
13.3.17	N. gluteus superior und N. gluteus inferior	239	**15**	**Fehlbildungen des ZNS und seiner Hüllen**	
13.3.18	N. tibialis	239	**15.1**	**Fehlbildungen des Gehirns und seiner Hüllen**	**263**
13.3.19	N. peroneus	242	15.1.1	Intrauterin erworbene Schädigungen des Gehirns	263
13.3.20	N. ischiadicus	242			
13.4	**Polyneuropathien**	**242**	15.1.2	Infantile Zerebralparesen und zerebrale Bewegungsstörungen	264
13.4.1	Diabetische Polyneuropathie	246			
13.4.2	Alkoholische Polyneuropathie	246	15.1.3	Wichtige angeborene Fehlbildungen	264
13.4.3	(Landry-)Guillain-Barré Syndrom	246			
13.4.4	Hereditäre Polyneuropathien	248	15.1.4	Hydrozephalus	265
13.5	**Zusammenfassung**	**248**	15.1.5	Phakomatosen	266
			15.2	**Fehlbildungen des Rückenmarks**	**267**
14	**Myopathien**		15.2.1	Wichtige angeborene Fehlbildungen der Wirbelsäule und des Rückenmarks	267
14.1	**Progressive Muskeldystrophien**	**251**			
14.2	**Hereditäre Myotonien**	**253**	15.2.2	Syringomyelie	268
14.3	**Hereditäre episodische Lähmungen**	**254**	**15.3**	**Zusammenfassung**	**269**
14.4	**Hereditäre metabolische Myopathien**	**255**		**Weiterführende Literatur und Bildquellen**	**271**
14.5	**Endokrine Myopathien**	**256**			
14.6	**Entzündliche Myopathien**	**257**			
14.6.1	Erregerbedingte Myositiden	257			

1 Neurologische Diagnostik

1.1 Klinische Untersuchung

Eine ausführliche Anamnese ist gerade bei neurologischen Erkrankungen (z.B. zerebrale Anfallsleiden, Synkopen, Kopfschmerzen oder Schwindelsymptomatik) häufig diagnoseentscheidend. Die neurologisch-klinische Untersuchung setzt eine gute Beobachtungsgabe voraus, da es u.a. gilt, neurologische Defizite (z.B. eine Lähmung, eine Anisokorie usw.) aufzudecken. Die Untersuchung wird grundsätzlich am entkleideten Patienten durchgeführt. Anamnese und klinischer Befund führen zu einer Verdachtsdiagnose und lassen meist die Lokalisation einer Schädigung im Nervensystem schon vermuten. Daraus ergibt sich, welche apparativen Untersuchungen notwendig sind. Sie sollen einerseits die Prozeßlokalisation bestätigen und andererseits die Ursache klären.

1.1.1 Untersuchung des Kopfes

Bei der Inspektion des Kopfes achtet man auf unwillkürliche Bewegungen, Lähmungen und Mimik (z.B. schmerzverzerrtes Gesicht). Untersucht werden folgende Punkte.
- **Beweglichkeit.** Pathologisch ist z.B. eine Nackensteife (schmerzreflektorische Muskelanspannung) bei Meningismus oder Rigor.
- **Klopfschmerz.** Ein umschriebener Klopfschmerz findet sich bei lokalen Prozessen im Großhirn mit Meningenreizung oder lokalen Knochenprozessen. Ein diffuser Klopfschmerz tritt bei einer Meningitis auf.
- **Druckschmerzhaftigkeit** der Austrittspunkte des N. trigeminus. Sie kann vorliegen bei einer intrakraniellen Drucksteigerung, einer Meningitis, einer Trigeminusneuralgie oder einer Nebenhöhlen- bzw. Kieferaffektion.
- **Gefäßgeräusche.** Arteriovenöse Aneurysmen oder Gefäßstenosen können pathologische Gefäßgeräusche hervorrufen. Die Auskultation z.B. über der A. carotis oder dem Augapfel kann eine Karotisstenose oder ein retroorbitales Hämangiom aufdecken.

1.1.2 Untersuchung der Hirnnerven

Sie erfolgt in numerischer Reihenfolge.
- **I. Hirnnerv (N. olfactorius)**
  – Der Geruchssinn wird einseitig mit einem aromatischen Geruchsstoff (z.B. Kaffeepulver, Zimt, Vanille) geprüft.

– Die Abgrenzung von einer psychogenen Geruchsstörung ist durch die Reizung sensibler Rezeptoren des N. trigeminus der Nasenschleimhaut mit Ammoniak oder Essigsäure möglich. Bei einer psychogenen Geruchsstörung wird keine Wahrnehmung angegeben, Patienten mit Affektion des N. olfactorius können den Ammoniak bzw. Essigsäure wahrnehmen.

- **II. Hirnnerv (N. opticus)**
  – Visus (Sehschärfe). Die Prüfung erfolgt einseitig, z.B. mit Sehprobentafeln, gegebenenfalls durch Fingerzählen bzw. Lokalisation einer Lichtquelle.
  – Gesichtsfeld. Die Untersuchung kann orientierend, z.B. durch die Fingerperimetrie und den Vergleich mit dem eigenen Gesichtsfeld, oder differenziert mittels eines Perimeters erfolgen.
  – Augenhintergrund. Bei der Beurteilung mit dem Ophthalmoskop sucht man nach pathologischen Veränderungen im Bereich der Papille (v.a. Beurteilung von Vitalität und Randschärfe der Papille) oder der Makula (z.B. weiche oder harte Drusen). Außerdem wird auf pathologische Gefäßzeichen geachtet (z.B. Mikroaneurysma).

- **III., IV., VI. Hirnnerv (N. oculomotorius, N. trochlearis, N. abducens) und Halssympathikus**
  – Die Folgebewegungen der Augen in horizontaler, vertikaler und schräger Richtung (sind die Bewegungen glatt oder sakkadiert?) und die Stellung der Augäpfel beim Blick geradeaus (treten spontan oder bei der Prüfung der Folgebewegungen Doppelbilder auf?) werden geprüft.
  – Nystagmus. Diese unwillkürlichen Augenbewegungen haben eine schnelle und eine langsame Phase. Sie treten spontan oder nach dem Ausschalten der Fixation durch die Frenzel-Brille auf.
  – Pupillengröße. Die Pupillen können weit (Mydriasis), eng (Miosis) oder ungleich weit (Anisokorie) sein.
  – Das Horner-Syndrom ist gekennzeichnet durch die Trias Ptosis, Miosis und den schwer objektivierbaren Enophthalmus. Ursache ist eine Schädigung des Sympathikus, die präganglionär in seinem Verlauf vom Hypothalamus zum Ganglion cervicale superius (C8–Th2) oder postganglionär im Ganglion cervicale superius bzw. im weiteren Verlauf liegen kann. Die Unterscheidung zwischen einer prä- und einer postganglionären Schädigung ermöglichen folgende Tests: 4%ige Kokain-Augentropfen blockieren die Wiederaufnahme von Noradrenalin und rufen dadurch bei einem präganglionären Horner-Syndrom eine Mydriasis hervor. Beim postganglionären Horner-Syndrom hingegen verursachen 0,1%ige Adrenalin-Augentropfen aufgrund der Überempfindlichkeit denervierter Synapsen eine Mydriasis.
  – Pupillenreaktion. Geprüft werden die direkte und die indirekte Pupillenreaktion auf Licht sowie die Reaktion bei der Konvergenzbewegung. Desweiteren wird der „swinging-flashlight"-Test durchgeführt: Eine Lichtquelle wird langsam alternierend von einem Auge zum anderen geschwenkt. Wird eine Pupille weit, wenn das Licht auf diese Pupille trifft, und eng, wenn das Licht auf die kontralaterale Pupille scheint, so liegt ein relativer afferenter Pupillardefekt auf dieser Seite vor (siehe auch Kap. 2.8.2).
  – Lider. Ein herabhängendes Oberlid (Ptosis) ist die Folge einer Lähmung des M. levator palpebrae (N. oculomotorius) oder einer Lähmung des sympathisch innervierten M. tarsalis (z.B. beim Horner-Syndrom).
  – Eine isolierte Trochlearisparese kann kompensiert werden, indem der Kopf von der betroffenen Seite weggeneigt und gedreht wird. In dieser Kopfstellung können Doppelbilder vermieden werden. Wird der Kopf gerade gehalten oder in Richtung der gelähmten Seite geneigt, so werden unangenehme vertikale Doppelbilder hervorgerufen (Bielschowsky-Test). Wird der Kopf zur Seite der Parese geneigt, weicht das betroffene Auge nach oben ab (Bielschowsky-Phänomen). Dies ist in der Regel bei leichtgradigen Trochlearisparesen nicht der Fall.

- **V. Hirnnerv (N. trigeminus)**
  – Die motorischen Fasern des N. tigeminus werden v.a. durch die Bestimmung der Kraft der Mm. masseter und temporalis geprüft.
  – Zur Prüfung des Masseter-Eigenreflexes wird ein Finger des Untersuchers auf den Unterkiefer des Patienten gelegt, dessen Mund halb geöffnet ist. Ein leichter Schlag mit dem

Reflexhammer auf den Finger führt zum Mundschluß.
- Die Sensibilitätsprüfung erfolgt in den Versorgungsgebieten der Nn. supraorbitalis, infraorbitalis und mentalis (s. Abb. 1-1).
- Der Kornealreflex wird durch Berührung der Kornea ausgelöst und führt zum Lidschluß durch Kontraktion des M. orbicularis oculi. (Der afferente Schenkel dieses Reflexes läuft über trigeminale Fasern, der efferente Schenkel über den N. facialis.)

- **VII. Hirnnerv (N. facialis).** Auf die Fazialislähmungen wird im Kap. 13.3.1 und in Abb. 13-7 näher eingegangen.
  - Die mimische Muskulatur wird z.B. dadurch geprüft, daß man den Patienten pfeifen, lächeln, die Backen aufblasen, die Zähne zeigen, die Stirne runzeln und die Augen zukneifen läßt. Auf der paretischen Seite ist die Nasolabialfalte verstrichen. Bei Lähmung des M. orbicularis oculi bleibt das Auge beim Versuch des Lidschlusses offen (Lagophthalmus). Unter dem Bell-Phänomen versteht man die sichtbare Hebung der Bulbi beim Versuch des Augenlidschlusses.
  - Eine Hyperakusis tritt bei einer Lähmung des M. stapedius auf.
  - Die Überprüfung des Geschmacks (N. intermedius) erfolgt auf den vorderen zwei Dritteln der Zunge. Die Qualitäten süß, sauer, bitter und salzig sollen unterschieden werden.
  - Die Prüfung der Sensibilität wird in einem Hautareal an der Ohrmuschel, das sehr variabel sein kann, durchgeführt. Diese sensible Versorgung erfolgt durch somatosensible (!) Fasern, die zentral aus dem sensiblen Trigeminuskern stammen.
  - Die Abnahme der Speichel- und der Tränensekretion weist auf eine Fazialisschädigung hin, da viszerale Fasern zu den Glandulae submandibularis und submaxillaris sowie zur Glandula lacrimalis (Schirmer-Test, s. Kap. 13.3.1) ziehen.

- **VIII. Hirnnerv (N. vestibulocochlearis)**
  - Zur Beurteilung des N. cochlearis dient eine orientierende Hörprüfung mittels Flüstersprache. Im Rinne-Versuch ist ein Stimmgabelton über die Luftleitung länger hörbar als über die Knochenleitung (Rinne positiv = nicht pathologisch!). Beim Weber-Versuch wird eine schwingende Stimmgabel auf dem Vertex plaziert. Bei Lateralisation des Tones zur schlechter hörenden Seite liegt eine Schalleitungsstörung vor, bei Lateralisation zur gesunden Seite eine Schallempfindungsstörung (Innenohrschwerhörigkeit). Eine evtl. Spiegeluntersuchung des Trommelfells kann andere Ursachen einer Hörstörung ausschließen.
  - Den N. vestibularis betreffend wird die Bewegungskoordination (s. Kap. 1.1.5) geprüft und ein Nystagmus – auch durch Verwendung der Frenzel-Brille – ausgeschlossen.

- **IX. Hirnnerv (N. glossopharyngeus)**
  - Die Geschmacksprüfung erfolgt auf dem hinteren Drittel der Zunge.
  - Die Sensibilität des Gaumens und des Rachens kann mit einem Wattestäbchen geprüft werden. (Der N. glossopharyngeus bildet den afferenten Schenkel des Würgereflexes.)
  - Motorisch versorgt der N. glossopharyngeus – zusammen mit dem N. vagus – die Muskulatur des Pharynx. Bei einer Lähmung hängt das Gaumensegel auf der betroffenen Seite etwas herab.

- **X. Hirnnerv (N. vagus)**
  - Motorisch versorgt der N. vagus u.a. das Gaumensegel. (Er ist ein wichtiger Teil des efferenten Schenkels des Würgereflexes.) Bei einer einseitigen Lähmung steht das Zäpfchen schief und zeigt zur gesunden Seite. Sind das Gaumensegel und die Rachenwand zur gesunden Seite verzogen, spricht man vom sog. „Kulissenphänomen".
  - Heiserkeit bzw. Aphonie treten bei einer Lähmung des N. recurrens auf.
  - Glottis- und Epiglottisparese werden vom HNO-Arzt festgestellt.

- **XI. Hirnnerv (N. accessorius)**
  - Zur Funktionsprüfung des N. accessorius wird die Kraft der Mm. sternocleidomastoideus und trapezius untersucht.

- **XII. Hirnnerv (N. hypoglossus)**
  - Bei einer einseitigen Lähmung des N. hypoglossus weicht die Zunge beim Herausstrecken aus dem Mund zur kranken Seite hin ab.
  - Bei einer längerbestehenden Parese entwickelt sich eine Atrophie der betroffenen Zungenhälfte.

1.1.3 Reflexe

Muskeleigenreflexe

Bei den Muskeleigenreflexen führt die Reizung einer Muskelspindel (z.B. durch Dehnung des Muskels mittels eines Schlages mit dem Hämmerchen auf die Ansatzsehne) zur Kontraktion desselben Muskels. Die Umschaltung im Rückenmark erfolgt ohne Interneurone (monosynaptisch). Es tritt keine Habituation ein, d.h. bei wiederholter Auslösung des Reflexes schwächt sich die Reflexantwort nicht ab. Eine Verstärkung der Reflexzuckung ist durch Mitinnervation des untersuchten Muskels oder durch den Jendrassik-Handgriff (Kontraktion eines nicht untersuchten Muskels, z.B. Händedruck) möglich.
Pathologisch sind ausgefallene, einseitig abgeschwächte, einzeln gesteigerte Reflexe und unerschöpfliche Kloni. Kloni sind eine Folge von Eigenreflexen, die sich im monosynaptischen Reflexbogen selbst unterhalten, wie der Patellarklonus oder der Fußklonus.
Wichtige Muskeleigenreflexe mit der Segmenthöhe, auf der die Umschaltung des Reflexbogens erfolgt, sind in Tab. 1-1 aufgeführt.
Ist der Trömner-Reflex einseitig und sehr stark ausgeprägt, gilt er als Pyramidenbahnzeichen (s.u.).

> **Merke!**
>
> Die Segmenthöhen von ASR, PSR, BSR und TSR kann man „von unten nach oben" paarweise von 1–8 durchzählen: S1/S2 (ASR), L3/L4 (PSR), C5/C6 (BSR) und C7/C8 (TSR).

Fremdreflexe

Bei den Fremdreflexen sind die Rezeptoren und das Erfolgsorgan räumlich getrennt. Die Umschaltung erfolgt polysynaptisch über mindestens ein Interneuron. Bei der wiederholten Auslösung tritt eine Ermüdung der Reflexantwort auf (**Habituation**).
Die wichtigsten Fremdreflexe sind:
- **Bauchhautreflex** (BHR, Th5–Th12). Beim Bestreichen der Haut über einem Quadranten des Abdomens kontrahiert sich die zugehörige Bauchmuskulatur.
- **Analreflex** (S5). Der Anus kontrahiert sich beim Bestreichen der perianalen Haut.
- **Cremasterreflex** (L1/L2). Das Bestreichen der Haut an der Oberschenkelinnenseite führt zum Hodenhochzug.

Pathologische Reflexe

Pathologische Reflexe sind Fremdreflexe, die bei Läsionen absteigender motorischer Bahnen auftreten (Pyramidenbahnzeichen).
Die wichtigsten Fremdreflexe sind:
- **Babinski-Reflex.** Das Bestreichen der Fußsohle von unten lateral nach oben medial führt zur Dorsalextension der Großzehe und zur Spreizung der anderen Zehen.
- **Oppenheim- und Gordon-Reflex.** Das kräftige Bestreichen der Tibiavorderkante von oben nach unten bzw. die Kompression der Wadenmuskulatur zeigen jeweils denselben Reflexerfolg wie der Babinski-Reflex.

Tab. 1-1 Wichtige Muskeleigenreflexe mit Segmenthöhe der Umschaltung		
Reflex	**Abkürzung**	**Umschaltung auf Segmenthöhe**
Achillessehnenreflex	ASR	S1/S2
Patellarsehnenreflex	PSR	L3/L4
Bizepssehnenreflex	BSR	C5/C6
Trizepssehnenreflex	TSR	C7/C8
Tibialis-posterior-Reflex	TPR	L5
Adduktorenreflex	ADR	L2/L3
Brachioradialisreflex bzw. Radiusperiostreflex	BRR bzw. RPR	C5/C6
Fingerbeugereflex, z.B. Trömner-Reflex		C7/C8

1.1.4 Inspektion des Körpers und Untersuchung der Motorik

Bei der Inspektion des Körpers ist v.a. auf spontane, unwillkürliche Bewegungen, Faszikulationen, die Muskeltrophik sowie Hautveränderungen zu achten. Der Muskeltonus wird durch passives Beugen der Extremitäten in den Gelenken festgestellt.

Zur Untersuchung der Motorik gehört die Prüfung der Kraft, die in 5 Kraftgrade eingeteilt ist (Tab. 1-2).

Die Feinmotorik wird geprüft, indem man den Patienten z.B. Klavierspielen imitieren läßt oder ihn bittet, mit der Daumenspitze in flüssiger Bewegung nacheinander die übrigen Fingerspitzen zu berühren oder abwechselnd bei vorgehaltenen Armen die Pro- und Supinationsstellung (Diadochokinese, s.u.) einzunehmen.

Tab. 1-2 Kraftgrade	
Kraftgrad	**Definition des Kraftgrades**
0	keine Muskelkontraktion
1	sichtbare Muskelkontraktion ohne Bewegung
2	Bewegung unter Ausschaltung der Schwerkraft
3	Bewegung gegen die Schwerkraft
4	Bewegung gegen Widerstand
5	normale Kraft

1.1.5 Koordination

Bei der Beurteilung der Koordination ist v.a. auf die Flüssigkeit der Bewegung zu achten:
- Das **Stand-** und **Gangbild** (Seiltänzergang, Einbeinhüpfen etc.) wird einschließlich der Armbewegung beurteilt.
- **Unterberger-Tretversuch.** Beim Treten auf der Stelle mit geschlossenen Augen dreht sich der Patient bei einer vestibulären oder zerebellären Störung zur kranken Seite.
- **Romberg-Versuch.** Die Füße berühren sich parallel und die Arme werden jeweils bei offenen und geschlossenen Augen horizontal nach vorne gehalten. Mit diesem Test kann unterschieden werden, ob eine auftretende Ataxie (Störung der Bewegungs- und Haltungskoordination, die sich z.B. in einer Gang- und/oder Standunsicherheit äußern kann) spinalen oder zerebellären Ursprungs ist: Die spinale Ataxie kann durch die visuelle Kontrolle lange kompensiert werden und tritt vor allem beim Augenschluß in Erscheinung bzw. verstärkt sich dann erheblich. Bei der zerebellären Ataxie hat der Augenschluß keinen Effekt (s. Kap. 2.5 Kleinhirnsymptome).
- **Diadochokinese.** Dabei folgen Bewegungen rasch aufeinander, z.B. ein schneller Wechsel zwischen der Pronations- und Supinationsstellung der Unterarme und Hände oder „fingertapping" („Trommeln" bzw. rasches „Klavierspielen" mit den Fingern).
- **Zeigeversuche** sind der Finger-Nase-Versuch, der Finger-Finger-Versuch und der Knie-Hacken-Versuch.
- **Weitere Koordinationstests** sind das Rückstoß-Phänomen (Rebound), der Barany-Zeigeversuch, der Imitationsversuch und Sprech- und Schriftproben.

1.1.6 Sensibilität

Schmerzen und Parästhesien (Mißempfindungen) müssen erfragt werden. Bei der Sensibilitätsprüfung ist auf die Zuordnung zu den Nervenversorgungsgebieten bzw. zu den segmentalen Dermatomen zu achten (Abb. 1-1). Untersucht werden:
- Berührungsempfinden
- Lokalisationsempfinden
- Diskriminationsvermögen (spitz/stumpf)
- Zweipunktdiskrimination
- Schmerzempfinden
- Temperaturempfinden
- Lagesinn
- Erkennen auf die Haut geschriebener Buchstaben (Graphästhesie)
- Vibrationsempfinden (Pallästhesie, die Prüfung erfolgt mit der Vibrationsstimmgabel)
- Nervendehnungszeichen
  – **Lasègue-Zeichen.** Der Patient liegt auf dem Rücken und sein gestrecktes Bein wird im Hüftgelenk passiv gebeugt. Das Lasègue-Zeichen ist bei einer tiefer gelegenen Wurzelirritation, in der Regel bei einer Wurzelrei-

Abb. 1-1 Sensible Versorgungsgebiete der Haut.
a: Innervationsgebiete peripherer Nerven. Im Bereich des Rumpfes sind die sensiblen Versorgungsgebiete der Nn. intercostales mit den Dermatomen Th_2–TH_{12} identisch. Der N. intercostalis 1 ist an der Bildung des Plexus brachialis beteiligt, nur ein kleiner Ast zieht zum Zwischenrippenraum (modifiziert nach Poeck [23]).

zung L5/S1, oder bei einer Meningitis positiv (schmerzhaft).
– **Umgekehrtes Lasègue-Zeichen.** Der Patient liegt auf dem Bauch und sein Bein wird im Kniegelenk passiv gebeugt und im Hüftgelenk überstreckt. Ein positives umgekehrtes Lasègue-Zeichen findet sich bei einer höher gelegenen Wurzelirritation, in der Regel bei einer Wurzelreizung L3 oder L4.
– **Kernig-Zeichen.** Die Streckung des im Knie und in der Hüfte gebeugten Beines ist schmerzhaft.

Abb. 1-1 Sensible Versorgungsgebiete der Haut.
b: Dermatome der Haut (segmentale Innervation der Haut). Die zwiebelschalenartige zentrale Repräsentation des N. trigeminus (Begrenzung der Trigeminuskernareale) ist kein Dermatom im engeren Sinne, wird aber hier der Übersicht halber mit dargestellt (modifiziert nach Benninghoff-Goertler [2]).

- **Brudzinski-Zeichen.** Bei passiver Beugung des Kopfes beugt der Patient die Beine. Kernig- und Brudzinski-Zeichen sind bei meningealer Reizung positiv.
- **Nackenbeugezeichen nach Lhermitte.** Bei der Beugung des Kopfes entstehen kribbelnde Mißempfindungen in den Händen oder entlang der Wirbelsäule. Das Nackenbeugezeichen ist gelegentlich bei der Encephalomyelitis disseminata (MS) positiv.

1.1.7 Vegetativum

Die objektive Untersuchung des vegetativen Nervensystems ist schwierig. Bei speziellen Fragestellungen stehen sympathische Hautreflexuntersuchungen (Messungen peripherer autonomer Potentiale), Schweißversuche (z.B. Ninhydrintest und Minor-Schweißversuch), Herzfrequenzvariabilität sowie EMG-Untersuchungen des Analsphinkters zur Verfügung. Hinweise auf ein gestörtes Vegetativum können u.a. eine abnorme Pupillenweite und -reaktion, ein abnormes

Schwitzen, ein Dermographismus, unangepaßte Herzfrequenz- und Blutdruckveränderungen bei Orthostase (Schellong-Test!), Potenz-, Verdauungs- und Blasenstörungen geben.

1.1.8 Orientierende internistische Untersuchung

Viele internistische Erkrankungen (vor allem Stoffwechselstörungen wie der Diabetes mellitus und kardiovaskuläre Erkrankungen wie die Arteriosklerose) gehen mit neurologischen Störungen einher. Daher sollte bei neurologischen Patienten immer eine orientierende, im Einzelfall sogar eine genaue internistische Untersuchung erfolgen. Besonders auf Herzgeräusche (Emboliequelle) und den Pulsstatus (Arteriosklerose) ist zu achten.

1.1.9 Psychischer (psychiatrischer) Befund

In der Anamnese muß man sich vor allem über die Bewußtseinslage (Vigilanz), die Orientiertheit (örtlich, zeitlich und über die eigene Person), die Affektivität, den Antrieb, das Gedächtnis, ggf. formale bzw. inhaltliche Denkstörungen und die Intelligenz einen Eindruck verschaffen. Hiermit sollen psychiatrische Störungen (in der Regel keine Hirnschädigung!) erfaßt werden.

1.1.10 Neuropsychologische Untersuchung

Die neuropsychologische Untersuchung soll echte neurologische Defizite (s. Kap. 2.10 Neuropsychologische Syndrome) aufdecken. Orientierend macht man sich ein Bild von der Merkfähigkeit und dem Kurzzeitgedächtnis (Mini-mental-Test, Merken von 3–4 Begriffen). Außerdem erfolgt eine kurze Aphasieprüfung (z.B. Benennen von Gegenständen, Nachsprechen). Weiterhin prüft man u.a. die Fähigkeit zum Lesen, Schreiben, Zeichnen, Rechnen, die verbale Ausdrucksfähigkeit, die räumlich-konstruktive Fähigkeit (z.B. Zeichnen einer Uhr oder eines einfachen Hauses) sowie das abstrakte Denken. Genaue Befunde werden durch spezielle Tests (z.B. Intelligenztests) erhoben.

1.1.11 Untersuchung Bewußtloser

Nach der Sicherung der Vitalparameter wie Herz-, Kreislauffunktion und Atmung wird zunächst die Tiefe der Bewußtlosigkeit festgestellt:
- **Somnolenz.** Der Patient zeigt eine verstärkte Schlafneigung, ist aber stets erweckbar.
- **Sopor.** Der Patient kann nur noch durch starke Reize, z.B. Schmerz, erweckt werden.
- **Koma.** Der Patient befindet sich in einer unerweckbaren Bewußtlosigkeit.

Sodann sind wichtig:
- Augensymptome. Stellung der Bulbi, Pupillenweite (eine Anisokorie kann z.B. auf einen einseitigen raumfordernden Prozeß hindeuten).
- Hirnstammreflexe (s. Kap. 2.6)
- Reflexe
- Reaktion auf Schmerzreize

Neben einem internistischen Vorgehen (z.B. diagnostische, evtl. therapeutische Magenspülung bei dem Verdacht auf eine Intoxikation) werden als neurologische Zusatzuntersuchungen immer eine Gefäßdoppleruntersuchung, ein EEG und eine CCT bzw. MRT durchzuführen sein.

1.2 Apparative Diagnostik und Labor

1.2.1 Elektrophysiologie

Elektromyographie (EMG)

Unter der Elektromyographie versteht man die elektrische Untersuchung von Muskeln mit meist konzentrischen Nadelelektroden. Diese leiten Potentialschwankungen ab, die durch die Depolarisation einer oder mehrerer motorischer Einheiten erzeugt werden (alle Muskelfasern, die von einem α-Motoneuron des Vorderhorns versorgt werden, bilden eine motorische Einheit). Man beurteilt die Spontanaktivität, die Potentiale motorischer Einheiten und das Aktivitätsmuster bei mäßiger und maximaler Muskelkontraktion. Anhand des EMGs läßt sich eine Muskel- von einer Nervenschädigung unterscheiden (Abb. 1-2): Bei einer Muskelerkrankung sind die Muskelfasern regellos geschädigt (myogene Muskelatrophie). Bei einer Nervenschädigung atrophieren die Muskelfasern einer motorischen Einheit, während Muskelfasern

nicht geschädigter motorischer Einheiten hypertrophieren (neurogene Muskelatrophie).
- **Myogene Muskelatrophie.** Es ist kaum Spontanaktivität nachweisbar. Die polyphasischen Potentiale motorischer Einheiten mit früher Rekrutierung sind klein. Schon bei geringer

Abb. 1-2 EMG.
(rechts): Schematische Darstellung von motorischen Einheiten und schematisch-histologische Darstellung der entsprechenden Muskelquerschnitte. Bei einer Myopathie gehen die Muskelfasern regellos zugrunde und führen zu einer myogenen Muskelatrophie (II), bei einer neurogenen Muskelatrophie liegen die geschädigten Fasern in Gruppen zusammen (III).
(unten): Typische EMG-Merkmale zur Unterscheidung von myogener und neurogener Muskelatrophie. I = Normalbefund, II = myogene Muskelatrophie, III = neurogene Muskelatrophie (aus Poeck [23]).

Muskelkontraktion zeigen sich ein volles Interferenzmuster und kleine Amplituden.
- **Neurogene Muskelatrophie.** Pathologische Spontanaktivität mit Fibrillationen und positiven scharfen Wellen ist ebenso nachweisbar wie vergrößerte und verbreiterte polyphasisch aufgesplittete Potentiale motorischer Einheiten. Bei maximaler Muskelkontraktion zeigt sich ein gelichtetes Interferenzmuster mit vereinzelten großen Amplituden.

Nervenleitgeschwindigkeit (NLG)

Die Nervenleitgeschwindigkeit sowohl motorischer als auch sensibler Nerven kann gemessen werden. Sie ist sehr temperatur- und auch altersabhängig, deshalb müssen die Werte mit Vorsicht interpretiert werden. Gemessen werden die Nervenleitgeschwindigkeit und die Amplitude des fortgeleiteten Aktionspotentials. Dadurch kann einerseits die Nervenschädigung lokalisiert, andererseits zwischen demyelinisierenden und axonalen Nervenläsionen unterschieden werden. Das Summenpotential eines gesunden Nerven ist in Abb. 1-3a dargestellt.
- **Läsionen der Markscheiden (Demyelinisierung).** Die NLG ist reduziert, die Amplituden sind normal oder fast normal (Abb. 1-3b).
- **Axonale Nervenschädigung.** Die NLG ist normal oder fast normal, die Amplituden sind entsprechend dem Ausmaß der Axonuntergänge verkleinert (Abb. 1-3c).

Motorisch evozierte Potentiale (MEP)

Mit einer stromdurchflossenen Spule wird ein Magnetfeld generiert, das in leitfähigem Gewebe (z.B. Gehirn) einen Stromfluß erzeugt. Wird die Spule über dem Schädel angelegt, reizt der erzeugte Stromfluß auf bisher unbekannte Weise u.a. den Gyrus praecentralis. Dadurch kommt es in den entsprechenden Muskeln zu unwillkürlichen Zuckungen, den motorisch evozierten Potentialen. Wichtigster Anwendungsbereich ist daher die Untersuchung von Läsionen der absteigenden motorischen Bahnen (Pyramidenbahn). Hauptindikationen sind zur Zeit der Verdacht auf eine MS (Encephalomyelitis disseminata) oder eine zervikale Myelopathie, weitere Indikationen werden erarbeitet.

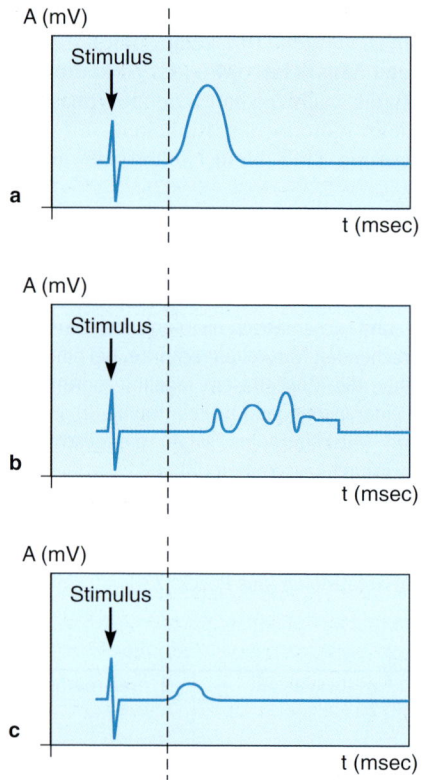

Abb. 1-3 Schematische Darstellung von Nervensummenpotentialen.
a: Summenpotential eines gesunden Nerven.
b: Läsionen der Markscheide (Demyelinisierung): Das Summenpotential ist aufgesplittet und die Latenz ist erhöht, da „die Signalleitung bei Defekt der Isolation länger dauert".
c: Axonale Schädigung: Die Amplitude des Summenpotentials ist erniedrigt, da „bei Axonschädigungen weniger Einzelpotentiale weitergeleitet werden", die Latenz ist normal, da „die Leitungsgeschwindigkeit unverändert ist" (aus Böcker [5a]).

Elektrophysiologische Methoden zur Reflexuntersuchung

- **Orbicularis-oculi-Reflex (Blinkreflex).** Ein Schlag auf die Glabella führt bei locker geschlossenen Augen zur Kontraktion der Mm. orbiculares oculi (s.a. Tab. 2–4). Diesen Reflex kann man auch elektrisch auslösen und elektromyographisch registrieren. Der Reflexbogen

verläuft im Hirnstamm in Höhe der Kerne der V. und VII. Hirnnerven. Einerseits gibt es eine frühe ipsilaterale monosynaptische, andererseits eine späte bilaterale polysynaptische Reflexantwort.
- **H-Reflex.** Dieser elektrisch ausgelöste Eigenreflex ist nach dem Physiologen Hoffmann benannt. Die afferenten Fasern werden elektrisch gereizt, wobei der Reiz für die efferenten Fasern unterschwellig ist. Dadurch kommt die Muskelantwort über die monosynaptische Umschaltung im Rückenmark zustande. Beim Erwachsenen ist der H-Reflex nur am M. triceps surae sicher auszulösen. Dies entspricht dem mechanisch ausgelösten ASR.
- **F-Welle** (engl. follow-wave). Efferente Fasern werden überschwellig elektrisch gereizt. Nach antidromer Leitung (entgegen der physiologischen Richtung) wird das Aktionspotential an der motorischen Vorderhornzelle „gespiegelt", d.h. das ankommende Aktionspotential löst ein efferentes Aktionspotential aus. Die Latenz der F-Welle ist etwas länger als die des H-Reflexes. Die Reizantwort kann von verschiedenen Extremitätenmuskeln abgeleitet werden.

Elektronystagmographie (ENG)

Bei der Elektronystagmographie wird zur Objektivierung eines Nystagmus die Bipol-Eigenschaft des Auges ausgenutzt. Bewegt sich der Bipol, können elektrische Spannungsänderungen aufgezeichnet werden. Es werden die okulomotorischen Teilleistungen (Fixation, Blickfolge, Sakkaden, Optokinetik und vestibulookulärer Reflex) untersucht. Man erhält Aufschlüsse über Kleinhirn- und Hirnstammprozesse (z.B. Kleinhirnbrückenwinkeltumor), peripher vestibuläre Läsionen (z.B. Vestibularisausfall) und seltener über Großhirnprozesse (z.B. Läsionen im parietookzipitalen und frontalen Kortex).

Elektroenzephalographie (EEG)

Im Elektroenzephalogramm (Abb. 1-4) leitet man – ähnlich wie beim EKG – Potentialschwankungen der Hirnrinde im Bereich der Schädeldecke von der Kopfhaut ab. Die Makropotentiale (oder besser Graphoelemente) entstehen durch synchrone Entladungen großer Neuronenverbände. Wie das EKG wird auch das EEG durch die Einnahme von Medikamenten – insbesondere von Psychopharmaka – verändert. Die physiologische Einteilung der EEG-Wellen richtet sich nach dem Wachheitszustand:
- **α-Wellen.** Beim wachen Erwachsenen mit geschlossenen Augen treten mit okzipitaler Betonung Wellen mit einer Frequenz von 8–13 Hz auf.
- **β-Wellen.** Beim wachen Erwachsenen mit geöffneten Augen ist die α-Grundaktivität supprimiert (Berger-Effekt), die verbleibenden Wellen haben eine Frequenz von 14–30 Hz.
- **ϑ-Wellen.** In nicht tiefen Schlafstadien (Einschlafstadien) finden sich Wellen mit einer Frequenz von 4–7 Hz.
- **δ-Wellen.** In tieferen Schlafstadien erkennt man Wellen mit einer Frequenz von 0,5–3 Hz.

Beurteilt werden außerdem:
- **Allgemeinveränderung.** Man achtet auf die Ausprägung und die Regelmäßigkeit des vorherrschenden Rhythmus. Je nach Grad der Verlangsamung des Grundrhythmus kann eine leichte, mittelgradige oder schwere Allgemein-

Abb. 1-4 Normales EEG eines 30jährigen Mannes. Der seitengleich ausgeprägte, regelmäßige α-Grundrhythmus weist okzipital eine Frequenz von 11 Hz und Amplitudenmaxima bis 100 mV auf. Im Kopfschema sind die Elektrodenpositionen (1–10) dargestellt, die entsprechenden EEG-Ableitungen sind von oben (1) nach unten (10) abgebildet. Es erfolgte eine unipolare Ableitung gegen die jeweilige Ohrelektrode (aus Christian [7]).

veränderung vorliegen bzw. ein sog. Burst-suppression-Muster (komplexe EEG-Abläufe werden von kurzen isoelektrischen Strecken unterbrochen), das z.T. mit einer besonders ungünstigen Prognose einhergeht.
- **Fokale Veränderung.** Fokal kann die Aktivität verlangsamt oder gesteigert oder die Amplitude vermindert sein.
- **Zeichen erhöhter Erregbarkeit.** Spezifisch für die Epilepsie sind fokale oder generalisierte Spike-wave-Komplexe. Unspezifische Zeichen sind steile Wellen (sharp-waves), auch in Kombination mit langsamen Nachschwankungen (slow-waves) oder triphasische Wellen (z.B. bei Hypoxie oder Enzephalitis).

Hauptindikationen für ein EEG sind:
- **Anfallsleiden.** Dabei muß im Verdachtsfall an ein normales EEG immer ein Provokations-EEG (mit Hyperventilation, Flackerlicht bzw. Ableitung nach Schlafentzug) angeschlossen werden. In den ersten 24 Stunden nach einem Anfall ist die Wahrscheinlichkeit spezifischer EEG-Veränderungen zu sichern am größten.
- Hirnschädigung bei **Enzephalitis, metabolischen Erkrankungen** oder **Intoxikation**
- Verdacht auf Hirntod (isoelektrisches EEG)
- Bewußtlosigkeit unklarer Genese.

Evozierte Potentiale

Während einer EEG-Ableitung über dem entsprechenden primären Rindenfeld setzt man repetitive sensible, visuelle oder akustische Reize. Die EEG-Kurven werden synchron zur Reizdarbietung gemittelt. Nach einer bestimmten Latenzzeit läßt sich eine Spannungsänderung darstellen, die sich von der gemittelten Grundlinie abhebt und reizabhängig ist. Neben der Erfassung zentraler Demyelinisierung (Latenzverzögerung) und Leitungsblöcke (Amplitudenreduktion) im Rahmen der Diagnostik neurologischer Erkrankungen werden evozierte Potentiale zunehmend zum Verlaufsmonitoring bei Operationen und bei Intensivpatienten eingesetzt.
- **Somatosensibel evozierte Potentiale (SSEP).** Diese Potentiale werden durch elektrische Reize an peripheren Nerven ausgelöst und über dem Gyrus postcentralis der kontralateralen Hemisphäre abgeleitet. Sie dienen der Beurteilung der sensiblen Bahnen.
- **Visuell evozierte Potentiale (VEP).** Sie werden durch ein wechselndes Schachbrettmuster oder durch Lichtblitze ausgelöst und über dem okzipitalen Schädel (Sehrinde) abgeleitet. Visuell evozierte Potentiale dienen der Beurteilung der Sehbahn. Eine häufige Indikation ist der Verdacht auf MS.
- **Akustisch evozierte Potentiale (AEP).** Sie werden durch repetitive Klicklaute ausgelöst und mit Elektroden über Vertex und Mastoid abgeleitet. Sie spiegeln die Hörbahn wider und zeigen vor allem bei Hirnstammläsionen pathologische Formen.

1.2.2 Liquor

Kontraindikationen

Vor jeder Liquorpunktion muß ausgeschlossen werden, daß ein **erhöhter Hirndruck** besteht, da sonst durch den Druckverlust eine Einklemmung, z.B. des Hirnstamms im Foramen magnum, droht (s. Kap. 2.6 und 2.7)! Bei dringendem klinischem Verdacht auf einen erhöhten Hirndruck ist eine Augenspiegelung zum Ausschluß einer Stauungspapille nicht ausreichend, da sie erst Stunden bis Tage nach Erhöhung des Hirndrucks entsteht. In diesen Fällen muß vor der Punktion ein CCT angefertigt werden. Besteht klinisch kein Hinweis auf eine Hirndrucksteigerung, genügt der Ausschluß einer Stauungspapille vor der Lumbalpunktion. Weitere Kontraindikationen sind **Blutgerinnungsstörungen,** eine **Vollheparinisierung** bzw. **Markumarisierung** oder eine **Infektion** im Bereich der Punktionsstelle.

Indikationen

Die Indikation für eine Liquorpunktion besteht bei Verdacht auf:
- **Entzündliche Prozesse.** Eventuell lassen sich spezifische Antikörper nachweisen.
  – Meningitis, Myelitis
  – Enzephalitis
  – HIV-Enzephalopathie
  – Neurolues
  – Lyme-Borreliose
  – Polyradikulitis, Polyneuritis, Guillain-Barré-Syndrom (GBS)

– MS
– para-, postinfektiöse Polyneuritis
– Immunvaskulitiden
- **Subarachnoidalblutung.** Dabei lassen sich massenhaft Erythrozyten nachweisen, außerdem kommen Erythrophagen und Siderophagen vor.
- **Malignes Geschehen.** Im Liquor können maligne Zellen gefunden werden.
- Meningiosis carcinomatosa
- Tumoren mit Zugang zum Liquorraum

Technik

Zur Punktion krümmt sich der sitzende oder seitlich liegende Patient so weit wie möglich nach vorn („einen Katzenbuckel machen"). Die Punktion erfolgt zwischen dem 4. und 5., gelegentlich auch zwischen dem 3. und 4. Lendenwirbelkörper. Nach sorgfältiger Desinfektion wird die Haut mit einer scharfen Führungsnadel, die Dura mit einer atraumatischen (relativ stumpfen) Liquornadel durchstochen. Das Vorgehen mit einer scharfen Führungsnadel und einer atraumatischen Liquornadel gewährleistet eine Selbsttamponade der Dura nach Entfernen der Nadeln.
Anschließend muß der Patient noch ca. 4 Stunden flach liegen und darf dann – bei Beschwerdefreiheit – wieder aufstehen. Ein **postpunktionelles Syndrom** (Kopfschmerzen, Übelkeit und Ohrensausen bei Orthostase) kommt bei diesem Vorgehen in ca. 5% der Fälle vor.

Normwerte

- **Zellzahl.** 0–4 Zellen (Lymphozyten)/µl
- **Eiweiß.** 0,15–0,45 g Gesamteiweiß/l
- **Liquorzucker.** 48–70 mg Glukose/dl (2,7 bis 4,1 mmol/l), beträgt in etwa 50–70 % des Blutzuckerwertes
  Pathologisch **erniedrigt** ist der Liquorzucker bei Infektionen mit Bakterien und Pilzen (beide „verbrauchen Glukose").
- **Liquorlaktat.** 1,2–1,8 mmol Laktat/l
  Pathologisch **erhöht** ist die Liquorlaktatkonzentration bei Myoenzephalopathien und entzündlichen Prozessen, die durch Bakterien oder Pilze verursacht werden. Weiterhin ist Liquorlaktat erhöht bei ischämischen Infarkten als Ausdruck einer Zunahme des anaeroben Glukoseabbaus, dessen Endprodukt das Laktat ist.

- **Delpech-Lichtblau-Eiweißquotient.**
  Pathologisch erhöht ist dieser Quotient bei intrathekaler IgG-Produktion.
- **Liquor-Serum-Quotientenschema nach Reiber und Felgenhauer.** Es ist in der Praxis weit verbreitet und dient v.a. der Ermittlung einer Blut-Liquor-Schrankenstörung und/oder einer autochthonen (intrathekalen) IgG-Synthese (Abb. 1-5).
- **Oligoklonale Banden.** Sie sind in hochauflösenden Elektrophoreseverfahren normalerweise nicht vorhanden. Bei intrathekaler IgG-Produktion lassen sie sich nachweisen, müssen aber im Vergleich zum entsprechenden Serum analysiert werden, um sicherzustellen, daß die Produktion liquorspezifisch ist.

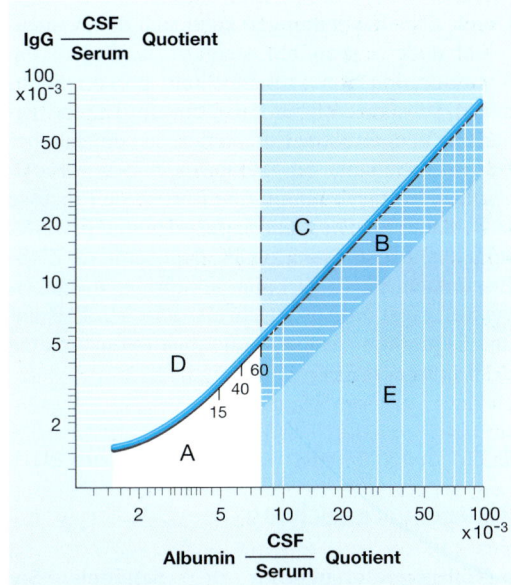

Abb. 1-5 Liquor-Serum-Quotientenschema nach Reiber und Felgenhauer.
A Normalbereich
B Blut-Liquor-Schrankenstörung ohne autochthone Immunglobulin-(IgG-)Synthese
C Schrankenfunktionsstörung mit zusätzlicher Immunglobulin-(IgG-)Synthese im ZNS
D Reine Immunglobulin-(IgG-)Synthese im ZNS ohne Schrankenfunktionsstörung
E Erfahrungsgemäß finden sich keine Werte in diesem Bereich, bzw. sie sind auf Fehler bei der Blutentnahme oder der Analyse zurückzuführen.
CSF = cerebrospinal fluid (Liquor).

> **Merke!**
> Die Glukosekonzentration im Liquor beträgt etwa die Hälfte der Blutglukosekonzentration.

Blut-Liquor-Schranke

Die Blut-Liquor-Schranke ist die Gesamtheit der anatomischen Grenzflächen, an denen Liquor aus Blutplasma entsteht. Man nimmt an, daß der Liquor überwiegend im Epithel des Plexus choroideus sezerniert wird. Die Blut-Liquor-Schranke schützt das ZNS durch ihre geringe Permeabilität und die hohe Selektivität des Stofftransportes vor toxischen Einflüssen. Vor allem für hochmolekulare und polare Substanzen ist sie schwer durchlässig.

Durch ZNS-Erkrankungen kann sich die Permeabilität ändern. Dadurch steigt insbesondere die Konzentration von Proteinen und proteingebundenen Substanzen (z.B. Bilirubin) im Liquor. Einerseits können akute Entzündungen oder seltener Gefäßschäden eine erhöhte Permeabilität verursachen, andererseits führen raumfordernde Prozesse (z.B. Tumoren, Diskusprolaps) oder eine Erweiterung der Liquorräume (z.B. degenerative ZNS-Erkrankungen) zu Zirkulationsstörungen und einer verlängerten Austauschzeit zwischen Plasma- und Liquorkompartiment und damit zum Anstieg des Liquoreiweißes.

1.2.3 Neuroradiologische Verfahren

Röntgenuntersuchung

- **Röntgenuntersuchung des Schädels.** Sie erfolgt üblicherweise in zwei Ebenen. Beurteilt werden Knochenveränderungen, Frakturlinien, luftgefüllte Räume und Abweichung des Pinealis-Kalkes von der Mittellinie.
- Für besondere Fragestellungen gibt es **Spezialaufnahmen:**
  - Aufnahme der Nasennebenhöhlen
  - Aufnahme nach Rhese zur Darstellung der Foramina Nn. optici
  - Aufnahme nach Stenvers zur Darstellung des Innenohrs, des Felsenbeins und v.a. des Meatus acusticus internus (z.B. bei Verdacht auf einen Kleinhirnbrückenwinkeltumor)
  - Aufnahme nach Schüller zur Darstellung des Felsenbeins und zur Aufdeckung entzündlicher Knochenprozesse (diese lassen sich jedoch heute mit dem CCT besser nachweisen)
- **Röntgenuntersuchung der Wirbelsäule.** Die Wirbelsäule wird entweder im Ganzen oder in ihren drei Abschnitten (HWS, BWS, LWS) in zwei Ebenen geröntgt. Im Bereich der HWS können die Foramina intervertebralia durch Schrägaufnahmen dargestellt werden. Bei Verdacht auf eine Dens-Fraktur müssen Spezialaufnahmen zur Beurteilung von Atlas und Axis durchgeführt werden. Bei Verdacht auf Wirbelgefügestörung (z.B. nach HWS-Schleudertrauma) sind Funktionsaufnahmen in In- und Reklination indiziert.

Computertomographie (CT)

Mit der Computertomographie werden unter Verwendung von Röntgenstrahlen horizontale Schnittbilder erzeugt.

- **CT der Wirbelsäule.** Sie wird hauptsächlich bei Verdacht auf einen Bandscheibenvorfall im lumbalen, aber auch im zervikalen Abschnitt, bei engem Spinalkanal, bei Fehlbildungen und bei Tumoren durchgeführt. Zur exakten Differenzierung eines Bandscheibenvorfalls kann eine CT-Diskographie durchgeführt werden, bei der die Bandscheibe mit einem Kontrastmittel dargestellt wird (dies ist jedoch sehr selten erforderlich).
- **Craniale Computertomographie (CCT).** In der CCT werden Liquor schwarz (dunkelgrau), Hirngewebe grau und knöcherne Strukturen weiß abgebildet. **Hyperdens** (heller als Hirngewebe) stellen sich frische Blutungen (nicht älter als 3 Wochen) und Verkalkungen (z.B. verkalktes Meningeom) dar. **Hypodens** (dunkler als Hirngewebe) erscheinen Infarkte (nach einer Latenz von mindestens 12 Stunden), demyelinisierende und entzündliche Herde, Fett, Luft und ein Hirnödem.
- Die Auflösung ist gegenüber der MRT (s.u.) geringer, dafür werden in der CCT Blutungen besser und eher abgebildet. Auch bei der Differenzierung von Knochenveränderungen ist die CCT der MRT überlegen. Kontrastmittel werden von frischen Hirninfarkten, Angiomen und Aneurysmen, aber auch von Entzündungsher-

den und Tumoren aufgenommen. Eine ringförmige Kontrastaufnahme findet sich fast ausschließlich beim Hirnabszeß (glatter Ring) und beim Gliom bzw. bei Metastasen (girlandenförmige Umrandung).

Magnetresonanztomographie (MRT)

Ein wesentlicher Vorteil der MRT ist die fehlende Strahlenbelastung. Unter Verwendung starker Magnetfelder werden die Protonen der Wasser- und Fettbestandteile des Organismus zur Kernspinresonanz angeregt und dadurch Schnittbilder mit einer Auflösung erzeugt, die fast an diejenige anatomischer Schnittbilder reicht. Damit lassen sich abnorme Gewebsveränderungen sowohl im Gehirn, als auch in der Wirbelsäule bzw. im Rückenmark gut erkennen. Im Gegensatz zum CT kann man die Schnittebene beliebig wählen: sagittal, koronar oder horizontal. Knochen, Verkalkungen und fließendes Blut werden signallos dargestellt. Deshalb treten – im Gegensatz zur CT – keine knochenbedingten Artefakte auf. Infarkte bzw. das sie umgebende Ödem können schon sehr früh (oft innerhalb der ersten 5 Stunden nach dem Ereignis) dargestellt werden.

Nuklearmedizinische Verfahren

- **Positronen-Emissions-Tomographie (PET) und Single-Photon-Emissions-Computertomographie (SPECT).** Bei diesen Untersuchungen werden dem Körper markierte Substanzen (z.B. ^{15}O-Sauerstoff), die entweder Positronen bzw. Gammastrahlen emittieren, zugeführt. Dort, wo sich die Substanzen anreichern oder wo sie metabolisiert werden, läßt sich mit entsprechenden Detektoren eine Anreicherung feststellen. Diese Methoden eignen sich am besten für Funktionsaufnahmen. Die PET wird in der Forschung, aber auch zunehmend in der klinischen Routineuntersuchung bei der Epilepsie, Hirntumoren, zerebrovaskulären und degenerativen Erkrankungen angewandt.
- **Liquorszintigraphie.** Durch eine Subokzipitalpunktion wird eine radioaktive Substanz in den Liquorraum eingebracht. Nach definierten Zeitintervallen wird die Strahlung statisch mittels eines Scanners aufgezeichnet. Den Liquorraum einengende Raumforderungen stellen sich als Aussparungen dar. Besteht eine Liquorfistel (z.B. bei einer Rhinoliquorrhö nach einer Schädelbasisfraktur), kann der pathologische Abfluß gefunden werden.

Kontrastmitteluntersuchungen

- **V**e**ntrikulographie.** Die Kontrastdarstellung der Hirnventrikel wird – seit der Einführung von CCT und MRT – praktisch nicht mehr durchgeführt.
- **Angiographie** der Hirngefäße und der hirnversorgenden Gefäße. Ein Katheter wird meist transfemoral in der Seldinger-Technik retrograd zu den Abzweigungen der hirnversorgenden Gefäße aus der Aorta vorgeschoben. Es können die Karotiden, die Vertebralarterien, aber auch selektiv kleinere intrakranielle Gefäßäste dargestellt werden. Man unterscheidet eine arterielle und eine venöse Phase der Kontrastmitteluntersuchung.
  Indikationen sind stenosierende Gefäßprozesse, Gefäßmißbildungen, eine Sinusvenenthrombose und andere entzündliche Gefäßprozesse. Seltener dient die Untersuchung der Artdiagnose von Hirntumoren oder zur Diagnose des Hirntodes. Die Hauptkomplikation ist das Auslösen eines Infarktes durch die Ablösung von Emboli von arteriosklerotischen Plaques.
- **Myelographie.** Durch intrathekale Gabe von wasserlöslichem Kontrastmittel nach lumbaler, selten lateraler zervikaler Punktion stellt sich im Röntgenbild der spinale Subarachnoidalraum dar. Im Anschluß kann ein Myelo-CT (CT bei kontrastmittelgefülltem Subarachnoidalraum) angefertigt werden.
- Die **Indikation** ist der Nachweis von raumfordernden Prozessen (z.B. Bandscheibenvorfall), von Fehlbildungen (z.B. Meningozele) traumatische Verletzungen (z.B. V.a. Nervenwurzelausriß) und spinale Gefäßmißbildungen. Heute wird diese Methode meist erst nach einer CT oder MRT angewandt. Ein Vorteil der Myelographie ist die Möglichkeit zur Funktionsdarstellung (z.B. lumbale Spinalstenose bei Spondylolisthesis).

1.2.4 Doppler-Sonographie und Duplex

Die **Doppler-Sonographie** (Abb. 1-6 und 1-7) ist ein auf dem Doppler-Effekt beruhendes ultraschallsonographisches Verfahren, das die semiquantitative Messung von Blutflußgeschwindigkeiten in Gefäßen erlaubt. Bei einer Gefäßverengung resultiert eine umschriebene Geschwindigkeitszunahme. Bei Gefäßverschlüssen kann sich der Blutstrom in anderen Gefäßgebieten umkehren (z.B. kehrt sich der Blutfluß in der A. ophthalmica und der A. cerebri anterior nach einem ipsilateralen Karotisverschluß um, das Blut fließt in die Orbita hinein). In der Routinediagnostik werden die extrakraniellen Gefäße dargestellt.

Im **Duplex** wird gleichzeitig ein B-Bild des Gewebes und der Arterie registriert, so daß neben der Darstellung des Blutflusses auch Gefäßverengungen bzw. Plaques lokalisiert werden können.

In der transkraniellen Doppler-Sonographie können die großen intrakraniellen Gefäße bilateral gut dargestellt und ihre Autoregulation überprüft

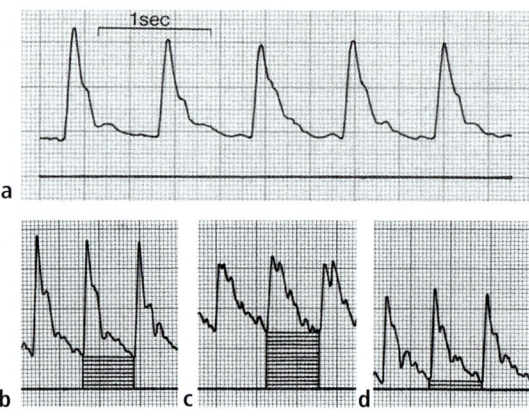

Abb. 1-7 Normalbefunde bei der Doppler-Sonographie. Eine zusätzliche akustische Darstellung des Dopplerimpulses ermöglicht die Unterscheidung der extrakraniellen hirnzuführenden Gefäße anhand typischer Geräuschmuster (aus Widder [37]).
a: Normale Doppler-Hüllkurve der A. carotis communis. Der „Peak" gibt die systolische Spitzengeschwindigkeit des Blutflusses an, das „Tal" (Höhe des Rechteckes in b–d) die diastolische Endgeschwindigkeit.
b: Pulskurve der A. carotis communis. Sie stellt eine Mischung der Signale der A. carotis interna und der A. carotis externa dar.
c: Pulskurve der A. carotis interna. Die hohe Strömungsgeschwindigkeit am Ende der Diastole wird durch den geringen intrakraniellen Strömungswiderstand erklärt.
d: Pulskurve der A. carotis externa. Die relativ hohe systolische und die geringe diastolische Strömungsgeschwindigkeit werden durch den hohen Strömungswiderstand dieser die Haut und Muskulatur versorgenden Arterie erklärt.

Abb. 1-6 Untersuchungstechnik der Doppler-Sonographie. Zwischen die Ultraschallsonde und die Haut wird ein Kontaktgel gebracht. Durch Verschieben der Sonde kann das Ultraschallsignal im Verlauf eines Gefäßes dargestellt werden. Die Sondenhaltung bei der Untersuchung der A. carotis communis (a) und der A. vertebralis (b) ist abgebildet (aus Pongratz [24]).

werden. Durch Abatmen von Kohlendioxid kommt es z.B. beim Hyperventilieren zu einer Gefäßverengung und somit zur Zunahme der Blutflußgeschwindigkeit.

1.2.5 Biopsien

- **Muskelbiopsie.** Zur Abklärung von Myopathien oder bei Verdacht auf eine maligne Hyperthermie werden Biopsien aus den betroffenen Muskeln – wenn möglich aus dem M. quadriceps femoris oder dem M. biceps brachii – entnommen.
- **Nervenbiopsie.** Bei unklaren Erkrankungen des peripheren Nervensystems wird meist der N. suralis biopsiert.
- **Arterienbiopsie.** Bei Verdacht auf unklare Gefäßerkrankungen, meist bei der Arteriitis temporalis (Morbus Horton bzw. Polymyalgia rheumatica), wird ein Stück der A. temporalis entnommen und auf das Vorkommen von pathologischen Zellen (z.B. entzündliche Riesenzellen) hin untersucht.
- **Gehirnbiopsie.** Bei unklaren Raumforderungen im Gehirn ist zur histologischen Abklärung eine Gewebsentnahme in Erwägung zu ziehen.

2 Allgemeinneurologische Syndrome

2.1 Periphere und zentrale Lähmung !!

Die Unterscheidung zwischen einer peripheren (z.B. nach einer Nervenverletzung) und einer zentralen Lähmung (z.B. nach einem Infarkt) ist für das diagnostische Vorgehen wichtig. Die wesentlichen Unterscheidungsmerkmale sind in Tab. 2-1 dargestellt.

Bei der **peripheren Lähmung** unterscheidet man je nach dem Verteilungsmuster der Lähmungen:

- **Mononeuropathie.** Ein einzelner Nerv ist befallen.
- **Polyneuropathie.** Mehrere benachbarte Nerven der Extremitäten sind befallen.
- **Polyneuroradikulopathie.** Mehrere benachbarte Nerven der Extremitäten und Nervenwurzeln am Rumpf sind befallen.
- **Mononeuritis multiplex.** Mehrere einzelne, nicht benachbarte Nerven sind befallen.

Entsprechend der Lokalisation der zentralen Läsion kommen unterschiedliche Verteilungsmuster

Tab. 2-1 Unterscheidung zwischen peripherer und zentraler Lähmung		
	Periphere Lähmung (schlaffe Lähmung)	**Zentrale Lähmung** („Pyramidenbahnlähmung")
Lokalisation der Läsion	Vorderhornzelle Nervenwurzel Plexus peripherer motorischer Nerv neuromuskuläre Synapse Muskel	ZNS v.a. im Verlauf der Pyramidenbahn (Tractus corticospinalis, Abb. 2-1)
Muskeltonus	hypoton	nach initial schlaffer Lähmung stellt sich in der Regel ein erhöhter Muskeltonus (Spastik) ein (Entwicklung von Kontrakturen ist möglich)
Muskelatrophien	deutliche Muskelatrophien	fehlende oder nur leichte (Inaktivitäts-) Muskelatrophie

Tab. 2-1 Unterscheidung zwischen peripherer und zentraler Lähmung (Fortsetzung)		
	Periphere Lähmung (schlaffe Lähmung)	**Zentrale Lähmung („Pyramidenbahnlähmung")**
Kraftminderung	leichte, unvollständige Lähmung (**Parese**) bei geringer Nervenschädigung; vollständige, schlaffe Lähmung (**Paralyse** oder **Plegie**) bei komplette Nervendurchtrennung	meist nur Paresen, die grobe Kraft kann auch normal sein
Verteilung der Lähmung	entsprechend dem Innervationsgebiet des bzw. der befallenen Nerven	entsprechend der Lokalisation der zentralen Läsion (Tab. 2-2)
Muskeleigenreflexe	abgeschwächt bis erloschen	bis hin zum Klonus gesteigert (initial auch abgeschwächte oder seitengleiche Reflexe möglich)
Fremdreflexe	nur dann abgeschwächt, wenn der Zielmuskel von der Lähmung betroffen ist	abgeschwächt
pathologische Reflexe	keine	Babinski-Gruppe positiv
sonstiges	Faszikulation	Verlust der Feinmotorik, Masseninnervationen (Mitbewegungen nicht gelähmter Muskeln bei Aktivierung gelähmter Muskeln) diskrete zentrale Paresen können durch den Arm- oder Beinhalteversuch aufgedeckt werden. (Bei geschlossenen Augen werden die Arme mit den Handinnenflächen nach oben vorgestreckt. Dabei kommt es auf der betroffenen Seite zum Absinken des Arms und/oder einer Pronation. Entsprechendes gilt für den Beinvorhalteversuch in Rückenlage.)

von **zentralen Lähmungen** vor (Tab. 2-2, Abb. 2-1). Die dabei auftretende Spastik weist folgende Merkmale auf: In Ruhe besteht kein erhöhter Muskeltonus. Bei aktiver oder passiver beschleunigender Bewegung nimmt der Muskeltonus als Zeichen einer Schädigung kortikospinaler Systeme zunächst zu (Spastizität). Bei weiterer beschleunigender passiver Bewegung werden die Golgi-Rezeptoren aktiviert und führen zum plötzlichen Nachlassen der Spastik, dem sog. **Klappmesserphänomen.** Weitere Kennzeichen der Spastik sind gesteigerte Muskeleigenreflexe und Kloni. Durch den erhöhten Muskeltonus entwickeln sich häufig neurogene Kontrakturen. Eine leichte Spastik zeigt sich beim Einbeinhüpfen (verplumptes Abfedern der Ferse) und in Rückenlage bei passivem Anheben der Beine in der Kniekehle, wobei der Unterschenkel gestreckt bleibt.

2.2 Sensibilitätsstörungen und Schmerz

Die **protopathische Sensibilität** umfaßt Schmerz- und Temperaturempfindung (Tractus spinothalamicus lateralis), sowie grobe Druck- und Tastempfindung (Tractus spinothalamicus ventralis). Die **epikritische Sensibilität** umfaßt Neurone für exterozeptive (Lokalisationssinn, Tastsinn) und propriozeptive (Tiefensensibilität mit Vibrations- und Lageempfinden) Impulse, die von den Hinterstrangbahnen über den Thalamus zum Kortex geleitet werden (Abb. 2-2). Wichtige Unterscheidungsmerkmale beider Bahnsysteme sind die unterschiedliche Höhe der Umschaltung des 1. sensiblen Neurons (Zellkern im Spinalganglion) auf das 2. sensible Neuron und die Höhe der Kreuzung der Fasern auf die kontra-

Tab. 2-2 Symptomatik kortikaler Paresen je nach Höhe der Läsion im ZNS

Symptom	kortikale Monoparese	Hemiparese	Tetraparese	Paraparese
Definition	Lähmung einer Extremität	Lähmung einer Körperhälfte	Lähmung aller vier Gliedmaßen	Lähmung benachbarter Extremitäten, meist der Beine
Lokalisation der Läsion	Gyrus praecentralis	Capsula interna (Mediastromgebiet)	Hirnstamm oder oberes Halsmark (bei einseitiger Läsion im Mittelhirn, in der Brücke oder der Medulla oblongata entwickeln sich gekreuzte Hirnstammsyndrome, s. Tab. 2-3)	Rückenmark unterhalb des Halsmarkes DD: Mantelkantensyndrom bei bilateraler Läsion des motorischen Kortex des Beinareals (z.B. Tumor im Interhemisphärenspalt)
Klinik	Lähmung einer Gliedmaße (Bein, Arm, Hand) oder der Gesichts- bzw. Sprechmuskulatur	spastische Hemiparese, Lähmungstyp Wernicke-Mann (Arm adduziert, im Ellenbogen gebeugt, Streckpastik des Beines mit Spitzfußstellung, das Bein wird in einem nach auswärts gerichteten Bogen nach vorne geführt)	spastische Lähmung aller vier Gliedmaßen	spastische Lähmung beider Beine, meist querschnittsförmige Sensibilitätsstörung und Blasen-, Mastdarmstörung, Auftreten von spinalen Automatismen (äußere Reize lösen z.B. Beugesynergien oder gekreuzte Beuge- und Strecksynergien aus)

laterale Seite. Während die Tractus spinothalamici schon im Hinterhorn auf das 2. sensible Neuron umschalten und auf segmentaler Höhe kreuzen, bleiben die Hinterstrangbahnen zunächst ipsilateral, schalten erst in den Nuclei gracilis und cuneatus um und kreuzen im Verlauf des Lemniscus medialis in der Medulla oblongata die Mittellinie.

Verschiedene Ausprägungen von Sensibilitätsstörungen

- **Parästhesie.** Mißempfindung wie Kribbeln („Ameisenlaufen"), Brennen etc.
- **Dysästhesie.** Qualitativ veränderte Wahrnehmung sensibler Reize (z.B. Kälte als Schmerz).
- **Hyper-, Hyp- und Anästhesie.** Gesteigerte, abgeschwächte bzw. fehlende Wahrnehmung von Berührungsreizen.
- **Hyper, Hyp- und Analgesie.** Gesteigerte, abgeschwächte bzw. fehlende Schmerzempfindung.
- **Thermhyper-, Thermhyp- und Thermanästhesie.** Gesteigerte, abgeschwächte bzw. fehlende Wahrnehmung von Temperatur.
- **Hyperpathie.** Durch leichte sensible Stimulation wird ein reizüberdauernder, unangenehmer Schmerz ausgelöst. Die Hyperpathie tritt bei einer partiellen Nervenläsion, Hinterstrang- und Thalamusläsionen auf.

Höhenlokalisation von Sensibilitätsstörungen

Je nach Höhenlokalisation einer Läsion treten unterschiedliche Sensibilitätsstörungen auf:
- **Peripherer Nerv.** Ausfall- und Reizerscheinungen können sich überlagern und sind auf das Versorgungsgebiet des Nerven beschränkt. Meist ist der betroffene Nerv auf Druck oder Dehnung schmerzempfindlich. Auf zusätzliche motorische Ausfälle ist zu achten.
- **Plexus.** Die charakteristischen sensiblen und motorischen Ausfälle (s. Kap. 13.2) entspre-

Abb. 2-1 **Verlauf der Pyramidenbahn (Tractus corticospinalis) und des Tractus corticonuclearis, die ihren Ursprung im Gyrus praecentralis haben.** Der Tractus corticomesencephalicus hat seinen Ursprung im frontalen Augenfeld und zieht zu den Hirnnervenkernen der Hirnnerven III, IV und VI. Im Gyrus praecentralis ist die somatotope Gliederung der motorischen Repräsentation dargestellt (modifiziert nach Pongratz [24] und Duus [11]).

Abb. 2-2 Sensible Leitungsbahnen. Die protopathische Sensibilität umfaßt Schmerz- und Temperaturempfindung (seitlicher Tractus spinothalamicus), sowie grobe Druck- und Tastempfindung (vorderer Tractus spinothalamicus). Die epikritische Sensibilität umfaßt exterozeptive (Lokalisationssinn, Tastsinn) und propriozeptive (Wahrnehmung der Stellung von Extremitäten, Körperhaltung) Impulse, die in den Hinterstrangbahnen, nach Umschaltung in den Nuclei gracilis und cuneatus im Lemniscus medialis und nach erneuter Umschaltung im Thalamus, zum Kortex geleitet werden. Während die Tractus spinothalamici schon im Hinterhorn auf das 2. sensible Neuron umschalten und auf segmentaler Höhe kreuzen, bleiben die Hinterstrangbahnen zunächst ipsilateral, schalten erst in den Nuclei gracilis und cuneatus um und kreuzen im Verlauf des Lemniscus medialis in der Medulla oblongata die Mittellinie (Pongratz [24]).

chen weder dem Versorgungsgebiet peripherer Nerven noch Dermatomen.
- **Hinterwurzel.** Die Sensibilitätsstörungen, meist Schmerzen bei einer Wurzelkompression, erstrecken sich auf das zugehörige Dermatom, d.h. sie sind streifenförmig an den Extremitäten und gürtelförmig am Rumpf (s. Abb. 1-1). Motorische Ausfälle können auftreten.
- **Hinterstränge des Rückenmarks.** Die Störungen der epikritischen Sensibilität führen zu Parästhesien und Hypästhesien sowie einem Ausfall der Tiefensensibilität, die sich als spinale Ataxie äußert (s. Kap. 1.1.5).
- **Tractus spinothalamicus.** Auf der kontralateralen Seite kommt es zu einer dissoziierten Sensibilitätsstörung. Dabei sind das Schmerz- und Temperaturempfinden aufgehoben bzw. abgeschwächt, da die Bahnen für Schmerz und Temperatur auf der Eintrittshöhe in das Rückenmark auf die Gegenseite kreuzen. Das Berührungsempfinden hingegen ist normal, da die zugehörigen Bahnen erst im Bereich der Medulla oblongata kreuzen (s. Abb. 2-2). Diese Leitungsbahn bzw. die dissoziierte Sensibilitätsstörung sind bei zentralen medullären Läsionen (Syringomyelie, intramedulläre Tumoren), Brown-Séquard Syndrom und Wallenberg-Syndrom mitbetroffen.
- **Hirnstamm.** Hier liegen so viele wichtige Strukturen sehr dicht beieinander, daß es selten zu ausschließlich sensiblen Symptomen kommt. Einseitige Läsionen äußern sich in gekreuzten Hirnstammsyndromen (Tab. 2-3 und Kap. 2.6).
- **Thalamus und Capsula interna.** Eine Unterbrechung der Afferenz führt zur Störung der kontralateralen Oberflächensensibilität. Es kann aber auch ein komplettes Thalamussyndrom auftreten (s. Kap. 2.3).
- **Kortex (Gyrus postcentralis).** Entsprechend der motorischen Repräsentation im Gyrus praecentralis ist die sensible Repräsentation in Form eines Homunculus im Gyrus postcentralis angeordnet. Umschriebene Läsionen in diesem Kortexareal führen zu umschriebenen kontralateralen Sensibilitätsstörungen in der entsprechenden Körperregion, z.B. als sensible Jackson-Anfälle.

Schmerzformen

- **Rezeptorschmerz.** Diese Schmerzform entsteht peripher durch das Einwirken von Noxen. Beispiele sind wirbelsäulen- oder gefäßabhängige Schmerzen (Metastasenwirbel bzw. Arteriitis temporalis) und meningeale Reizzustände.
- **Neuralgischer Schmerz (Projektionsschmerz).** Diese Schmerzen werden nach Läsionen eines peripheren Nerven, eines Plexus oder einer Wurzel in deren Versorgungsareal projiziert. Der Schmerz ist einschießend mit

Tab. 2-3 Gekreuzte Hirnstammsyndrome

Hirnstammsyndrome	Lokalisation	ipsilaterale Symptome	kontralaterale Syndrome
Weber-Syndrom	**Mittelhirn,** ventrales Mesenzephalon	Okulomotoriusläsion (III. Hirnnerv)	Hemiparese einschließlich Fazialisbeteiligung
Millard-Gubler-Syndrom	**Brücke,** kaudale Pons	nukleäre Fazialisparese (VII. Hirnnerv)	Hemiparese
Wallenberg-Syndrom	**Medulla oblongata,** dorsolaterale Medulla	Horner-Syndrom (V. Hirnnerv [sensibel], IX. und X. Hirnnerv) Nystagmus, Hemiataxie, Singultus und Sprechstörung	dissoziierte Sensibilitätsstörung (aufgehobenes Schmerz- und Temperaturempfinden bei kaum gestörtem Berührungsempfinden)
Jackson-Syndrom	**Medulla oblongata,** mediale Medulla	Hypoglossuslähmung (XII. Hirnnerv)	Hemiparese
Hemiplegia cruciata	**Medulla oblongata,** Pyramidenkreuzung	Armparese	Beinparese

hellem, stechendem, elektrisierendem (brennendem) Charakter und tritt meist undulierend bzw. in Attacken (z.B. Trigeminusneuralgie) auf, selten ist er dauernd vorhanden.

- **Vegetativer Schmerz (Übertragungsschmerz).** Signale über Afferenzen aus sensiblen Versorgungsarealen der Haut und aus inneren Organen oder anderen tiefergelegenen Geweben werden über dieselben Hinterhornneurone weitergeleitet. Bei Erkrankungen innerer Organe wird der Schmerz in die entsprechenden Hautareale (Head-Zonen) übertragen (Abb. 2-3). Dieser Schmerz ist schlecht lokalisierbar, wird in der Tiefe empfunden, hat einen dumpfen Charakter und ist dauernd vorhanden.
- **Kausalgie und sympathische Reflexdystrophie.** Eine unvollständige Schädigung peripherer Nerven mit vielen vegetativen (sympathischen) Fasern führt zu einem quälenden, dumpf brennenden, schlecht abgrenzbaren Schmerz. Der Dauerschmerz wird anfallsweise verstärkt durch Bewegung, sensible oder sensorische Reize oder affektive Erregung. Es kommt zu trophischen Veränderungen des Gewebes, Durchblutungsstörungen und einer Hyperhidrosis. Die Versorgungsgebiete der Nn. tibialis und medianus sind häufig betroffen (s. Kap. 11.3.2).
- **Quadrantenschmerz.** Die Schmerzen eines ganzen Körperviertels entstehen im Rahmen eines vegetativen (Reiz-)Syndroms durch die Irritation entsprechender Segmente des sympathischen Nervensystems.
- **Deafferenzierungsschmerz (Phantomschmerz).** Der quälende, anhaltende Schmerz nach einer vollständigen Unterbrechung eines Nerven entsteht vermutlich durch die Enthemmung zentraler Strukturen, v.a. auf der Ebene des Hinterhorns im Rückenmark bzw. der analogen Trigeminuskerne (s. Kap. 11.3.4).

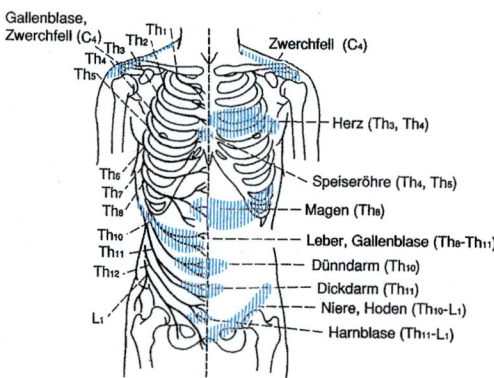

Abb. 2-3 Head-Zonen. Die Innervationsgebiete der Interkostalnerven (rechts) und die Head-Zonen verschiedener Organe (längsgestreifte Flächen) sind einander gegenübergestellt (aus Trepel [36]).

- **Zentrale Schmerzsyndrome und Thalamusschmerz.** Läsionen der schmerzleitenden Strukturen des ZNS (Hinterhorn, Tractus spinothalamicus, Trigeminuskerne, Thalamus, s.a. Kap. 11.3.3) verursachen stumpfe, brennende oder stechende, schlecht abgrenzbare Schmerzen, die oft mit einer Hyperpathie einhergehen. Sie werden meist auf einer gesamten Körperhälfte empfunden (Halbseitenschmerz). Zentrale Schmerzsyndrome können bei Nervenwurzelausriß, A.-spinalis-anterior-Syndrom, Syringomyelie, Wallenberg-Syndrom oder spinalen AV-Fisteln vorkommen.

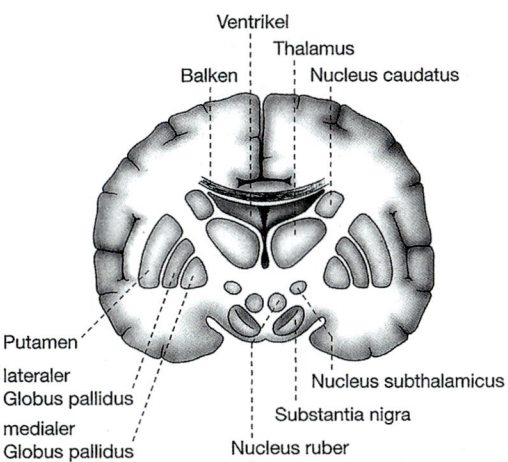

Abb. 2-4 Frontalschnitt eines menschlichen Hirns mit schematischer Darstellung der Stammganglien (aus Pongratz [24]).

2.3 Thalamussyndrom

Das Thalamussyndrom wird klassischerweise durch eine Thrombose der A. thalamostriata oder der A. thalamogeniculata verursacht. Die Symptome treten alle kontralateral auf:
- Schmerzen und Hyperpathie (s.o.)
- temporäre Hemiparese
- herabgesetzte Empfindung, besonders herabgesetzte Tiefensensibilität (Hemiataxie)
- Bewegungsunruhe
- im Grundgelenk gebeugte Finger bei überstreckten Interphalangealgelenken (Thalamushand)
- homonyme Hemianopsie (nicht obligat).

2.4 Störungen des extrapyramidal-motorischen Systems

Das extrapyramidal-motorische System wird auch nichtpyramidal-motorisches System genannt. Im engeren Sinne umfaßt die oft als Basalganglien bzw. Stammganglien bezeichnete Kerngruppe Striatum (Putamen und Nucleus caudatus), lateralen und medialen Globus pallidus, Nucleus subthalamicus, Nucleus ruber und Substantia nigra (Abb. 2-4). Im weiteren Sinn werden die für die Motorik wichtigen Integrationszentren Kleinhirn, Thalamuskerne, Formatio reticularis, Vestibulariskerne und einige Großhirnrindenfelder mit eingeschlossen. Die motorische Hauptfunktion dieses Systems besteht in der Koordination der die Willkürmotorik begleitenden Muskelaktionen (z.B. Mitschwingen der Arme beim Gehen). Die für das Verständnis von Bewegungsstörungen wichtigen Bahnen sind in Abb. 2-5 vereinfacht dargestellt. Im Striatum herrscht normalerweise ein Gleichgewicht zwischen dopaminergem und cholinergem System. Ferner spielen in diesen Neuronenkreisen v.a. auch die Transmitter Glutamat (exzitatorisch) und γ-Aminobuttersäure (GABA, inhibitorisch) entscheidende Rollen.

Definition und Pathophysiologie von Bewegungsstörungen

Die genauen pathophysiologischen Mechanismen der folgenden Bewegungsstörungen sind weitgehend unbekannt.
- **Choreatische Hyperkinesen** sind unwillkürliche, unphysiologisch-arrhythmische, schnelle Kontraktionen von Muskelgruppen/Muskeln. Sie treten in fast allen Körperregionen auf und können mit Grimassieren, evtl. auch mit einer Beeinträchtigung des Sprechens einhergehen. Oft ist die Muskulatur hypoton (die choreatische Hyperkinese ist das Gegenstück zur Akinese beim Parkinson-Syndrom). Zur Entstehung gibt es verschiedene Hypothesen: Entweder führt der Ausfall GABAerger Zellen im Striatum, die das Pallidum und die Substantia nigra hemmen, zu

Abb. 2-5 Schematische Darstellung von Kerngruppen des extrapyramidalmotorischen Systems (Stammganglien) und deren funktionellen Bahnenverbindungen. Aus einem Regelkreis aus erregenden (**blaue Pfeile**) und hemmenden (**schwarze Pfeile**) Einflüssen resultieren efferente Signale (**blau-schwarzer Pfeil**) aus dem motorischen Kortex an die Muskulatur. Die erregenden kortikostriatalen Verbindungen sollen durch den Transmitter Glutamat übertragen werden. Die Hemmung wird in der Regel über GABA (γ-Aminobuttersäure) vermittelt. Dopamin kann im Striatum sowohl aktivierend als auch hemmend wirken, je nachdem, welchen der 5 Subtypen des Dopaminrezeptors es besetzt (über die Rezeptoren D_1 und D_5 soll aktiviert, über D_2, D_3 und D_4 gehemmt werden, jeweils cAMP-vermittelt). Das Acetylcholin soll im Striatum aktivierend wirken.

einer Enthemmung des Thalamus oder die „Förderung" der hemmenden Wirkung des Pallidums auf den Thalamus fällt durch den Ausfall des Nucleus subthalamicus weg.
- **Ballistische Hyperkinesen** sind proximal betonte, blitzartig schnelle, wuchtig-schleudernde, spontane Extremitätenbewegungen. Sie treten meist nur einseitig (Hemiballismus) bzw. an einer Extremität (Monoballismus) auf. Ursache ist eine akute – meist ischämisch bedingte – Läsion im Nucleus subthalamicus oder in der Bahnenverbindung vom Nucleus subthalamicus zum Pallidum. In beiden Fällen bildet sich die Symptomatik im weiteren Verlauf in der Regel zurück (s. Kap. 8.1.4).
- **Athetotische Hyperkinesen** sind unwillkürliche, langsame, geschraubt-wurmförmige Spreiz-, Streck- und Beugebewegungen v.a. der Hände, Finger und Füße. Ursache ist eine Degeneration im Striatum und lateralen Pallidum, was zu einer Störung des Erregungszuflusses über den Thalamus zum präfrontalen motorischen Kortex führt (s. Kap. 8.1.4). Athetose wird heute vielfach als Sonderform einer Dystonie aufgefaßt (s.u.).
- **Myoklonien** sind unwillkürliche, blitzartige, arrhythmische Einzelzuckungen von Muskeln, Muskelgruppen oder ganzen Körperteilen meist mit Bewegungseffekt. Die Basalganglien spielen bei der Entstehung des Myoklonus eine eher untergeordnete Rolle. Myoklonien kommen bei verschiedenen neurologischen Erkrankungen (z.B. zerebrale Anfallsleiden, Enzephalitis, metabolische Enzephalopathie) vor, die Ursachen sind daher sehr heterogen.
- Bei **Dystonien** setzt die Tonussteigerung in einzelnen Muskelgruppen/Muskeln langsam ein, hält Sekunden bis Stunden lang an und läßt nur träge wieder nach. Dabei kommt es zu meist langsamen, unwillkürlichen Bewegungen.
- **Tics** sind schnelle, kurze Hyperkinesen, die am häufigsten den Kopf und das Gesicht betreffen. Als Ursache wird eine Störung im dopaminergen Regelkreis vermutet.

- **Hypokinese** und **Akinese** bedeuten eine hochgradige Bewegungsarmut bzw. Bewegungslosigkeit. Diese defizitären Symptome äußern sich zuerst in **Hypomimie** bzw. **Amimi**e, dann wird das Schriftbild klein (**Mikrographie**). Ursächlich wird eine gesteigerte Aktivität im Nucleus subthalamicus angenommen. Sie ist die Folge einer verminderten Hemmung durch das laterale Pallidum, die wiederum auf einer verminderten Hemmung durch das Striatum beruht. Diese wird auf eine Verminderung der dopaminergen Erregung aus der Substantia nigra zurückgeführt (s. Abb. 2-5). Die Akinese wird ebenso wie der Rigor und der Tremor (Parkinson-Syndrom), durch cholinerg wirkende Medikamente (z.B. Neostigmin) verstärkt.

- Beim **Rigor** ist der Muskeltonus erhöht und weist – im Gegensatz zur Spastik (Klappmesserphänomen) – einen wächsernen Widerstand auf. Er ist in jeder Gelenkstellung und in jedem Bewegungsmoment gleich. Vermutlich durch die Überlagerung mit einem Ruhetremor (s.u.) kommt es zum sogenannten **Zahnradphänomen.** Die frühere Annahme, daß der Rigor ähnlich wie die Akinese entsteht, wird neuerdings wieder angezweifelt.

- Der **Tremor** setzt sich aus fortgesetzten unwillkürlichen, rhythmischen Bewegungen antagonistisch wirkender Muskeln zusammen. Während des Schlafes sistiert der Tremor, hingegen verstärkt er sich bei emotionaler Erregung oder Aufmerksamkeit. Man unterscheidet **Ruhe-, Halte- und Intentions-** bzw. **Aktionstremor.** Der Parkinsontremor ist zunächst ein Ruhetremor mit einer Frequenz von 3–8/Sekunde, in fortgeschrittenen Erkrankungsstadien kommt ein Haltetremor hinzu. Der benigne essentielle Tremor ist ein Haltetremor mit einer Frequenz von 6–12/Sekunde. Er kommt sporadisch oder familiär gehäuft vor, beginnt im Jugend- oder Erwachsenenalter und betrifft meist die obere Extremität. Typischerweise bessert er sich auf Beta-Blocker oder Primodon. Der zerebelläre Tremor (bei Kleinhirnläsionen) ist ein Intentions- oder Aktionstremor mit einer Frequenz von 2–5/Sekunde und wird z.B. beim Finger-Nase-Versuch manifest. Ein physiologischer Tremor kann durch Streß und Aufregung („Adrenalin"), Kälte oder Ermüdung hervorgerufen werden. Für die Entstehung eines Tremors werden eine verstärkte Rückkopplung durch pathologisch enthemmte Reflexe sowie Einflüsse pathologischer zentraler rhythmischer Oszillationen, die im Bereich der unteren Olive und im Thalamus vermutet werden, verantwortlich gemacht. Die genaue Entstehung verschiedener Tremorformen ist noch unklar.

2.5 Kleinhirnsymptome (zerebelläre Störungen)

Das Kleinhirn wird in das Archizerebellum, das Paläozerebellum und das Neozerebellum unterteilt. Das Archizerebellum setzt sich aus Nodulus und Flocculus (Lobus flocculonodularis) zusammen. Es wird auch Vestibulozerebellum genannt, weil es eine enge funktionelle Beziehung zum Vestibularorgan hat und von dort die meisten Afferenzen erhält. Das Paläozerebellum setzt sich überwiegend aus Wurmanteilen des Vorderlappens und aus unteren Wurmanteilen zusammen. Da es vorwiegend Afferenzen aus dem Rückenmark erhält, wird es auch Spinozerebellum genannt. Das Neozerebellum besteht aus den beiden Hemisphären und wird auch als Pontozerebellum bezeichnet, da es seine Afferenzen hauptsächlich aus den Brückenkernen erhält.

Die Kleinhirnsymptome **Hypotonie** (Abschwächung des Muskeltonus) und **Ataxie** (Störung der Koordination von Bewegungsabläufen) treten stets ipsilateral auf. Sie können durch eine Schädigung des Kleinhirns oder seiner afferenten bzw. efferenten Bahnen verursacht werden. Es ist schwierig, von der klinischen Symptomatik auf das betroffene Kleinhirngebiet zu schließen.

Die zerebelläre Ataxie (vgl. spinale Ataxie, Kap. 1.1.5) macht sich als **Rumpf-, Stand-** und **Gangataxie** bemerkbar. Dabei besteht eine Fallneigung im Sitzen, beim Stehen (Romberg-Versuch) und beim Gehen (breitbasiger Gang, Seiltänzergang in der Regel nicht möglich). Der Intentionstremor mit einer Frequenz von 2–5/Sekunde, die skandierende Sprache (langsam, jede Silbe betonend, oft auch verwaschen) und der Nystagmus (v.a. Blickrichtungsnystagmus) werden als **Charcot-Trias** zusammengefaßt. Die Zielbewegungen sind inadäquat kurz oder überschießend (**Dysmetrie**). Der Bewegungsablauf erfolgt nicht mehr flüssig (**Dyssynergie**). Die Folgebewegungen der Augen sind sakkadiert (ruckartig). Das **Reboundphänomen** verschwindet. (Drückt ein Gesunder bei geschlossenen Augen den gestreckten Arm gegen den Widerstand des Untersuchers nach oben und läßt der Widerstand plötzlich nach, so wird die nach oben gerichtete Bewegung sofort abgebremst, evtl. erfolgt eine Gegenbewegung. Beim Kranken erfolgt keine Abbremsung oder Gegenbewegung.) Das Schriftbild wird groß und unsicher (**Makrographie**). Es kommt zur **Dysdiadochokinese** (s. Kap. 1.1.5).

2.6 Hirnstammsyndrome und Hirnstammreflexe !

Im Hirnstamm liegen viele, auch lebenswichtige Strukturen auf engstem Raum zusammen. Bei Läsionen im Hirnstamm kommt es oft zu Bewußtseinsstörungen bis hin zum Koma, u.a. durch Schädigung der Formatio reticularis. Bei einer progredienten Hirnstammschädigung treten zunächst Mittelhirnsyndrome, dann Bulbärhirnsyndrome auf und schließlich kommt es zum dissoziierten Hirntod. Die Syndrome unterscheiden sich in der Tiefe der Bewußtlosigkeit, durch ihre unterschiedliche vegetative Symptomatik und durch die Auslösbarkeit bzw. das Fehlen von Hirnstammreflexen. Isolierte Läsionen im Hirnstamm verursachen verschiedene Hirnstammsyndrome. Die wichtigsten sind in Tab. 2-3 aufgeführt. Zum Erfassen der Bedrohlichkeit einer Bewußtlosigkeit, etwa durch verminderte Atmung oder fehlende Schluckfunktion, ist die Prüfung der Hirnstammfunktionen unerläßlich (Tab. 2-4).

Dezerebrationssyndrom

Dezerebration ist die funktionelle Abkoppelung des Hirnstamms (mit seinen lebenswichtigen Funktionszentren) von der Hirnrinde. Bei einer Hirndruckerhöhung (Trauma, Tumor, Infarkt, Blutung) werden Großhirnteile durch den Tento-

Tab. 2-4 Wichtige Hirnstammreflexe				
Reflex	Beschreibung	Afferenz	Umschaltung	Efferenz
Pupillenreflex	Durch direkten Lichteinfall in ein Auge (direkte Lichtreaktion) bzw. durch Belichtung des anderen Auges (konsensuelle Lichtreaktion) verengt sich die Pupille (s. Kap. 2.8.2).	N. opticus	Mittelhirn	N. oculomotorius
Kornealreflex	Die Berührung der Kornea führt durch eine Kontraktion des M. orbicularis oculi zum Lidschluß (s. Kap. 1.1.2)	N. trigeminus (N. ophthalmicus)	Pons (Brücke)	N. facialis
okulokardialer Reflex	Ein Druck auf den Augapfel (obsolet!) oder eine operative Manipulation an den Augenmuskeln löst eine Verlangsamung der Herzfrequenz aus.	N. trigeminus (N. ophthalmicus)	Medulla oblongata	N. vagus
okulozephaler Reflex	Beim Drehen des Kopfes bewegen sich die Augen in die Gegenrichtung. Beim Ausfall dieses Reflexes kommt es zum sog. **Puppenkopf-Phänomen**, d.h. die Augen schauen starr in die Ferne und drehen sich mit dem Kopf.	N. vestibulocochlearis	Pons Mesenzephalon	N. oculomotorius N. abducens N. trochlearis
vestibulookulärer Reflex	Eine Vestibularisreizung durch Wärme oder Kälte verursacht einen Nystagmus bzw. eine Augenbewegung.	N. vestibulocochlearis	Pons Mesenzephalon	N. oculomotorius N. abducens N. trochlearis

Tab. 2-4 Wichtige Hirnstammreflexe (Fortsetzung)

Reflex	Beschreibung	Afferenz	Umschaltung	Efferenz
Würgereflex	Das Berühren der Rachenhinterwand, z.B. mit einem Spatel, führt zum Hochziehen des Gaumens und zur Kontraktion der Pharynxmuskulatur.	N. glossopharyngeus	Medulla oblongata	motorische Anteile der Nn. glossopharyngeus und vagus
Hustenreflex	Auslösung v.a. durch Reizung von Hustenpunkten (tussigener Zonen) in der Nase, Kehlkopfhinterwand und tieferen Atemwege führt zu Husten als Schutzreflex zur Sekret- und Fremdkörperentfernung aus den Atemwegen.	N. vagus (sensible Fasern)	Medulla oblongata (Atemzentrum)	N. trigeminus, N. facialis, N. glossopharyngeus, N. vagus, N. accessorius, N. hypoglossus
Zungen-Kiefer-Reflex	Beim Bestreichen der Zunge, z.B. mit einem Spatel, öffnet sich der Kiefer.	Nn. glossopharyngeus und vagus	Medulla oblongata	motorische Anteile des N. trigeminus
spinoziliarer Reflex	Kneift man im Bereich des oberen Trapeziusrandes in die Haut, erweitert sich die Pupille (Mydriasis).	Rückenmark	Rückenmarkssegment Th1/TH2	zervikaler Sympathikus
Orbicularis-oculi-Reflex (Glabella-Reflex)	Ein Schlag auf die Glabella führt bei locker geschlossenen Augen zur Kontraktion der Mm. orbiculares oculi.	N. trigeminus (N. ophthalmicus)	Pons Medulla oblongata	N. facialis

riumschlitz gedrückt und komprimieren das Mittelhirn. Zusätzlich werden die Medulla oblongata und die Kleinhirntonsillen im Foramen magnum eingeklemmt. Beides führt zum Ausfall von Hirnstammfunktionen und -reflexen in kraniokaudaler Richtung. Erstes Symptom einer einseitigen (asymmetrischen) Einklemmung ist eine Kompression des N. oculomotorius mit ipsilateral weiter, träge reagierender Pupille. Bei Progredienz einer symmetrischen Einklemmung werden dienzephales, mesenzephales, pontines, bulbäres und schließlich apallisches Syndrom durchlaufen, bis es am Ende zum dissoziierten Hirntod kommt (s. Kap. 9.4.3). Atmung, Herzfrequenz, Temperatur und Blutdruck steigen zunächst leicht an, schließlich fallen sie ab. Die Pupillen werden zunächst eng, bei zunehmendem Hirndruck wieder weit.

Apallisches Syndrom und Locked-in-Syndrom

Unter **apallischem Syndrom** versteht man das Fehlen jeglicher kognitiver Funktionen, jeglicher zielgerichteter Handlung und jeglicher Kommunikationsfähigkeit (die Augen sind geöffnet und blicken in die Ferne) bei relativ stabilem Kreislauf, Spontanatmung und erhaltenen Hirnstammfunktionen.

Davon ist das **Locked-in-Syndrom** zu unterscheiden: Durch bilaterale Läsionen der kortikospinalen Bahnen im Brückenfuß ist die gesamte Motorik (komplettes Locked-in-Syndrom) bzw. die gesamte Motorik bis auf vertikale Augenbewegungen, Lidschluß und -öffnen (inkomplettes Locked-in-Syndrom) ausgefallen, wobei der Patient bei vollem Bewußtsein ist.

2.7 Erhöhter Hirndruck und Hirnödem

Da der Schädel keine Volumenvermehrung zuläßt, führt jede Raumforderung (einschließlich einer Raumforderung durch eine Liquorvermehrung) zu einer Kompression des Gehirns, die sich klinisch durch die Zeichen eines erhöhten Hirndruckes bemerkbar macht. Die Abb. 2-6 zeigt ein

Abb. 2-6 Traumatisches Hirnödem im CCT.
Ödem des rechten Stirnhirns als Folge des primären Traumas (großer Pfeil). Die äußeren Liquorräume (Sulci) sind fast vollständig aufgehoben, die inneren deutlich eingeengt (Pfeil) [40].

traumatisches Hirnödem mit erhöhtem Hirndruck im CCT. Bei lokalisierten Prozessen kommt es zusätzlich zu Gewebsverschiebungen bis hin zu Einklemmungserscheinungen (s.o.). Die **klassische Trias** des Hirndrucks (Kopfschmerzen, Erbrechen und Stauungspapille) entwickelt sich erst bei deutlichen Druckerhöhungen.

- Früheste Zeichen erhöhten Hirndruckes sind **Greifreflexe**. V.a. taktile Reize der Hand (z.B. Berühren der Hohlhand) führen zum tonischen Faustschluß. Physiologisch tritt dieser Reflex bis zum 3. Monat nach der Geburt auf.
- Die Patienten können psychisch auffällig, die **Bewußtseinslage** kann getrübt bis komatös sein.
- V.a. lokalisierte, neu auftretende **Kopfschmerzen** sind verdächtig.
- Von der Nahrungsaufnahme unabhängiges, starkes **Erbrechen** wird oft durch das Aufrichten des Körpers oder Kopfbewegungen ausgelöst. Ursache ist der Druck auf die Pons bzw. Medulla oblongata. Eine Kopfschiefhaltung und eine Nackensteifigkeit können resultieren.
- **Singultus** (Schluckauf) kann ein bedrohliches Zeichen einer Hirnstammschädigung sein.
- In 75% der Fälle tritt eine **Stauungspapille** auf. Da sie verzögert in Erscheinung tritt, kann aus ihrem Fehlen nicht auf einen normalen Hirndruck geschlossen werden.
- Die **Nervenaustrittspunkte** der oberen beiden Trigeminusäste können – meist beidseits – sehr **druckschmerzhaft** sein.
- Um den zerebralen Perfusionsdruck (mittlerer arterieller Blutdruck minus mittlerer Hirndruck) zu gewährleisten, steigt der systemische Blutdruck an (**Cushing-Antwort**).

Unter einem **Hirnödem** versteht man eine allgemeine oder örtlich begrenzte Schwellung des Gehirns. Es werden zwei Arten unterschieden, die klinisch nicht voneinander abgrenzbar sind und auch nebeneinander vorkommen können:

- **Zytotoxisches Hirnödem.** Diese intrazelluläre Wasseransammlung ist v.a. in der grauen Substanz lokalisiert und wird durch eine Störung des Zellstoffwechsels mit Hemmung der Ionenpumpe hervorgerufen (z.B. bei ischämischem Infarkt).
- **Vasogenes Hirnödem.** Diese Flüssigkeitsanreicherung im Extrazellulärraum kommt v.a. in der weißen Substanz vor und wird durch eine erhöhte Gefäßdurchlässigkeit infolge einer geschädigten Blut-Hirn-Schranke hervorgerufen.

2.8 Neuroophthalmologische Syndrome

2.8.1 Gesichtsfeldausfälle und Visusminderung

Die temporalen Gesichtsfeldhälften werden auf die nasalen Netzhauthälften, die nasalen Gesichtsfeldhälften auf die temporalen Netzhauthälften abgebildet. Die Nervenfasern der 3. Neurone der Sehbahn, die wie das 1. und 2. Neuron in der Retina liegen, vereinen sich in der Papille und ziehen als **N. opticus** zum **Chiasma opticum**. In dieser Sehnervenkreuzung an der Basis des Zwischenhirns kreuzen die nasalen Nervenfasern zur Gegenseite, während die temporalen ipsilateral verbleiben. Nach der Kreuzung wird der Faserzug als

Tractus opticus bezeichnet. Er zieht zum **Corpus geniculatum laterale** – hier liegt das primäre Sehzentrum. Vorher zweigen noch einige Fasern der optischen Reflexbahnen zu den oberen Zweihügeln ab. Im Corpus geniculatum laterale erfolgt die Umschaltung auf die 4. Neurone der Sehbahn, deren Axone als Sehstrahlung (Radiatio optica) zur Sehrinde projizieren. Die Sehrinde ist im Okzipitallappen in der **Regio calcarina – Area 17** nach Brodmann – lokalisiert. Die Projektionen der Retina bzw. der Gesichtsfelder sind in der Area 17 anatomisch definiert. Dabei ist die Makula, die in der Retina einen Durchmesser von ca. 1 mm aufweist, in der Sehrinde in einem Bereich mit einem Durchmesser von ca. 6 mm deutlich ausgedehnt repräsentiert.

Gesichtsfeldausfälle (evtl. mit einer Visusminderung) lassen sich bestimmten Abschnitten der Sehbahn zuordnen (Abb. 2-7):
- Schädigungen eines Auges oder eines N. opticus führen zu einer einseitigen Visusminderung **oder einseitigen Gesichtsfeldausfällen.** Häufige Ursachen einer plötzlichen Sehschärfenminderung sind: Verschluß der A. centralis retinae, Apoplexia pupillae, Arteriitis temporalis, Sehnervenverletzung, akutes Glaukom, Retrobulbärneuritis und Glaskörper- oder Netzhautblutung.
- Gesichtsfeldausfälle durch eine Schädigung im Bereich des Chiasma opticum verursachen eine **bitemporale (heteronyme) Hemianopsie.** Die kreuzenden Fasern können z.B. durch einen Hypophysentumor lädiert werden. Sind beide lateralen Anteile des Chiasmas, z.B. durch eine arteriosklerotische Elongation beider Karotiden, geschädigt, resultiert die sehr seltene **binasale Hemianopsie.**
- Eine Schädigung nach der Sehnervenkreuzung (z.B im Tractus opticus) erklärt eine **homonyme Hemianopsie.** Läsionen im Bereich der Sehstrahlung führen überwiegend zu einem korrespondierenden **Quadrantenausfall.**

2.8.2 Störungen der Pupillomotorik

Die afferenten Bahnen der Pupillenreaktion nehmen in der Retina ihren Ursprung, ziehen über den N. opticus sowie Tractus opticus direkt zur Prätectalregion (Ncl. prätectalis) des Mittelhirns. Dort werden die Impulse verschaltet und zu beiden Edinger-Westphal-Kernen weitergeleitet. Hier wird also die konsensuelle Pupillenreaktion generiert. Die efferenten Pupillenreflexbahnen bestehen aus einer parasympathischen und einer sympathischen Bahn und folgen komplizierten Umschaltungen. Die parasympathische Bahn wird in den Edinger-Westphal-Kernen umgeschaltet, die efferenten Fasern ziehen mit dem N. oculomotorius zum M. sphincter pupillae. Die sympathische Bahn verläuft vom zentralen Neuron im Hypothalamus über das präganglionäre Neuron im Centrum ciliospinale im Halsmark (C8

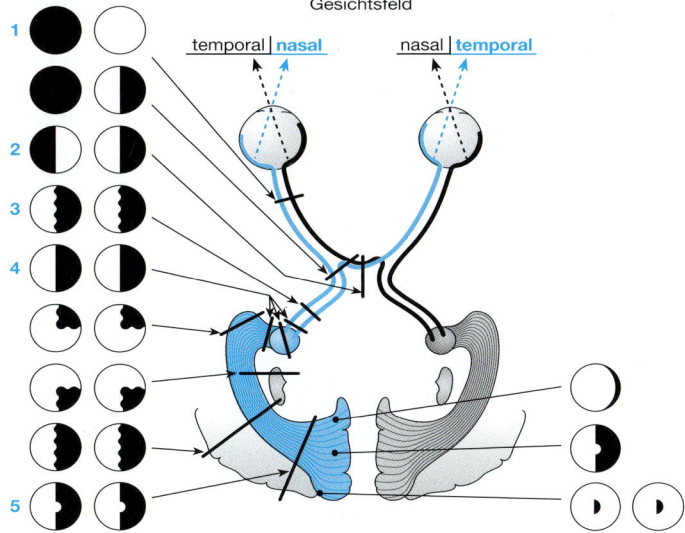

Abb. 2-7 Schematische Darstellung der Sehbahn. Läsionen an den eingezeichneten Stellen führen zu entsprechenden Gesichtsfeldausfällen, die als schwarze Flächen in den Kreisen dargestellt sind. Typische Ausfälle sind: 1 = Blindheit des linken Auges (N.-opticus-Läsion, links), 2 = bitemporale Hemianopsie (Chiasma-opticum-Läsion), 3 = homonyme Hemianopsie rechts mit unregelmäßigen Rändern (Tractus-opticus-Läsion, links), 4 = homonyme Hemianopsie rechts mit glatten Rändern (Corpus geniculatum laterale, links), 5 = Radiatio-optica-Läsion, links (homonyme Hemianopsie rechts mit zentraler Aussparung) (nach Duke-

und Th1/2) und das postganglionäre Neuron im Ganglion cervicale superius zum M. dilatator pupillae. Der Reflex reguliert – gleich der automatischen Blende einer Fotokamera – die Pupillenweite und somit die Menge des einfallenden Lichtes (Abb. 2-8). Man unterscheidet folgende Störungen der Pupillomotorik:

- **Amaurotische Pupillenstarre (amblyopische Reaktion)** und **relativer afferenter Pupillardefekt (Gunn-Zeichen).** Eine Unterbrechung der afferenten Fasern (z.B. blindes Auge) führt zum Ausfall der Pupillenreaktion bei der Belichtung dieses Auges. Die Konvergenzreaktion und die indirekte bzw. konsensuelle Reaktion (Belichtung des gesunden Auges) sind erhalten. Die Pupille des amaurotischen Auges verharrt durch die konsensuelle Reaktion in einer Mittelstellung. Die amaurotische Pupillenstarre ist ein objektives Kriterium für die Erblindung eines Auges! Sind nur Teile der Netzhaut oder Sehbahn geschädigt (z.B. Neuritis nervi optici oder „inkompletter" retinaler Arterienverschluß), so zeigt sich ein relativer afferenter Pupillardefekt (Gunn-Zeichen): Beleuchtet man im „Swinging-flash-light-Test" mit langsamen Bewegungen alternierend die Pupillen (s. Kap. 1.1.2), wird die Pupille des kranken Auges bei Lichteinfall etwas weiter, da nach Beleuchtung der gesunden Seite eine maximale konsensuelle Miosis erzeugt worden war.
- **Absolute Pupillenstarre.** Durch eine Läsion im efferenten Schenkel (N. oculomotorius oder Edinger-Westphal-Kerne) fallen die direkte und indirekte Lichtreaktion und die Konvergenzreaktion aus. Dabei ist die Pupille mydriatisch. Ursachen können Tumoren, Aneurysmen, entzündliche Herde, Schädelbrüche und Hämatome sein.
- **Reflektorische Pupillenstarre.** Die direkte und indirekte Lichtreaktion sind erloschen, während die Konvergenzreaktion erhalten ist. Ursächlich wird eine Unterbrechung des pupillomotorischen Reflexbogens zwischen der prätektalen Region und den Edinger-Westphal-Kernen angenommen. Bei der Neurolues tritt

Abb. 2-8 Schematische Darstellung des Reflexbogens der Pupillenreaktionen (aus Liebsch Augenheilkunde [18b]).

sie in 90% der Fälle auf. Tritt zur reflektorischen Pupillenstarre eine Miosis (Robertson-Phänomen), so ist dies pathognomonisch für die Neurolues.
- **Pupillotonie.** Die direkte und indirekte Lichtreaktion sind nicht oder nur verzögert (tonisch) auszulösen, die Konvergenzreaktion tritt ebenfalls nur langsam und tonisch ein. Die Wiedererweiterung der Pupille ist sehr langsam. Es handelt sich um eine harmlose Störung der Pupillenbewegung, die bei jüngeren Erwachsenen auftritt. Ist zusätzlich der ASR bzw. PSR ausgefallen, so spricht man vom Adie-Syndrom.

2.8.3 Störungen der Augen- und Blickmotorik

Die äußeren Augenmuskeln werden vom III., IV. und VI. Hirnnerv innerviert: Der **N. oculomotorius** versorgt die Mm. rectus internus, superior und inferior sowie den M. obliquus inferior, der **N. trochlearis** den M. obliquus superior und der **N. abducens** den M. rectus externus.

Die raschen konjugierten Augenbewegungen werden zentral von einem neuronalen System gesteuert, das die Augenmuskelkerne im Hirnstamm miteinander verbindet. Horizontale Augenbewegungen werden von der paramedianen pontinen Formatio reticularis (PPRF) in der Brückenhaube und vom benachbarten medialen Längsbündel (Fasciculus longitudinalis medialis, MLF) gesteuert. Vertikale Augenbewegungen werden ebenfalls von der PPRF und von der Formatio reticularis des Mittelhirns (MRF) gesteuert. Grundsätzlich lassen sich vier **Schielformen** unterscheiden:
- Begleitschielen (Strabismus concomitans)
- latentes Schielen (Heterophorie)
- scheinbares Schielen (Pseudostrabismus)
- Lähmungsschielen (Strabismus paralyticus)

Hier soll nur auf das für den Neurologen wichtige Lähmungsschielen eingegangen werden.

Lähmungsschielen (Strabismus paralyticus)

Das Lähmungsschielen ist durch eine Beweglichkeitsstörung des Augapfels in Wirkungsrichtung des gelähmten Muskels gekennzeichnet. Beim Blick in diese Richtung treten maximale Doppelbilder auf (Diplopie). Oft kommt es zu einer kompensatorischen Kopfhaltung, um die Doppelbilder zu vermeiden. Dabei dreht sich der Kopf in die Wirkungsrichtung des gelähmten Muskels.
- **Lähmungen des N. oculomotorius** werden in drei Typen eingeteilt:
  - Bei der **Ophthalmoplegia interna** sind nur die autonomen Fasern gelähmt, wobei die Beweglichkeit der Augäpfel erhalten bleibt. Die Pupillen sind weit und lichtstarr, reagieren jedoch auf medikamentöse Miotika. Zusätzlich kann die Akkommodation gelähmt sein. Ursache ist fast immer eine Schädigung im peripheren Verlauf des III. Hirnnerven, da die autonomen Fasern auf periphere Schädigung empfindlicher reagieren als die somatischen.
  - Bei der seltenen **Ophthalmoplegia externa** ist die Pupillen- und Ziliarmuskelinnervation (Akkommodation) erhalten. Oft sind nur einzelne Augenmuskeln betroffen. Ursache ist fast immer eine Schädigung im Kerngebiet des Nerven.
  - Bei der **kompletten Okulomotoriuslähmung** kommt es neben dem Ausfall der autonomen Innervation zu einer Ptosis (Lähmung des M. levator palpebrae) und zu einem Abweichen des Augapfels nach außen und unten, da nur noch der M. rectus externus (N. abducens) und der M. obliquus superior (N. trochlearis) innerviert sind. Die Ursache ist fast immer eine periphere Schädigung, z.B. eine Mononeuropathie bei Diabetes mellitus, ein Trauma, ein basales Aneurysma, ein Tumor der Schädelbasis oder eine basale Menigitis.
- Bei der seltenen **Lähmung des N. trochlearis** steht das betroffene Auge etwas höher und bleibt beim Blick nach innen unten zurück. Beim Blick in diese Richtung treten maximale Doppelbilder auf. Der Kopf ist kompensatorisch gesenkt, zur gesunden Seite gewendet und zur gesunden Schulter geneigt (okulärer Schiefhals). Wird der Kopf gerade gehalten und fixiert das gesunde Auge, so weicht das paretische Auge nach oben innen ab **(Bielschowsky-Phänomen).**
- Die **Lähmung des N. abducens** ist die häufigste Augenmuskelparese, da der Nerv lange an der Schädelbasis entlangläuft. Das gelähmte Auge weist oft eine leichte Innenschielstellung

auf, eine Abduktion über die Mittellinie ist nicht möglich. Beim Abduktionsversuch treten horizontale Doppelbilder mit großem Abstand auf. Da das Fazialisknie in unmittelbarer topographischer Nachbarschaft zum Abduzenskern liegt, sind Läsionen dieses Kernes oft von einer peripheren Fazialisparese begleitet.

Störungen der Blickmotorik bei zentralen Prozessen

- Die **internukleäre Ophthalmoplegie** entsteht durch ein- oder doppelseitige Läsionen im medialen Längsbündel (Fasciculus longitudinalis medialis). Das betroffene Auge kann beim Seitwärtsblick nicht adduziert werden, so daß dann Doppelbilder auftreten. Gleichzeitig findet man einen dissoziierten Blickrichtungsnystagmus, der auf dem abduzierten Auge stärker schlägt als auf dem paretischen adduzierten. Hingegen ist die Konvergenzbewegung intakt (hierbei funktionieren also beide Mm. recti mediales). Häufigste Ursachen sind entzündliche (z.B. Encephalitis disseminata) und vaskuläre Erkrankungen (z.B. Wernicke-Enzephalopathie).
- **Horizontale Blickparesen** werden z.B. durch Schädigungen der PPRF oder des frontalen Blickzentrums in der Stirnhirnkonvexität verursacht.
- **Vertikale Blickparesen** entstehen durch bilaterale Läsionen in der Mittelhirnhaube.
- Das **Parinaud-Syndrom** wird durch eine Schädigung der vertikalen Blickzentren im mesenzephalen Tegmentum hervorgerufen. Eine vertikale Blickparese nach oben ist mit einer Konvergenzlähmung vergesellschaftet. Zusätzlich können ein vertikaler Blickrichtungsnystagmus, ein Konvergenznystagmus und ein Nystagmus retractorius auftreten.

Syndrome mit kombinierten Augenmuskelnervenparesen

- **Syndrom der Olfaktoriusrinne.** Wenn Raumforderungen von der vorderen Schädelgrube die hintere Olfaktoriusrinne erreichen, verdrängen sie das Chiasma nach hinten und unten. Es resultiert eine primäre Optikusatrophie mit fortschreitendem Nebel- und Schattensehen sowie konzentrischer Gesichtsfeldeinengung und führt schließlich zur Erblindung. Frühzeitig ist der N. olfactorius mitbetroffen, was sich klinisch durch eine Anosmie manifestiert. Ist die Raumforderung weit vorne in der Olfaktoriusrinne, entwickelt sich eine Stauungspapille infolge erhöhten Hirndrucks.
- **Syndrom der Orbitaspitze.** Raumforderungen, Entzündungen oder Traumen in der Orbitaspitze führen zu unterschiedlicher Kombination von Ausfällen aller Nerven, die durch den Orbitatrichter ziehen (Nn. oculomotorius, trochlearis, abducens sowie N. ophthalmicus [I. Trigemusast] und N. opticus), evtl. vergesellschaftet mit anfallsartigen Schmerzen im Bereich der Stirn, der Schläfe und des Nasenrückens.
- **Foster-Kennedy-Syndrom.** V.a. lateralisierte Frontalhirntumoren rufen zunächst durch Druck eine ipsilaterale Optikusatrophie hervor und führen schließlich durch erhöhten allgemeinen Hirndruck zu einer kontralateralen Stauungspapille.
- **Sinus-cavernosus-Syndrom.** Variable Kombination von Paresen der Nn. oculomotorius, trochlearis und abducens sowie Sensibilitätsstörungen im Bereich des N. trigeminus. Zusätzliche Symptome wie pulsierender Exophthalmus sowie weitere okuläre Veränderungen (Chemosis, gestaute Bindehautgefäße, erhöhter intraokularer Druck sowie Gefäßstauung am Fundus bzw. Zentralvenenverschluß) sind Zeichen einer Carotis-sinus-cavernosus-Fistel.

2.9 Neurootologische Syndrome

2.9.1 Schwindel

Schwindel ist kein fest definierter medizinischer Begriff. Patienten verstehen darunter oft ein subjektives Unwohlsein, das bis hin zu Übelkeit und Erbrechen reichen kann. Die Anamnese hinsichtlich Dauer des Schwindels, vestibulärer, vegetativer, kardiovaskulärer und neurologischer Begleitsymptomatik erlaubt in der Regel eine gute Verlaufsprognose.
- **Systematischer Schwindel.** Es besteht ein eindeutig gerichteter Bewegungseindruck (z.B. Drehschwindel, Schwankschwindel oder das Gefühl, mit einem Aufzug zu fahren). Die Ursa-

che ist fast immer vestibulär, meist peripher-vestibulär, seltener zentral-vestibulär.
- **Unsystematischer Schwindel.** Hierunter werden vieldeutige Wahrnehmungen (z.B. Unwohlsein, Schwarzwerden vor den Augen, Ohnmachtsgefühl etc.) zusammengefaßt, die nicht mit einem echten Bewegungseindruck einhergehen. Dieser Schwindel kann sowohl vestibulär als auch extravestibulär verursacht sein.

2.9.2 Nystagmus

Der Nystagmus setzt sich aus einer schnellen und einer langsamen Augenbewegung zusammen, wobei die Richtungsbezeichnung (z.B. Nystagmus nach links bzw. rechts) nach der schnellen Phase erfolgt. Man unterschiedet den physiologischen vom pathologischen Nystagmus.

Physiologischer Nystagmus

- **Optokinetischer Nystagmus.** Blickt man orthograd auf ein sich bewegendes Objekt wie einen fahrenden Zug und fixiert dabei einen Waggon, so folgt man diesem mit einer langsamen Augenbewegung. Mit einer schnellen Rückstellbewegung fixiert man schließlich wieder einen anderen Waggon weiter hinten.
- **Vestibulärer Nystagmus.** Diese Nystagmusform ist durch Erregungsasymmetrien innerhalb des peripheren oder des zentralen vestibulären Systems verursacht. Bei der Winkelbeschleunigung oder -abbremsung (z.B. beim Drehen auf einem Stuhl und plötzlichem Abbremsen) kann man – unter Ausschaltung der Fixation mit der Frenzel-Brille – einen Nystagmus gegen die Drehrichtung beobachten (Abb. 2-9).

Abb. 2-9 Vestibulärer Nystagmus (modifiziert nach Boenninghaus [5b]. **a:** Nystagmusentstehung bei Drehung; Rotatorische Prüfung: **b:** Andrehen nach links **c:** Anhalten aus der Linksdrehung

Auch ein **feiner, seitengleicher, erschöpflicher Endstellungsnystagmus** und der **angeborene Nystagmus,** bei dem die Augen meist pendelnde Bewegungen ausführen und der sich bei Fixation verstärkt, gelten als nichtpathologisch.

Pathologischer Nystagmus

Das Fehlen der physiologischen Nystagmusformen und jeder Spontannystagmus müssen als pathologisch angesehen werden.

- **Horizontaler Spontannystagmus (vestibulärer Spontannystagmus).** Er tritt als Folge einer einseitigen akuten peripheren Vestibular- bzw. Labyrinthläsion auf und schlägt in allen Blickrichtungen zur selben, meist gesunden Seite. Die Schlagrichtung kann sehr selten auch rotierend oder vertikal sein. Der vestibuläre Spontannystagmus geht häufig mit Schwindel bis hin zu Übelkeit und Erbrechen einher und wird ebenfalls durch ein Ungleichgewicht der vestibulären Ansteuerung des langsamen Blickfolgesystems erklärt. Vom physiologischen vestibulären Nystagmus unterscheidet er sich nur dadurch, daß er spontan auftritt. Infolge zentraler Kompensationsvorgänge verschwindet der Nystagmus meist innerhalb weniger Wochen.
- **Lagerungsnystagmus.** Dieser periphere Nystagmus hat eine horizontale Schlagrichtung und tritt bei raschem Lagewechsel auf.
- **Zentraler Lagenystagmus.** Er tritt im Liegen auf, bei Seitenlage ist die Schlagrichtung horizontal, bei Kopfhängelage vertikal. Verursacht wird der zentrale Lagenystagmus durch kleine Hirnläsionen, Tumoren der hinteren Schädelgrube oder Intoxikationen.
- **Unerschöpflicher, seitendifferenter Blickrichtungsnystagmus.** Weicht das Auge von der Mittellinie ab, schlägt die rasche Phase in Blickrichtung. Dieser Nystagmus wird durch eine Schädigung bzw. Funktionsstörung der Formatio reticularis des Hirnstamms (z.B. Encephalomyelitis disseminata) verursacht. Er muß vom nichtpathologischen Endstellungsnystagmus unterschieden werden.
- **Vertikaler Spontannystagmus.** Er ist beim Blick geradeaus meist nach unten gerichtet (Down-beat-Nystagmus) und tritt bei verschiedenen Läsionen im Übergangsbereich zwischen der Medulla oblongata und dem Halsmark auf. Häufig hat dieser seltene Nystagmus eine rotierende Komponente.
- **Rotierender Spontannystagmus.** Er wird durch Läsionen in der Medulla oblongata (z.B. Wallenberg-Syndrom, Tumor) verursacht.
- **Schaukelnystagmus („See-saw-Nystagmus").** Bei diesem vertikalen Pendelnystagmus rotiert das eine Auge nach oben innen, das andere nach unten außen. Er zeigt Schädigungen im rostralen Hirnstammbereich bzw. im hinteren Dienzephalon an.
- **Nystagmus retractorius.** Bei Mittelhirnschädigungen (z.B. Parinaud-Syndrom) bewegen sich beide Augen ruckartig rückwärts in die Orbita.
- **Paretischer Nystagmus.** Einseitige Augenmuskelparesen führen beim Blick in Richtung des gelähmten Muskels zu einem Nystagmus.
- **Dissoziierter (Blickrichtungs-)Nystagmus.** Er tritt bei einer internukleären Ophthalmoplegie auf und schlägt auf dem abduzierten Auge stärker als auf dem adduzierten (s. 2.8.3).
- **Periodisch alternierender Nystagmus.** Pontomedulläre Läsionen unter Einschluß der Vestibulariskerne und Läsionen des Vestibulozerebellums können einen horizontalen Spontannystagmus hervorrufen. Dieser Nystagmus schwillt mit einer Periodendauer von Sekunden bis Minuten an und ab und wechselt regelmäßig die Richtung.

2.9.3 Hörstörungen

Schwerhörigkeit oder Taubheit beeinflussen oft die Psyche von Patienten schwer. Zur Unterscheidung der Art der Hörstörung werden die Schwellenaudiometrie (Luft- und Knochenleitung) sowie der Weber- und Rinne-Versuch herangezogen.

- **Schalleitungsstörungen.** Bei einer Schädigung des Schalleitungsapparates im Mittelohr (z.B. Entzündung) wird die Schallenergie nicht im üblichen Umfang auf das Innenohr übertragen. Bei einer guten Knochenleitung besteht ein Hörverlust bei der Luftleitung. Dies entspricht einem negativen Rinne-Versuch. Im Weber-Versuch wird der Ton zur kranken Seite lateralisiert (Abb. 2-10).
- **Schallempfindungsstörung.** Aus einer Schädigung der Haarzellen des Cortio-Organs resultiert eine Störung der Informationsübertragung von der Cochlea an das ZNS. Das Hörvermö-

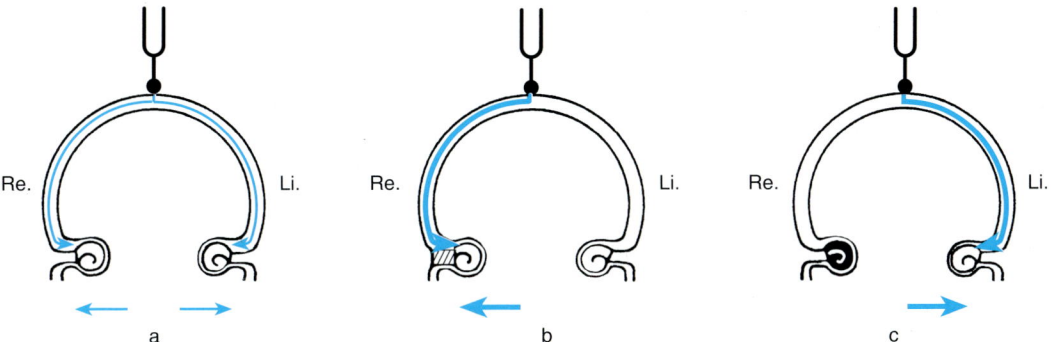

Abb. 2-10 Weber Versuch (modifiziert nach Boenninghaus [5b]).
a: seitengleiches Gehör **b:** Schallleitungsschwerhörigkeit rechts **c:** Schallempfindungsschwerhörigkeit rechts

gen ist bei der Luft- und Knochenleitung verschlechtert. Bei noch erhaltenem Resthörvermögen ist der Rinne-Versuch positiv (Abb. 2-11). Beim Weber-Versuch wird der gegebene Ton zur gesunden Seite hin lateralisiert (s. Abb. 2-10). Bei einer Schallempfindungsstörung besteht ein positives Recruitment, d.h. die Lautstärkeempfindung ist bei Erhöhung des Schalldruckes beim kranken Ohr „empfindlicher" als beim gesunden Ohr. Dies kann im SISI-(short-increment-sensitivity-index-)Test nachgewiesen werden.

- **Retrokochleäre Schäden** können als Läsion der primär afferenten Nervenfasern (N. vestibulocochlearis) oder im Verlauf der Hörbahn (z.B. Tumor) vorliegen. Auch hier besteht ein Hörverlust für die Luft- und Knochenleitung. Zur Lokalisation der Schädigung können akustisch evozierte Potentiale hilfreich sein.

- **Presbyakusis.** Bei der Altersschwerhörigkeit kommt es zunächst zum Hörverlust für hohe Frequenzen. Ein großer Teil dieses Verlustes läßt sich heutzutage auf zivilisationsbedingte Hörschäden durch Lärm zurückführen.

2.10 Neuropsychologische Syndrome

Unter neuropsychologischen Störungen werden hirnorganisch bedingte Veränderungen höherer, v.a. kognitiver Leistungen des Gehirns zusammengefaßt. (Wer sich diesem spannenden Gebiet auf literarische Weise nähern möchte, dem sei „The man who mistook his wife for a hat" von Oliver Sacks, einem führenden angloamerikanischen Neuropsychologen, empfohlen.)

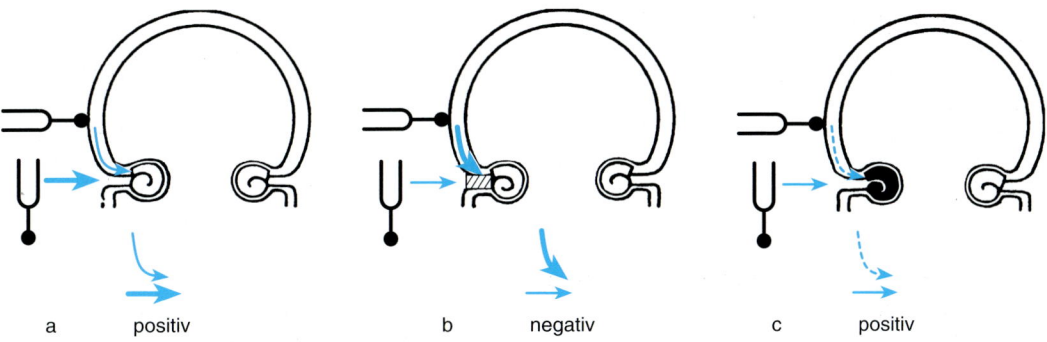

Abb. 2-11 Rinne Versuch (modifiziert nach Boenninghaus [5b]).
a: gesundes Gehör **b:** Schallleitungsschwerhörigkeit **c:** Schallempfindungsschwerhörigkeit

Durch die **Spezialisierung der Hemisphären** werden bestimmte Leistungen überwiegend in einer Hemisphäre des Gehirns vermittelt, die dann als für diese Leistung dominant bezeichnet wird. Bei mehr als 90% der Menschen ist die linke Hemisphäre dominant für die Sprache, die rechte für die räumliche Orientierung. Beim Verständnis von Emotionen soll ebenfalls die rechte Hemisphäre eine führende Rolle spielen. Die Sprachdominanz weist einen Zusammenhang mit der Händigkeit auf. Bei 95% aller Rechtshänder liegt die Sprachdominanz in der linken Hemisphäre. Nicht so deutlich sind die Verhältnisse bei Linkshändern (ca. 9% der Menschen). Mehr als die Hälfte weisen ebenfalls eine Sprachdominanz in der linken Hemisphäre auf, bei den übrigen ist die Sprache in der rechten bzw. in beiden Hemisphären gleich stark repräsentiert. Ein Modell der Hemisphärenspezialisierung besagt, daß die linke Hemisphäre überwiegend analytisch vorgeht, die rechte Hemisphäre dagegen in der ganzheitlichen Arbeitsweise überlegen ist.

2.10.1 Aphasie

Aphasien sind zentrale Sprachstörungen, die den kommunikativen Gebrauch der Sprache betreffen. Normalerweise gehen Aphasien mit Störungen des Lesens (**Alexie**) und des Schreibens (**Agraphie**) einher. Davon abzugrenzen sind Dysarthrien (**Dysarthrophonie**), die auf einer Störung der Sprechmotorik beruhen und lediglich die akustische Verständlichkeit beeinträchtigen. Die Sprechmotorik kann gestört sein bei kortikalen oder subkortikalen Läsionen, bei Läsionen in den Stammganglien, im Hirnstamm, im Kleinhirn, in der Sprechmuskulatur oder den sie versorgenden Nerven.

Aphasien werden überwiegend durch eine Durchblutungsstörung im Versorgungsgebiet der linken A. cerebri media verursacht. Je nach Lokalisation der umschriebenen Läsion in der sprachdominanten Hemisphäre werden vier verschiedene aphasische Syndrome unterschieden:
- **Wernicke-Aphasie (sensorische oder rezeptive Aphasie,** ca. 20% der akuten Aphasieformen). Der Patient spricht flüssig und akustisch gut verständlich, jedoch bestehen reichlich phonematische Paraphasien, semantische Paraphasien (Wörter werden in leichten Fällen durch Begriffe aus dem sinnlichen Umfeld des Wortes, „Motor" für „Auto", oder aber durch Begriffe, die nicht mit dem Wort zusammenhängen, ersetzt) und Jargon-Paraphasien (sie vermitteln keine zusammenhängenden Informationen mehr). Die Paraphasien, eine Umstellung der Wörter und Störungen des Satzbaus werden als Paragrammatismus bezeichnet. Das Sprachverständnis ist deutlich eingeschränkt, die Kommunikationsfähigkeit erheblich gemindert. Diese Aphasie findet sich bei Läsionen der ersten Temporalwindung (Area 41 und 42), die im Versorgungsgebiet der A. temporalis posterior liegt.
- **Globale Aphasie** (über 50% der akuten Aphasien). Sowohl das Sprechen als auch das Sprachverständnis sind gestört. In gewisser Weise ist die globale Aphasie eine Kombination von Broca- und Wernicke-Aphasie. Oft werden sinnlose Lautfolgen oder -wiederholungen wie „nonono" geäußert oder Floskeln wie „Hosenträger-Hosenhalter" repetiert (Sprachautomatismen oder „recurring utterances"). Die sprachliche Kommunikationsfähigkeit ist nahezu erloschen. Ursache ist eine Schädigung im gesamten Versorgungsgebiet der A. cerebri media.

2.10.2 Apraxie

Bei der Apraxie können trotz erhaltener Beweglichkeit Bewegungen nicht zu Bewegungs- bzw. Handlungsfolgen zusammengesetzt werden. Dabei darf keine neurologische Erkrankung (z.B. Beeinträchtigung der Koordination, des Verständnisses etc.) vorliegen, die diese Störung hervorrufen könnte.
- **Ideomotorische Apraxie.** Gesten (z.B. „den Vogel zeigen") oder Alltagshandlungen bzw. deren Imitation (z.B. Trinken) können nicht mehr ausgeführt werden. Entscheidend ist das Auftreten von Parapraxien (fehlerhaften Bewegungselementen) oder in sich richtigen, aber nicht verlangten Handlungen. Ursachen sind Hirnläsionen des motorischen Assoziationskortex der sprachdominanten Hemisphäre, Läsionen der Fasern, die von der Sprachregion oder dem visuellen Kortex zum motorischen Assoziationskortex oder vom motorischen Assoziationskortex der sprachdominanten Hemisphäre

über das Corpus callosum zum kontralateralen motorischen Kortex ziehen. Diese häufige Apraxieform ist meist mit einer Aphasie vergesellschaftet.
- **Ideatorische Apraxie.** Komplexere zielgerichtete Handlungen bzw. deren Imitation (z.B. „Brot schneiden, das anschließend gegessen werden soll") werden fehlerhaft durchgeführt, so daß der Handlungserfolg ausbleibt. Diese seltene Form der Apraxie geht oft mit der ideomotorischen Form einher und wird auf subkortikale Läsionen im hinteren linken Temporallappen zurückgeführt.
- **Konstruktive Apraxie.** Nur gestaltende Handlungen (Zeichnen, Modellieren etc.), die eine räumliche Orientierung voraussetzen, können nicht ausgeführt werden. Oft ist auch das Erkennen räumlicher Beziehungen verschiedener Objekte gestört. Verursacht werden diese Syndrome durch Läsionen im Parietallappen (Gyrus supramarginalis, teilweise auch Gyrus angularis) und in Teilen der ersten hinteren Temporalwindung. Nach einer Schädigung in der rechten Hemisphäre tritt die konstruktive Apraxie etwa doppelt so häufig auf wie nach einer Schädigung in der linken Hemisphäre.

2.10.3 Anosognosie und Neglect

Die Anosognosie ist ein neuropsychologisches Phänomen, bei dem der Patient eine Funktionseinbuße, eine Leistungsminderung (z.B. Hemiparese, heteronyme Hemianopsie) oder seine Krankheit als Ganzes ignoriert bzw. nicht erfaßt. Das neurologische Defizit wird durch eine umschriebene zerebrale Läsion hervorgerufen. Liegt gleichzeitig eine diffuse Hirnschädigung vor, kann eine Anosognosie auftreten. Jedoch verursacht auch dann nicht jede diffuse Hirnschädigung eine Anosognosie. Neglect äußert sich in halbseitiger motorischer, sensibler oder sensorischer Vernachlässigung und wird durch rechts inferior-parietale Hirnläsionen hervorgerufen (die rechte Hemisphäre ist meist für Aufmerksamkeit, Raumwahrnehmung und räumliche Aufmerksamkeitszuwendung zuständig). Früher wurde der Neglect als Störung des Körperschemas interpretiert, heute nimmt man eher neurophysiologische Störungen an, d.h. leichte Lähmungen bzw. Beeinträchtigungen der Afferenzen oder deren Verarbeitung im parietalen Assoziationskortex.

2.11 Spinale Syndrome

Wichtige auf- und absteigende Bahnensysteme sind in Abb. 2-12 im Rückenmarksquerschnitt vereinfacht dargestellt. Tab. 2-5 gibt einen Überblick über ihre funktionelle Bedeutung.
Je nach Lokalisation und Ausmaß einer Schädigung im Rückenmark können verschiedene spinale Syndrome hervorgerufen werden.

Abb. 2-12 Schematische Darstellung auf- und absteigender Bahnen eines Rückenmarks im Querschnitt (modifiziert nach Sobotta [30]).

S = Sakral-Segmente
L = Lumbal-Segmente
T = Thorakal-Segmente
C = Cervikal-Segmente

Tab. 2-5 Funktion wichtiger auf- und absteigender Bahnen im Rückenmark	
Bahn	Funktion
Tractus spinothalamicus	grobe Berührungs- und Tastempfindung, Schmerz- und Temperaturempfindung
Hinterstränge	Lage-, Vibrations-, Druckempfindung, Diskriminationsvermögen, Tastsinn
Tractus corticospinalis (Pyramidenbahn)	Willkürmotorik

2.11.1 Querschnittssyndrom

Das akute Querschnittssyndrom kann traumatisch oder ischämisch bedingt sein. Initial entsteht ein spinales Schocksyndrom mit einer schlaffen Lähmung und dem kompletten Ausfall aller sensiblen und vegetativen Funktionen. Später wird die Lähmung spastisch, der Muskeltonus und die Reflexe sind gesteigert.

Tab. 2-6 gibt die verschiedenen Syndrome abhängig von der Höhe des Querschnitts an.

2.11.2 Brown-Séquard-Syndrom

Das Brown-Séquard-Syndrom ist ein halbseitiges Rückenmarkssyndrom. Ipsilateral treten eine zentrale Parese, eine Störung der Tiefensensibilität (Hinterstrangfasern) und eine Steigerung der Schmerzempfindung (Enthemmung des Tractus spinothalamicus) auf. Kontralateral sind die Schmerz- und Temperaturempfindung gestört, da der Tractus spinothalamicus schon auf segmentaler Ebene kreuzt. Letztere Symptomatik bezeichnet man als dissoziierte Sensibilitätsstörung.

Tab. 2-6 Querschnittssyndrome		
	Höhe der Schädigung	klinische Symptomatik
zervikales Querschnittssyndrom	C4 und höher höher als C8	spastische Tetraparese Ausfall der gesamten Atemmuskulatur evtl. zent. Horner-Syndrom Sensibilitätsausfall unterhalb der entsprechenden Höhe der Schädigung (vgl. Abb. 1.1) Blasen-Mastdarm-Störungen
thorakales Querschnittssyndrom	C8–TH1/2 je nach Höhe	spastische Paraparese bis -plegie der Beine beidseitiges präganglionäres Horner-Syndrom Lähmungen der Rücken- und Bauchmuskulatur Sensibilitätsausfall unterhalb der entsprechenden Höhe der Schädigung (vgl. Abb. 1.1) Blasen-Mastdarm-Störungen
Epikonussyndrom	L4–S2	schlaffe Paraparese bis -plegie (fehlende Muskeleigenreflexe), Blasen-Mastdarm-Störung (autonome Blase) Sensibilitätsausfall unterhalb der entsprechenden Höhe der Schädigung (vgl. Abb. 1.1)
Läsion des Conus medullaris	S3–S5	Stuhl- und Urinkontinenz, fehlender Analreflex, Impotenz, „Reithosenanästhesie"
komplettes Kaudasyndrom		schlaffe (periphere) Paraparese bis -plegie, „Reithosen"-Parästhesie im Bereich der Lumbosakralsegmente mit Schmerzen, Blasen- und Mastdarmentleerungsstörung (Retention), Impotenz

2.11.3 Zentromedulläres Syndrom

Das zentromedulläre Syndrom ist eine Rückenmarksschädigung um den Zentralkanal (z.B. Syringomyelie). Initial kommt es zu dissoziierten Empfindungsstörungen bei erhaltener Motorik und Tiefensensibilität, später treten eine schlaffe Lähmung (Vorderhornläsion) sowie eine Pyramidenbahnläsion mit Paraspastik hinzu. Aufgrund der Läsion der Schmerzbahnen kommt es häufig zu einem quälenden Deafferenzierungsschmerz.

2.12 Wichtige neurologische Notfälle !

Ein „Notfall" kann unterschiedlich definiert werden. In diesem Kapitel werden vom Nervensystem bedingte, lebensbedrohliche Funktionsstörungen vorgestellt, die in der Regel sofortiges Handeln fordern. Hiervon abzugrenzen ist der überwiegend „therapeutische Notfall" der meisten leichteren zerebralen Ischämien, bei denen das sofortige Handeln das Ziel hat, den zerebralen Ischämieschaden einzugrenzen bzw. zu verhindern, bei denen der Patient jedoch in der Regel nicht akut lebensbedroht ist (hierzu s. Kap. 3.1.1). Um Redundanz zu vermeiden, sind viele im folgenden aufgeführten Erkrankungen mit Verweisen zu Kapiteln versehen, in denen diese Erkrankungen ausführlich beschrieben sind.

2.12.1 Notfälle bei zentralen Funktionsstörungen

- **Akute Bewußtseinsstörung und Koma infolge erhöhten Hirndruckes.** Akute, symmetrische, supratentorielle Raumforderungen (z.B. intrakranielle, epidurale, subdurale Blutung, Verschluß der Foramina Monroi oder des Aquädukts) führen zu einer Einklemmung des Mittelhirns im Tentoriumsschlitz und damit zu folgenden klinischen Symptomen (Mittelhirnsyndrom): Bewußtseinsstörung bis hin zum Koma, Strecktendenz der unteren Extremitäten und Beuge-, später Streckreaktionen der Arme, bilaterale Babinski-Reflexe, Pupillenerweiterung infolge Kompression des N. oculomotorius sowie zentrale Atemstörung. Ähnliche Symptome können auch bei Hirnvenenthrombose, Enzephalitis oder Menigoenzephalitis auftreten. Asymmetrische Hirndrucksyndrome mit Lateralisationsphänomenen werden häufig durch eine intrazerebrale Blutung, großen Mediainfarkt, Herpesenzephalitis, Tumorblutung oder Blutung aus Gefäßmalformationen (z.B. Aneurysma oder Angiome) verursacht. Zu den Zeichen der Mesenzephaloneinklemmung (s.o.) gesellen sich halbseitige sensomotorische Funktionsstörungen, v.a. zu Beginn der Symptomatik. Neben intensivmedizinischer Überwachung steht die rechtzeitige Intubation und die Behandlung des Hirnödems (Steroide ggf. in Kombination mit hyperosmotischen Substanzen, z.B. Mannit i.v., ggf. intra-extrakranielle Shunt-OP oder Hämatomausräumung) im Vordergrund. Sollten zerebrale Krampfanfälle auftreten, werden diese weiterhin prophylaktisch antikonvulsiv behandelt.
- **Blutungen und Infarkte in Pons und Zerebellum.** Diese Erkrankungen im Versorgungsgebiet der A. vertebralis bzw. A. basilaris sind eher selten. Pontomesenzephale Infarkte und primär hypertone pontine Blutungen (andere Blutungsursachen: Tumor, Angiom, Kavernom) rufen ähnliche klinische Symptome hervor: akute Bewußtseinsstörung bis hin zum Koma, Tetraparese, Atemstörung, Herzrhythmusstörung, Blutdruckschwankungen, evtl. Hyperthermie und sehr enge Pupillen. Je nach Ausmaß der Blutung/des Infarktes kann die Symptomatik bis zum (in)kompletten Locked-in-Syndrom fortschreiten (Kap. 2.6). Differentialdiagnostisch kommen u.a. in Frage: bei Alkoholmißbrauch in der Vorgeschichte die zentrale pontine Myelinolyse, eine primäre Subarachnoidalblutung in dieser Hirnregion mit Meningismus, beginnender Tetanus, akuter Schub einer Encephalomyelitis disseminata (MS) mit Demyelinisierungsherden im Hirnstamm oder eine isolierte Hirnstammenzephalitis.
- **Zentrale Atemstörung.** Schreitet die Schädigung (z.B. intrakranielle Drucksteigerung) in kranio-kaudaler Richtung fort, kommt es zunächst zur suprabulbären Enthemmung der zentralen Atemregulation und damit zu einer Hyperventilation: Cheyne-Stokes-Atmung (An- und Abschwellen der Atmung), Tachypnoe und stereotype maschinenartigen Atmung. Bei fort-

gesetzter intrakranieller Drucksteigerung kommt es zu einer Lähmung der zentralen, bulbären Atemregulation mit Hypoventilation: Apnoe, Clusteratmung, schließlich ataktische Atmung (unregelmäßige Änderung von Atemtiefe und -frequenz). Das Undine-Syndrom ist eine spezielle Form der zentralen Atemstörung im Rahmen eines kaudalen Medulla-oblongata-Syndroms ohne Bewußtseinstörung. Es zeigt sich durch Schluckstörung, Zungenbewegungsstörung und evtl. Zeichen einer Trigeminusläsion sowie Aussetzen des spontanen Atemantriebes während des Schlafens, bei evtl. zusätzlichen Bewußtseinsstörungen anderer Genese oder leichten Sedierungen. Es ist deshalb gefährlich, weil es leicht übersehen werden kann und der spontane Atemantrieb nur bei Wachheit wieder einsetzt.

- **Akute Verwirrtheit.** Bei akuter Verwirrtheit besteht das Hauptproblem, eine organische ZNS-Erkrankung von einer psychiatrischen Erkrankung abzugrenzen. Organische Ursachen von Verwirrtheitszuständen können u.a. von einer Subarachnoidalblutung, einer Enzephalitis, einer Ischämie im Bereich der A. basilaris, beidseitigem Thalamusinfarkt, einer Alkoholpsychose oder einer Intoxikation unterschiedlichster Art hervorgerufen werden. Manchmal ist ein Verwirrtheitszustand ein Übergangsstadium zum Koma (s.o.).

- **Status epilepticus** (Kap. 4). Als Grand-mal-Status bezeichnet man generalisierte tonisch-klonische Anfälle in Abständen unter einer Stunde, zwischen denen der Patient das Bewußtsein nicht wiedererlangt. Davon abzugrenzen ist die nicht so gefährliche Grand-mal-Serie, bei denen der Patient zwischen den Anfällen das Bewußtsein wiedererlangt und die Abstände zwischen den Anfällen länger sind. Im Grand-mal-Status kommt es zu einem Hirn- und Lungenödem, die Körpertemperatur steigt an und unbehandelt stirbt der Patient schließlich an zentraler Herz- und Atemlähmung. Die Sofortmaßnahme bei einem Anfall beschränkt sich in der Regel auf stabile Seitenlagerung zum Schutz vor Aspiration sowie Schutz des Patienten vor weiteren Verletzungen während des Anfallsablaufes. Bei Anfalls-Serie oder -Status wird zunächst mit Clonazepam oder Diazepam i.v., dann unter EKG-Kontrolle mit Phenytoin i.v., schließlich mit Rivotril-Perfusor oder Phenobarbital-Perfusor behandelt. Kann der Anfall dadurch nicht unterbrochen werden, so wird eine Narkose eingeleitet. Weiterhin werden Komplikationen, z.B. erhöhter Hirndruck, behandelt.

- **Akute Querschnittssyndrome.** Akute Querschnittssyndrome können traumatisch (Kap. 9.5), durch einen großen medioposterioren Bandscheibenvorfall (Kap. 13.1) oder ischämisch (Kap. 3.3) bedingt sein. Bei Querschnittssyndrom C4 oder höher fällt die Atemmuskulatur aus, so daß der Patient beatmet werden muß. Weiterhin rufen Querschnittssyndrome Blasen-Mastdarm-Störungen hervor. Initial entsteht ein spinales Schock-Syndrom mit einer schlaffen Lähmung und dem kompletten Ausfall aller sensiblen und vegetativen Funktionen, so daß intensivmedizinisch überwacht bzw. behandelt werden muß. Ein traumatisch bzw. durch einen Bandscheibenvorfall bedingtes Querschnittssyndrom muß notfallmäßig operiert werden.

2.12.2 Notfälle des peripheren Nervensystems und der Muskulatur

In diesem Abschnitt werden Notfälle zusammengefaßt, die infolge Erkrankungen des peripheren Nervensystems, der neuromuskulären Synapse oder der Muskulatur zu lebensbedrohlichen Zuständen führen. Gleichwohl sind Nervenkompressionssyndrome und Bandscheibenvorfälle mit akuten Lähmungen in der Regel nicht direkt lebensbedrohlich. Dennoch sind sie innerhalb von 24 Stunden zu operieren, um irreversible Nervenschäden zu vermeiden (s. Kap. 13).

- **Landry-Guillain-Barré-Syndrom** (Kap. 13.4.3). Charakteristisch ist eine „aufsteigende Lähmung" mit Ataxie und Areflexie, die unter Umständen auch relativ rasch innerhalb von 2 Tagen bis zu den Hirnnerven fortschreiten kann. Die Patienten müssen stationär, am besten intensivmedizinisch kardiopulmonal überwacht werden. N.-phrenicus-Beteiligung kann zu beatmungspflichtiger Ateminsuffizienz, N.-vagus-Beteiligung zu lebensbedrohlichen Herzrhythmusstörungen (Tachy- oder Bradyarrhythmien mit Blutdruckschwankungen) führen, die

mittels externem Herzschrittmacher versorgt werden müssen.
- **Botulismus.** Botulismus ist die Vergiftung mit dem Toxin von Clostridium botulinum, das in kontaminierten, anaeroben (luftdicht verpackten) Nahrungsmitteln produziert und mit der Nahrung aufgenommen wird. Selten wird das Toxin im Darm von Säuglingen oder in anaeroben, kontaminierten Wunden gebildet. Das Botulinumtoxin blockiert die Freisetzung von Acetylcholin an den Synapsen und führt so zu Sehstörung (Akkommodationsstörung und Mydriasis), Sprech- und Schluckstörung sowie Darm- und Atemlähmung, die beatmungspflichtig werden kann, weiterhin zu symmetrischen Extremitätenlähmungen. Neben intensivmedizinischer Behandlung erfolgt die Verabreichung von Antiseren.
- **Myasthenia gravis** (Kap. 14.7). Bei der Myasthenia gravis besetzen polyklonale Antikörper Acetylcholinrezeptoren an der postsynaptischen Membran von motorischen Einheiten Hierdurch kommt es zur Schwäche der Muskulatur insbesondere bei ihrer Betätigung. Nehmen die myoplegischen Lähmungen rasch zu, entwickelt sich die myasthenische Krise, die zu Atemnot führen kann. Die Behandlung der Myasthenie besteht in der Gabe von Cholinesterasehemmern, bei deren Überdosierung es zur cholinergen Krise kommen kann, die einer Atropinvergiftung (Pupillenverengung, erhöhte Speichelproduktion, vermehrtes Schwitzen etc.) gleicht. Da es auch bei der myasthenischen Krise zu Speichelfluß infolge verminderter Schluckfähigkeit kommen kann, ist die Unterscheidung zur cholinergen Krise oft nicht leicht. Oft hilft die Anamnese: Eine verminderte Einnahme bzw. Resoprtion (z.B. bei Diarrhö) sprechen für die myasthenische Krise, eine eigenmächtige Überdosierung für die cholinerge Krise. Im Zweifelsfall entscheidet der Tensilontest. Im Vordergrund steht die intensivmedizinische Überwachung des Patienten mit der Möglichkeit einer raschen Intubation bei fortschreitender Ateminsuffizienz. Beim Mischbild einer myasthenischen und cholinergen Krise kann ein niedrigdosierter Cholinesterasehemmer i.v. gegeben werden. Zeigt sich keine Besserung, scheint die cholinerge Krise zu überwiegen und Atropin i.v. ist indiziert.
- **Rhabdomyolyse bei Myositiden.** Myositiden unterschiedlicher Genese, jedoch vorwiegend postinfektiöse akute Polymyositiden, können zu einer Rhabdomyolyse führen, die sich in Muskelschwellung und Muskelschmerzen sowie braunem Urin (wahrscheinlich Myoglobinausscheidung) bemerkbar macht. Steigt die Kreatinkinase über 10.000 bis 20.000 U/l, ist ein akutes Nierenversagen zu befürchten. Intensivmedizinische Überwachung und Möglichkeiten zur Dialyse müssen vorgehalten werden.

2.13 Wichtige neurologische Differentialdiagnosen

Die Kapitel 3 bis 15, die spezielle neurologische Erkrankungen vorstellen, enthalten oft Abschnitte über die Differentialdiagnosen. Daher kommt es mit diesem Kapitel, das wichtige neurologische Beschwerdekomplexe in tabellarischer Übersicht zeigt, zum Teil zu Überschneidungen. Zu folgenden häufigen Symptomen werden häufige Erkrankungen mit ihren Kurzcharakteristika aufgeführt:
- Schmerz/Sensibilitätsstörung
  - Kopf (Tab. 2-7)
  - Schulter/Arm (Tab 2-8)
  - Rücken/Rumpf (Tab. 2-9)
  - Gesäß/Bein (Tab. 2-10)
- Lähmung (Tab. 2-11)
- Bewußtseinsstörung/Koma (Tab. 2-12)
- Gleichgewichtsstörung/Hörstörung (Tab. 2-13)
- Sehstörung (Tab. 2-14)

Tab. 2-7 Häufige Kopf-/Gesichtsschmerzen (Kapitel 11.2)

Erkrankung	Charakteristische Merkmale
Migräne	häufig halbseitig lokalisierter Kopfschmerz mit pulsierendem (selten drückendem) Charakter mit Übelkeit bis hin zum Erbrechen; Dauer in der Regel mehrere Stunden

Tab. 2-7 Häufige Kopf-/Gesichtsschmerzen (Kapitel 11.2) (Fortsetzung)

Erkrankung	Charakteristische Merkmale
Cluster-Kopfschmerzen (Bing-Horton-Syndrom)	plötzlicher, äußerst heftiger, streng einseitiger Kopfschmerz von 1/4 bis 3 Stunden mit stechendem Charakter und vegetativen Symptomen (Miosis, Tränenfluß, konjunktivaler Injektion, Lidschwellung, Rötung des Gesichtes und Nasensektretion)
„Short unilateral neuralgia with conjunctival injection and tears (SUNCT)	Klinik wie beim Cluster-Kopfschmerz, Attacken dauern jedoch Sekunden bis einige Minuten
Spannungskopfschmerz	meist beidseitiger, langsam beginnender Schmerz von dumpf-drückendem Charakter bis zu 2 Tagen Dauer; Neigung zur Chronifizierung
analgetikainduzierter Kopfschmerz	diffus drückender Dauerkopfschmerz gleichbleibender Intensität nach langem Schmerzmittelmißbrauch
Trigeminusneuralgie	blitzartig einschießende Schmerzen im Versorgungsgebiet eines Trigeminusastes, äußerst heftig und von brennendem Charakter mit Dauer von Sekunden, häufig in Salven auftretend
Costen-Syndrom	druckdolentes Kiefergelenk, langanhaltende, dumpfe Gesichtsschmerzen mit einem Maximum in der Präaurikularregion
atypischer Gesichtsschmerz	schwer lokalisierbarer Schmerz von mittelgradiger Intensität von dumpf-drückendem Charakter; Vorkommen häufig nach Trauma (z.B. Zahnextraktion)
postpunktioneller Kopfschmerz (Liquorunterdruck)	dumpf pochender Orthostase-Kopfschmerz nach einer Liquorpunktion
Glossopharyngeus- und Oczipitalisneuralgie	Schmerzcharakter wie bei Trigeminusneuralgie (s.o.) im Versorgungsgebiet des N. glossopharyngeus oder N. occipitalis major
Arteriitis temporalis (Morbus Horton)	temporal bis frontal lokalisierter, dumpf-stechender Schmerz, durch Kauen oder Kämmen verstärkt, verdickte, druckdolente Temporalarterie, „Sturzsenkung" (BSG und CRP erhöht); Cave: drohender Visusverlust bei verzögerter bzw. ausbleibender Therapie!
Subarachnoidalblutung (SAB)	plötzlicher, heftigster Kopfschmerz „wie noch nie zuvor im Leben", Meningismus
Karotisdissektion	zusätzlich Zeichen zerebraler Ischämie (Lähmung, Sensibilitätsstörung etc.), evtl. Horner-Syndrom
intrazerebrale Blutung	je nach Ausmaß zusätzlich Bewußtseinsstörung
Sinusvenenthrombose	subakut bis schleichend im Liegen zunehmender, intensiv drückender Kopfschmerz, schließlich Zeichen erhöhten intrakraniellen Druckes
subdurales Hämatom	in der Regel vorangegangenes Trauma (kann auch schon länger zurückliegen), beginnende Bewußtseinsstörung (in der Regel ohne freiem Intervall), bei akuter Form ipsilaterale Mydriasis, schließlich Zeichen erhöhten intrakraniellen Druckes
epidurales Hämatom	in der Regel vorangegangenes Trauma, Bewußtseinsstörung (typisch primäre Bewußtlosigkeit, freies Intervall, dann erneute Eintrübung), häufig kontralaterale Hemiparese, evtl. Anisokorie (ipsilaterale Mydriasis), bei weiterem Fortschreiten Zeichen erhöhten intrakraniellen Druckes

Tab. 2-7 Häufige Kopf-/Gesichtsschmerzen (Kapitel 11.2) (Fortsetzung)

Erkrankung	Charakteristische Merkmale
intrakranielle Drucksteigerung (akute Liquorabflußstörung oder subakut u.a. zerebrale Tumoren, Hydrozephalus)	klassische Trias: Kopfschmerzen, Erbrechen, Stauungspapille
akute Meningitis / Meningoenzephalitis	Infektionszeichen (Fieber etc.), schmerzhafte Nervenaustrittspunkte, Nackensteifigkeit, Meningismus, evtl. Bewußtseinsstörung
Zoster ophthalmicus oder oticus	brennende Schmerzen im entsprechenden Nervenversorgungsgebiet mit typischer Bläschenbildung
hypertensive Enzephalopathie	Kopfschmerzen bei exzessiver Blutdruckerhöhung (diastolisch über 120 mmHg, systolisch über 240 mmHg)
akute Sinusitis	typischerweise bei Kopf- bzw. Oberkörperbeugung zunehmender, teils intensiv drückender Kopfschmerz, der evtl. kolikartig sein kann; schmerzhafte Nervenaustrittspunkte können bei Sinusitis ethmoidalis bzw. sphenoidalis fehlen; Verschattung in der Röntgenaufnahme der Nasennebenhöhle bzw. „hyperdense Spiegelbildung" im CCT
akute Otitis media oder externa	im Ohr lokalisierter Schmerz, HNO-Befund, evtl. geröteter äußerer Gehörgang
akuter Glaukomanfall	„rotes Auge", matte Hornhaut, Halos um Lichtquellen, stark erhöhter Augeninnendruck (okuläre Schmerzen, die ausstrahlen können)
akute Iritis/Iridozyklitis	„rotes Auge", evtl. Sehminderung, Photophobie
akute Hornhauterkrankungen (Keratitis, Verletzungen), seltener Bindehaut- oder Skleraerkrankungen	„rotes Auge", okuläre Schmerzen, Spaltlampenbefund
Asthenopie	Beschwerden treten bei langer, gleichbleibender „Augenbenutzung" auf (z.B. lange Naharbeiten (Akkommodation) insbesondere bei unkorrigierten Hyperopen)
Zahnerkrankungen	häufig im Zahn lokalisiert

Tab. 2-8 Häufige Schmerzen in der Schulter-/Armregion (Kapitel 13)

Erkrankung	Charakteristische Merkmale
Nervenaffektion (vom Wurzelaustritt bis zum Erfolgsorgan), z.B. zervikaler Bandscheibenvorfall, Plexusaffektion, Nervenkompressionssyndrome (Sulcus-ulnaris-Syndrom, Karpaltunnel-Syndrom)	Schmerzen/Sensibilitätsstörungen im Versorgungsgebiet der Nervenwurzel, des Plexus oder des peripheren Nerven in der Regel unabhängig von Belastungssituationen (im Gegensatz zu AVK oder Arthrose), bei Plexus- und peripherer Nervenläsion zusätzlich motorische Ausfälle je nach Versorgungsgebiet
Polyneuropathie	Strumpf-, sockenförmige Sensibilitätsstörungen, Parästhesien und Schmerzen auch in Kombination mit peripheren Paresen evtl. an allen vier Extremitäten
Herpes zoster	Semgentale Schmerzen mit typischen Hautbläschen
Lyme-Borreliose	Polyradikuloneuritis Bannwarth mit quälenden, radikulären Schmerzen, Sensibilitätsstörungen, leichten Lähmungen und häufig auch Hirnnervenausfällen oft nach Zeckenbiß
Myositis	proximale Muskelschwäche z.T. mit Muskelschmerzen
Polymyalgia rheumatica (und andere entzündliche Systemerkrankungen wie rheumatoide Arthritis, Polymyositis/Dermatomyositis etc.)	Polymyalgia rheumatica: Wandernde proximal betonte Schmerzen und Steifheitsgefühl der Muskulatur mit Beschwerdemaximum in der zweiten Nachthälfte (Morgensteifigkeit) und stark erhöhte BSG/CRP
koronare Herzerkrankung, Myokardinfarkt	Schmerzen (retrosternal aber auch ausstrahlend) und Dyspnoe v.a. bei körperlicher Belastung
arterielle oder venöse Durchblutungsstörung	AVK manifestiert sich mit Schmerzen bei Belastung (Ischämieschmerz), Thrombose manifestiert sich in Schmerzen bei verdickter Extremität
Knochen- oder Gelenkserkrankungen, z.B. Metastase, Neoplasie, Humeruskopfnekrose, Periarthropathia humeroscapularis, Epikondylitis	lokalisierte Dauerschmerzen bzw. Schmerzen bei Bewegung des betroffenen Gelenkes

Tab. 2-9 Häufige Schmerzursachen in der Thorax-/Rumpfregion (Kapitel 13)
(Hier stehen im Vordergrund internistische, orthopädische, auch gynäkologische oder urologische Erkrankungen, von denen hier nur kurz typische Zeichen aufgeführt sind, die sich jedoch auch ohne Schmerz in vielen anderen Symptomen äußern können.)

Erkrankung	Charakteristische Merkmale
koronare Herzerkrankung, Myokardinfarkt	Schmerzen (retrosternal bis linksthorakal aber auch unterschiedlichst ausstrahlend) und Dyspnoe v.a. bei körperlicher Belastung, bei Schmerzdauer über 15–30 Minuten liegt der Verdacht auf einen Herzinfarkt nahe; Herzenzyme und EKG zur Diagnosesicherung
Perikarditis, Perikarderguß	präkordialer Schmerz im allgemeinen verstärkt durch tiefe Inspiration, Husten oder Schlucken
funktionelle Herzbeschwerden	Herzbeschwerden ohne organische Ursache: typischerweise entweder stundenlanger, dumpfer, präkordialer Druckschmerz oder kurze, sekundenanhaltende präkordiale Herzstiche

2.13 Wichtige neurologische Differentialdiagnosen

Tab. 2-9 Häufige Schmerzursachen in der Thorax-/Rumpfregion (Fortsetzung)

Erkrankung	Charakteristische Merkmale
Aneurysma dissecans der Aorta	vernichtender, therapierefraktärer Schmerz mit Ausstrahlung ins Genick, in den Rücken, in den Bauch und in die Beine
Pleuritis, Pleuraerguß	schneidend, oberflächliche, atemabhängige Schmerzen, die während des Einatmens am stärksten sind und während des Ausatmens fast verschwinden können. Die Schmerzen können im Dermatom des sensiblen Anteils eines Interkostalnerven lokalisiert sein, bei Beteiligung des Zwerchfells auch in der Schulter lokalisiert werden (N. phrenicus)
(Spontan)Pneumothorax	Schmerzen wie bei der Pleuritis mit plötzlich auftretender Dyspnoe
Interkostalneuralgie	schlagartig für Sekunden einsetzende Schmerzen im Versorgungsgebiet eines Interkostalnerven mit pathognomonischer Druckschmerzhaftigkeit der Valleixschen Druckpunkte in den Interkostalräumen neben der Wirbelsäule
Tietze-Syndrom	(druck-)schmerzhafte Schwellung der sternalen Knorpelansätze (Perichondrose) der ersten und zweiten, seltener der dritten und vierten Rippe
Myogelosen	umschriebene, schmerzhafte Muskelverhärtung
akutes Abdomen	innerhalb weniger Stunden einsetzende, heftige Abdominalschmerzen unklarer Ätiologie; der Spontanschmerz kann von kolikartigem bis gleichbleibend andauerndem Charakter sein. Ursachen können sein: • Peritonitis unterschiedlicher Genese • Akute Appendizitis • Akuter (mechanischer) Ileus • Perforation eines Magen-Duodenal-Ulkus, eines Divertikels oder ulzeröser Darmerkrankungen • Cholezystitis • Ruptur der Tuben bei einer Extrauteringravidität oder eine andere gynäkologische/urologische Erkrankung • Gefäßerkrankungen (Mesenterialinfarkt, geplatztes Bauchaortenaneurysma)
Cholelithiasis	episodische Schmerzattacken von 1–4 Tagen mit schmerzfreiem Intervall, insbesondere nach Einnahme fettreicher, schwer verdaulicher Speisen
akute Pankreatitis	epigastrischer Dauerschmerz, der gürtelförmig entlang des Rippenbogens ausstrahlen kann, der in episodischen Attacken auftreten kann
Nephrolithiasis	plötzliche retroperitoneale Schmerzen
Darmerkrankungen (Divertikulitis etc.)	mit gastroenterologischen Symptomen (z.B. Diarrhoe) einhergehende Schmerzen
akute intermittierende Porphyrie	unklare rezidivierende Abdominalkoliken häufig vergesellschaftet mit neurologischen Symptomen (ähnlich einer Polyneuropathie) und Hautsymptomen (Photosensibilität) sowie positive Familienanamnese
Gastritis, Magen-, Zwölffingerdarmulkus	diffuser Druck bis intensivem Schmerz in der Magenregion, der sich bei Nahrungsaufnahme (insbesondere Alkohol oder magenangreifende Medikamente) und bei Streßsituationen verstärkt; täglich typische Schmerzen über 1–4 Wochen mit schmerzfreien Intervallen

Tab. 2-9 Häufige Schmerzursachen in der Thorax-/Rumpfregion (Fortsetzung)

Erkrankung	Charakteristische Merkmale
Erkrankungen der knöchernen Wirbelsäule oder der Bandscheiben, z.B. Metastasen, Tuberkulose, Spondylodiszitis	lokalisierte Dauerschmerzen; Stauchungsschmerz bei Spondylodiszitis
radikuläre Erkrankungen z.B. Wurzelneurinom, Diskushernie (seltener thorakaler Bandscheibenvorfall), Lyme-Borreliose, Tabes dorsalis	radikuläre Schmerzen
Herpes zoster	segmentale Schmerzen mit typischen Hautbläschen

Tab. 2-10 Häufige Schmerzursachen in der Gesäß-/Beinregion (Kapitel 13)

Erkrankung	Charakteristische Merkmale
Nervenaffektion (vom Wurzelaustritt bis zum Erfolgsorgan), z.B. zervikaler Bandscheibenvorfall, Plexusaffektion, Nervenkompressionssyndrome (Meralgia paraesthetica, Tarsaltunnel-Syndrom)	Schmerzen/Sensibilitätsstörungen im Versorgungsgebiet der Nervenwurzel, des Plexus oder des peripheren Nerven in der Regel unabhängig von Belastungssituationen (im Gegensatz zu AVK oder Arthrose), bei Plexus- und peripherer Nervenläsion zusätzlich motorische Ausfälle je nach Versorgungsgebiet
Polyneuropathie	Strumpf-, sockenförmige Sensibilitätsstörungen, Parästhesien und Schmerzen auch in Kombination mit peripheren Paresen evtl. an allen vier Extremitäten
Herpes zoster	segmentale Schmerzen mit typischen Hautbläschen
Lyme-Borreliose	Polyradikuloneuritis Bannwarth mit quälenden, nächtlich betonten, radikulären Schmerzen, Sensibilitätsstörungen, leichten Lähmungen und häufig auch Hirnnervenausfällen oft nach Zeckenbiß
traumatisch: Tibialis-anterior-Syndrom	Ödem in der Muskelloge nach einem Trauma
arterielle oder venöse Durchblutungsstörungen (Claudicatio intermittens bei AVK, Bein-, Beckenvenenthrombosen)	AVK manifestiert sich mit Schmerzen bei Belastung (Ischämieschmerz, z.B. nach 100 m Gehen), Thrombose manifestiert sich in Schmerzen bei verdickter Extremität
Myositis	proximale Muskelschwäche und z.T. Muskelschmerzen
Polymyositis rheumatica (und andere entzündliche Systemerkrankungen wie rheumatoide Arthritis, Polymyositis/Dermatomyositis etc.)	Polymyalgia rheumatica: Wandernde proximal betonte Schmerzen und Steifheitsgefühl der Muskulatur mit Beschwerdemaximum in der zweiten Nachthälfte (Morgensteifigkeit) und starkt erhöhte BSG/CRP
Knochen- oder Gelenkserkrankungen, z.B. Metastase, Neoplasie, idiopathische Hüftkopfnekrose, Arthrose	gleichbleibende (Ruhe)Schmerzen; bei der häufigen Arthrose zunächst Anlaufschmerz mit Steifheitsgefühl, dann Belastungsschmerz, schließlich Ruhe- und Nachtschmerz
Gicht	schmerzhaft geschwollene und gerötete Großzehe

Tab. 2-11 Häufige Syndrome, bei denen Lähmungen, Schwächen im Vordergrund stehen

Erkrankung	Charakteristische Merkmale
zentrale Läsion im Bereich der Pyramidenbahn	initial schlaffe, später spastische Lähmung. Ursächlich kommen alle zentralen Läsionen, die die Pyramidenbahn bzw. Gyrus präzentralis betreffen in Frage. (Kapitel 2.1)
periphere Nervenläsion (Nervenwurzel, Plexus, Nerv)	schlaffe Lähmung. Ursachen sind in Kapitel 13 aufgeführt.
Polyneuropathie	Kombination von Sensibilitätsstörungen, sensiblen Reizerscheinungen, peripheren Lähmungen und vegetativen Störungen an ein oder mehreren Extremitäten (Kapitel 13.4)
Erkrankung der neuromuskulären Endplatte, Myasthenia gravis, Lambert-Eaton-Syndrom, Neuromyotonie, hypo-hyperkaliämische Lähmung	in der Regel schwankende Beschwerden: siehe Kapitel 14.3 und 14.7
Myopathie: u.a. schilddrüsenhormonabhängige Myopathie, cortisonbedingte Myopathie	langsam fortschreitende Schwäche: siehe Kapitel 14.1, insbesondere 14.4 und 14.5
Morbus Parkinson	stehen Rigor und Akinese im Vordergrund, können sie eine Lähmung vortäuschen (Kapitel 8.1.1)
funktionelle Lähmung im Rahmen psychosomatischer Erkrankung	Konversionsneurosen können sich in Form von funktionellen Lähmungen manifestieren. Meist bizarre Gangstörung.
Knochen-, Gelenk- und Sehnenerkrankungen	Lähmung mechanisch durch defekten Halteapparat bedingt, geht in der Regel mit Schmerzen und/oder auch passiver Bewegungseinschränkung einher
arterielle Verschlußkrankheit	die Schwäche bei Belastung geht in der Regel auch mit Schmerzen einher

Tab. 2-12 Häufige Bewußtseinsstörungen bis hin zum Koma

Erkrankung	Charakteristische Merkmale
Infarkt (Basilaristhrombose) oder Blutung im Hirnstamm	Leitsymptom einer Läsion im Hirnstamm ist die Bewußtseinsstörung bis hin zum Koma (Kapitel 2.6)
intrakranielles, epidurales oder subdurales Hämatom	meist geht ein Trauma voran, die Hämatome verursachen in der Regel ein zunächst umschriebenes Hirnödem und eine Massenverschiebung (Kapitel 9.3)
große zerebrale Infarkte (mit Hirnödem)	gehen mit unterschiedlichster Klinik einher (Kapitel 3.1.1)
Sinus- und Hirnvenenthrombose	in der Regel sich schleichend entwickelnde Bewußtseinsstörung (Kapitel 3.1.4)
Subarachnoidalblutung (SAB)	typisch ist ein plötzlicher heftiger Kopfschmerz, „wie noch nie im Leben zuvor" (Kapitel 3.1.3)
Meningoenzephalitis	Bewußtseinstrübung mit Infektionszeichen (Kapitel 6)
erhöhter intrakranieller Druck (u.a. Hirntumor, Schädel-Hirn-Trauma)	klassische Trias: Kopfschmerzen, Erbrechen, Stauungspapille (Kapitel 5, 2.7 und 9)
stoffwechselbedingtes Koma	diabetisches (hypoglykämisch, ketoazedotisch, hyperosmolar, laktatazidotisch) Koma, hepatisches Koma bei Leberinsuffizienz, urämisches Koma bei Niereninsuffizienz, Kortisonmangel im Rahmen einer Addison-Krise, Koma bei Schilddrüsenüber- oder -unterfunktion (siehe auch 12.6 und 12.7)
Koma nach Intoxikationen	Alkohol, Medikamenten oder Drogenüberdosierungen aber auch Pflanzengifte können Bewußtseinsstörungen hervorrufen (Kapitel 12.8 bis 12.10)
Koma nach Reanimation bei Asystolie	bei schwerer generalisierter zerebraler Ischämie kann es zum vollständigen und irreversiblen Funktionsausfall des Gehirns bei aufrechterhaltener Herz-Kreislauf-Funktion kommen (dissoziierter Hirntod, Kapitel 2.6 und 9.4.3)
zerebrale Anfälle	Bewußtseinsstörung vergesellschaftet in der Regel mit motorischen Erscheinungen (Kapitel 4)
Drop attack bei vertebrobasilärer Insuffizienz	kurzzeitige Bewußtseinsstörung; Kapitel 10.1
psychogene Bewußtseinsstörungen im Rahmen einer Konversionsneurose	kurzzeitige Bewußtseinsstörung; Kapitel 10.1
kardiogene Synkopen	kurzzeitige Bewußtseinsstörung; Kapitel 10.1
vaskuläre Synkopen	kurzzeitige Bewußtseinsstörung; Kapitel 10.1
Narkolepsie	Tagesschläfrigkeit, Schlaflähmung (Wachanfall) und affektiver Tonusverlust (Kataplexie); (Kapitel 10.3)

2.13 Wichtige neurologische Differentialdiagnosen

Tab. 2-13 Häufige Gleichgewichtsstörungen/Schwindel

Erkrankung	Charakteristische Merkmale
Polyneuropathie mit Störungen der Tiefensensibilität und des Lagesinns	Kombination von Sensibilitätsstörungen, sensiblen Reizerscheinungen, peripheren Lähmungen und vegetativen Störungen an ein oder mehreren Extremitäten (Kapitel 13.4)
spinale Läsion mit Einbeziehung der Hinterstränge	spinale Ataxie z.B. bei Entzündungsherden (Encephalomyelitis disseminata) im Verlauf der Hinterstränge
zerebelläre Erkrankungen	zerebelläre Ataxie z.B. bei E.d., spino-ponto-zerebellären Atrophien
Hirnstammläsionen	z.B. E.d., Mikroangiopathie
kardiovaskulär bedingter Schwindel	z.B. Subclavian-steal-Syndrom, orthostatische Dysregulation
benigner paroxysmaler Lagerungsschwindel	Reklination des Kopfes oder eine Seitlagerung des Kopfes zur Läsionsseite führt zu einem heftigen Drehschwindel und einem zum unten liegenden Ohr schlagenden, rotierenden Nystagmus (Kapitel 10.4.1)
Neuritis vestibularis	akuter, starker, langanhaltender Drehschwindel mit Fallneigung zu gesunden Seite, Übelkeit und Erbrechen, rotierender Spontannystagmus zur gesunden Seite (Kaptiel 10.4.2)
phobischer Attacken-Schwankschwindel	Angst der Phobie äußert sich in unterschiedlichen Schwindelsymptomen (Kapitel 10.4.3)
Morbus Menière	Drehschwindelanfälle mit Übelkeit und Erbrechen, Innenohrschwerhörigkeit, Tinnitus und Druckgefühl im Ohr (Kapitel 10.4.4)
Vestibularisparoxysmen	kurze Drehschwindelattacken, deren Genese der der Trigeminusneuralgie entsprechen soll
Vertigo epileptica	Eine vestibuläre Epilepsie ist sehr selten und wird als Drehschwindelattacke erlebt, die einem zerebralen Anfall, meist adversiven oder psychomotorischen Anfällen vorausgeht oder als isolierte Aura auftreten kann. Akustische Sensationen oder begleitender epileptischer Nystagmus können vorkommen.
visueller Schwindel	Benommenheits- oder Schwankschwindel mit Ataxie bei Kopf- und Augenbewegungen durch visuelle (optokinetische) Afferenzen. Ursächlich können Refraktionsanomalien, Fusionsstörungen, Augenmuskelparesen mit Doppelbildern oder erworbene Nystagmen sein.
zentraler Lagenystagmus	Der auf Lageänderungen eintretende Schwindel ist eher gering, ohne Latenz tritt ein konstanter, meist nach oben gerichteter Nystagmus auf. Ursächlich kommen Hirnstammerkrankungen (z.B. Mikroangiopathien, E.d., infratentorielle Tumoren) aber auch Intoxikationen in Frage.
Akustikusneurinom	Symptome beginnen langsam mit einseitiger Schwerhörigkeit (Hypakusis), gelegentlich mit Tinnitus, dann unsystematischem Schwindel und pathologischem Nystagmus (Kapitel 5.1.7)
zentralvestibulärer Dauerschwindel	Schwindelsymptomatik ist in der Regel mit neurologischen Begleitsymptomen vergesellschaftet. Ursächlich kommen Hirnstammerkrankungen (z.B. Mikroangiopathien, E.d., infratentorielle Tumoren) aber auch Intoxikationen in Frage.

Tab. 2-14 Häufige akute starke Sehverschlechterungen

Erkrankung	Charakteristische Merkmale
Zentralarterienverschluß	plötzliche, einseitige „Erblindung", verzögerte Lichtreaktion der betroffenen Pupille bzw. amaurotische Pupillenstarre, Makulaödem mit kirschrotem Fleck
Amaurosis fugax	reversible, einseitige „Erblindung" oder Verdunkelung, entspricht kurzfristiger, embolischer Durchblutungsstörung der Zentralarterie bei unauffälligem okulären Befund
beidseitige transitorische ischämische Attacke (TIA) oder Infarkt der Aa. cerebri posteriores („Rindenblindheit", Antons-Syndrom)	Seltenes Vorkommen. Intakte Pupillenreaktionen auf Licht, unauffälliger okulärer Befund, beidseitige, bei TIA reversible Visusminderung. Es müssen keine weiteren Zeichen einer zerebralen Ischämie vorliegen.
vasovagale Synkope (oder andersartige akute Hypotonie)	„Schwarzwerden vor den Augen" mit folgender Synkope
Migräne mit Aura	typische sich ausbreitende Flimmerskotome gefolgt von meist einseitigen Kopfschmerzen evtl. mit Übelkeit und Erbrechen
Ablatio retinae	Prodromi (Lichtblitze, Rußregen bei Glaskörperblutung), je nach Ausbreitungsrichtung fällt plötzlich ein Vorhang oder eine Mauer zieht auf, bei großer Ablatio mit Makulabeteiligung bzw. zentraler Ablatio deutliche Visusminderung, sonst Gesichtsfeldeinschränkung ohne deutliche Visusminderung
Chorioretinitis (mit Makulabefall)	deutlicher Visusabfall v.a. bei Makulabeteiligung, funduskopisch zeigen sich typische gelb-weiß-graue Herde in der Netz- und Aderhaut
Glaukomanfall	starke bis heftigste intraokulare Schmerzen, die jedoch in andere Körperregionen ausstrahlen können, gereizter vorderer Augenabschnitt, um Lichtpunkte werden Newton-Ringe gesehen, stark erhöhter Augeninnendruck
Zentralvenenverschluß	zunächst schleierartige Sehbeeinträchtigung, später ist der Visus je nach Ausprägung der Makulabeteiligung unterschiedlich reduziert, Papillenödem mit vielen intraretinalen Blutungen, evtl. Makulaödem
Glaskörperblutung	Patient sieht typischerweise einen „Rußregen", gefolgt von mäßiger Visusminderung; häufig bei bekanntem Diabetes mellitus bzw. proliferativer diabetischer Retinopathie oder im Rahmen einer altersbedingten hinteren Glaskörperabhebung (mit evtl. Verursachung eines retinalen Defektes)
retinale oder subretinale Blutung	häufig kann es bei vorbestehender feuchter Makuladegeneration (mit subretinaler Neovaskularisationsmembran) durch eine subretinale Blutung zu einer akuten Sehverschlechterung kommen
anteriore ischämische Optikusneuropathie (AION)	plötzlicher, schmerzloser Sehverlust, Papillenödem evtl. mit Streifenblutungen, normale BSG/CRP, afferentes Pupillardefizit, Risikofaktoren Diabetes mellitus und Hypertonus
Morbus Horton, Arteriitis temporalis, arteriitische AION	heftige Kopfschmerzen, insbesondere beim Kauen oder Kämmen, verdickte und verhärtete Arteria temoporalis superficialis, plötzliche deutliche Visusminderung bis fast Erblindung, Papillenödem mit Randblutungen, erhöhte BSG/CRP („Sturzsenkung"); entzündliche Riesenzellen im Arterienbiopsat

Tab. 2-14 Häufige akute starke Sehverschlechterungen (Fortsetzung)

Erkrankung	Charakteristische Merkmale
Neuritis nervi optici (Retrobulbärneuritis oder Papillitis)	Visusminderung bei unauffälligem okulärem Befund (Retrobulbärneuritis; „der Patient sieht nichts und der Arzt sieht auch nichts Pathologisches"), retrookuläre Schmerzen insbesondere bei Augenbewegung, Zentrozökalskotom und pathologische Latenzzeitverlängerung bei visuell evozierten Potentialen. Die Papillitis geht mit ähnlicher Symptomatik einher und mit folgendem morphologischen Befund: randunscharfe, leicht prominente, hyperämische Papille mit einzelnen peripapillären streifigen Netzhautblutungen. Diese Veränderungen am Augenhintergrund sind Ausdruck eines leichten Ödems.
funktionelle, psychogene Sehstörung/Erblindung	Manifestationsform einer Konversionsneurose

3 Zerebrovaskuläre Erkrankungen

3.1 Zerebrale Zirkulationsstörungen

Verschiedene zerebrale Zirkulationsstörungen können dieselbe klinische Symptomatik hervorrufen (z.B. ein Infarkt oder eine Blutung eine Hemiparese). Eine überzeugende Einteilung gibt es nicht und die Ätiologie der Gefäßerkrankungen ist auch sehr unterschiedlich.

Definition. Der Begriff **Schlaganfall** (Synonyma: Apoplex, stroke, cerebrovascular accident) ist unzureichend definiert und wird daher im klinischen Alltag von vielen Neurologen nicht mehr gebraucht. Im allgemeinen versteht man unter Schlaganfall eine akut oder subakut auftretende neurologische Herdsymptomatik, die durch eine Zirkulationsstörung verursacht ist. Diese Definition umfaßt lokalisierte zerebrale ischämische Läsionen, intrazerebrale Blutungen, Subarachnoidalblutungen und zerebrale venöse Thrombosen. Einem ischämischen **Infarkt** liegt eine morphologisch faßbare Läsion zugrunde. Der ischämische **Insult** hingegen beruht auf einem Blutmangel ohne Substanzschaden, er kann reversibel sein.

Epidemiologie. Die Inzidenz von Schlaganfällen mit bleibenden Symptomen beträgt in Europa 150–300/100000 Personen. In den alten Bundesländern beträgt die Mortalität 110/100000 Menschen. Damit steht der Apoplex hinter den kardiovaskulären und malignen Erkrankungen an dritter Stelle der Mortalitätsstatistik. Circa ein Drittel der Schlaganfall-Patienten erleidet erhebliche dauerhafte Funktionseinbußen (Invalidität, Pflegebedürftigkeit), nur ca. ein Drittel der Patienten kann nach einem Apoplex wieder voll beruflich und sozial integriert werden.

Schlaganfälle sind zu ca. 80–85% auf zerebrale Ischämien, zu ca. 15–20% auf Hirnblutungen und zu 6–8% auf Aneurysmablutungen zurückzuführen.

3.1.1 Zerebrale Ischämien

Einteilung. Zerebrale Ischämien werden nach der **zeitlichen Rückbildung der Symptomatik** folgendermaßen eingeteilt:
- **Stadium I.** Entsprechend der KHK gibt es eine symptomlose (höhergradige) Arterienstenose, welche die Systematiker als ersten von vier Schweregraden der zerebrovaskulären Insuffizienz festlegen.
- **Transitorische ischämische Attacke (TIA).** Die neurologischen Symptome wie z.B. eine

Amaurosis fugax (vorübergehende Visuseinschränkung bzw. -verlust) oder eine Hemiparese bilden sich innerhalb von 24 Stunden komplett zurück (Stadium II).
- **Prolongiertes reversibles ischämisches neurologisches Defizit (PRIND).** Die neurologischen Ausfälle bilden sich innerhalb von 7 Tagen funktionell vollständig zurück (Stadium II).
- **Progredienter Infarkt (progressive stroke).** Die neurologischen Ausfälle nehmen über Stunden hinweg langsam, gelegentlich schubförmig zu (Stadium III).
- **Zerebraler Infarkt (complete stroke).** Die Symptomatik bleibt über 2–3 Wochen stabil, meist ist eine ischämische Gewebsnekrose nachweisbar (Stadium IV).

Auch **nach dem betroffenen Gefäß bzw. Gefäßgebiet** kann die Einteilung erfolgen. Der vordere und der hintere Hirnkreislauf stehen über den Circulus arteriosus Willisii (v.a. die A. communicans posterior) miteinander in Verbindung (s. Abb. 3-12).

Durchblutungsstörungen des **vorderen Hirnkreislaufs** betreffen die Versorgungsgebiete der aus der A. carotis interna kommenden Gefäße: A. ophthalmica (die Netzhaut ist eine „Ausstülpung" des Gehirns), A. chorioidea anterior, A. cerebri anterior und A. cerebri media.

Durchblutungsstörungen des **hinteren Hirnkreislaufs** führen zu Ischämien des vertebrobasilären Versorgungsgebietes (Medulla oblongata, Pons, Zerebellum) und im weiteren Sinne auch des Versorgungsgebietes der A. cerebri posterior (u.a. medialer und posteriorer Thalamus, gesamter Okzipitallappen einschließlich der Sehrinde).

Die Versorgungsgebiete der hirnversorgenden Blutgefäße sind schematisch in Abb. 3-1a dargestellt.

Nach der **radiologisch-morphologischen Verteilung** unterscheidet man eine Makro- und eine Mikroangiopathie (Abb. 3-1b).

Zu den **Makroangiopathien** (Infarkte mit Beteiligung der großen Hirnoberflächenarterien) zählen:
- **Territorialinfarkt.** Infarkte im Versorgungsgebiet von Arterien können durch einen embolischen oder thrombotischen Verschluß verursacht sein.
- **Endstrominfarkt.** Bei einem Blutdruckabfall oder anderen hämodynamischen Störungen kommt es zu einer Ischämie der „letzten Wiese" der entsprechenden Versorgungsareale.

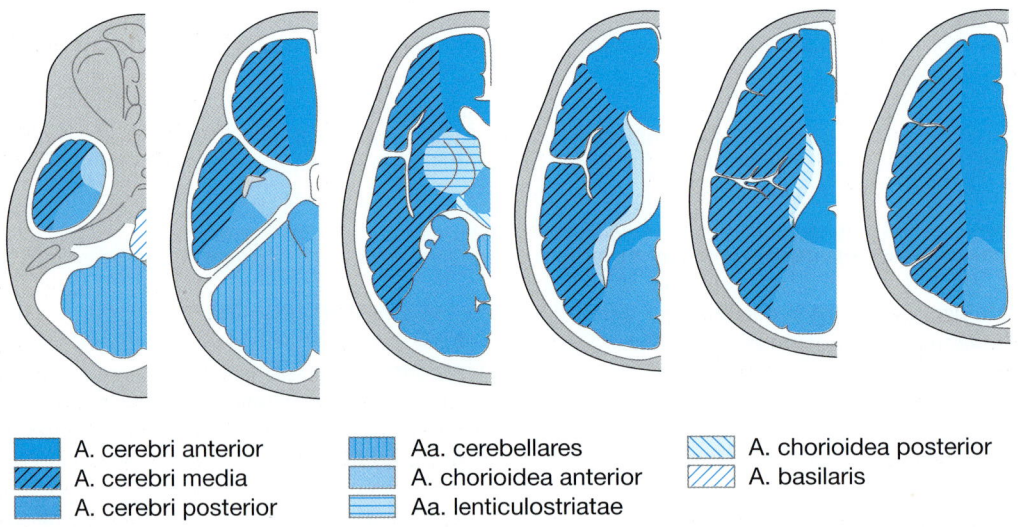

Abb. 3-1 Schematische Darstellung von CCT-Befunden ischämischer Hirnschäden unterschiedlicher Genese und unterschiedlicher Gefäßterritorien.
a: Versorgungsgebiete der hirnversorgenden Blutgefäße (modifiziert nach Poeck [23]). Beim Verschluß eines dieser Gefäße entwickelt sich in der Regel ein Territorialinfarkt. (Abb. 3-1b vgl. nächste Seite)

Abb. 3-1 Schematische Darstellung von CCT-Befunden ischämischer Hirnschäden unterschiedlicher Genese und unterschiedlicher Gefäßterritorien.
b: 1,2: typische Läsionen bei Mikroangiopathie. 3: hämodynamisch verursachter subkortikaler Hirninfarkt. 4: Grenzlinieninfarkte. 5: bilaterale Stammgangliennekrose nach globaler Hypoxämie (z.B. Herzstillstand, CO-Vergiftung). 6: diffuse Marklagerschädigung (Marklagernekrosen, z.B. bei progressiver multifokaler Leukenzephalopathie) (modifiziert nach Hopf [13]).

- **Grenzzoneninfarkt.** Diese Infarkte liegen subkortikal im Bereich der Grenzzonen arterieller Versorgungsbereiche (s.a. Abb. 3-5 und 3-8).
Mikroangiopathien (Infarkte mit Beteiligung kleiner, nicht kollateralisierter intrazerebraler Arterien) sind:
- **Lakunärer Infarkt.** Diese subkortikalen ischämischen Läsionen haben einen Durchmesser bis zu 1,5 cm und liegen v.a. in Putamen, Thalamus, innerer Kapsel, Pons, aber auch in der weißen Substanz des Marklagers. Betroffene Gefäße sind die Aa. lenticulostriatae (Aa. cerebri anterior und media), Aa. thalamoperforantes (A. cerebri posterior), A. recurrens Heubner (A. cerebri anterior) und A. chorioidea anterior (distaler Karotissiphon). Diese kleinen, dünnen, tief in das Hirngewebe penetrierenden Arterien sind funktionell Endarterien, d.h. bei ihrem Verschluß können Kollateralen keine ausreichende Sauerstoffversorgung gewährleisten.
- **Subkortikale arteriosklerotische Enzephalopathie (SAE, Morbus Binswanger).** Die lakunären Hirninfarkte sind mit einer ischämischen Marklagerschädigung (periventrikuläre Dichteminderung) kombiniert.

Ätiologie. Arterio-, Arteriolosklerose, Embolien und Dissekate sind häufige Ursachen einer zere-

bralen Ischämie, die übrigen Ursachen kommen selten vor.
- **Arteriosklerose.** Arteriosklerotische Plaques der hirnversorgenden Halsgefäße und der großen Hirnarterien können Stenosen hervorrufen (s.a. Abb. 3-12). Oft pfropft sich – wie beim Myokardinfarkt – noch ein thrombotischer Verschluß des Restlumens auf. Ein Blutdruckabfall kann bei einer vorbestehenden Stenose einen hämodynamischen Infarkt auslösen.
- **Arteriolosklerose.** Durch eine Hyalinose und mikroatheromatöse Veränderungen werden bei einer chronischen arteriellen Hypertonie und/ oder einem Diabetes mellitus Mikroinfarkte überwiegend der Aa. lenticulostriatae und der Aa. thalamoperforantes hervorgerufen.
- **Embolien.** Sie werden oft durch die körpereigene Lyse wieder aufgelöst, können aber vorher schon einen Infarkt/Insult verursacht haben. Man unterscheidet:
  - **Arterioarterielle Embolie.** Sie entsteht durch die Verschleppung thrombotischen Materials aus ulzerierenden Plaques oder Dissekaten (s.u.) der hirnzuführenden Gefäße.
  - **Kardiogene Embolie.** Quellen können Herzrhythmusstörungen (z.B. Vorhofflimmern), Herzvitien (z.B. Mitralstenose), eine Endokarditis, eine Herzinfarktnarbe, ein Aneurysma oder eine Kardiomyopathie sein.
  - **Paradoxe Embolie.** Thrombotisches Material aus Beinvenenthrombosen wird über ein offenes Foramen ovale ins Gehirn verschleppt. Dies ist v.a. bei erhöhtem Druck im rechten Vorhof (z.B. Valsava-Manöver) möglich. Eine besondere Form der paradoxen Embolie stellt vermutlich das Barotrauma (Tauchunfall) dar. Durch das offene Foramen ovale gelangen die Gasbläschen in den großen Kreislauf und erreichen somit auch das zentrale Nervensystem.
  - **Fettembolie.** Sie resultiert aus der Verschleppung von Knochenmark aus Trümmerbrüchen. Die Folge sind multiple flohstichartige Blutungen im Gehirn (Purpura cerebri).
  - **Luftembolie.** Sie kann im Rahmen von Operationen oder Abtreibungsversuchen auftreten. Ein Sonderfall ist die Caisson-Krankheit (Taucher- oder Dekompressionskrankheit).
- **Dissekate.** Intimaeinrisse mit disseziierendem Aneurysma der A. carotis interna oder der A. vertebralis können auch bei relativ jungen Patienten (unter 50 Jahren) auftreten. Dissekate entstehen spontan oder posttraumatisch (die Symptomatik tritt mit einer Latenz von bis zu 20 Tagen auf, ein Trauma wird häufig nur auf gezielte Nachfrage hin angegeben). Sie gehen typischerweise mit Hals- bzw. Kopfschmerzen einher und werden oft von embolischen Komplikationen begleitet. Als Ursache wird eine angeborene „Bindegewebsschwäche" diskutiert.
- **Vaskulitiden.** Entzündliche Gefäßerkrankungen treten meist im Rahmen von Kollagenosen auf (Ausnahmen sind ein Gefäßbefall bei der Neurolues im Tertiärstadium, bei einer bakteriellen Meningitis, bei einer Meningoencephalitis tuberculosa und bei einer infektiösen Endokarditis):
  - Riesenzellarteriitiden bei der Polymyalgia rheumatica, der Arteriitis temporalis (Morbus Horton) oder dem Takayasu-Syndrom
  - Granulomatosen (Morbus Wegener, Morbus Churg-Strauss, lymphomatoide Granulomatose Liebow-Carrington)
  - Lupus erythematodes
  - rheumatoide Arthritis
  - systemische Sklerodermie
  - Panarteriitis nodosa
  - nicht-klassifizierte Vaskulitiden wie die Thrombangitis obliterans (von Winiwarter-Buerger), das Sneddon-Syndrom, das Cogan-Syndrom, das Behçet-Syndrom, das Vogt-Koyanagi-Harada-Syndrom, die thrombotische thrombozytopenische Purpura Moschkowitz (TTP) oder das Moya-Moya-Syndrom
  - medikamenteninduzierte Vaskulitis
- **Migräne.** Bei der Migraine accompagnée kommt es zu neurologischen Ausfällen (häufig im Versorgungsgebiet der A. cerebri posterior), die persistieren können.
- **Fibromuskuläre Dysplasie.** Diese Strukturanomalie der Gefäßwand kann sowohl zu einer Dissektion als auch zu einem Aneurysma führen.
- **Gerinnungsstörungen.** Mögliche Ursachen sind z.B. ein Antithrombin-III-Mangel, ein Protein-S/C-Mangel, APC-Resistenz, Homocystein, paraneoplastisch (z.B. bei erhöhtem Fibrinogen oder D-Dimeren) oder das Vorkommen von Lupusantikoagulans und Antiphospholipidantikörpern (Lupusantikoagulans und Anti-

phospholipidantikörper wurden im Serum einiger Patienten mit unklarer Schlaganfall-Genese gefunden, ihre Bedeutung ist aber noch nicht abschließend geklärt).
- **Bluterkrankungen** mit **Hyperviskosität** wie z.B. die Polyzythämie oder die Sichelzellanämie.

Risikofaktoren. Folgende Begleiterkrankungen und Risikofaktoren haben ein erhöhtes Hirninfarktrisiko.
Begleiterkrankungen:
- koronare Herzkrankheit (KHK) und Herzinfarkt
- arterielle Verschlußkrankheit der Beine (AVK)
- Migräne (s.o.)
- Adipositas

Risikofaktoren:
- Hypertonus (6fach erhöhtes Risiko)
- Diabetes mellitus (3fach erhöhtes Risiko)
- Rauchen (bei Zigaretten 3fach erhöhtes Risiko)
- Hyperlipidämie (Serumlipide, Serumtriglyzeride) und Hypercholesterinämie, vermindertes Serum-HDL (2fach erhöhtes Risiko bei Patienten unter 50 Jahren)
- hormonale Kontrazeptiva mit hohem Östrogenanteil (2–3fach erhöhtes Risiko)
- Alkoholismus (2fach erhöhtes Risiko, v.a. bei jungen Patienten)
- erhöhter Hämatokrit
- Übergewicht
- Thrombozytenfunktionsstörung
- Hyperurikämie
- familiäre Belastung
- erhöhtes Serumfibrinogen.

Pathophysiologie und Pathobiochemie der Hirndurchblutung

Das Gehirn eines erwachsenen Menschen wiegt ca. 1,5 kg und wird pro Minute von etwa 0,75 l Blut durchflossen, dies entspricht ca. 13% des Herzzeitvolumens. Die zellreichere graue Substanz ist besser durchblutet als die weiße Substanz, wobei auch innerhalb der Hirnrinde – je nach Aktivitätszustand bestimmter Hirnareale – regionale Unterschiede bestehen. Bei einem Anteil von nur 2,5% am Gesamtkörpergewicht verbraucht das Gehirn rund 20% des Gesamtsauerstoffbedarfs eines ruhenden Menschen. Das Gehirn ist – ausgenommen während langer Hungerperioden – auf Glukose als einzigen Brennstoff angewiesen. So verbraucht es täglich ca. 120 g Glukose, also rund 60% des Gesamtglukoseumsatzes des ruhenden Organismus. Es hat also einen großen Energieverbrauch aber nur einen geringen Vorrat, d.h. es ist auf eine kontinuierliche Zufuhr von Nährstoffen mit dem Blut angewiesen. Die Hirnrinde und der Hirnstamm weisen eine geringe Ischämietoleranz auf. Die Zeitspanne, innerhalb derer die Hirnrinde bzw. der Hirnstamm eine Ischämie überleben können, beträgt nur 3–8 bzw. 7–10 min (Wiederbelebungs- oder Strukturerhaltungszeit).

Unter physiologischen Bedingungen wird die **zerebrale Durchblutung** von folgenden Faktoren beeinflußt:
- **Autoregulation.** Sie wirkt im Bereich von etwa 70–140 mmHg Perfusionsdruck (bei einer langjährigen Hypertonie ist dieser Bereich nach oben hin verschoben). Ein konstanter Hirndruck wird bei einem verändertem Perfusionsdruck durch die Regulation der Gefäßweite (Konstriktion bei Blutdruckanstieg, Dilatation bei Blutdruckabfall) erreicht (Bayliss-Effekt). Unter 70 mmHg Perfusionsdruck fällt die Durchblutung druckpassiv ab, oberhalb von etwa 170 mmHg werden die Widerstandsgefäße geöffnet, es kommt zu einer überproportionalen Durchblutung.
- **Autonomes Nervensystem.** Sympathikus und Parasympathikus haben unter physiologischen Bedingungen einen verschwindend geringen Einfluß auf die Weite intrazerebraler Gefäße. Jedoch soll das autonome Nervensystem die Gefäße bei raschen intravasalen Druckänderungen schützen. Bei einem plötzlichen Druckanstieg kommt es z.B. zur sympathisch vermittelten Konstriktion proximaler Arterien.
- **Metabolische Einflußfaktoren**
  – Eine pCO_2-Erhöhung und eine pO_2-Erniedrigung dilatieren die Hirngefäße. (Eine pCO_2-Erhöhung, z.B. beim „Luftanhalten", verursacht eine pH-Abnahme. Ein Sauerstoffmangel führt zu einem vermehrten Anfall von Laktat, was auch eine pH-Abnahme hervorruft.)
  – Eine pCO_2-Erniedrigung und eine pO_2-Erhöhung konstringieren die Hirngefäße. (Bei einer Hyperventilation kommt es durch das Abatmen von Kohlendioxid zur pH-Zunahme.)

Bei langsamen Verschlüssen proximaler Arterien können sich **Kollateralen** ausbilden. Die A. carotis interna kann sich z.B. langsam verschließen, ohne Symptome zu verursachen, wenn die gegenseitige A. carotis interna sowie die A. basilaris die Versorgung des gesamten Gehirns via Circulus Willisii übernehmen. Es bestehen folgende Verbindungen zwischen den Hirngefäßen:
- Die A. carotis interna und die A. carotis externa sind über die A. ophthalmica verbunden.
- Den vorderen Hirnkreislauf und den hinteren Hirnkreislauf verbinden folgende Gefäße:
  – A. communicans posterior (Circulus arteriosus Willisii)
  – A. chorioidea (Karotissiphon – A. cerebri posterior)
  – A. occipitalis (A. carotis externa – A. vertebralis)
  – Balkenanastomosen (A. cerebri anterior – A. cerebri posterior)
  – leptomeningeale Anastomosen (A. cerebri anterior – A. cerebri posterior, A. cerebri media – A. cerebri posterior).
- Die rechte und linke Hemisphäre sind über die A. communicans anterior (A. cerebri anterior links – A. cerebri anterior rechts) verbunden.

Die **Entstehung eines Hirninfarktes** läuft pathophysiologisch und pathobiochemisch folgendermaßen ab: Der Rückgang der Hirndurchblutung in einem umschriebenen Gefäßgebiet unter 30% der Norm führt zu neurologischen Ausfällen, ohne daß ein Infarkt (mit morphologischer Veränderung) vorliegen muß. Ein weiteres Absinken der Durchblutung unter 15% der Norm verursacht hypoxische Infarkte. Im Kernbereich des Infarktes sind die Nervenzellen irreversibel geschädigt. Im Randbereich hingegen können Neurone in ihrer Funktion gestört sein, aber durch eine Residualdurchblutung am Leben erhalten werden. Dieser Bereich wird **Penumbra** genannt und ist das Ziel therapeutischer Ansätze. Das Ausmaß der Zellschädigung wird durch den Schweregrad und die Dauer der Durchblutungsstörung bestimmt. Folgende Mechanismen spielen dabei eine Rolle:
- Ein Substratmangel (Glukose, Sauerstoff) führt zum Verlust von ATP. Der ATP-Verlust ruft eine Depolarisation der Zellmembran mit einem vermehrten Na^+-Einstrom und einer Störung der Na^+-Pumpe hervor. Die daraus resultierende Aufnahme von Wasser bewirkt eine rasche Osmolyse der Zelle (zytotoxisches Ödem).
- Die Energiegewinnung wird auf anaerobe Glykolyse umgestellt. Durch die Laktatbildung steigt die intrazelluläre H^+-Konzentration an. Dadurch wird der H^+-Na^+-Austausch angeregt. Folge ist eine Ödembildung.
- Durch die Membrandepolarisation (s.o.) werden Transmitter (v.a. exzitatorische Aminosäuren) freigesetzt. Sie führen zum Einstrom von H^+- und Na^+-Ionen und zur Aktivierung spannungsabhängiger Ca^{++}-Kanäle.
- Durch die Öffnung spannungsabhängiger Ca^{++}-Kanäle strömen Ca^{++}-Ionen in die Zelle ein und aktivieren Phospholipasen in der Zellmembran. Dadurch werden freie Fettsäuren einschließlich Arachidonsäure freigesetzt und die Mitochondrienfunktion blockiert.
- Durch den Zutritt von Sauerstoff bei der Reperfusion können toxische Verbindungen, Leukotriene, Endoperoxide, Prostaglandine, sowie freie Sauerstoffradikale entstehen, welche die Mikrozirkulation, die Blut-Hirn-Schranke und den Zellstoffwechsel schädigen.

Klinik. Die neurologische Symptomatik richtet sich nach dem betroffenen Gebiet im Gehirn. Dieses läßt sich dem Versorgungsgebiet eines Gefäßes zuordnen. In der Praxis ist die Symptomatik jedoch meist nicht so eindeutig.
- **A. carotis interna**
  – kontralaterale Hemiparese oder Monoparese
  – ipsilaterale (einseitige!) Amaurosis fugax
  – Aphasie oder andere neuropsychologische Symptome.
- **A. cerebri anterior (seltene Infarktlokalisation)**
  – kontralaterale Monoparese des Beines mit Reflexsteigerung
  – akuter Verwirrtheitszustand oder schwere Antriebsstörung mit depressiver Verstimmung
  – Sprachantriebsstörung
  – einseitige Apraxie.
- **A. cerebri media**
  – kontralaterale Monoparese oder armbetonte Hemiparese (bei Verschlüssen der in der Capsula interna verlaufenden Aa. lenticulostriatae resultiert häufig ein charakteristisches Gangbild: Wernicke-Mannsche Lähmung; Abb. 3-2)
  – Hemihypästhesie
  – Aphasie

Abb. 3-2 Typisches Gangbild bei Wernicke-Mannscher Lähmung.
Der Unterarm ist gebeugt, etwas proniert und adduziert gehalten. Das Bein ist im Kniegelenk gestreckt und spastisch gelähmt. Der Fuß ist plantarflexiert und etwas supiniert. Das Bein wird beim vorwärtsgehen halbkreisförmig nach vorne bewegt (mod. nach Delank [9b]).

- Akalkulie, Agraphie, Alexie, Apraxie
- homonyme Hemianopsie zur Gegenseite (bei großen Infarkten)
- Déviation conjugée zur Gegenseite (konjugierte Bewegungen der Bulbi bei großen Infarzierungen).
- **A. chorioidea anterior**
- motorische Hemiparese
- Dysarthrie
- Hemihypästhesie
- homonyme Hemianopsie (selten, bei Mitinfarzierung des Corpus geniculatum laterale).
- **A. cerebri posterior** (die Schädigung liegt in ca. 85% der Fälle im vertebrobasilären Stromgebiet)
- homonyme Hemianopsie oder Quadrantenanopsie zur Gegenseite
- kortikale Blindheit bei doppelseitigem Verschluß, Lichtreaktion der Pupillen erhalten

- kontralaterale Sensibilitätsstörung
- oft Bewußtseins- oder Gedächtnisstörung (bei linksseitigen Infarkten gehen sprachliche, bei rechtsseitigen nichtsprachliche Inhalte verloren)
- kontralaterale Thalamussymptome.
- **A. basilaris und A. vertebralis.** Je nach Schwere und Lokalisation kann es zu unterschiedlichen Symptomen und Syndromen von Hirnstamm und Kleinhirn kommen (Abb. 3-3).
- Bei der **vertebrobasilären Insuffizienz** (TIA im vertebrobasilären Stromgebiet) kommt es oft zu fluktuierenden Prodromi:
  - unsystematischer, selten systematischer Schwindel
  - Kopfschmerz, meist als Nacken-Hinterkopf-Schmerz. Ursache ist eine meningeale Minderdurchblutung in der hinteren Schädelgrube (DD: Vertebralisdissektion)
  - Hemiparese, Hemihypästhesie
  - Doppelbilder, Hemianopsie
  - Dysarthrie
  - Tinnitus, Hörverlust
  - drop attacks (plötzlicher Tonusverlust in der Streckmuskulatur der Beine mit Sturz ohne Bewußtseinsstörung)
  - Verwirrung
  - transiente globale Amnesie oder amnestische Episoden. Diese Sonderform kurzfristiger vertebrobasilärer Durchblutungsstörungen ist durch eine Amnesie gekennzeichnet, die häufig nach einer Kreislaufbelastung akut einsetzt, retrograd Tage bis Wochen zurückreicht und für die Dauer des krankhaften Zustandes (in der Regel Stunden bis zu einem Tag) anhält.
- Die progrediente **vertebrobasiläre Insuffizienz,** die bis hin zum Infarkt geht, hat folgende Symptome:
  - Kopf- und Nackenschmerzen
  - initiale Hemiparese, meist Tetraparese, auch Tetraplegie, Locked-in-Syndrom (bei beidseitigem Infarkt des Brückenfußes)
  - Paresen der Augenmuskeln (Doppelbilder) und der vom N. facialis (mimische Muskulatur), N. accessorius (Mm. sternocleidomastoideus und trapezius) und N. hypoglossus (Zunge) versorgten Muskulatur
  - Horner-Syndrom
  - Gesichtsfeldausfälle

Infarkttypen:

Mittelhirninfarkte

Symptome

ipsilateral:
- Okulomotoriusparese

kontralateral:
- Hemiparese
- (Hemihypaesthesie)
- (Hyperkinesen)

Ponsininfarkte

- Tetraplegie
- Pseudobulbärparalyse
- Wachkoma
- ("locked-in"-Syndrom)

ipsilateral:
- zerebelläre Ataxie
- (Horner)
- (Facialisparese)

kontralateral:
- dissoziierte Sensibilitätsstörung
- Hörstörung

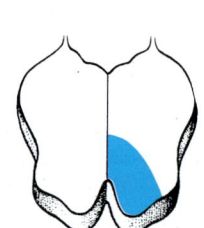

Medulla oblongata-Infarkte

Nystagmus

ipsilateral:
- Trigeminus-Schädigung
- Gaumensegelparese
- Horner
- Hemiataxie

kontralateral:
- dissoziierte sensible Störung

ipsilateral:
- Hypoglossusparese

kontralateral:
- Hemiparese
- Hemihypaesthesie

Abb. 3-3 Vertebrobasiläre Infarktsyndrome. Schematische Darstellung der Lokalisation der Läsion und entsprechender Symptomatik (mod. nach Delank [9b]).

– Blickparesen (horizontal, vertikal), internukleäre Ophthalmoplegie
– Hemihypästhesie
– Das Bewußtsein kann normal sein oder alle Grade einer Störung von leichtem Eintrüben bis hin zum Koma aufweisen (letzteres bei Störungen der Formatio reticularis in der Haube der oberen Brücke und des unteren Mittelhirns)
– Ataxie, Dysdiadochokinese, Dysarthrie
– Schwindel, Übelkeit
– ein- bzw. beidseitige Hypakusis
– Blickrichtungsnystagmus, vestibulärer Nystagmus, Down-beat-Nystagmus
– Ausfall des okulozephalen Reflexes.

- Die einseitigen **Infarkte** der **Medulla oblongata** (Wallenberg-Syndrom), der **Brücke** (Millard-Gubler-Syndrom) und des **Mittelhirns** (Weber-Syndrom) wurden bereits bei den gekreuzten Hirnstammsyndromen (s. Tab. 2-3; Abb. 3-3) besprochen. Bei **Thalamusinfarkten** können entsprechend der Lokalisation der Läsion verschiedene Symptome des Thalamussyndroms (s. Kap. 2.3) auftreten.

- **Kleinhirninfarkte** bieten in der Regel folgende klinische Symptomatik (Infarkte der Kleinhirnhemisphären (Neozerebellum) gehen häufig mit keinen oder nur geringen Symptomen einher, während Läsionen im Vestibulozerebellum deutlich symptomatisch werden):
  – Schwindel
  – lageabhängiger Nystagmus, Blickrichtungsnystagmus
  – Gang- und Standataxie
  – Intentionstremor
  – Dysarthrie.

- **A. subclavia.** Beim Subclavian-steal-Syndrom führt eine Stenose oder ein Verschluß der A. subclavia proximal des Abgangs der A. vertebralis zu einer Stromumkehr in der A. vertebralis auf der Seite der Stenose und somit zu einem „Anzapfen" der Blutversorgung des Hirnstamms (Abb. 3-4). Häufig ist das Subclavian-steal-Syndrom asymptomatisch oder manifestiert sich in nur leichten Zeichen einer Armischämie. Diese äußert sich durch eine vorzeitige Ermüdbarkeit, Schmerzen bei Muskelbelastung, Krämpfe, Parästhesien, ein Kältegefühl oder eine Schwäche. Neurologische Symptome wie bei der vertebrobasilären Insuffizienz sind fast immer transient und werden – eher selten – durch die Belastung des betroffenen Armes ausgelöst.

- **Lakunäre Infarkte** (Tab. 3-1).

Abb. 3-4 Pathophysiologie des Subclavian-steal-Syndroms (aus Pongratz [24]).

Abb. 3-5 CCT eines alten, sehr ausgedehnten rechtsseitigen Grenzlinieninfarktes bei hochgradiger Stenose der rechten A. carotis interna. In den Grenzzonen zwischen den Versorgungsgebieten der A. cerebri anterior und der A. cerebri media bzw. zwischen denen der A. cerebri media und der A. cerebri posterior erkennt man hypodense Areale.

Tab. 3-1 Syndrome lakunärer Infarkte

Lokalisation der Lakunen	Syndrom
Capsula interna Hirnstamm	pure motor stroke (motorische Hemiparese)
Thalamus Hirnstamm hinterer Schenkel der Capsula interna	pure sensory stroke (sensible Hemisymptomatik)
Stammganglien vorderer Schenkel der Capsula interna Basis der Pons	Dysarthria-clumsy-hand-Syndrom (Dysarthrie und Dysdiadochokinese einer Hand)
Striatium Thalamus Nucleus subthalamicus	Hemichorea Hemiballismus
hinterer Schenkel der Capsula interna zugehörige Corona radiata Basis der Pons	ataktische Hemiparese (beinbetonte Hemiparese, ipsilaterale Hemiataxie)

Diagnostik. Durch die Anamnese (Risikofaktoren!), ggf. Fremdanamnese und die klinische Untersuchung (wichtig sind u.a. der kardiologische Befund und der Gefäßstatus) wird die Verdachtsdiagnose Apoplex gestellt. Anhand der klinischen Symptomatik können evtl. schon die betroffene Hirnregion und somit das Gefäßgebiet eingegrenzt werden. Eine CCT oder MRT soll eine Blutung ausschließen und den Infarkt lokalisieren (Abb. 3-5; 3-6, 3-7 und 3-8).
- Die **Doppler-** und/oder **Duplexsonographie** der Halsgefäße soll Stenosen oder Verschlüsse der A. carotis interna (Abb. 3-9) aufdecken bzw. Plaques als Emboliequelle nachweisen. Die **transkranielle Dopplersonographie** soll v.a. Hinweise auf Stenosen der A. cerebri media erbringen.
- Da die zerebrale **Angiographie** eine invasive diagnostische Maßnahme ist, sollte sie nur bei einer genauen Fragestellung mit daraus abzuleitender therapeutischer Konsequenz, wie einer Operation, durchgeführt werden. Eine notfallmäßige Angiographie ist z.B. beim Verdacht auf eine SAB aus einem Aneurysma oder eine Sinusvenenthrombose indiziert (wenn die Diagnose nicht durch eine MRT geklärt werden

Abb. 3-6 Akuter Territorialinfarkt. Hyperintenses Areal im Versorgungsgebiet eines Mediaastes (Pfeil), das einen Territorialinfarkt darstellt. Hieraus kann jedoch nicht auf das Alter der Läsion geschlossen werden. Erst die Hyperintensität der diffusionsgewichteten Aufnahme beweist, daß der Infarkt nicht älter als 10 Tage ist [40].
a: MRT „Flair"-Wichtung.
b: MRT Diffusionswichtung.

Abb. 3-7 Akuter Mediainfarkt im CCT. Großes hypodenses Areal im Versorgungsgebiet der A. cerebri media links (Pfeile). Als Ausdruck eines Begleitödems sind links die Sulci verstrichen (linke Abb.) [40].

Abb. 3-8 Grenzlinieninfarkt im MRT T-2-Wichtung. Im Grenzbereich der A. cerebri media und A. cerebri posterior Infarkt (Pfeil, rechte Abb.) [40].

kann und weiterhin der dringende Verdacht auf eine Sinusvenenthrombose besteht).
- **Labor.** Neben der Bestimmung der Entzündungszeichen, der Nieren- und Leberwerte sind folgende Laborwerte besonders wichtig:
  - Glukose. Eine Hyperglykämie kann die Nervenzellen in der Penumbra schädigen. Die Hypoglykämie muß als Differentialdiagnose zum Infarkt ausgeschlossen werden.
  - Hämatokrit. Ein erhöhter Hämatokrit verschlechtert die Fließeigenschaften des Blutes.
  - Gerinnung. Sie wird anhand von Quick, PTT und Thrombozyten beurteilt.

Später wird das Vorliegen von Risikofaktoren wie Hyperlipidämie oder Hypercholesterinämie abgeklärt.

Spezielle Laborparameter werden je nach Verdacht abgeklärt, z.B. die Gerinnungsfaktoren bei Gerinnungstörungen (Antithrombin-III-Mangel etc.) oder Autoantikörper bei Gefäßerkrankungen.

Differentialdiagnose

- **Intrazerebrale Blutung.** Das CCT ist für die Differentialdiagnose entscheidend, da man klinisch nicht sicher zwischen einem Infarkt – insbesondere im vertebrobasilären Gefäßgebiet – und einer Blutung unterscheiden kann.
- **Hypoglykämie.** Die klinische Symptomatik umfaßt sowohl parasympathische (z.B. Heißhunger) als auch sympathische (z.B. Tachykardie, Schwitzen) Reaktionen. Eine zerebrale Störung macht sich in psychischen Veränderungen

Abb. 3-9 Dopplersonographische Pulskurve im Gefäßverlauf einer mittelgradigen Arterienstenose eines Strömungsmodells (Darstellung der Flußgeschwindigkeit im Zeitverlauf, vgl. Abb. 1-6). Der Bereich der Stenose ist durch den Strich am oberen Bildrand gekennzeichnet. In diesem Bereich erkennt man deutlich die Zunahme sowohl der systolischen Spitzengeschwindigkeit als auch der diastolischen Endgeschwindigkeit (aus Widder [37]).

und Somnolenz bis zum Koma, gelegentlich auch in zerebralen Krampfanfällen oder neurologischen Defiziten bemerkbar. Die Diagnosesicherung erfolgt durch die Messung des Blutzuckers! Therapeutisch werden 50–100 ml 40%ige Glukoselösung i.v. und anschließend 5%ige Glukoselösung i.v. verabreicht.

- **Hypertensive Enzephalopathie.** Durch eine massive Blutdruckerhöhung (über 120 mmHg diastolisch, systolisch häufig über 240 mmHg) können akut bis subakut folgende Symptome auftreten: Kopfschmerzen, zerebrale Herdsymptome (auch mit Bewußtseinsstörung) und nicht selten zerebrale Anfälle. Ursächlich kommt es bei exzessiven Blutdruckerhöhungen zu fibrinoiden Nekrosen der Gefäße und zu einem Hirnödem. Der Blutdruck muß sofort, z.B. durch die Gabe von 5 oder 10 mg Nifedipin (Adalat®), gesenkt werden.

Therapie. Die Behandlung des Hirninfarktes richtet sich nach der Krankheitsursache (meist Arteriosklerose, Embolie, Gerinnungsstörung), dem Schweregrad und dem betroffenen Gefäßgebiet. Seltene Ursachen (Vaskulitiden, Sichelzellanämie etc.) müssen nach den Regeln der inneren Medizin behandelt werden (z.B. mit Immunsuppressiva). Abgestorbene Nervenzellen können sich nicht regenerieren. Daher hat die Prophylaxe einen hohen Stellenwert.

Die Akuttherapie ist sehr im Fluß, so daß hier nur die Grundzüge dargelegt werden können. Die individuelle Therapieentscheidung hängt ab vom jeweiligen Stand der Therapiestudien, der Genese des Infarktes (kardial, arterio-arteriell, mikroangiopathisch), von der Größe des Infarktes, vom Zeitpunkt nach Symptombeginn, vom Alter des Patienten und von den Begleiterkrankungen.

- **Akuttherapie des progredienten oder kompletten Hirninfarktes** (eine Blutung muß im CCT ausgeschlossen sein!). Das Ziel der Akuttherapie ist der Erhalt potentiell lebensfähigen Gewebes in der sogenannten Penumbra des Infarktes, dem Bereich um den irreversibel abgestorbenen Kern des Infarktes. Dieses Gewebe ist aufgrund der Hypoxie in der Funktion beeinträchtigt, jedoch noch nicht irreversibel geschädigt.

Um die Akuttherapie des Hirninfarktes suffizient durchführen zu können, verfügen immer mehr akutneurologische Abteilungen über dazu spezialisierte Einrichtungen, die sogenannten „stroke units". Diese Einheiten sind personell und apparativ so ausgerüstet, daß die kardiale und vaskuläre Diagnostik zügig erfolgt und die im folgenden aufgeführten Maßnahmen konsequent umgesetzt werden. Weiterhin soll der Patient intensiv überwacht und eine ggf. indizierte Lysetherapie (s.u.) durchgeführt werden können.

- Der Blutdruck wird auf hohem Niveau (160/90 mmHg) stabilisiert und erst ab Werten von 200/100 mmHg vorsichtig gesenkt.
- Der Blutzucker wird optimal eingestellt, da eine hohe Blutzuckerkonzentration das Infarktareal vergrößern kann (s.o.).
- Ein zytotoxisches Hirnödem wird mit osmotisch wirksamen Substanzen (z.B. 500 ml 10%ige Glycerollösung i.v.) behandelt. Allgemeinmaßnahmen sind Oberkörperhochlagerung, ggf. kontrollierte Hyperventilation. Steroide sollten nicht verwendet werden, da sie bei einem zytotoxischen Hirnödem nicht wirken, den Blutzucker erhöhen und mit einer erhöhten Gefahr von Beinvenenthrombosen einhergehen! Bei großen Mediainfarkten mit intrakranieller Drucksteigerung durch ausgedehntes Hirnödem oder raumfordernden Kleinhirninfarkten kann eine frühzeitige Kraniotomie zur Druckentlastung notwendig werden.
- Der Patient wird intensiv in einer „stroke unit" überwacht und ggf. behandelt (Herzrhythmusstörungen, Herzinsuffizienz, Blutgase, Flüssigkeits- und Elektrolytbilanz, Körpertemperatur (ggf. Fiebersenkung), Thromboseprophylaxe etc.)
- Es erfolgen Physiotherapie und eine Kontrakturprophylaxe.
- In der Regel wird z.Z. nach Ausschluß einer Blutung mittels CCT eine Therapie mit ASS 300 mg/d und Thromboseprophylaxe mit niedermolekularem Heparin s.c. einmal pro Tag durchgeführt. Ggf. ist eine Magenulkusprophylaxe angezeigt. Erfolgt der Blutungsausschluß binnen 3 Stunden nach Symptombeginn, so ist vor Beginn der Standardtherapie die Indikation zur lokalen oder systemischen Lyse zu prüfen (s.u.).
- Eine Vollheparinisierung ist bei einem progredienten Infarkt, bei Verdacht auf kardiale Embolien, bei Dissektionen und bei einer Basilaristhrombose indiziert. Die Basilaristhrombose wird in spezialisierten Zentren mit der intraarteriellen lokalen Lyse therapiert. Neurologische Kontraindikationen der Vollheparinisierung sind ein hämorrhagischer Infarkt, ein großer Infarkt, eine Mittellinienverschiebung, ein deutlicher arterieller Hypertonus, eine Bewußtseinseintrübung und ein schweres neurologisches Defizit. Nutzen und Risiko müssen im Einzelfall abgewogen werden.
- Eine Hämodilution erfolgt bei einer Exsikkose mit Ringer-Lösung (cave: Herzinsuffizienz), bei einem Hämatokrit > 45% als isovolämische Hämodilution (Aderlaß und gleichzeitige Infusion von 10%iger Hydroxyäthylstärke). Eine generelle Hämodilutionstherapie (Dextran, HAES) ist umstritten!
- Unter bestimmten Voraussetzungen sind die systemische oder selektive (lokale) Lyse mit r-tPA (recombinant tissue plasminogen activator) bei Hirninfarkten indiziert, eine Wirksamkeit bei vertretbarem Risiko ist nachgewiesen. R-tPA aktiviert Plasminogen zu Plasmin, welches zur Degradation von Fibrin und im günstigen Fall zur Thrombusauflösung führt. Die Thrombolyse beinhaltet auch immer ein erhöhtes Blutungsrisiko (mit der Möglichkeit des tödlichen Ausganges), weshalb immer eine individuelle, sorgfältige Nutzen-Risiko-Abwägung dieser neuen Therapieform vorzunehmen ist. Bei akuten Hirninfarkten kann innerhalb von 3 Stunden eine systemische Lyse mit r-tPA durchgeführt werden, wenn die entsprechenden Einschlußkriterien (Tab. 3-2) erfüllt sind. Die Indikation zur lokalen intraarteriellen Lyse eines Verschlusses im vertebrobasilären Gefäßgebiet kann hingegen großzügiger gestellt werden, da hier der Spontanverlauf extrem ungünstig ist und fast immer zum Tode oder zu schwersten Defektsyndromen führt. Bei Zeichen einer Hirnstammläsion und zunehmender Bewußtseinseintrübung kann nach Blutungsausschluß im CCT eine selektive Angiographie und bei Nachweis eines Verschlusses eine selektive Lyse durchgeführt werden.
- Noch nicht etabliert haben sich folgende, zum Teil noch experimentelle Therapieverfahren bzw. Therapieansätze: Hypothermie, die perkutane transluminale Angioplastie (PTA) verschiedener hirnzuführender Arterien, Kalziumantagonisten und NMDA-Rezeptor-Antagonisten (der Transmitter Glutamat greift u.a. postsynaptisch am N-Methyl-D-Aspartat-Rezeptor an. Glutamat kann z.B. bei einer zerebralen Ischämie und einer Hypoglykämie neurotoxisch wirken. Dies wird u.a. auf einen exzessiven Ca^{2+}-Ein-

Tab. 3-2 Ein- und Ausschlußkriterien bei systemischer Medialyse (nach Pfefferkorn, Hamann: Thrombolytische Therapie beim akuten Hirninfarkt)

Einschlußkriterien	Ausschlußkriterien
Patientenalter 18 bis 80 Jahre	unklarer Zeitpunkt des Beginns der Symptomatik
klinische Symptome eines akuten Hemisphäreninfarktes	schwere konsumierende Erkrankung (Neoplasie)
Behandlungsbeginn innerhalb von 3 Stunden, in Ausnahmefällen auch bis zu 6 Stunden nach Beginn der Symptomatik	klinische Symptome eines großen Hemisphäreninfarktes (Koma, fixierte Blickdeviation)
	unkontrollierbare Hypertonie (systolischer Wert über 200 mmHg auch nach Behandlung)
	erhöhtes Blutungsrisiko (z.B. Gerinnungsstögung, kürzliche Operation, Lumbalpunktion oder Arterienpunktion, orale Antikoagulation, Blutungskomplikation in der Anamnese)
	zerebraler Krampfanfall bei Beginn des Hirninfarktes
	spontane Rückbildung der Symptomatik
	kleinerer Hirninfarkt (z.B. Monoparese, reine sensible Ausfälle, geringgradige Paresen)
	folgende CCT-Befunde: • intrakranielle Blutung • intrakranieller Tumor • frühe Infarktzeichen (verstrichene Mark-Rinden-Grenze, Ödem, Hypodensität) in mehr als einem Drittel des Mediagebietes • ausgeprägte mikroangiopathische Veränderungen

strom durch die Aktivierung des NMDA-Rezeptors zurückgeführt. Experimentell können NMDA-Rezeptor-Antagonisten Nervenzellen bei einer Hypoxie oder einer Hypoglykämie schützen).

• **Prophylaxe.** Die Risikofaktoren, v.a. ein Hypertonus, ein Diabetes mellitus, eine Hypercholesterinämie und das Rauchen müssen behandelt bzw. beseitigt werden. Bei rezidivierenden TIAs, zur Reinfarktprophylaxe und evtl. schon bei asymptomatischen Stenosen wird Azetylsalizylsäure (ASS) in einer Dosis von 100–300 mg/d (die Dosis ist noch umstritten) gegeben. Bei Kontraindikationen oder Unverträglichkeit von ASS kann Clopidogrel (2mal 75 mg/d, cave: Neutropenie bzw. Blutbildungsstörungen) eingesetzt werden. Bei der Unwirksamkeit von ASS und Clopidogrel oder bei kardialen Embolien erfolgt eine dauerhafte oder vorübergehende Antikoagulation mit Phenprocoumon (Marcumar®). Die Antikoagulation kann evtl. als Low-dose-Phenprocoumon-Einstellung mit Quick-Werten zwischen 30 und 40% (INR ~2) durchgeführt werden. TIAs bei einer Karotisstenose (Lumeneinengung > 80%) sind die klassische Indikation für die operative Thrombendarteriektomie (TEA). Extra-intrakranielle Bypassoperationen sind äußerst selten indiziert.

• **Rehabilitation.** Ziel der Rehabilitation ist es, die „Plastizität" des verbleibenden Nervengewebes auszunutzen, um die verlorengegangenen Funktionen des Gehirns durch Üben wieder anzutrainieren. Frühzeitig sollen Krankengymnastik (KG), logopädische und ergotherapeutische Maßnahmen zum Einsatz kommen. Zunehmend werden auch neuropsychologisch ausgerichtete Trainingsprogramme etabliert, um mit Restfunktionen besser umgehen zu lernen (z.B. Hemianopsie) oder um kognitive Einbußen durch Übung zu kompensieren.

3.1.2 Hirnblutung

Pathogenese. Nach der Ruptur von Blutgefäßen kann es zu einer Massenblutung in das Hirnparenchym kommen. Bevorzugte Lokalisationen der Einblutung sind nach der Häufigkeit:
- Pallidum, Putamen und Capsula interna
- Marklager
- Hirnstamm
- Kleinhirn
- Thalamus.

Die intrazerebralen Hämatome beeinflussen durch einen verdrängenden Effekt die Durchblutung der Umgebung, verursachen ein perifokales Ödem und können zu Liquorabflußstörungen führen. Bricht das Blut in die Ventrikel ein und verstopft die Liquorabflußwege, resultiert ein Hydrozephalus internus. Außerdem kann das Blut Vasospasmen und somit Ischämien hervorrufen. Steigt der Hirndruck an, kann es durch eine Hirnverlagerung in kaudaler Richtung zu Einklemmungserscheinungen kommen (s. Kap. 2.6 und 2.7). Überlebt der Patient die Blutung, wird das Blut resorbiert und es bildet sich eine Pseudozyste, die oft überraschend klein ist. In diesem Fall ist eine vollständige Restitutio ad integrum möglich.

Risikofaktoren und ursächliche Erkrankungen

- Ein langjähriger Hypertonus oder eine zerebrale Amyloidangiopathie führt zu Gefäßwandveränderungen, die beim Auftreten von Blutdruckspitzen rupturieren können.
- Angeborene oder erworbene Gefäßfehlbildungen (z.B. Kavernome, AV-Angiome oder ein mykotisches Aneurysma) können Schwachstellen darstellen.
- Es können Einblutungen in Infarkte auftreten (hämorrhagische Transformation).
- Hämorrhagische Diathesen und Gerinnungsstörungen aller Art, die auch iatrogen durch eine Marcumargabe oder Lysetherapie verursacht sein können, verursachen Hirnblutungen.
- In Metastasen (z.B. beim malignen Melanom) oder Tumoren (z.B. Glioblastome) können Einblutungen erfolgen.

Verlauf und Prognose. Abhängig vom Lebensalter sowie der Lokalisation und Ausdehnung der Blutung kann eine Hirnblutung ad exitum oder – mit allen fließenden Übergängen – zur Restitutio ad integrum führen. Ein Prognosefaktor ist – mit Einschränkung – die initiale Bewußtseinslage, ein Koma ist ein schlechtes Zeichen. Circa ein Drittel der Betroffenen verstirbt innerhalb der ersten 30 Tage, ein Drittel überlebt mit bleibenden Defiziten und ein Drittel erholt sich vollständig.

Klinik. Die Symptomatik muß nicht immer plötzlich auftreten, sondern kann auch langsam progredient einsetzen. Bei körperlicher Anstrengung findet man oft eine akute Symptomatik. Die neurologischen Ausfälle entsprechen wie beim Infarkt den betroffenen Gehirnregionen (s. Kap. 3.1.1). Als Hirndruckzeichen treten Kopfschmerzen, Übelkeit und Erbrechen hinzu. Gelegentlich können auch zerebrale Krampfanfälle auftreten. Ein Bluteinbruch in den Subarachnoidalraum kann einen Meningismus verursachen.

Diagnostik. Bei neurologischen Ausfällen oder gar einer progredienten Bewußtseinseintrübung

Abb. 3-10 Rhexisblutung im Bereich der Stammganglien im CCT. Ovales hyperdenses Areal im Bereich der Stammganglien links ohne wesentliche raumfordernde Wirkung (Pfeil) [40].

Abb. 3-11 Intrakranielle Blutung unter Macumar®-Therapie im CCT. Kugelförmiges hyperdenses Areal im Bereich des Kortex links mit erheblicher raumfordernder Wirkung (Pfeil) [40].

wird die Hirnblutung mittels CCT (Abb. 3-10 und 3-11) gesichert bzw. die Differentialdiagnose (s.u.) näher eingegrenzt.

Differentialdiagnose

- Hirninfarkt: CCT
- subdurales Hämatom: CCT
- Meningoenzephalitis: Entzündungszeichen im Liquor und EEG-Veränderungen
- Subarachnoidalblutung: Blut im Liquor, CCT und evtl. Angiographie
- Sinusvenenthrombose: MRT, erhöhter Liquordruck und evtl. Angiographie.

Therapie. Die Hirndruckbehandlung (perifokales Ödem) erfolgt mit Kortikosteroiden und/oder Osmotherapeutika und durch Hochlagerung des Kopfes (ca. 30°). Bei einer zu raschen Senkung des Hirndrucks besteht die Gefahr der Entwicklung eines Infarktes!
Die Ursache der Hirnblutung wird internistisch behandelt: Ein systolischer Blutdruck > 200 mmHg wird gesenkt (aber nicht unter 150 mmHg!). Eventuell bestehende Gerinnungsstörungen werden behoben. Bei einer Ateminsuffizienz erfolgt eine frühzeitige, kontrollierte Beatmung, evtl. mit Hyperventilation. Bei einer lebensbedrohlichen, raumfordernden intrazerebralen Blutung und/oder einem zunehmenden Hirndruck (Stauungshydrozephalus) ist eine Operation indiziert (Kraniotomie und Ausräumung, Ventrikeldrainage).

3.1.3 Hirngefäßaneurysmen und Subarachnoidalblutung !!

Die Aneurysmen nehmen eine gewisse Ausnahmestellung ein, da sie meist asymptomatisch sind und dann nicht zu den Zirkulationsstörungen gezählt werden. Bei der Subarachnoidalblutung (SAB) werden Aneurysmen symptomatisch und deshalb in diesem Kapitel mitbesprochen.

Definition. Hirngefäßaneurysmen sind meist umschriebene sackförmige Ausstülpungen der Arterienwand intrakranieller Gefäße. Rupturiert die verdünnte und überdehnte Wand eines Aneurysmas, so kann es in das Hirngewebe, in den Subduralraum und meist in den Subarachnoidalraum einbluten (Subarachnoidalblutung).

Epidemiologie. Hirngefäßaneurysmen sind relativ häufig, sie finden sich bei etwa 1–2% aller Obduktionen.

Ätiologie

- **Hirngefäßaneurysma.** Die Aneurysmen entstehen meist an Gabelungsstellen von Arterien, vermutlich durch eine **anlagebedingte Schwäche der Gefäßwand.** Sie wird durch die lebenslange Druckeinwirkung ausgebuchtet. Gehäuft treten zerebrale Aneurysmen bei Patienten mit autosomal-dominant vererbter Zystenniere auf. Eine weitere Ursache sind **erworbene Gefäßwandschwächen,** z.B. durch eine Arteriosklerose, eine bakterielle Embolie der Vasa vasorum („mykotisches Aneurysma" bei bakterieller Endokarditis) oder Vaskulitiden. **Traumatische Aneurysmen** entstehen bei perforierenden Schädel-Hirn-Verletzungen oder schweren Schädel-Hirn-Traumen mit Schädelfrakturen.
- **Subarachnoidalblutung.** Bei 15–30% aller Subarachnoidalblutungen wird keine faßbare Ursache gefunden! In der überwiegenden Zahl der Fälle **rupturiert ein Aneurysma.** Häufige

Ursachen sind auch arteriovenöse Angiome (s.u.), eine Arteriosklerose und ein Hypertonus. Selten führen Blutgerinnungsstörungen, Hirntumoren oder Metastasen (Hypernephrom, malignes Melanom) zur SAB.

Pathogenese. Die bevorzugte Lokalisation von Aneurysmen ist der Circulus arteriosus Willisii, 80–90% der Aneurysmen sind im vorderen, von der A. carotis interna versorgten, 10–20% im hinteren, vertebrobasilären Kreislauf gelegen (Abb. 3-12). Aneurysmen des vorderen Hirnkreislaufes befinden sich meist an der Hirnbasis und führen zu frontobasalen Blutungen. Wird die Belastungsgrenze der geschwächten Arterienwand überschritten, so rupturiert das Aneurysma plötzlich.

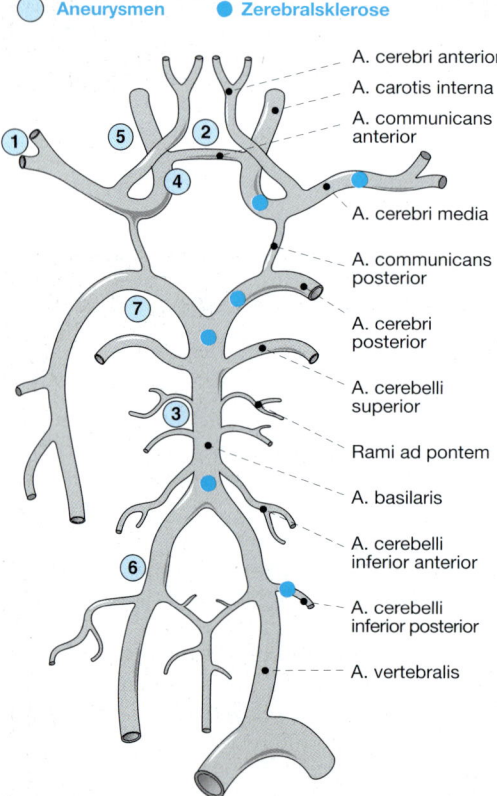

Abb. 3-12 Schematische Darstellung der Gefäße der Hirnbasis. Die Zahlen markieren bevorzugte Lokalisationen von Gehirnarterienaneurysmen in der Reihenfolge ihrer Häufigkeit (1 = häufigste Lokalisation). Die blauen Kreise zeigen häufige Lokalisationen von Gefäßverschlüssen an (modifiziert nach Riede [27]).

In über 90% der Fälle blutet es in den Subarachnoidalraum. Die SAB stellt mit über 90% Wahrscheinlichkeit die Erstmanifestation intrakranieller Aneurysmen dar. Die Blutung wird durch den von ihr verursachten Druckanstieg in der Umgebung tamponiert. Gelegentlich wühlt sich das Blut in das Hirnparenchym hinein. Selten bewirken nichtrupturierte Aneurysmen Symptome durch die Beeinträchtigung von Nachbarstrukturen wie Meningen (Schmerzen), Hirnnerven (Lähmungen) oder sie führen durch die Verlegung der Liquorpassage sogar zum Hydrocephalus internus.

Klinik. Die Symptomatik **nichtrupturierter symptomatischer Aneurysmen** richtet sich nach der Lokalisation des Aneurysmas:
- Kopfschmerzen treten über Jahre anfallsweise auf.
- Hörstörungen sind mit einem Tinnitus oder Schwindel verbunden.
- innere/äußere Lähmung des N. oculomotorius (s. Kap. 2.8.3)
- Ein monokulärer Visusausfall (Druckschäden des Sehnerven) oder Gesichtsfeldausfälle (Kompression des Tractus opticus bzw. des Chiasma opticum) oder das Cavernosussyndrom (Augenmuskellähmungen und Schmerzen im Versorgungsgebiet des N. ophthalmicus, gelegentlich auch im Versorgungsgebiet des N. infraorbitalis) hängen von der Lokalisation eines Aneurysmas der A. carotis interna ab.
- Eine Lähmung des N. abducens tritt bei Aneurysmen der A. basilaris auf.

Die **Subarachnoidalblutung** kann ohne (90%) oder mit (10%) den oben genannten Vorboten (Symptome des nichtrupturierten Aneurysmas) auftreten. Typische Symptome sind:
- Ein heftigster, derart noch nie dagewesener Kopfschmerz tritt schlagartig auf und strahlt schnell in die Nacken-Schulter-Region aus.
- Oft kommt es zu einer Bewußtseinseintrübung, die bis hin zum Koma gehen kann.
- Ein Meningismus tritt meist nach einer Latenz von Stunden auf und und geht einher mit Nackensteifigkeit und Opisthotonus (positive Zeichen von Kernig und Brudzinski).
- Seltener zeigen sich Fundus- und Glaskörperblutungen mit Visuseinschränkungen.
- Zerebrale Krampfanfälle treten auf.
- Die Allgemeinsymptome sind hauptsächlich vegetativer Art: Erbrechen, Übelkeit, Kälte-

schauer, Schweißausbruch, Temperatur- und Blutdruckschwankungen.

Komplikationen. Folgende Komplikationen der SAB können sich entwickeln:
- **Vasospasmen.** Das Risiko ist zwischen dem 4. und 14. Tag nach der Blutung am höchsten. Neurologische Defizite werden während dieser Zeit oft durch vasospastisch bedingte Hirninfarkte verursacht – seltener durch Rezidivblutungen. Da einerseits die Spasmen das Operationsrisiko erhöhen und andererseits neurochirurgische Manipulationen an den Gefäßen Spasmen auslösen können, wird in diesem Zeitraum meist nicht operiert.
- **Rezidivblutung.** Das höchste Risiko besteht bis zum 9. Tag nach der Blutung. Rezidivblutungen brechen oft ins Hirngewebe oder gar in die Ventrikel ein. Ein Hirndruckanstieg führt rasch zur Dezerebration mit schlechter Prognose.
- **Hydrocephalus communicans.** Innerhalb weniger Tage kann sich die Resorptionsfläche des Liquors verringern und den Hirndruck ansteigen lassen. Dieser Hydrozephalus ist oft spontan reversibel.

Einteilung. Die SAB wird in 5 Schweregrade eingeteilt (Tab. 3-3).

Diagnostik
- Im **MRT** können insbesondere nach Kontrastmittelgabe große, auch asymptomatische Aneurysmen dargestellt werden (Abb. 3-13).
- Im **CCT** kann man basal ausgetretenes Blut erkennen (Abb. 3-14).
- Der **Liquor** ist direkt nach dem Ereignis blutig bzw. fleischfarben, nach ca. 3 Stunden wird der

Abb. 3-13 Symptomatisches Aneurysma im MRT T-1 nach Kontrast. Hypointens kommt eine kugelige Auftreibung im Verlauf der A. carotis interna zur Darstellung (Pfeil) [40].

Abb. 3-14 Subarachnoidalblutung im CCT. Hyperdenses Blut verteilt sich in den äußeren Liquorräumen (Pfeile). Die Sulci sind als Zeichen eines Hirnödems verstrichen [40].

Tab. 3-3 Gradeinteilung der Subarachnoidalblutung	
Schweregrad	**Definition des Schweregrads nach Hunt und Hess**
0	asymptomatische Aneurysma
1	leichte Kopfschmerzen, geringe Nackensteife
2	stärkere bis heftige Kopfschmerzen, deutliche Nackensteife, isolierte Hirnnervenausfälle
3	Verwirrtheit, leichte Bewußtseinstrübungen, geringe fokal-neurologische Defizite (z.B. leichte Aphasie)
4	schwere Bewußtseinstrübungen, neurologische Defizite (z.B. deutliche Hemiparese, Aphasie)
5	tiefes Koma, Dezerebrationssyndrom

Überstand nach dem Zentrifugieren xanthochrom (die Gelbfärbung durch Blutfarbstoff weist auf einen Erythrozytenzerfall hin).
- Mit der **transkraniellen Dopplersonographie** können Vasospasmen nachgewiesen werden.
- Durch die **Angiographie** kann ein Aneurysma bzw. die Blutungsquelle dargestellt und die Therapie (s.u.) geplant werden (in 20–30% der Fälle gelingt kein Aneurysmanachweis).

Differentialdiagnose. Mögliche Differentialdiagnosen zum **nichtrupturierten symptomatischen Aneurysma** sind folgende Erkrankungen:
- Tolosa-Hunt-Syndrom. Typisch sind ein einseitiger retroorbitaler Schmerz, Augenmuskellähmungen und Sensibilitätsstörungen im Gebiet der Nn. ophthalmicus und infraorbitalis (I. und II. Trigeminusast), gelegentlich eine Protrusio bulbi und eine konjunktivale Injektion. Ursächlich werden unspezifische granulomatöse Entzündungen im Sinus cavernosus oder der Fissura orbitalis in Betracht gezogen. Die Diagnose wird mittels Dünnschicht-Untersuchung der Orbita mit der CCT, oder besser MRT, gestellt. Nach einer Steroidtherapie bessern sich die Symptome normalerweise im Verlauf von Tagen oder Wochen
- ophthalmoplegische Migräne (s. Kap.11.2.1)
- Arteriitis temporalis (s. Kap.14.6.3)
- Sinusvenenthrombose (v.a. Sinus cavernosus).

Als Differentialdiagnosen zur **SAB** sind prinzipiell alle Krankheiten mit attackenartigen Kopfschmerzen (s. Kap. 11.2) in Erwägung zu ziehen, häufig sind:
- Bing-Horton-Kopfschmerz (cluster-headache)
- Migräne
- Entzündungen der Nasennebenhöhlen
- Glaukomanfall
- Meningitis/Meningoenzephalitis.

Therapie
- Der Patient wird intensiv internistisch überwacht. Normotone Blutdruckwerte sind anzustreben, da bei hypertonen Werten die Gefahr der Nachblutung besteht.
- Eine Sedierung erfolgt z.B. mit 10 mg Diazepam, eine Analgesierung mit Opiaten (25–100 mg Pethidin s.c. oder 0,3–0,6 mg Buprenorphin i.v. oder i.m.).
- Zur Prophylaxe von Vasospasmen wird Nimodipin (initial 1 mg/h, dann 2 mg/h) verabreicht.
- Stuhlregulierung (z.B. Lactulose).
- Auftretende zerebrale Anfälle können z.B. mit Clonazepam und Phenytoin behandelt werden.
- Ein Hirndruck wird mit Oberkörperhochlagerung, Hyperventilation, Steroiden (Hirnödem) oder Osmodiuretika (vasogenes Ödem) therapiert. Eventuell erfolgt eine operative Druckmessung bzw. -senkung (v.a. bei Schweregrad 4–5).
- Antifibrinolytika zur Prophylaxe der Nachblutung gelten als obsolet!
- Bei einem angiographisch nachgewiesenen Aneurysma und dem Schweregrad 1–3 erfolgt eine Frühoperation (innerhalb der ersten drei Tage). Eine Operation nach dem 14. Tag wird als Spätoperation bezeichnet.

Prognose. Die SAB hat eine ungünstige Prognose. Lediglich 40–60% der Patienten erlangen wieder einen arbeitsfähigen bzw. beschwerdefreien oder symptomarmen Zustand. Bis zu 80% zeigen eingeschränkte kognitive Leistungen in detaillierten neuropsychologischen Untersuchungen. Trotzdem konnte die Prognose durch die konservative (v.a. antiischämische) und operative Therapie (v.a. die Frühoperation) verbessert werden.

3.1.4 Sinus- und Hirnvenenthrombose

Die blande Sinusvenenthrombose wird von der seltenen septischen Sinusvenenthrombose unterschieden.

Blande Sinus- und Hirnvenenthrombose

Epidemiologie. Das Alter der Patienten liegt gewöhnlich unter 40 Jahren. Das Verhältnis Frauen zu Männer beträgt 3:2. Als besondere Risikofaktoren für die Frau gelten Kontrazeptiva und das Puerperium.

Ätiologie und Pathogenese. Grundsätzlich liegen dieselben Mechanismen zugrunde wie bei extrakraniellen venösen Thrombosen, nämlich die Virchow-Trias:
- **Gefäßwandläsion.** Ursachen können eine Entzündung, eine Arteriosklerose oder ein Trauma sein.

- **Veränderte Hämodynamik.** Im Bereich eines Aneurysmas kann es z.B. zur Wirbelbildung kommen, eine lokale Stase durch einen Hirntumor oder eine Rechtsherzinsuffizienz können die Blutströmung verlangsamen. Selten ist eine aufsteigende Jugularvenenthrombose.
- **Störung der Blutgerinnung.** Ursächlich ist ein Ungleichgewicht zwischen der Gerinnung und der körpereigenen Fibrinolyse (z.B. eine Thrombozytose oder ein Mangel an Antithrombin III oder Protein S/C).

Die Thrombose kann zunächst die Hirnvenen befallen und dann auf die Sinus übergreifen bzw. umgekehrt. Abhängig von der kollateralen venösen Drainage und dem Fortschreiten der Thrombosierung kommt es zu einem ischämischen Hirnödem, Stauungsblutungen und ischämischen Infarkten. Gleichzeitig finden Rekanalisierungsvorgänge statt, so daß der klinische Verlauf sehr fluktuierend sein kann.

Klinik. Die Symptome entwickeln sich überwiegend schleichend und subakut. Früh zeigen sich im Liegen zunehmende, intensiv drückende Kopfschmerzen, dann kommen Übelkeit und Erbrechen sowie Diplopie hinzu, schließlich eine Stauungspapille. Es treten Verwirrtheitszustände, eine Vigilanzstörung und Bewußtseinstrübung bis hin zum Koma (Hirndrucksteigerung) auf. Auch zentrale Paresen und zerebrale Krampfanfälle sind möglich.

Diagnostik. Diese Diagnose ist sehr schwierig zu stellen, weil einerseits das Krankheitsbild nicht einheitlich ist und fluktuieren kann und andererseits es keine einfache Zusatzuntersuchung zur schnellen Diagnosesicherung gibt. Die Zusatzuntersuchungen können – bis auf das Angiogramm – allesamt unauffällig sein.
- Der **Liquor** ist häufig normal oder zeigt eine leichte Eiweißvermehrung, eine blutige Beimengung oder eine Xanthochromie. Der Liquordruck ist häufig erhöht.
- **CCT** und **MRT** weisen Staseblutungen und Infarkte nach. Die Infarkte liegen in der Regel subkortikal und überschreiten die arteriellen Versorgungsgebiete. Typisch in der Kontrastmittel-CCT ist das Delta-Zeichen, eine okzipitale, runde Kontrastmittelaussparung im Confluens sinuum bei einer Thrombose des Sinus sagittalis superior.
- Im **EEG** finden sich Herdbefunde und bei Hirndruck Allgemeinveränderungen.
- In der **Laboruntersuchung** sind die BSG und D-Dimere erhöht und eine Leukozytose nachweisbar.
- Die **Angiographie** der A. carotis interna sichert eine Sinus- oder Hirnvenenthrombose – hierbei ist die venöse Phase des Angiogramms verzögert – oder schließt sie aus. Die Angiographie ist indiziert, wenn MRT und MR-Angiographie unergiebig waren und weiterhin klinisch der Verdacht auf eine Sinusvenenthrombose besteht.

Differentialdiagnose. Wegen des uneinheitlichen Krankheitsbildes ist die Differentialdiagnose weit gefächert:
- Meningitis/Enzephalitis: CCT, Liquor, im Zweifelsfall Angiographie (die dann normal ist).
- Eklampsie: erhöhter Blutdruck, pathologische Nierenwerte!
- Sinusitiden: Verschattung der Nasennebenhöhlen in der Röntgenaufnahme des Schädels.
- Hirninfarkt. CCT/MRT.
- Zerebrale Vaskulitis: Dopplersonographie.

Therapie. Eine **Vollheparinisierung** wird mit einem Bolus von 3000–5000 IE begonnen, dann so fortgeführt, daß die PTT auf das Zwei- bis Dreifache des Ausgangswertes, der normal bei 23–35 Sekunden liegt, ansteigt. Überlappend erfolgt eine Antikoagulation mit Phenprocoumon (Marcumar®) für 8–12 Monate.
- Eine prophylaktische **antikonvulsive Therapie** (z.B. mit Phenytoin) ist im akuten Stadium indiziert.
- Ein erhöhter Hirndruck wird durch Osmodiuretika, Kopfhochlagern, Hyperventilation und ggf. Liquorpunktion gesenkt (entsprechend der Therapie des Ödems beim Infarkt, s. Kap. 3.1.1, werden **keine** Steroide verabreicht).
- Außerdem werden eine evtl. vorhandene Gerinnungsstörung behoben und Kontrazeptiva abgesetzt.

Prognose. Bei rechtzeitiger adäquater Therapie kommt es oft – außer bei intrazerebralen Blutungen – zu einer Restitutio ad integrum. Rezidive treten in weniger als 5% der Fälle auf. Allerdings hat der Verschluß des Sinus sagittalis superior eine Letalität von 78%.

Septische Sinusthrombose

Ätiologie und Pathogenese. Eitrige Prozesse der Nasennebenhöhlen, der Siebbeinzellen, des Gesichts (Oberlippenfurunkel), des Mittelohrs (Otitis media) oder des Warzenfortsatzes (Mastoiditis) können durch Fortleitung septische Thrombosen verursachen. Die Erreger – häufig Staphylokokken, Proteus oder E. coli – können über zuleitende kleine Venen oder per continuitatem durch den Knochen in die Sinus gelangen. Zunächst bilden sich wandständige, später obliterierende Thromben. Gleichzeitig entsteht eine umschriebene oder diffuse Meningitis, evtl. ein subdurales Empyem. Am häufigsten ist der Sinus transversus befallen, am zweithäufigsten der Sinus cavernosus.

Klinik und Diagnostik. Die Krankheit setzt akut ein. Zu den neurologischen Symptomen kommen Allgemeinsymptome, v.a. Fieber und Schüttelfrost (BSG-Erhöhung und Leukozytose). Als lokale Zeichen können eine schmerzhafte Rötung und Schwellung über dem Sinus auftreten. Manchmal ist die V. jugularis sehr druckempfindlich. Der Liquor zeigt fast immer entzündliche Zeichen (v.a. Pleozytose). Das neuroradiologische Vorgehen entspricht dem bei der blanden Thrombose (MRT/CCT, evtl. Angiographie).

Therapie. An erster Stelle steht die **Antibiose**. Eventuell sind eine chirurgische Herdsanierung und bei einem subduralen Empyem eine neurochirurgische Intervention erforderlich. Ob eine Heparintherapie indiziert ist, ist noch nicht geklärt. Sie erscheint jedoch sinnvoll.

3.2 Zerebrale Gefäßfehlbildungen !

Bei den wichtigsten zerebralen Gefäßfehlbildungen werden nach pathologisch-anatomischen Kriterien arteriovenöse, venöse und kavernöse Angiome, kapilläre Teleangiektasien und der Morbus Sturge-Weber (enzephalofaziale Angiomatose, s. Kap. 15.1.5 Phakomatosen) unterschieden. Sie sind von bösartigen Gefäßgeschwülsten zu trennen. Die arteriovenösen (AV-)Angiome haben die größte klinische Bedeutung.

Arteriovenöse Angiome

Definition. Arteriovenöse (AV-)Angiome sind angeborene Gefäßfehlbildungen, in denen Hirnarterien durch ein Gefäßkonvolut mit Venen kurzgeschlossen sind. Das Gefäßknäuel besteht aus wenig differenzierten Gefäßen, die manchmal verkalkt sind. Z.T. liegen die Angiome an der Hirnoberfläche.

Pathogenese. Durch den Kurzschluß wird dem Hirnparenchym, das im Versorgungsgebiet der betroffenen Arterie liegt, Blut entzogen. Es erleidet eine chronische Hypoxie. Außerdem kann die Hirndurchblutung bis auf das Drei- bis Vierfache gesteigert sein. Dies führt zu einer Belastung des großen Kreislaufes und schließlich zu einer Linksherzinsuffizienz. Die pathologischen Gefäße können leicht rupturieren, dadurch kommt es zur intrazerebralen Blutung oder zur Subarachnoidalblutung.

Klinik. Die Angiome können sich sowohl durch die druckbedingte Ausdehnung als auch durch das normale Wachstum im Rahmen des physiologischen Wachstums des gesamten Organismus vergrößern. Deshalb treten die Symptome häufig am Ende der Pubertät oder am Anfang der Adoleszenz auf. Typische Beschwerden sind:
- Orthostatische Beschwerden wie Schwindel und Kollapsgefühl
- Kopfschmerzen, die oft migräneartig sind
- Zerebrale Krampfanfälle können fokal oder generalisiert sein und treten als Folge einer umschriebenen Ischämie später hinzu
- Zerebrovaskuläre Komplikationen. Etwa zwei Drittel der Patienten erleiden einen Apoplex mit neurologischen Defiziten. Die Ursachen sind entweder eine Mangeldurchblutung oder kleine Einblutungen in das Hirnparenchym. Andere Patienten erleiden eine SAB, die ähnlich, aber meist leichter verläuft als die SAB bei einem Aneurysma.

Diagnostik
- Gelegentlich ist das Gefäßkonvolut durch ein pulssynchrones Geräusch auszukultieren.
- Im EEG zeigen sich Herdveränderungen.
- In der CCT/MRT stellt sich das Angiom als nicht raumfordernder Tumor dar (Abb. 3-15), der normalerweise Kontrastmittel aufnimmt.

Abb. 3-15 Arterio-venöse Malformation (Angiom).
Ein Konvolut aus großkalibrigen Gefäßlumina zeigt sich in der Postzentralregion (Pfeil) [40].
a: Sagitales MRT T-1-Wichtung.
b: MRT T-2-Wichtung.

- Durch die Angiographie wird die Diagnose gesichert und das Konvolut dargestellt.
- Verkalkte Konvolute sind auf der Röntgen-Nativaufnahme zu sehen.

Therapie. Der Kurzschluß kann durch eine angiographische Embolisation, die pathologischen Gefäße können durch eine Operation beseitigt werden. Falls OP/Embolisation nicht möglich ist, kann eine Radiatio in Frage kommen. Die konservative Therapie behandelt symptomatisch die Komplikationen (zerebrale Anfälle, Apoplex, SAB).

Sonstige Angiome

- **Venöse Angiome.** Sie bestehen aus einem tief im Marklager liegenden Netzwerk kleiner Medullarvenen, die fächerförmig in größere Sammelvenen münden. Venöse Angiome können durch zerebrale Anfälle symptomatisch werden und müssen dann evtl. operativ entfernt werden.
- **Kavernöse Angiome.** Kavernome sind Hämangiome mit weiten, dünnwandigen Gefäßräumen, die von einem Endothel ausgekleidet sind. Überwiegend kommen sie extrakraniell vor, selten intrakraniell, dann können sie jedoch überall im Gehirn auftreten. Kavernöse Angiome verhalten sich klinisch ähnlich wie AV-Angiome, häufigste Erstsymptome sind zerebrale Anfälle. Kavernome können ebenfalls operativ entfernt werden. Die Therapieindikation asymptomatischer Kavernome ist umstritten.
- **Kapilläre Teleangiektasien.** Diese umschriebenen, meist einzelnen Anhäufungen von Kapillaren in normalem Hirngewebe werden sehr selten symptomatisch und sind oft Zufallsbefunde bei Obduktionen.

3.3 Spinale Zirkulationsstörungen und Gefäßfehlbildungen

Anatomische Grundlagen

Die Rückenmarksarterien, eine unpaare A. spinalis anterior und zwei Aa. spinales posteriores, werden aus den Aa. vertebrales und den Segmentarterien (Aa. intercostales und Aa. lumbales) mit Blut gespeist (Abb. 3-16). Von 31 Spinalarterien

Abb. 3-16 Arterielle Blutversorgung des Rückenmarks [30].

R. spinalis (A. intercostalis posterior)

erreichen nur etwa 8–10 das Rückenmark (die übrigen versorgen die Nervenwurzeln bzw. die Hirnhäute). Die größte liegt gewöhnlich zwischen Th12 und L3 (A. radicularis magna, Adamkiewicz). Diese Gefäße teilen sich in einen ventralen und einen dorsalen Ast, die jeweils die A. spinalis anterior und Aa. spinales posteriores speisen. Aus den Aa. spinales anteriores entspringen die Aa. sulcocommissurales, welche die Vorderhörner, die Basis der Hinterhörner und den größten Teil des Vorderseitenstranges versorgen. Der Rest der Hinterhörner und die Hinterstränge werden von den Aa. spinales posteriores versorgt.

3.3.1 Ischämien des Rückenmarks !!

Wie bei den zerebralen Durchblutungsstörungen verursachen unterschiedliche Gefäßerkrankungen dieselben Symptome. Sie richten sich nach dem Befall des betroffenen Gefäßes.

Ätiologie. Für das Auftreten einer spinalen Ischämie sind Erkrankungen der Aorta am bedeutendsten:

- In **Aortenaneurysmen** können sich Embolien bilden, bei einem Aneurysma dissecans der Aorta können die Aa. intercostales und Aa. lumbales durch den Intimaeinriß direkt komprimiert werden.
- Bei der **Aortenisthmusstenose** kann der Kollateralkreislauf über die Rückenmarksarterien sowohl kleine Blutungen und Druckschäden als auch – v.a. bei einem Blutdruckabfall – Ischämien des Rückenmarks verursachen.
- Eine **Arteriosklerose** kann zur Bildung von Embolien führen.
- Bei einer **Angio- und Aortographie** können sich während des Vorschiebens des Katheters Thromben lösen und zu Embolien führen oder sich Rückenmarksschädigungen durch toxische Einflüsse des Kontrastmittels entwickeln.
- **Vaskulitiden** als Ursache von Infarkten des Rückenmarks treten bei Kollagenosen, aber auch bei der Lues auf.
- **Iatrogen.** Operationen an Aorta oder Wirbelsäule; paravertebrale Injektionen (Analgesie, Sympathikusblockade).

Klinik. Häufigste Manifestation ist das **Spinalis-anterior-Syndrom,** das folgende Symptome macht:

- Radikuläre Schmerzen finden sich auf der segmentalen Höhe der betroffenen Arterie.
- Paraparesen hängen von der Höhe der Läsion ab und sind initial meist schlaffe Lähmungen. Trotzdem können Pyramidenbahnzeichen ausgelöst werden.
- Dissoziierte Sensibilitätsstörung. Typisch ist der Verlust von Temperatur- und Schmerzempfindung bei erhaltener Tiefensensibilität, da die Hinterstränge von den Aa. spinales dorsales versorgt werden.
- Blasen- und/oder Mastdarmstörung.
- Die Claudicatio intermittens spinalis kann isoliert oder als Vorbote auftreten. Dabei werden obige Symptome durch eine Belastung, wie

z.B. Gehen, in abgeschwächter Form ausgelöst. (Hiervon abzugrenzen ist die Claudicatio intermittens caudae equinae, die eine ähnliche Symptomatik hat, aber durch einen verengten Spinalkanal verursacht sein soll.)
- Selten verursacht ein Infarkt der A. sulcocommissuralis ein Brown-Séquard-Syndrom (s. Kap. 2.11.2).

Chronische Durchblutungsstörungen des Halsmarkes verursachen im Alter eine **chronisch-progrediente Myelopathie.** Dabei kommt es zu einer spastischen Para- oder Tetraplegie, querschnittsförmigen dissoziierten Gefühlsstörungen und gelegentlich einem zervikalen Schmerzsyndrom.

Diagnostik. Ein Nachweis des Infarktes gelingt in der Regel nicht (nur gelegentlich kann er in der MRT dargestellt werden), daher wird die Diagnose vorwiegend klinisch und nach Ausschluß anderer Ursachen gestellt. Mit EMG läßt sich etwa 14 Tage nach dem Ereignis der segmentale Untergang von Vorderhornmotoneuronen nachweisen.

Therapie. Die allgemeine Behandlung entspricht den nicht-chirurgischen Maßnahmen bei einem traumatischen Querschnittssyndrom (s. Kap. 9.5). Die Ursachen werden therapeutisch angegangen.

3.3.2 Spinale Blutungen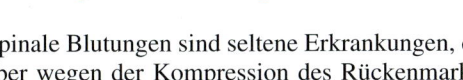

Spinale Blutungen sind seltene Erkrankungen, die aber wegen der Kompression des Rückenmarkes schwerwiegende Folgen haben können und daher differentialdiagnostisch in Betracht gezogen werden sollten. Man unterscheidet:
- **Intraspinale (medulläre) Blutung (Hämatomyelie).** Bei Angiomen, Blutgerinnungsstörungen oder selten bei Wirbelsäulentraumen blutet es ins Rückenmark. Die klinische Symptomatik richtet sich nach dem Ausmaß der Blutung. Das Bild kann von einzelnen Ausfällen betroffener Bahnen (Lähmung, dissoziierte Sensibilitätsstörung) über das Brown-Séquard-Syndrom bis zum kompletten Querschnittssyndrom reichen.
- **Spinale Subarachnoidalblutung.** Meist blutet es aus Angiomen oder gefäßreichen Tumoren in den spinalen Subarachnoidalraum. Dabei kommt es plötzlich zu heftigem Rückenschmerz mit einem sich rasch entwickelnden Meningismus.

Diagnostik. Neuroradiologische Diagnosemöglichkeiten sind MRT, CT und spinale Angiographie. Eventuell werden eine Liquorpunktion oder eine Myelographie durchgeführt.

Differentialdiagnose. Als Differentialdiagnosen kommen z.B. die Encephalomyelitis disseminata, degenerative Rückenmarkserkrankungen und die chronische spondylogene Myelopathie in Frage.

Therapie. Als neuroradiologisches Verfahren steht die angiographische Embolisation (von AV-Angiomen) zur Verfügung, seltener wird operiert.

3.3.3 Spinales arteriovenöses Angiom

Bei den spinalen Gefäßfehlbildungen ist nur das arteriovenöse Angiom klinisch relevant.

Epidemiologie. Spinale Angiome sollen häufig vorkommen (3–12%), jedoch meist asymptomatisch sein.

Pathogenese. Bei dieser anlagebedingten Gefäßfehlbildung kann das Rückenmark durch den erhöhten Blutfluß im arteriovenösen Kurzschluß geschädigt werden (ischämische Myelopathie).

Klinik. Oft werden die Angiome nach dem 40. Lebensjahr akut oder subakut symptomatisch. Die Beschwerden wechseln je nach den Durchblutungsverhältnissen (Belastungen, nächtlicher Blutdruckabfall etc.):
- radikuläre Schmerzen, später kommen Parästhesien hinzu
- fluktuierende oder progrediente Paraparese
- Blasen- und/oder Mastdarmstörung
- in den Endstadien Querschnittssyndrom.
- Angiome können auch bluten (s.o.).

Diagnostik. Wie bei der spinalen Blutung werden MRT, CT, evtl. eine Liquorpunktion und eine Myelographie durchgefürt. Die Diagnosesicherung erfolgt durch die Angiographie.

Therapie. Es wird entweder angiographisch embolisiert oder operiert.

3.4 Zusammenfassung

Unter **Schlaganfall (Apoplex)** versteht man eine akut/subakut auftretende neurologische Herdsymptomatik, im allgemeinen auf dem Boden einer Zirkulationsstörung (Ischämie, Blutung, SAB, Sinusthrombose). Am häufigsten sind **Ischämien** (Insult und Infarkt), die hauptsächlich durch Arteriosklerose und Embolien verursacht werden. Die Symptomatik richtet sich nach dem betroffenen Gefäßgebiet: Ist der vordere Hirnkreislauf betroffen, resultieren vorwiegend Hemiparesen, Hemihypästhesien und neuropsychologische Störungen (z.B. Aphasien). Für den hinteren Hirnkreislauf sind eine Hemianopsie, Hirnstammsymptome (Bewußtseinseintrübung!) und Kleinhirnsymptome (v.a. Ataxie und Dysarthrie) typisch. Prophylaktisch müssen vor allem die Risikofaktoren beseitigt und behandelt werden. Die Akutbehandlung versucht das Ausmaß der Nervenzellschädigung einzuschränken. In der Rehabilitation soll die Wiedererlangung verlorengegangener Funktionen gefördert werden. Eine **Hirnblutung** ist seltener, muß aber vor dem Therapiebeginn durch die CCT ausgeschlossen werden.

Die **Subarachnoidalblutung (SAB)** verursacht schlagartige, heftigste Kopfschmerzen und einen Meningismus. Die Behandlung besteht hauptsächlich in der Prophylaxe der Komplikationen Vasospasmus, Rezidivblutung und Hydrocephalus communicans. Ist angiographisch ein Aneurysma nachgewiesen, sollte es in den ersten Tagen operiert werden.

Die **blande Sinusthrombose** befällt überwiegend Frauen (Kontrazeptiva, Puerperium) und wird durch eine sich schleichend entwickelnde Symptomatik mit dem Leitsymptom Kopfschmerz manifest. Die Diagnose ist schwierig zu stellen, gesichert wird sie nur durch MRT/MR-Angiographie bzw. die Angiographie. Bei einer rechtzeitigen Therapie besteht eine relativ gute Prognose.

Die klinisch bedeutendste zerebrale Gefäßfehlbildung ist das **arteriovenöse (AV-)Angiom.** Es kann klinisch durch Kopfschmerzen, Krampfanfälle oder zerebrovaskuläre Komplikationen in Erscheinung treten. Die Sicherung der Diagnose erfolgt durch die Angiographie. Es wird angiographisch embolisiert bzw. operiert (ggf. Radiatio).

Spinale Ischämien werden überwiegend durch Aortenerkrankungen verursacht. Die A. spinalis anterior ist am häufigsten betroffen. Klinische Symptome sind radikuläre Schmerzen, Paresen und dissoziierte Sensibilitätsstörungen. **Spinale Blutungen** sind selten und können zu einzelnen Ausfällen bis hin zum Querschnittssyndrom führen.

Bei **arteriovenösen Angiomen des Rückenmarks** kommt es aufgrund des arteriovenösen Kurzschlusses zur ischämischen Myelopathie, die sich durch chronische radikuläre Schmerzen und eine fluktuierende oder progrediente Paraparese bemerkbar macht.

4 Zerebrale Anfallsleiden (Epilepsien)

Zunächst werden Allgemeinbegriffe erklärt, ein Überblick über die Einteilung der Anfälle gegeben und das diagnostische Vorgehen erläutert. Es folgt die Besprechung wichtiger einzelner Krankheitsbilder, geordnet nach der traditionellen Nomenklatur.

Definition. Ein epileptischer Anfall ist eine pathologische Reaktion des ZNS, bei der es zu motorischen, sensorischen, sensiblen, vegetativen oder psychischen Symptomen bzw. Ereignissen kommt. Bei einem einmaligen Ereignis spricht man vom **Gelegenheitsanfall**. Das **Anfallsleiden (Epilepsie)** ist durch wiederholte Anfälle, oft auch durch psychische Veränderungen und fast immer durch iktale pathologische EEG-Veränderungen gekennzeichnet. Die **Residualepilepsie** ist ein Anfallsleiden, das sich nach einer perinatalen Hirnschädigung entwickelt. Epilepsien ab dem 50. Lebensjahr bezeichnet man als **Spätepilepsien**.

Epidemiologie. Bei etwa 10% aller Menschen besteht aufgrund des EEG-Befundes eine erhöhte Krampfbereitschaft, eine sog. **latente Epilepsie**. Bei etwa 5% tritt nur einmal oder wenige Male im Leben ein epileptischer Anfall auf (Gelegenheitsanfall oder Oligoepilepsie). Die Prävalenz der Epilepsie, des eigentlichen Anfallsleidens, beträgt 0,5–1%.

Ätiologie. Tabelle 4-1 gibt eine Übersicht über die im jeweiligen Lebensalter häufigsten Ursachen von zerebralen Krampfanfällen.
Für manche Formen von Anfallsleiden, bei denen keine faßbare Ursache für die zerebralen Krampfanfälle gefunden werden kann, sind Einflüsse von Erbfaktoren nachgewiesen: 61% der eineiigen und nur 12% der zweieiigen Zwillinge sind konkordant betroffen. Das generelle empirische Erkrankungsrisiko für Kinder und Geschwister von Patienten mit einem Anfallsleiden ist niedrig: Es beträgt etwa 4–8% für die Kinder und etwa 4% für die Geschwister. Überwiegend wird ein polygener (multifaktorieller) Erbgang vermutet, doch auch eine dominante und eine rezessive monogene Vererbung scheinen vorzukommen.

Pathogenese. Reizt man das Gehirn physikalisch (z.B. elektrisch, wie bei der Elektrokrampftherapie) oder pharmakologisch (z.B. mit Pentetrazol oder Bemegrid) stark genug, so löst dies Krampfanfälle aus. Bemerkenswerterweise können schon dem Pentetrazol chemisch nahverwandte Stoffe (z.B. Cyclohexylpentamethylentetrazol oder Glutethimid) antikonvulsiv wirken. Die Unreife des

Tab. 4-1 Übersicht über für das jeweilige Lebensalter typische Ursachen zerebraler Krampfanfälle

Lebensalter	Ursachen
Säuglings- und Kindesalter	Fieberkrämpfe Meningitis/Enzephalitis perinatale Hypoxie intrakranielle Blutungen angeborene Stoffwechselerkrankungen Phakomatosen (z.B. tuberöse Sklerose)
10.–25. Lebensjahr	idiopathische Epilepsien (genetische Faktoren) perinatale Hirnschädigung zerebrale Gefäßfehlbildungen Schädel-Hirn-Traumen Meningitis/Enzephalitis
25.–50. Lebensjahr	perinatale Hirnschädigung Schädel-Hirn-Traumen chronischer Alkoholabusus Hirntumoren Entzündungen (Vaskulitis, Enzephalitis)
ab dem 50. Lebensjahr	Neoplasien zerebrovaskuläre Erkrankungen

kindlichen Gehirns (unvollständige Myelinisierung) ermöglicht Anfallsformen, die fast ausschließlich bis zum Ende des Kleinkindesalters auftreten. Diese Unreife äußert sich neurophysiologisch im kindlichen EEG durch eine große Variationsbreite bezüglich der Frequenz, der Amplitude und der Reaktionsfähigkeit gegenüber äußeren Einflüssen (das kindliche EEG ist daher z.T. schwierig zu beurteilen!). Die genaue Pathogenese des zerebralen Krampfanfalls ist noch weitestgehend ungeklärt. Der Anfall wird als Ergebnis abnormer, exzessiver elektrischer Entladungen größerer Neuronenverbände angesehen. Einflüsse auf die Stabilität des Membranpotentials von Nervenzellen führen zu einer Änderung der Erregbarkeit und können somit Depolarisationen fördern. Solche Einflüsse sind zum einen metabolische Faktoren zur Energieerzeugung in der Nervenzelle, zum anderen ein Ungleichgewicht zwischen inhibitorischen (hemmenden) und exzitatorischen (erregenden) Neurotransmittern:

- **Gesteigert** wird die Erregbarkeit von Nervenzellen durch eine intrazelluläre Wasseransammlung (z.B. Hirnödem), eine Alkalose und einen Mangel an freien Kalziumionen (z.B. ruft das Abatmen von CO_2 bei der Hyperventilation eine Alkalose hervor, die zu einer Zunahme der Proteinbindungen von Ca^{2+} und somit zu einem Abfall des freien Ca^{2+} führt), eine Hypoxie, eine Hypoglykämie (z.B. Insulinüberdosierung), eine Hyperthermie (Fieber), Elektrolytentgleisungen und einen Alkohol- bzw. Medikamentenentzug (z.B. Benzodiazepine, Antikonvulsiva).
- **Herabgesetzt** wird die Erregbarkeit von Nervenzellen durch eine Dehydratation, eine Azidose, einen Kalziumüberschuß und antikonvulsiv wirkende Medikamente in therapeutischer Dosis.

Manchmal können Anfälle und/oder pathologische Veränderungen im EEG durch bestimmte Maßnahmen wie Lichtblitze bzw. das Flimmern auf einem Fernsehbildschirm, bestimmte akustische Reize (z.B. in einer Diskothek) oder sensible Hautreize provoziert werden.

Einteilung. Zerebrale Anfälle können **nach der Ätiologie** eingeteilt werden (wie bei den zerebralen Ischämien kann auch bei den Anfallsleiden eine Ursache mehrere verschiedene klinische Bilder hervorrufen; ein zerebraler Anfall kann auch als Symptom aufgefaßt werden):

- **Symptomatische Anfallsleiden** können auf eine Krankheit oder eine Läsion des Gehirns zurückgeführt werden.
  - **Residualepilepsien** liegt eine Dysgenesie (Differenzierungsstörung des Gehirns) oder eine abgeschlossene Gehirnerkrankung, z.B. Enzephalitis, Meningitis, traumatische Hirnschädigung, zerebrale Ischämie/Blutung, (perinatale) Hypoxämie etc. zugrunde.
  - **Prozeßepilepsien** liegen eine prozeßhafte Gehirnerkrankung wie raumfordernde Prozesse (z.B. Abszeß, Tumor, zerebrale Gefäßfehlbildung), seltener chronisch entzündliche ZNS-Erkrankungen (z.B. MS), degenerative Hirnerkrankungen und Stoffwechselerkrankungen zugrunde.
- **Kryptogene Anfallsleiden.** Bei diesen symptomatischen Anfallsleiden wird eine Ursache vermutet, sie kann aber (mit den heutigen diagnostischen Möglichkeiten noch) nicht gefunden werden.
- **Idiopathische Anfallsleiden** erfüllen bestimmte ätiologische, klinische und prognostische Kriterien:
  - Es läßt sich keine anfallsverursachende Läsion nachweisen, häufig besteht jedoch eine genetische Komponente.
  - Der neuropsychologische Befund ist unauffällig.
  - Der Verlauf bezüglich der Anfälle selbst, aber auch bezüglich der neuropsychologischen Entwicklung ist prognostisch günstig.

Früher wurden Anfallsleiden, deren Ursachen bzw. morphologisches Korrelat nicht gefunden werden konnten, bei denen man jedoch eine erbliche Komponente vermutete, als „genuin" bezeichnet.

Nach der Klassifikation der internationalen Liga gegen Epilepsie (in der Praxis gängig ist zur Zeit die Klassifikation von 1981, die epileptische Anfälle nach klinischen Kriterien und EEG-Veränderungen einteilt; ein neuerer Vorschlag zur Einteilung der Epilepsien und epileptischen Syndrome von 1989 wird noch kontrovers diskutiert) unterscheidet man folgende Formen zerebraler Anfälle:

- **(Primär) generalisierte Anfälle.** Meist tritt eine Bewußtseinsstörung auf. Die klinische Symptomatik ist von Beginn des Anfalls an auf die Beteiligung beider Hemisphären zurückzuführen. Ebenso sind die iktalen (während des Anfalls auftretenden) EEG-Veränderungen von Beginn des Anfalls an über dem gesamten Gehirn vorzufinden.
  - **Absencen.** Diese werden in typische und atypische Absencen unterteilt. Typische Absencen gehen nur mit einer Bewußtseinsstörung einher. Atypische Absencen haben zusätzlich myoklonische, atonische, tonische bzw. autonome Komponenten oder Automatismen.
  - **Myoklonische Anfälle.** In der Regel imponieren sie durch einzelne oder multiple myoklonische Zuckungen.
  - **Klonische Anfälle.** Die gesamte Muskulatur oder nur einige Körpermuskeln kontrahieren sich unkoordiniert und ruckartig.
  - **Tonische Anfälle.** Sie äußern sich in gleichmäßigen, kontinuierlichen Muskelkontraktionen.
  - **Tonisch-klonische Anfälle.** Nach einer initialen tonischen Phase (normalerweise ca. 20–40 Sekunden) folgt eine klonische Phase. Der tonisch-klonische Anfall ist die typische Form des Grand-mal-Anfalls.
  - **Atonische Anfälle.** Es kommt zu einem Verlust des Muskeltonus. Hierzu zählen auch myoklonisch-astatische Anfälle.
- **Fokale (lokale, partielle) Anfälle.** Sowohl die EEG-Veränderungen als auch das klinische Erscheinungsbild lassen darauf schließen, daß der fokale Anfall in einem anatomischen/funktionellen Neuronenverband begonnen hat, der auf einen Teil einer oder beider Hemisphären eingegrenzt werden kann.
  - **Einfache fokale Anfälle.** Das Bewußtsein ist im Anfall nicht gestört. Dabei können motorische, somatosensorische, vegetative oder psychische Symptome auftreten. **Motorische Symptome** können fokal begrenzt sein (ohne Ausbreitung der Symptomatik) oder sich als Jackson-Anfälle (mit Ausbreitung der Symptomatik, s.u.), als Versiv-Anfall oder als Vokalisationsanfall äußern. **Somatosensorische Symptome** sind z.B. der sensible Jackson-Anfall oder visuelle, auditive, olfaktorische und gustatorische Symptome. **Vegetative Erscheinungen** sind z.B. Schwitzen, Übelkeit und Blässe. Zu den **psychischen Symptomen** (Störungen höherer Hirnfunktionen) zählen die Aphasie, dysmnestische Symptome (z.B. Déjà-vu-Erlebnisse), affek-

tive oder kognitive Symptome (z.B. Furcht, Angst, Zwangsgedanken).
- **Komplexe fokale Anfälle.** Das Bewußtsein ist im Anfall gestört. Man unterscheidet zwei Formen:
Anfälle, die wie ein einfacher fokaler Anfall beginnen und von einer Bewußtseinsstörung gefolgt werden, gehen mit Symptomen fokaler Anfälle oder mit Automatismen einher.
Bei Anfällen mit einer Bewußtseinsstörung von Beginn des Anfalls an kann die Bewußtseinsstörung entweder isoliert oder mit Symptomen fokaler Anfälle oder mit Automatismen auftreten.
- **Fokale Anfälle mit sekundärer Generalisierung.** Einfache oder komplexe fokale Anfälle können in einen generalisierten tonisch-klonischen Anfall übergehen (die Erregung breitet sich aus und wird bilateral).

Diagnostik

- **Anamnese/Fremdanamnese.** Da der Arzt selten einen Anfall selbst sieht, steht die Anamnese im Mittelpunkt der Epilepsiediagnostik. Dabei ist es wichtig, nach der familiären Belastung, prädisponierenden Gehirnerkrankungen, dem genauen Ablauf (Semiologie) und der Dauer des Anfalls und der Bewußtseinslage zu fragen. Geklärt werden sollte, ob der Patient während des Anfalls Schaum vor dem Mund hatte, es zu einem Stuhl- oder Urinabgang kam, Prodromi vorlagen, sich der Patient bei dem Anfall verletzt hat (typisch sind ein Zungen- oder Wangenbiß) und/oder sich eine postiktale Müdigkeit bzw. eine Reorientierungsphase fand.
- **EEG.** Die Ableitungen werden in Ruhe und, falls sie in Ruhe unauffällig sind, unter Provokationsmaßnahmen (Hyperventilation, Photostimulation) aufgezeichnet. Zusätzliche Untersuchungen sind das Schlaf- bzw. Schlafentzugs-EEG (Ableitung im Schlaf nach Schlafentzug) und das Langzeit-EEG (es kann mit simultaner Videoüberwachung aufgezeichnet werden und soll v.a. ein iktales EEG liefern). Falls ein fokales Anfallsleiden operiert werden soll, kann auch ein invasives EEG (die Ableitelektroden werden auf der Gehirnoberfläche oder intrazerebral appliziert) notwendig werden.
- **CCT/MRT.** Zur Erfassung einer morphologisch faßbaren Ursache der Anfälle (s.o.) dient die kranielle Bildgebung.
- **Angiographie.** Sie dient der Diagnostik intrazerebraler Gefäßfehlbildungen und präoperativer Durchblutungsverhältnisse.
- **SPECT/PET.** Mit diesen nuklearmedizinischen Verfahren können Einblicke in die dynamischen Vorgänge von zerebralen Stoffwechsel- (PET) und Durchblutungsveränderungen (SPECT) gewonnen werden. Das SPECT ist hilfreich zur iktalen Herdlokalisation, z.B. bei geplanter Epilepsiechirurgie.
- **MEG.** Die Magnetenzephalographie erfaßt Magnetfeldschwankungen, die von den dazu komplementären elektrischen Potentialschwankungen induziert werden. Sie ist eine bisher sehr aufwendige und teure experimentelle Methode, die möglicherweise eine bessere Herdlokalisation ermöglicht.

4.1 Generalisierte Anfälle

Pathogenese anfallsbedingter Hirnschäden.

Generalisierte tonisch-klonische Anfälle, vor allem in größerer Zahl, führen zu sekundären Hirnschäden, die überwiegend im Temporallappen lokalisiert sind. Dies kann komplexe fokale Anfälle zur Folge haben (s. Kap. 4.2.2). Bei der Entstehung der Hirnschäden dürften folgende Faktoren eine Rolle spielen: Hypoxie, Durchblutungsstörungen, veränderter Metabolismus und Elektrolytverschiebungen. Nicht gesichert ist, ob generalisierte kleine Anfälle (z.B. Absencen) sekundäre Hirnschäden verursachen. Wahrscheinlich ruft jedoch ein Status kleiner generalisierter Anfälle eine Beeinträchtigung kognitiver Leistungen, bei Häufung evtl. sogar eine Demenz hervor.

4.1.1 Generalisierte tonisch-klonische Anfälle (Grand-mal)

Der „Grand-mal" wurde nicht in die Anfallsklassifikation aufgenommen, da er einige Varianten aufweist (u.a. nur tonische Anfälle, nur klonische Anfälle) und nichts über die Anfallsgenese und somit die Therapie aussagt. Heute versucht man, diesen Begriff durch eine genaue Anfallsbeschreibung zu ersetzen bzw. zu ergänzen. Mit seinen Varianten ist er eine der häufigsten Anfallsarten. Bei etwa 40% der Anfallsleiden kommen nur Grand-mal-Anfälle vor, bei weiteren 40% treten sie neben anderen Anfallsarten auf. Fokale Anfälle können sekundär generalisieren (in einen Grand-mal-Anfall übergehen) oder andere generalisierte Anfälle (Absencen, Myoklonien) können einem Grand-mal-Anfall vorangehen.

Klinik. Der typische Grand-mal-Anfall tritt überwiegend plötzlich, ohne Vorboten auf oder er kündigt sich durch Prodromalerscheinungen bzw. eine Aura an. **Prodromi** sind eine unspezifische Vorahnung mit depressiver Verstimmung oder erhöhter Reizbarkeit, eine motorische Unruhe, Schlaflosigkeit, Kopfschmerzen und Schwindel. Als **Aura** finden sich häufig epigastrische Sensationen (von der Magengegend aufsteigende Empfindungen) oder olfaktorische Halluzinationen. Es können aber auch andere subjektiv wahrgenommene sensible, sensorische oder psychische (z.B. Déjà-vu-Erlebnis) Phänomene vorkommen. Oft kann man aus dem fokalen Anfallsbeginn auf die Hirnregion schließen, von der aus sich der Anfall ausbreitet (z.B. Anfallsbeginn im Okzipitallappen bei der Wahrnehmung optischer Sensationen wie ruhender oder sich bewegender Lichter oder Farben). Da die Aura eigentlich Ausdruck eines fokalen Anfallsbeginns ist, müßte man dann bei einem Grand-mal-Anfall mit Aura konsequenterweise von einem fokalen Anfall mit sekundärer Generalisierung sprechen.

Manchmal stößt der Kranke zu Beginn einen Schrei aus, er stürzt zu Boden, wobei er sich verletzen kann, und die Körpermuskulatur beginnt sich tonisch zu kontrahieren. Nach Sekunden wird der tonische Krampf von rhythmischen klonischen Zuckungen abgelöst, die bis zu einer Minute andauern können. Das folgende Stadium der allgemeinen Muskelerschlaffung klingt mit irregulären Myoklonien ab.

Ab Beginn des Anfalls tritt eine zentrale Apnoe auf, Lippen und Gesicht werden zyanotisch. Während des Anfalls finden sich folgende vegetative Symptome: weite und lichtstarre Pupillen, Schweißausbruch, Tachykardie und Blutdruckanstieg. Es kann zu einem vermehrten Speichelfluß und zu Schaum vor dem Mund kommen. Häufig beißt sich der Kranke in die Zunge, dann ist der Schaum blutig. Fakultativ kann der Patient einnässen und/oder einkoten. Die Eigen- und Fremdreflexe sind aufgehoben, der Babinski-Reflex ist positiv.

Nach dem Anfall sind die Patienten zunächst bis zu 2 Minuten komatös, die Atmung setzt röchelnd wieder ein. Ein anschließender Nachschlaf kann bis zu mehreren Stunden dauern. Der Patient erwacht müde und abgeschlagen und klagt evtl. über einen „Muskelkater". Manchmal schließt sich ein paroxysmaler Dämmerzustand (s. Kap. 4.3) an. Extrem selten tritt während des Anfalls ein Atem- oder Herzstillstand auf, eher kommt es bei nächtlichen Anfällen zum Ersticken im Bettzeug oder zum Tod durch Aspiration. Eine ernstzunehmende Gefahr ist aber das Ertrinken in der Badewanne oder beim Schwimmen, die Verursachung eines Verkehrsunfalls oder der Sturz von einem Gerüst.

Als **Grand-mal-Status** bezeichnet man einen generalisierten tonisch-klonischen Anfall ununterbrochen für eine Dauer von mindestens 5 Minuten (wobei das genaue Ausmaß der Dauer umstritten ist) oder generalisierte tonisch-klonische Anfälle in Abständen unter einer Stunde, zwischen denen der Patient das Bewußtsein nicht wiedererlangt. Dieser Zustand ist lebensbedrohlich und sehr ernst zu nehmen, da auch bei optimaler Therapie je nach Ursache eine Letalität von 6–20% besteht. Es kommt zu einem Hirn- und Lungenödem, die Körpertemperatur steigt an, schließlich stirbt der Kranke an zentraler Herz- und Atemlähmung. Hat er aspiriert, kann er an den Folgen einer Bronchopneumonie sterben. Meist ist der Grand-mal-Status ein symptomatischer Anfall bei einer Enzephalitis, einem offenen Schädel-Hirn-Trauma, bei zerebralen Gefäßerkrankungen und Hirntumoren (Reihenfolge nach zunehmender Häufigkeit). Oft liegt eine ausgedehnte Läsion im Stirnhirn zugrunde. Hiervon zu unterscheiden ist die nicht so gefährliche Grand-mal-Serie. Der Patient erlangt im Intervall zwischen den Anfällen das Bewußtsein wieder und die Anfälle wiederholen sich in längeren Abständen.

Einteilung

Die Anfallsleiden mit Grand-mal können nach ihrer Beziehung zum Schlaf-Wach-Rhythmus eingeteilt werden:
- **Schlaf-Grand-mal-Anfallsleiden** (ca. 45%). Die Anfälle treten während des Schlafes, meist

kurz nach dem Einschlafen oder beim Aufwachen auf. Es gibt kein bevorzugtes Erkrankungsalter. Ca. 23% sind symptomatische Anfälle, eine genetische Belastung ist selten.
- **Aufwach-Grand-mal-Anfallsleiden** (ca. 34%). Die Anfälle treten nach dem Erwachen innerhalb von 2 Stunden oder auch nach Entspannungssituationen auf. Das bevorzugte Erkrankungsalter liegt zwischen dem 10. und 25. Lebensjahr. Ca. 10% sind symptomatische Anfälle, eine genetische Belastung ist häufig.
- **Diffuse Grand-mal-Anfallsleiden** (ca. 21%). Die Anfälle treten ohne Bindung an den Schlaf-Wach-Rhythmus auf. Es gibt kein bevorzugtes Erkrankungsalter. Ca. 53% (!) sind symptomatische Anfälle, selten findet sich eine genetische Belastung.

Diagnostik
- **Labor.** Entsprechend der Muskelarbeit steigen die Muskelenzyme an, die Kreatinkinase (CK) am meisten, bis über 1000 mU/l (normale CK-Werte schließen jedoch einen Grand-mal-Anfall nicht aus). Außerdem findet man eine metabolische Azidose mit einem erhöhten Laktatspiegel. Postiktal kann das Prolaktin erhöht sein.
- **EEG.** Das interiktale EEG kann normal sein, unspezifische Herdbefunde (sie weisen auf eine herdförmige zerebrale Erkrankung, z.B. einen Tumor, hin) oder generalisierte paroxysmale Entladungen unterschiedlicher Konfiguration (sie weisen auf ein genetisch bedingtes Anfallsleiden hin) zeigen. Das iktale EEG weist generalisierte (über allen Ableitungen auftretende) Spikes bzw. Sharp-waves auf (Abb. 4-1). Es ist jedoch fast immer von Muskelartefakten überlagert.

4.1.2 Primär generalisierte kleine Anfälle !!!

Zu den generalisierten kleinen Anfällen werden die Blitz-, Nick-, Salaam-(BNS-)Anfälle, die myoklonisch-astatischen Anfälle, die Absencen und die myoklonisch-impulsiven Anfälle gezählt. Die BNS-Anfälle und die myoklonisch-astatischen Anfälle werden trotz fokaler Genese hier besprochen, da sie klinisch zu den generalisierten Anfällen gerechnet werden müssen. All diese Anfälle manifestieren sich in bevorzugten Lebensaltern, in der Regel vor dem 20. Lebensjahr. Sie spiegeln die Reaktionsweise des Gehirns in einem bestimmten Reifungsstadium wider. Es wird jeweils das Anfallsleiden mit seinen typischen Anfällen beschrieben.

Blitz-, Nick-, Salaam-Anfälle (West-Syndrom)

Das West-Syndrom manifestiert sich zwischen dem 3. und 8. Lebensmonat. Die BNS-Anfälle treten häufig kurz nach dem Erwachen und typischerweise in Serien von bis zu 20 Minuten Dauer auf. Der **Blitzkrampf** ist eine ruckartige myoklonische Zuckung mit Kopf- und Rumpfbeugung, Arme und Beine werden angehoben. Beim **Nickanfall** steht die Kopfbeugung im Vordergrund. Die Zuckungen dauern weniger als eine Sekunde, so daß sie leicht mit der schreckhaften Reaktion eines gesunden Kindes verwechselt werden können. Weitet sich die Zuckung zu einem tonischen Beugekrampf aus, so werden die Arme vor dem Körper wie zu einem arabischen Gruß gekreuzt (**Salaam-Anfall**).

Die uneinheitliche Ätiologie umfaßt dysgenetische, hypoxische, infektiöse, hämorrhagische und metabolisch-toxische Ursachen. Etwa 10% der Fälle werden durch eine tuberöse Sklerose (Morbus Bourneville, s. Kap. 15.1.5), etwa 20% durch eine postnatale Enzephalitis oder Enzephalopathie hervorgerufen.

Das interiktale EEG zeigt typischerweise Hypsarrhythmien: kontinuierliche, irreguläre, langsame Wellen, die von polymorphen hypersynchronen Potentialen unterbrochen werden.

Myoklonisch-astatische Anfälle (Lennox-Gastaut-Syndrom)

Das Lennox-Gastaut-Syndrom manifestiert sich zwischen dem 2. und 6. Lebensjahr. Die myoklonisch-astatischen Anfälle treten einzeln oder in Serien auf, oft in Kombination mit tonischen Anfällen bzw. Grand-mal-Anfällen. Nach beidseitigen (partiellen), generalisierten Myoklonien stürzen die erkrankten Kinder oft plötzlich zu Boden (**Sturzanfall**). Beschränken sich die Myoklonien auf Nacken-, Rumpf- und Armmuskulatur, so resultiert ein **Nickanfall.** Die leichteste Erscheinungsform sind Lidmyoklonien (**Blinzelanfälle**). Etwa die Hälfte der Kinder erleiden im Krankheitsverlauf einen Status myoklonisch-astatischer Anfälle: sie scheinen umdämmert, können aber

Abb. 4-1 Fortlaufende EEG-Registrierung eines Grand-mal-Anfalls eines 44jährigen Patienten. Vor Beginn des Anfalls kommt es zu einer charakteristischen Amplitudenverkleinerung. Im Anfall ist die Aufzeichnung durch Muskelartefakte überlagert. Zwischen den Pfeilen ist die Registriergeschwindigkeit der mittleren Ableitspuren verdoppelt (aus Christian [7]).

oft Alltagshandlungen ausführen. Ätiologisch kommen dieselben Ursachen wie beim West-Syndrom in Betracht, in ca. 20% der Fälle entwickelt sich das Lennox-Gastaut-Syndrom aus dem West-Syndrom.

Absencen (Pyknolepsie, Friedmann Syndrom)

Die Pyknolepsie wird auch oft als „reiner Petitmal" bezeichnet und manifestiert sich zwischen dem 4. und 15. Lebensjahr mit einem Erkrankungsgipfel zwischen dem 5. und 10. Lebensjahr. Es können verschiedene Formen unterschieden werden:

- **Einfache (blande) Absencen** äußern sich in einer plötzlich einsetzenden und endenden Bewußtseinsstörung von durchschnittlich 5–10 Sekunden Dauer. Bei offenen Augen und starrem Blick fehlen motorische oder autonome Begleitsymptome. Das erkrankte Kind unterbricht seine Tätigkeit ohne größeren Tonusverlust, z.B. ohne Gegenstände aus der Hand fallen zu lassen und ohne hinzustürzen. Nach einer kurzen Reorientierungsphase wird die unterbrochene Tätigkeit wieder aufgenommen. Das Kind hat eine kurze Amnesie und ist nicht ansprechbar („seelische Pause").
- **Ausgestaltete Absencen** äußern sich durch zusätzliche Tonusänderungen und motorische oder autonome Begleiterscheinungen: Drehen der Augen nach oben und Rückwärtsbewegung des Kopfes (retropulsive Absence), orale Automatismen wie Leck-, Kau-, Schluckbewegungen oder Nesteln, Tonuserhöhung, leichter Tonusverlust (v.a. der Gesichtsmuskulatur), rhythmische Myoklonien in der mimischen Muskulatur (z.B. Lidmyoklonien) oder vegetative Symptome (Mydriasis oder Miosis, Rötung oder Blässe des Gesichtes).
- **Atypische Absencen** beginnen schleichend oder hören ohne plötzliches Ende auf. Sie dauern ungewöhnlich lange (über 30 Sekunden) und gehen mit einer deutlicheren Änderung des Muskeltonus oder der Bewegungsabläufe einher als andere Formen der Absence.

Die Krankheit beginnt meist mit einzelnen blanden Absencen, die häufig verkannt werden, und kann sich schließlich bis zu mehreren hundert Absencen am Tag steigern. Dieses Anfallsleiden bes-

Abb. 4-2 Typische Petit-mal-Absence im EEG. Man findet regelmäßige, bilateral-synchrone 3/sec-Spike-and-wave-Komplexe. Die Darstellung der Kanäle entspricht der in Abb. 1-3. Ab dem Pfeil wird die Amplitude auf die Hälfte reduziert (aus Christian [7]).

sert sich häufig zum Erwachsenenalter hin, kann aber im Senium wieder manifest werden. Ursächlich findet man oft nur eine genetische Belastung. Typischerweise zeigt das iktale, häufig auch das interiktale EEG generalisierte 3–4 Spike-and-wave-Komplexe pro Sekunde (Abb. 4-2).

Myoklonisch-impulsive Anfälle (Impulsiv-Petit-mal, Janz-Syndrom)

Das Janz-Syndrom manifestiert sich zwischen dem 13. und 25. Lebensjahr. Die myoklonisch-impulsiven Anfälle treten selten allein auf, oft in Kombination mit einem Grand-mal. Die oft auch als Impulsiv-Petit-mal bezeichneten Anfälle äußern sich durch Myoklonien bei meist erhaltenem Bewußtsein. Die Arme bewegen sich ruckartig nach oben, die Finger spreizen sich. Gegenstände werden fallengelassen oder weggeschleudert (z.B. wird die Kaffeetasse beim Frühstück weggeschleudert). Sind die Beine mitbetroffen, knickt der Patient in den Knien ein. In der Regel treten die Anfälle isoliert oder in Salven morgens nach dem Erwachen auf. Sie finden meist täglich statt und können sich zum Status myoklonisch-impulsiver Anfälle steigern. Überwiegend liegt eine genetische Disposition ohne organische Ursache vor. Das iktale EEG zeigt generalisierte Polyspike- oder Polyspike-wave-Muster. Diese können abortiv auch im interiktalen EEG erscheinen.

4.2 Fokale Anfälle (Herdanfälle)

Fokale (partielle) Anfälle können in jedem Lebensalter einsetzen. Die meisten Anfallsleiden mit fokalen Anfällen sind symptomatisch, ihnen liegt eine organisch faßbare Hirnveränderung zugrunde. Diese läßt sich in etwa 95% der Fälle im CCT/MRT nachweisen.

4.2.1 Einfache fokale Anfälle

Einfache fokale Anfälle gehen definitionsgemäß nicht mit einer Störung des Bewußtseins einher. Ihre Symptome spiegeln die Übererregung der Hirnregion, in der sich der Anfall abspielt, wider. Bis auf die fokalmotorischen Anfälle kommen einfache fokale Anfälle selten isoliert vor, vielmehr bilden sie die Aura zu partiellen komplexen oder sekundär generalisierten Anfällen. Die Anfälle sollen hier kurz mit ihrem klinischen Erscheinungsbild dargestellt werden.

- **Motorische Anfälle.** Diesen schließen sich oft vorübergehende postiktale Lähmungen der betroffenen Körperpartie an (Todd-Lähmung). Man unterscheidet:
  – **Motorische Anfälle ohne Ausbreitung der Symptomatik.** Die Anfälle können mit myoklonischen, tonischen oder klonischen Symptomen einhergehen. Entsprechend der motorischen Repräsentation im Kortex können das Gesicht, der Arm, die Hand, das Bein oder der Fuß betroffen sein.
  – **Motorische Anfälle mit Ausbreitung der Symptomatik (Jackson-Anfälle).** Breitet sich die epileptische Entladung über den gesamten oder über Teile des Gyrus praecentralis aus, so breiten sich die tonischen bzw. klonischen Zuckungen ebenfalls auf einer Körperhälfte aus und können zum Halbseitenkrampf werden (march of convulsion). Häufig beginnen sie an der Hand und greifen über den Arm und die Schulter auf das Gesicht über, seltener beginnen sie im Gesicht und greifen auf den Arm und die Hand über.
  – **Kojewnikoff-Status.** Ein fokalmotorischer Anfall kann bei erhaltenem Bewußtsein über Stunden, Tage und Wochen andauern **(Epilepsia partialis continua).** Diese Anfälle werden von der motorischen Rinde oder subkortikal (durch Tumoren oder Enzephalitiden) ausgelöst. Oft werden sie auch vom Schlaf nicht unterbrochen.
  – **Versivanfälle.** Die Augen und der Kopf wenden sich in einer tonischen oder tonisch-klonischen Bewegung von der Seite der epileptischen Entladung weg (adversive Anfälle) oder zu ihr hin (ipsiversive Anfälle). Gelegentlich hebt der Kranke dabei den Arm und blickt ihn an (Fechterstellung).
- **Sensible Anfälle** gehen mit Mißempfindungen wie Kribbeln, Brennen, Schmerzen etc. einher. Die Körperareale sind entsprechend ihrer sensiblen Repräsentation im Gyrus postcentralis des Kortex betroffen. Die Anfälle können stationär bleiben oder sich ausbreiten (sensibler Jackson-Anfall).
- **Sensorische Anfälle** können visuell (Hinweis auf eine Funktionsstörung der Okzipitalrinde),

auditiv (dorsaler oberflächennaher Temporallappen), olfaktorisch oder gustatorisch (Temporallappen bzw. limbisches System) sein. Die reale Umwelt wird z.B. abnorm groß (Makropsie) oder abnorm klein (Mikropsie) gesehen oder bestimmte, uncharakteristische Gerüche oder Geschmäcke werden empfunden.

- **Autonome (vegetative) Anfälle** sind eine sehr häufige Manifestation fokaler Anfälle. Die Patienten haben oft Empfindungen bezüglich des Magens oder Herzens, wie Wärme- oder Engegefühl, das vom Epigastrium in den Hals aufsteigt, Herzrasen etc. Objektiv treten vegetative Symptome auf: Schwitzen, Tachykardie, Pupillenerweiterung, Änderung der Gesichtsfarbe etc.

Ätiologie. Einfache fokale Anfälle sind überwiegend symptomatische Anfälle. Im Erwachsenenalter sind v.a. Hirntumoren (ca. 30%) wie Meningeome oder Gliome bzw. Hirnmetastasen, Läsionen durch ein Schädel-Hirn-Trauma, entzündliche und degenerative Erkrankungen, ab dem 50. Lebensjahr vermehrt zerebrovaskuläre Erkrankungen häufige Ursachen. Im Kindesalter spielen vorwiegend prä- und perinatale Hirnschäden eine ursächliche Rolle.

Diagnostik. Das EEG zeigt iktal, gelegentlich auch interiktal, herdförmige Spikes entsprechend der fokalen Ätiologie (Abb. 4-3).

Sonderformen

- **Rolando-Epilepsie.** Dieses gutartige Anfallsleiden mit zentrotemporalem Fokus ist sehr häufig und manifestiert sich zwischen dem 3. und 12. Lebensjahr. Die Prognose ist gut, die Krankheit heilt bis zur Pubertät gewöhnlich aus. Die Anfälle treten meist im Schlaf auf. Typisch sind sensible Erscheinungen, denen hemifaziale Kloni oder Myoklonien folgen, sowie eine Vokalisations- und Sprechhem-

Abb. 4-3 Intervall-EEG eines Patienten mit Jackson-Anfällen. Die Anfälle äußern sich als Zuckungen in der rechten Gesichtshälfte, oft nur im rechten Muswinkel. Nach dem Anfall besteht eine Dysarthrie. Das hier dargestellte Intervall-EEG zeigt temporal links fokale Sharp-waves (aus Christian [7]).

mung. Die Anfälle können zu Halbseitenkrämpfen oder einem Grand-mal generalisieren. Ursächlich findet man eine erbliche Belastung, normalerweise keine organische Hirnläsion. Im Anfall zeigt das EEG Spikes oder Sharp-waves über der Zentrotemporalregion.

- **Aphasie-Epilepsie-Syndrom (Landau-Kleffner-Syndrom).** Die Krankheit manifestiert sich zwischen dem 3. und 7. Lebensjahr mit einer neu auftretenden Aphasie. Gleichzeitig oder auch später können fokale (partielle komplexe) oder generalisierte tonisch-klonische Anfälle einsetzen, die häufig aus dem Schlaf heraus auftreten. Das Wach-EEG ist oft normal, erst das Schlaf-EEG weist pathologische Veränderungen auf. Daher ist die Krankheit schwierig zu diagnostizieren. Die Ätiologie ist unklar, es finden sich weder eine familiäre Belastung noch organische Hirnläsionen. Die Prognose bezüglich der Anfälle ist gut, sie verschwinden meist bis zur Pubertät. Bezüglich der Sprachstörungen, die nicht selten die Anfälle überdauern, ist die Prognose hingegen eher ungünstig.

4.2.2 Komplexe fokale Anfälle

Die komplexen fokalen (partiellen komplexen) Anfälle sind durch eine von Beginn an oder im Verlauf einsetzende Bewußtseinsstörung charakterisiert. Eine zentrale Stellung bei der Entstehung dieser Anfälle nimmt der Temporallappen ein. Er steht in enger Beziehung zum limbischen System, einem phylogenetisch sehr alten Hirngebiet, und hat eine niedrige Krampfschwelle. Daher haben sich für diese Anfälle bis heute auch die Begriffe Temporallappenanfälle, limbische Anfälle, psychomotorische Anfälle oder Dämmerattacken gehalten, die jedoch nicht alle Anfälle bzw. deren Entstehungsort richtig beschreiben.

Ätiologie. Ursächlich kommen in erster Linie ischämische Erweichungen im Ammonshorn, das auch Teil des limbischen Systems ist, durch perinatale Traumen und Hypoxämie, Tumoren des basalen Temporallappens und sekundäre Krampfschädigungen nach häufigen Grand-mal-Anfällen in Betracht.

Klinik. Der typische komplexe fokale Anfall kann plötzlich beginnen, meist wird er jedoch von einer Aura eingeleitet. Diese ist ein bewußt erlebter einfacher fokaler Anfall mit sensorischen, sensomotorischen, autonomen oder psychischen Symptomen (s.o.). In einem traumhaften Zustand (dreamy state) wird die Umwelt als vertraut und bekannt (déjà vu) oder als fremd, unheimlich und bedrohlich (jamais vu) angesehen.

Daran schließt sich für 0,5–2 Minuten eine Bewußtseinsstörung an, bei der die Patienten eine gewisse Reaktionsfähigkeit behalten. Zudem können folgende Symptome auftreten:

- **Automatismen.** Diese Bewegungen laufen unbewußt und unwillkürlich ab. Es können orale Automatismen wie Schmatzen und Kauen, stereotype Hand- oder Armbewegungen, aber auch ausgestaltete Automatismen mit Handlungscharakter wie das An- und Ausziehen vorkommen. Die Automatismen können von Lautäußerungen wie Grunzen, Brummen oder Stöhnen begleitet sein. Selten gehen sie mit tonischen Verkrampfungen einher, die zum Sturz führen.
- **Vegetative Symptome.** Eine Pupillenerweiterung oder -verengung, eine Änderung der Gesichtsfarbe, Schweißausbrüche, Tachykardie, Blutdruckanstieg, Speichelfluß und Urindrang sind möglich.

Mit dem Nachlassen der Automatismen hellt sich das Bewußtsein langsam auf. Die Patienten sind zunächst noch verwirrt und verlegen und versuchen sich zu reorientieren. Selten kommt es zum komplexen fokalen Status (früher: Status psychomotoricus).

Diagnostik. Das EEG zeigt iktal generalisierte rhythmische, häufig monomorphe ϑ-Wellen (4–7 pro Sekunde). Interiktal findet man fokale Dysrhythmien und/oder hypersynchrone Entladungen über einem oder beiden Temporalgebieten.

4.3 Psychische Veränderungen bei Anfallsleiden

Die Hälfte aller Patienten mit Anfallsleiden unterscheidet sich psychisch nicht von der Normalbevölkerung! Folgende psychische Veränderungen bzw. Störungen können jedoch vorkommen:

Dauerhafte psychische Veränderungen

Nach neuerer Erkenntnis gibt es keine typische Persönlichkeitsänderung oder gar eine durch das therapierte Anfallsleiden selbst verursachte Demenz. Psychische Veränderungen bei Patienten mit Anfallsleiden werden hauptsächlich durch die zugrundeliegende organische Hirnerkrankung, die antikonvulsive medikamentöse Therapie und psychoreaktive Einflüsse verursacht. Strukturelle Hirnveränderungen ziehen ein zerebralorganisches Defektsyndrom mit u.a. kognitiven Störungen, Gedächtnisstörungen, Affekt- und Stimmungslabilität nach sich. Liegt eine umschriebene organische Hirnläsion vor, so stehen bei älteren Patienten Antriebslosigkeit, Entdifferenzierung und Distanzlosigkeit, bei jüngeren Patienten ein hyperkinetisches Verhalten im Vordergrund. Antikonvulsive Medikamente können schon in therapeutischer Dosierung negative psychotrope Auswirkungen (z.B. Müdigkeit, Verlangsamung, Schlafstörung, Schwindelgefühl, Appetitlosigkeit etc.) haben, erst recht bei Überdosierung (s. Kap. 12.10 bzw. Lehrbücher der Pharmakologie).

Vorübergehende psychische Störung

Der **postparoxysmale Dämmerzustand** schließt sich meist einem Grand-mal-Status, einem Grand-mal-Anfall oder einem komplexen fokalen Anfall an. Das Leitsymptom ist eine Bewußtseinstrübung. Trotzdem können die Patienten einfache Alltagshandlungen wie An- und Ausziehen oder Essen ausführen. Manchmal scheinen sie erregt und unruhig. Sie können auf Versuche von Kontaktaufnahme überschießend mit ängstlicher Flucht oder aggressiver Abwehr reagieren. Die Bewegungen sind ungeschickt und automatenhaft. Für die Dauer des Dämmerzustandes herrscht eine Amnesie.

4.4 Häufige Differentialdiagnosen

- **Gelegenheitsanfälle** stellen eine akute epileptische Reaktion (zerebraler Krampfanfall) auf eine Beeinträchtigung des Gehirns dar. Sie treten u.a. bei folgenden Gelegenheiten auf:
  – Medikamenten- bzw. Drogenentzug, z.B. Benzodiazepine und Alkohol
  – Medikamenten- bzw. Alkoholvergiftung, z.B. Theophyllin, aber auch Antiepileptika!
  – Elektrolytentgleisungen wie Hypokalzämie, Hypomagnesiämie, Hypo- und Hypernatriämie
  – Hypoglykämie!
  – schweres Schädel-Hirn-Trauma, Stromverletzungen (vgl. Elektrokrampftherapie)
  – zerebrovaskuläre Erkrankungen (Ischämie, Blutung u.a.)
  – Überbeanspruchung bei extremer körperlicher und/oder psychischer Belastung, Schlafentzug, schwerer Allgemeinerkrankung
  – Hyperthermie: Fieberkrämpfe, „Sonnenstich".
- **Synkopen** (s. Kap. 10.1) beruhen in der Regel auf einer Mangeldurchblutung des Gehirns. Es fehlen anfallstypische Ereignisse wie z.B. Zungenbiß, Urinabgang etc. Das EEG zeigt während der Synkope eher eine Verlangsamung und evtl. niedrige Amplituden der Potentiale.
- **Narkolepsie** (s. Kap. 10.3). Während des narkoleptischen Schlafanfalls weist das EEG normale Schlafkurven auf. Während des affektiven Tonusverlustes (Kataplexie) zeigt das EEG ein paradoxes oder REM-Schlaf-Muster.
- **Tetanie** (s. Kap. 10.2). Die hypokalzämische Tetanie (Insuffizienz der Nebenschilddrüsen) ist selten. Meist kommt es nach einer Hyperventilation zum Abfall der freien Kalziumionen.
- **Migräne.** Die typische Migräneattacke ist leicht vom zerebralen Anfall zu unterscheiden. Lediglich isolierte Flimmerskotome könnten mit einer Aura verwechselt werden. Die Migraine accompagnée ist schwieriger abzugrenzen, insbesondere weil es hierbei auch zu EEG-Veränderungen kommen kann. Zerebrale Anfälle sind jedoch in der Regel deutlich kürzer als Symptome einer Migraine accompagnée. In äußerst seltenen Fällen kann während einer Migraine-accompagnée-Attacke ein zerebraler Krampfanfall auftreten.
- **Syndrome mit Schwindel.** Von allen Zuständen, die mit Schwindel einhergehen können (s. Kap. 10.4), sei hier auf den Morbus Menière (Tinnitus, Hörminderung und Drehschwindel) hingewiesen.
- **Psychogene (hysterische) Anfälle** bieten keine vegetativen Zeichen (die Pupillen reagieren normal), keinen Zungenbiß, keine Verletzun-

gen, kein Einnässen etc. Das EEG ist in der Regel normal. Der postiktale Prolaktin-Spiegel ist normal (wichtig ist der Vergleich mit den Basalwerten).

4.5 Therapie

Akuttherapie

Während des einzelnen Anfalls ist eine medikamentöse Therapie nicht erforderlich. Der Anfall kann nicht mehr verkürzt werden, es wird eher die postiktale Dämmerphase verlängert. Der Patient ist lediglich vor einer Selbstgefährdung zu schützen, indem man Stürze, eine Aspiration etc. verhindert. Auch auf eine evtl. bestehende Intoxikation, eine metabolische Störung oder eine Elektrolytentgleisung ist zu achten.
Eine Anfallsserie oder gar ein Status generalisierter Anfälle muß auf jeden Fall bekämpft werden:
- Es erfolgt eine Intensivüberwachung und intensive Therapie der Grunderkrankung (z.B. Hypoglykämie).
- Komplikationen, v.a. ein erhöhter Hirndruck, werden behandelt.
- Langsam wird 2 mg Clonazepam i.v., anschließend 2 mg/h als Dauerinfusion verabreicht und über einen getrennten Zugang eine schnelle Phenytoin-Aufsättigung durchgeführt. (Phenytoin wird zweimal in einer Dosis von 125 mg in je 5 Minuten i.v. im Abstand von 20 Minuten, anschließend als Infusion mit 750 mg Phenytoin in 500 ml physiologischer NaCl-Lösung gegeben.) Dabei sollen der Blutdruck, das EKG und die Phenytoin-Blutspiegel kontrolliert werden (RR- und EKG-Kontrolle am Monitor!).
- Bei Unwirksamkeit von Clonazepam/Phenytoin erhält der Patient langsam 200 mg Phenobarbital i.v., dann 50 mg/min über eine halbe Stunde. Wird der Anfall in dieser halben Stunde nicht unterbrochen, so wird eine Narkose eingeleitet.

Bei einem Status fokaler Anfälle ist die Behandlung der Grunderkrankung vorrangig. Symptomatisch können 2 mg Clonazepam und Phenytoin – wie beim Grand-mal-Status – gegeben werden.

Langzeittherapie

Es gibt viele verschiedene Substanzen und unterschiedliche Therapierichtlinien. Hier soll nur ein kurzer Abriß dargestellt werden. Die Lebensführung sollte ausgewogen sein: ausreichend Schlaf,

Tab. 4-2 Antikonvulsive Medikation je nach Anfallsart		
Art der Anfälle	**Medikamente 1. Wahl**	**Medikamente 2. Wahl**
primär generalisierte große Anfälle	Valproinsäure	Carbamazepin Lamotrigin Phenobarbital/Primidon
primär generalisierte kleine Anfälle	Valproinsäure	Carbamazepin Ethosuximid Lamotrigin Phenobarbital/Primidon
fokale Anfälle (einschließlich der sekundär generalisierenden)	Carbamazepin	Phenytoin Valproinsäure Vigabatrin Lamotrigin
nicht einzuordnende Grand-mal-Anfälle (z.B. Schlaf-Grand-mal)	Carbamazepin	Phenobarbital/Primidon Valproinsäure evtl. Lamotrigin
BNS-Anfälle (gelegentlich auch myoklonisch-astatische Anfälle)	ACTH/Kortikosteroide Clobazam	

regelmäßige Mahlzeiten, Meiden auslösender Ereignisse wie Hyperventilation, Discobesuch mit Flackerlicht, Alkohol, konvulsiv wirkende Medikamente u.a.

Die Auswahl von antikonvulsiven Medikamenten richtet sich im wesentlichen nach der Art der Anfälle (Tab. 4-2).

Anzustreben ist eine Monotherapie durch langsame Aufdosierung in den therapeutischen Bereich des Blutspiegels. Regelmäßig müssen die Serumspiegel des Medikamentes bestimmt und – je nach Nebenwirkungsspektrum des Medikamentes – das Blutbild, die Leber- und Nierenwerte kontrolliert werden. Die Überprüfung der Wirksamkeit erfolgt durch EEG-Kontrollen und durch vom Patienten zu führende Anfallskalender. Bei Unwirksamkeit wird auf ein anderes Präparat (2. Wahl) gewechselt, schließlich erfolgt eine Kombinationstherapie. Neue Substanzen wie Vigabatrin und Lamotrigin wurden bisher nur in Kombination mit etablierten Antiepileptika geprüft und können daher nicht als Mittel der ersten Wahl angesehen werden. Die Indikation von Carbamazepin als Mittel der 2. Wahl bei primär generalisierten Anfällen findet sich in den gängigen Lehrbüchern noch nicht; in der Praxis setzt sich diese Indikation jedoch immer mehr durch.

Operation

Unter bestimmten Voraussetzungen (Pharmakoresistenz, gute Kooperationsbereitschaft, fokales Anfallsleiden mit erheblichem Leidensdruck, Operabilität) kann die neurochirurgische Entfernung eines epileptogenen Fokus erwogen werden, wenn dadurch keine gravierenden neurologischen Ausfälle zu erwarten sind.

4.6 Prognose und sozialmedizinische Aspekte

Prognose

Es ist unmöglich, eine Allgemeinprognose für Anfallsleiden zu geben. Zum einen wird die Prognose von der Grunderkrankung bestimmt, zum anderen kann selbst bei guter Beeinflußbarkeit der Anfälle die Gesamtprognose des Anfallsleidens schlecht sein (z.B. können BNS-Anfälle in bis zu 60% der Fälle zum Sistieren gebracht werden; trotzdem ist die Gesamtprognose des West-Syndroms für 90% der Fälle eher ungünstig). Tabelle 4-3 stellt einige Faktoren mit eher günstiger Prognose solchen mit eher ungünstiger Prognose gegenüber.

Sozialmedizinische Aspekte

Anfallskranke werden oft zu Unrecht sozial isoliert, zum einen aus dem v.a. auf dem Lande noch weit verbreiteten Vorurteil, Epileptiker seien Geisteskranke, mit denen man nichts zu tun haben

Tab. 4-3 Günstige und ungünstige Prognosefaktoren von Anfallsleiden	
günstige Prognosefaktoren	ungünstige Prognosefaktoren
Auftreten nach dem 4. Lebensjahr	Auftreten vor dem 2. Lebensjahr
Pyknolepsie myoklonisch-impulsive Anfälle primär generalisierte Grand-mal-Anfälle	BNS-Anfälle myoklonisch-astatische Anfälle psychomotorische Anfälle, Kombination von mehr als zwei Anfallsarten aufgetretener Status
idiopathisches Anfallsleiden (genetische Belastung)	symptomatische Anfälle bei fortschreitender Grunderkrankung (z.B. Hirntumor) schwere hypoxische Hirnschäden
keine gravierenden EEG-Veränderungen	schwere pathologische EEG-Veränderungen
gutes Ansprechen auf **ein einziges** Antikonvulsivum	schlechtes Ansprechen auf eine antikonvulsive Therapie

möchte, zum anderen, weil ein Anfall normalerweise einen erschreckenden Eindruck erweckt.
- **Beruf.** Anfallskranke sollten keinen Beruf ausüben, bei dem sie sich oder andere gefährden (z.B. Fensterputzer, Kraftfahrer, Pilot, Arbeiten auf Gerüsten oder an gefährlichen Maschinen). Ansonsten besteht keine Einschränkung der Arbeitsfähigkeit. Vielmehr ist es wünschenswert, daß der Patient sozial, familiär und beruflich (evtl. nach einer Umschulung) integriert bleibt.
- **Fahrerlaubnis.** Anfallskranke verurachen nicht häufiger Unfälle als die Durchschnittsbevölkerung. In einer Untersuchung von 10000 Unfällen zeigte sich, daß 700 Unfälle durch Alkoholeinfluß, hingegen nur 3 Unfälle durch einen zerebralen Krampfanfall ausgelöst wurden! Der Arzt muß einen Anfallskranken darauf hinweisen, daß er bei einem Fortbestehen der Anfälle kraftfahruntauglich ist. Der Patient darf dann auch von einem bereits erteilten Führerschein keinen Gebrauch mehr machen. Hält sich der Kranke nicht daran, so hat der Arzt das Recht, aber nicht die Pflicht, die entsprechenden Behörden zu benachrichtigen. Das Rechtsgut der allgemeinen Sicherheit überwiegt in diesem Fall gegenüber der Schweigepflicht. Nach einer anfallsfreien Periode von 2 Jahren ist in der Regel die Fahrtauglichkeit wieder gegeben.

4.7 Zusammenfassung

Ein **zerebraler Krampfanfall** ist eine pathologische Reaktion des ZNS, bei der es zu motorischen, sensiblen, sensorischen oder psychischen Symptomen kommt. Wiederholen sich die Anfälle ohne faßbaren exogenen Auslöser, so spricht man von einem **Anfallsleiden (Epilepsie)**. Nach der Ätiologie werden symptomatische (man findet eine organische Ursache, z.B. einen Hirntumor), kryptogene (man vermutet eine organische Ursache, kann sie aber noch nicht nachweisen) und idiopathische (genetische Belastung ohne nachweisbare anfallsverursachende Läsion) Anfälle unterschieden. Die Einteilung der internationalen Liga gegen die Epilepsie berücksichtigt klinische und EEG-Kriterien, die generalisierte (Beteiligung beider Hemisphären) oder fokale Anfälle (Beteiligung von umschriebenen Bereichen des Gehirns) festlegen: primär generalisierte Anfälle, einfache fokale Anfälle (ohne Bewußtseinstrübung), komplexe fokale Anfälle (mit Bewußtseinstrübung) und sekundär generalisierte fokale Anfälle. Die Anamnese/Fremdanamnese steht im Mittelpunkt des diagnostischen Vorgehens. Das EEG weist eine Übererregbarkeit des Gehirns nach. CCT/ MRT zeigen eine evtl. vorhandene organische Ursache (z.B. einen Hirntumor).

Ein **Grand-mal-Anfall** beginnt meist plötzlich mit einer tonischen Phase, die von einer klonischen Phase abgelöst wird. Nach einem fakultativen Nachschlaf wachen die Patienten gewöhnlich erschöpft auf. Diese Anfälle schädigen das Gehirn, außerdem kann sich der Patient während des Anfalls verletzen. Treten Anfälle gehäuft und ohne zwischenzeitliche Erholung bzw. Wiedererlangung des Bewußtseins auf, so liegt ein lebensbedrohlicher Grand-mal-Status vor.

Primär generalisierte, kleine Anfälle treten meist in einem charakteristischen Kindes- bzw. Jugendalter auf: BNS-Anfälle (3.–8. Lebensmonat), myoklonisch-astatische Anfälle (2.–6. Lebensjahr), Absencen (4.–15. Lebensjahr) und myoklonisch-impulsive Anfälle (13.–20. Lebensjahr).

Einfache fokale Anfälle sind fast immer symptomatisch, d.h. ihnen liegt meist eine organisch faßbare Hirnveränderung zugrunde. Das Bewußtsein ist während des Anfalls erhalten. Dieser kann mit motorischen, sensiblen, sensorischen, vegetativen oder psychischen Ereignissen einhergehen. Das EEG zeigt meist einen Herdbefund.

Komplexe fokale Anfälle beginnen normalerweise mit einer Aura. Dann ist der Patient für eine Dauer von ca. 0,5–2 Minuten bewußtseinsgetrübt und kann verschiedene Automatismen und vegetative Symptome zeigen. Ätiologisch steht eine Schädigung des Temporallappens an erster Stelle.

Die Hälfte der Patienten mit Anfallsleiden unterscheiden sich psychisch nicht von der Normalbevölkerung. **Psychische und kognitive Verän-**

derungen sind in erster Linie auf die Grunderkrankung, die medikamentöse Therapie und auf die individuelle Reaktion auf die Krankheit zurückzuführen. Postiktal kann ein **postparoxysmaler Dämmerzustand** auftreten, während dessen der Patient ängstlich oder aggressiv werden kann.

Beim Auftreten zerebraler Krampfanfälle müssen **differentialdiagnostisch** vor allem Gelegenheitsanfälle ausgeschlossen werden. Weiterhin können eine Reihe internistischer und neurologischer Erkrankungen anfallsartig auftreten.

Ein einzelner Anfall bedarf keiner medikamentösen **Therapie**. Ein Status, vor allem ein Grand-mal-Status muß wegen seiner Lebensbedrohlichkeit konsequent behandelt werden. Die Langzeittherapie des Anfallsleidens richtet sich primär nach der Art der Anfälle. Zur medikamentösen Therapie können Valproinsäure, Phenobarbital/ Primidon, Ethosuximid, Carbamazepin, Phenytoin, ACTH/Kortikosteroide, Clobazam oder neuere Antikonvulsiva eingesetzt werden. Die Lebensführung sollte auf das Anfallsleiden ausgerichtet werden (z.B. Meiden von anfallsauslösenden Faktoren). Bei bestimmten Formen von Anfallsleiden kann eine Operation in Erwägung gezogen werden.

Eine sichere **Prognose** für ein Anfallsleiden kann nicht gestellt werden. Die Art der Grunderkrankung spielt eine entscheidende Rolle. Jedoch können gewisse prognostische Faktoren genannt werden. Solange ein Anfallskranker sich oder andere durch einen Anfall nicht gefährden kann, sollte man bemüht sein, seine soziale bzw. berufliche Integration zu erhalten bzw. wiederherzustellen.

5 Zerebrale und spinale Tumoren

Für die Tumoren gilt im Prinzip ähnliches wie für den Schlaganfall: Das klinische Bild gibt einen Verdacht auf die Lokalisation, daraus kann man jedoch nicht sicher auf die Art oder Dignität des Tumors schließen. Zunächst soll die Symptomatik unterschiedlicher Tumorlokalisationen im ZNS dargestellt werden. Anschließend werden einige häufige Tumoren besprochen.

5.1 Zerebrale Tumoren

Einteilung. Tumoren des Nervensystems sind nicht leicht zu klassifizieren. Es fehlen einheitliche und griffige histologische Merkmale, die eindeutig mit klinischen Verläufen korrelieren (es kommen auch viele Mischformen vor). Allgemein gilt, daß histologisch gutartige Tumoren klinisch auch einen ungünstigen Verlauf nehmen können, wenn eine Operation, z.B. aufgrund der Lokalisation, nicht möglich ist. Andererseits können histologisch bösartige Tumoren an einem klinisch stummen Ort entstehen und sich klinisch erst spät manifestieren bzw. bei früher Diagnose eine operative Entfernung zulassen. Wichtige Tumoren sind:

- **neuroepitheliale Tumoren**
  - Astrozytom
  - Glioblastom (Astrozytom Grad IV)
  - Oligodendrogliom
  - Ependymom
  - Plexuspapillom
  - Pinealistumoren (Pineozytom und Pinealoblastom)
  - undifferenzierte bzw. embryonale Tumoren (Medulloblastom)
- **Tumoren der Nervenscheide**
  - Neurinom
- **Tumoren der Meningen**
  - Meningeom
- **Hypophysentumoren**
  - Hypophysenadenom (Tumor des Hypophysenvorderlappens)
- **Fehlbildungstumoren**
  - Kraniopharyngeom
  - Epidermoid- und Dermoidzyste
- **Gefäßtumoren**
  - Hämangioblastom
- **Gefäßfehlbildungen** (s. Kap. 3.2)
- **Metastasen.**

Epidemiologie. Primäre Hirntumoren weisen eine jährliche Inzidenz von 5 Fällen pro 100.000 Einwohner auf. Viele Hirntumoren wie Astrozytome, Oligodendrogliome, Neurinome, Meningeome, Epidermoide, Angioblastome und Hypophysentumoren treten im mittleren Lebensalter auf (ca. 30.–55. Lebensjahr), Glioblastome im späteren Lebensalter (5. bis 6. Lebensjahrzehnt). Medulloblastome, Ependymome und das Kraniopharyngeom kommen im Kindes- bzw. Jugendalter vor. Über die Epidemiologie von Hirnmetastasen finden sich in der Literatur widersprüchliche Angaben.

Klinik. Zur **allgemeinen neurologischen Symptomatik** zerebraler Tumoren zählen:
- **Hirndruckzeichen** (s. Kap. 2.7). Die typischen Hirndruckzeichen sind Kopfschmerzen, Übelkeit mit Erbrechen und Stauungspapille. Sie müssen als Spätsymptome angesehen werden, da sie erst auftreten, wenn ein Tumor stärker raumfordernd wird. Bei einem erhöhten Hirndruck kann häufig ein Leistungsknick oder eine neu aufgetretene indifferente Stimmungslage anamnestisch eruierbar sein. Greifreflexe, v.a. Handgreifreflexe, können ein frühes Symptom eines erhöhten Hirndruckes sein.
- **Neurologische Halbseiten- und Herdsymptome.** Je nach Tumorlokalisation (s.u.) findet man geringe kontralaterale Hemiparesen, halbseitige Sensibilitätsstörungen, neurologische Defizite (z.B. Sprachstörung, Sehstörung) und Reizerscheinungen (z.B. zerebrale Krampfanfälle).

Die typische klinische Symptomatik hängt von der **Tumorlokalisation** ab:
- **Stirnhirn.** Antriebsstörungen, Affektstörungen (Gleichgültigkeit oder auch Euphorie), Enthemmung, motorische Aphasie (bei Befall des Broca-Zentrums), Riechstörung mit evtl. Optikusatrophie (bei frontobasalen Tumoren, v.a. Olfaktoriusmeningeom), zerebrale Krampfanfälle (v.a. einfach-fokale Anfälle mit motorischen Symptomen und Adversivanfälle).
- **Temporallappen.** Psychische Labilität mit Reizbarkeit oder Ängstlichkeit, Depressivität, kognitive Einbußen mit Merkfähigkeitsstörungen, Wernicke- oder amnestische Aphasie (bei Befall der sprachdominanten Hemisphäre), homonyme Hemianopsie (bei Befall des Tractus opticus), komplex-fokale Anfälle oder generalisierte Anfälle (bei fast 50% aller Betroffenen).
- **Parietallappen.** Keine wesentlichen psychischen Veränderungen, Mono- und Hemiparesen, halbseitige Sensibilitätsstörungen, untere Quadrantenanopsie, neuropsychologische Störungen (amnestische Aphasie, Apraxie), zerebrale Anfälle, vorwiegend fokal, wie z.B. motorischer oder sensibler Jackson-Anfall (je nach Befall des Gyrus prae- bzw. postcentralis).
- **Okzipitallappen.** Homonyme Hemianopsie, zerebrale Anfälle, häufig mit optischer Aura.
- **Stammganglien.** Extrapyramidal-motorische Störungen (v.a. Parkinson-Syndrom), Depressivität.
- **Hirnstamm.** Verschlußhydrozephalus (bei Verlegung des Aquäduktes), Bewußtseinsstörungen, Ausfälle der Hirnnerven, Hemi- oder Tetraparese (bei Läsion der Pyramidenbahn), Ataxie.
- **Kleinhirn.** Ataxie, Neigung des Kopfes zum Tumor („tilt"), frühzeitig Hirndruckzeichen.

Zur Beurteilung des **Malignitätsgrades** wurde eine Gradeinteilung (grading) der Hirntumoren nach histologischen und zytologischen Kriterien eingeführt. Man versuchte, diese Grade mit klinischen Daten wie der Überlebenszeit zu korrelieren (Tab. 5-1).

Tab. 5-1 Grading und Überlebenszeit der Hirntumoren

Malignitätsgrad	Wachstum	Überlebenszeit
I	gutartig	ca. 5 Jahre oder mehr
II	semibenigne	ca. 3–5 Jahre
III	gering maligne	ca. 2–3 Jahre
IV	hochmaligne	ca. 6–15 Monate

Diagnostik

- **Anamnese und klinische Untersuchung** führen zur Verdachtsdiagnose eines Hirntumors, die mit den bildgebenden Verfahren objektiviert werden kann.
- **CCT.** Sie hat nicht die Sensitivität der MRT, findet jedoch wegen ihrer weiten Verbreitung

praktische Anwendung und hat außerdem hinsichtlich der Artdiagnose einen höheren Stellenwert als die MRT. Die Artdiagnose kann z.B. durch den Nachweis typischer Verkalkungen im Tumor gestellt werden.

> **Merke!**
> Langsam wachsende Tumoren (meist Oligodendrogliome, aber auch Meningeome, Kraniopharyngeome, Pinealome, Ependymome) verkalken häufig (sie haben sozusagen „mehr Zeit, Kalk einzulagern"). Schnell wachsende, relativ bösartige Tumoren (Glioblastome, Metastasen) verkalken hingegen fast nie.

- **MRT.** Es wäre wünschenswert, wenn der Ausschluß eines Hirntumors immer mit Hilfe der MRT (nativ und nach Kontrastmittelgabe) erfolgte, da sie sehr sensitiv ist.
- **Röntgennativaufnahmen** des Schädels haben keine große Bedeutung. Sie können lediglich Veränderungen der Kalotte (z.B. Hyperostosen), Hirntumoren mit Verkalkungen, eine Erweiterung der Sella turcica bei Hypophysentumoren oder die Verschiebung einer physiologischerweise verkalkten Pinealis (z.B. durch Mittellinienverlagerung infolge eines fokalen Hirnödems) zeigen.
- Das **EEG** spielt heute für die Lokalisationsdiagnostik keine Rolle mehr, es wird aber bei einem durch einen Hirntumor verursachten Anfallsleiden eingesetzt.
- **Nuklearmedizinische Verfahren** (z.B. SPECT) können zur Artdiagnose herangezogen werden, da man mit ihnen tumorcharakteristische Rezeptoren nachweisen kann (z.B. markiert Octriotid, ein Somatostatinanalogon, Meningeome oder Hypophysentumoren).
- Eine **Liquorpunktion** wird v.a. bei Verdacht auf eine Meningeosis leucaemica oder eine Meningeosis carcinomatosa notwendig. Sie sollte aber erst nach einer CCT/MRT zum Ausschluß eines erhöhten Hirndruckes durchgeführt werden.
- In einigen Fällen wird man sich zu einer **Hirnbiopsie** entschließen, um die Artdiagnose stellen und daraus therapeutische Schlüsse ziehen zu können.
- Die **Angiographie** – früher oft auch zur Artdiagnose verwendet (z.B. erfolgt die Gefäßversorgung eines Meningeoms in der Regel aus Ästen der A. carotis externa) – wird hauptsächlich eingesetzt, um in der präoperativen Planung die Gefäße darzustellen.

Differentialdiagnose. Differentialdiagnostisch kommen verschiedene raumfordernde Prozesse, die sich häufig durch ihre typischen Merkmale (z.B. Kontrastverhalten in der CCT, Lokalisation etc.) voneinander abgrenzen lassen, in Frage:

- Fehlbildungstumoren wie **Dermoide** bzw. **Epidermoide**. Eine sichere Diagnose ist letztlich nur histologisch zu stellen.
- **Hirnabszesse.** Sie stellen sich in der CCT hypodens dar und nehmen in der Randzone ringförmig Kontrastmittel auf (beim Glioblastom ist die kontrastaufnehmende Randzone eher girlandenförmig). Es treten allgemeine Entzündungszeichen (Fieber, BSG-Erhöhung, Leukozytose etc.) auf.
- **Hirnblutungen.** Typischerweise stellen sie sich im CCT hyperdens dar. Schwierig ist die Diagnosestellung, wenn ein Tumor die Blutungsursache ist. Gegebenenfalls kann eine SPECT-Untersuchung weiterhelfen.
- **Arachnoidalzyste.** Diese Zysten sind gekammerte Flüssigkeitsansammlungen, die von weichen Hirnhäuten umgeben sind. Oft entstehen sie nach einer geburtstraumatischen SAB oder nach einer frühen Meningitis. Typisch sind lebenslange Bewegungsstörungen, kognitive Einbußen, Verhaltensstörungen und zerebrale Anfälle. Sehr häufig sind sie jedoch auch asymptomatisch.
- **Pseudotumor cerebri.** Dieses pathogenetisch unklare Syndrom weist weder eine intrakranielle Raumforderung noch eine Erweiterung des Ventrikelsystems auf, und der Liquorbefund ist normal. Es ist durch die Symptomentrias Kopfschmerzen, Sehstörung und beidseitige Stauungspapille definiert. Bevorzugt tritt es bei adipösen Frauen im gebärfähigen Alter auf, Hypertonie ist ein Risikofaktor. Der Verlauf ist meist gutartig, in 10–20% der Fälle kann es aber zu einer irreversiblen Visusminderung kommen, in 1% sogar zur Erblindung. Eine Liquorpunktion kann diagnostischen und therapeutischen Wert haben, da sich die Beschwerden in der Regel postpunktionell bessern. Weiterhin stehen eine Reduktion des Übergewichts und die Behandlung eines evtl. arteriellen Hypertonus im Vordergrund. Die Gabe von

Acetazolamid ist zu erwägen. Als letzte Möglichkeit kann eine Shunt-Operation durchgeführt werden. Steht die Sehminderung im Vordergrund, kann eine Optikusscheidenfensterung, zunächst am schlechteren Auge, erwogen werden.

Therapie. Im Vordergrund stehen Operation und Strahlentherapie, zunehmend auch Chemotherapie.
- Anzustreben ist die **Operation** mit Totalresektion des Tumors. Sie ist oft nicht möglich, wenn der Tumor in der Nähe von funktionell bedeutenden oder lebenswichtigen Zentren liegt. Trotzdem kann auch eine Teilresektion zur Verkleinerung des Tumors sinnvoll sein. Manchmal – z.B. bei Lokalisation in sog. eloquenten Arealen – kann eine Operation aber auch kontraindiziert sein.
- Eine **Strahlentherapie** kann allein oder als Ergänzung zu einer Operation eingesetzt werden. Eine **direkte Bestrahlung** ist durch Einbringen von kurzlebigen Isotopen in den Tumor möglich (sog. Seed-Implantation).
- Ein erhöhter Hirndruck wird v.a. mit **Steroiden,** aber auch mittels liquorableitender **Shunt-Operation** (bei Hydrocephalus occlusus) normalisiert.
- Eines der modernsten unblutigen Verfahren ist das sog. **Gamma-knife.** Durch fokussierte Gammastrahlung wird der Tumor bzw. die Metastase direkt nekrotisiert. Angewandt wird die Methode z.B. bei Metastasen, deren Lokalisation einen operativen Zugriff unmöglich macht.
- Bestimmte Tumoren (z.B. Lymphome des ZNS, Meningeosis carcinomatosa) sprechen auf eine **Chemotherapie** an.

5.1.1 Astrozytom und Glioblastom

Epidemiologie. Astrozytome rufen 20% aller primären Hirntumoren hervor, Glioblastome 30%.

Abb. 5-1 Histologisch gesichertes fibrilläres Astrozytom Grad II in der MRT.
a: Axiale T_2-Wichtung. In dieser Schichtebene findet sich eine diffuse Signalanhebung nahezu der gesamten Brücke (Pfeile). Die Brücke ist aufgetrieben und die umgebenden Zisternen sind konsekutiv verschmälert.
b: Sagittale T_1-Wichtung in der Medianebene. In der unteren Brücke imponiert eine diffuse Hypointensität, auch hier kommt die überwiegend nach rostral reichende Volumenauftreibung zur Darstellung (Pfeile). Der 4. Ventrikel (Pfeilspitze) ist nicht eingeengt.

Pathologie. Bezüglich histologischer Kriterien scheinen sich Oligodendrogliome zu Astrozytomen und weiter zu Glioblastomen zu entwickeln. Z.T. kommen auch Mischtumoren vor.
- **Astrozytome** wachsen langsam und neigen zur Entdifferenzierung, gelegentlich kommen Anaplasien vor.
- **Glioblastome** (nach der Einteilung der WHO: Grad-IV-Gliome = Astrozytome Grad IV) wachsen rasch, infiltrierend. Sie sind gut vaskularisiert und können Blutungen, Nekrosen und arteriovenöse Anastomosen aufweisen. Über den Balken können sie in die gegenüberliegende Hemisphäre einwachsen (**Schmetterlingsgliom**).

Klinik. Initial machen sich Astrozytome oft durch zerebrale Anfälle bemerkbar. Bei Glioblastomen sind Anfälle eher selten, dafür treten initial Kopfschmerzen und anschließend Hemiparesen auf. Beide Tumorformen kommen vorwiegend im Frontallappen (Stirnhirnsyndrom) sowie im Temporallappen vor. Das Glioblastom kann sich „apoplektiform" manifestieren, evtl. durch eine Einblutung in den Tumor.

Diagnostik

- **CCT.** Niedrigmaligne Astrozytome stellen sich ähnlich einem Infarkt als hypodense Areale dar. Höhermaligne Astrozytome können sich uneinheitlich (hypo-, iso- oder sogar hyperdens) verhalten (vgl. MRT, Abb. 5-1). Glioblastome zeigen eine gemischte Dichte, eine unscharfe Tumorbegrenzung und ein begleitendes Marködem (Abb. 5-2). Charakteristisch ist die ringförmige Kontrastmittelaufnahme, die – im Gegensatz zum Hirnabszeß – girlandenförmig aussieht.

Abb. 5-2 Glioblastom im Verlauf. Zwischen der CCT-Untersuchung ohne Kontrastmittelgabe (a) und der mit Kontrastmittelgabe (b) liegen $2^{1}/_{2}$ Monate.
a: Nativ-CCT. Die Großhirnwindungsfurchen sind kaum noch erkennbar, die Inselzisterne läßt sich rechts nicht darstellen. Der Befund weist insgesamt auf einen raumfordernden Prozeß hin. Das Glioblastom selbst ist noch nicht erkennbar.
b: Kontrastmittel-CCT. Die inhomogene Raumforderung im rechten supralentikulären Marklager weist zentral inhomogene Areale auf. Die hypodense Marklagerveränderung reicht teilweise bis zum Kortex, sie entspricht einem perifokalen Ödem. Der rechte Seitenventrikel ist komprimiert und die Mittellinie um gut 1 cm nach links verlagert. Infolge einer Foramen-Monroi-Stenose ist das rechte Vorderhorn aufgeweitet.

- **MRT.** In der Aufdeckung dieser Tumoren ist die MRT der CCT überlegen. Allgemeine Kriterien müssen noch erarbeitet werden.
- **Angiographie.** Glioblastome weisen sehr häufig, Astrozytome selten eine pathologische Vaskularisation auf.

Therapie

- **Astrozytom.** Falls der Tumor aufgrund des Allgemeinzustandes des Patienten und der Lokalisation im Gehirn operiert werden kann, werden v.a. kleine Tumoren radikal entfernt. Rezidive sind möglich und ein ungünstiges Zeichen. Die Überlebenszeit kann durch eine Strahlentherapie verlängert werden.
- **Glioblastom.** Die Radikaloperation ist meist unmöglich. Wenn es möglich ist, wird eine Tumorreduktion, evtl. mit einer Nachbestrahlung, versucht. Eine Bestrahlung und eine zytostatische Therapie können sowohl die Symptomatik bessern als auch die Überlebenszeit (um einige Monate) verlängern. Dies wird v.a. auf die Beeinflussung des Hirnödems zurückgeführt.

Prognose

- **Astrozytom.** Die Prognose ist abhängig von der Dignität, der Lokalisation und davon, ob der Tumor radikal entfernt werden konnte bzw. ob und wann ein Rezidiv auftritt.
- **Glioblastom.** Die Prognose ist infaust. Nach einem Jahr leben auch nach einer Operation nur noch ca. 15% der Patienten.

5.1.2 Oligodendrogliom

Pathologie. Oligodendrogliome sind relativ gut differenzierte Tumoren. Sie sind durch ein langsames Wachstum, Blutungen in den Tumor, häufige Verkalkungen und ein gering ausgeprägtes Hirnödem gekennzeichnet.

Klinik. Häufiges Erstsymptom ist ein zerebraler Krampfanfall. Oligodendrogliome liegen wie Astrozytome und Glioblastome häufig im Frontal- bzw. Temporallappen und weisen eine entsprechende Symptomatik auf.

Diagnostik. Die CCT zeigt Verkalkungen und ein gering ausgeprägtes Begleitödem (Abb. 5-3).

Abb. 5-3 **Oligodendrogliom im Nativ-CCT.** Die charakteristischen, stippchenförmigen Hyperdensitäten in der linken Hemisphäre (Pfeile) entsprechen verkalkten Oligodendrogliom-Anteilen. Da Oligodendrogliome langsam wachsen, kommt es nur zu einem geringen lokal raumfordernden Prozeß.

Therapie. Die Operation ist anzustreben, jedoch treten Rezidive auf. Der Tumor spricht auf eine Strahlentherapie nicht an.

Prognose. Eine Heilung ist selten zu erreichen. Die Prognose stimmt weitgehend mit der für Astrozytome überein.

5.1.3 Ependymom

Pathologie. Diese überwiegend aus Ependymzellen bestehenden Tumoren stehen oft zur Ventrikelwand, insbesondere des IV. Ventrikels, in Beziehung. Häufig tritt ein Hydrocephalus occlusus auf. Metastasen können in den Spinalkanal abtropfen.

Klinik. Die Tumoren führen durch eine Störung der Liquorzirkulation zu einem Begleithydrozephalus. Am Boden des IV. Ventrikels gelegen, können sie Übelkeit, Erbrechen und Hirnnervenausfälle hervorrufen.

Diagnostik. CCT und MRT zeigen in der Regel einen intraventrikulären Tumor, der jedoch nicht von anderen Tumoren mit gleicher Lokalisation (z.B. Medulloblastom oder Plexuspapillom) unterschieden werden kann. Verkalkungen kommen vor, Kontrastmittel wird aufgenommen.

Therapie. An die Operation schließt sich bei einer deutlichen Malignität eine Nachbestrahlung an, gelegentlich erfolgt zusätzlich eine Chemotherapie. Der erhöhte Hirndruck wird mit Kortikosteroiden oder durch eine operative Shuntanlage behandelt.

Prognose. Die 5-Jahres-Überlebensrate aller Ependymom-Patienten beträgt bei Erwachsenen ca. 50–80%, bei Kindern nur ca. 20%.

5.1.4 Plexuspapillom

Epidemiologie. Das Plexuspapillom ist bei Kindern häufiger als bei Erwachsenen. Erwachsene befällt öfter ein gutartiges Plexuspapillom im Bereich des IV. Ventrikels, während bei Kindern häufiger ein malignes Plexuspapillom in den Seitenventrikeln auftritt.

Pathologie. Plexuspapillome stammen vom Plexus choroideus ab. Ca. 90% der Plexuspapillome sind gut differenzierte, langsam wachsende, benigne Tumoren, die übrigen 10% sind anaplastisch (Karzinom des Plexus choroideus). Häufig verursachen diese – unabhängig von ihrer Dignität – einen Hydrozephalus und neigen zu spontanen Blutungen oder Verkalkungen.

Klinik. Bei überwiegend uncharakteristischen Symptomen zeigen 70% der Patienten Zeichen eines erhöhten Hirndruckes bzw. einen Hydrozephalus.

Diagnostik
- In der **CCT/MRT** stellt sich ein intraventrikulärer Tumor dar, der auch verkalkt sein kann.
- **Liquor.** Zwei Drittel der Patienten weisen einen erhöhten Eiweißgehalt im Liquor auf. Bei 30% der Patienten ist der Liquor xanthochrom.

Therapie. Plexuspapillome werden operiert. Besteht ein Hydrozephalus wird ein Shunt gelegt.

Prognose. Das überwiegend benigne Plexuspapillom kann geheilt werden. Das maligne Karzinom des Plexus choroideus hat allerdings eine schlechte Prognose.

5.1.5 Pinealistumoren

Definition und Einteilung. Das **Pinealozytom** ist ein seltener Tumor, der astrozytisch oder neuronal differenziert ist. Er kann alle Malignitätsgrade (I–IV) annehmen. Das **Pinealoblastom** hat den Malignitätsgrad IV.

Klinik. Pinealistumoren werden häufig durch Druck auf die Vierhügelplatte (Mittelhirndach) symptomatisch. Typisch sind vertikale Blickparesen (bis hin zum Parinaud-Syndrom, s. Kap. 2.8.3), Augenmuskellähmungen, später Pyramidenbahnzeichen und Kleinhirnsymptome. Es können verschiedene Hirnstammsyndrome (v.a. das Weber-Syndrom) auftreten. Bei einer Beeinträchtigung des Hypothalamus kommt es u.a. zu einem Diabetes insipidus, einer Pubertas praecox und einer Magersucht. Werden die Liquorabflußwege verlegt, steigt der Hirndruck.

Differentialdiagnose. Andere häufige Tumoren in der Pinealisregion sind Germinome und Arachnoidalzysten.

Therapie. Pinealistumoren werden operiert, der Hirndruck wird evtl. durch das Anlegen eines ventrikuloatrialen Shunts behandelt und es erfolgt eine Hochvoltbestrahlung.

5.1.6 Medulloblastom

Pathologie. Am häufigsten ist das Medulloblastom im Kleinhirn, bevorzugt im Kleinhirnwurm lokalisiert. Es ist undifferenziert, wächst rasch in den IV. Ventrikel und komprimiert sowohl die Medulla oblongata als auch den Kleinhirnwurm. Eine Metastasierung in den Liquorraum ist möglich.

Klinik. Meist wird dieser Tumor durch den begleitenden Okklusionshydrozephalus mit Hirndruckzeichen symptomatisch.

Diagnostik. Die **Myelographie** oder die **MRT** der Wirbelsäule sollen klären, ob spinale Metastasen vorliegen.

Therapie. Nach der Operation erfolgt eine Nachbestrahlung (der gesamten Neuroachse!) und evtl. zusätzlich eine Chemotherapie. Zur Hirndruckbehandlung ist evtl. eine Shunt-Operation notwendig.

Prognose. Die Prognose ist schlecht. Ohne Nachbehandlung liegt die durchschnittliche Überlebenszeit bei ca. 6–13 Monaten. Mit einer aggressiven Behandlung erreicht man immerhin eine 10-Jahres-Überlebensrate von ca. 20–40%.

5.1.7 Neurinom !!

Pathologie. Neurinome nehmen ihren Ausgang von den Schwann-Zellen (**Schwannome**). Sie kommen überwiegend am N. vestibularis vor und werden dann **Akustikusneurinom** genannt, sind aber auch an den Hirnnerven IV, V, VI, IX, XI und XII sowie an Spinalwurzeln (spinale Tumoren, s. Kap. 5.2) zu finden.
Neurinome sind gutartige Tumoren, die relativ langsam und verdrängend wachsen und zu Druckschädigungen führen. Sie können, z.B. im Rahmen einer Neurofibromatose (Morbus von Recklinghausen), auch multipel auftreten. Das Akustikusneurinom wächst in den Kleinhirnbrückenwinkel ein.

Klinik. Das **Akustikusneurinom** verursacht initial eine meist langsam einsetzende, einseitige Schwerhörigkeit (Hypakusis), gelegentlich auch einen Tinnitus. Es folgen ein unsystematischer Schwindel, eine Fallneigung zur Seite des Tumors (vestibuläre Reizsymptome) und ein pathologischer Nystagmus, der zunächst vestibulären, dann zentralen Ursprungs ist.
Vestibuläre Symptome können gering ausgeprägt sein oder fehlen, da eine zentrale Kompensation möglich ist. Kopfschmerzen treten auf. Sensible und motorische Trigeminusausfälle und eine Fazialisparese oder seltener ein Fazialisspasmus sind typisch, während die kaudalen Hirnnerven nicht so häufig betroffen sind. Es kann zu einer Ataxie und anderen zerebellären Symptomen kommen.

Abb. 5-4 Akustikusneurinom im MRT T-1 nach Kontrast. Hyperintenser Tumor im Kleinhirnbrückenwinkel (Pfeil) [40].

Diagnostik

- **CCT/MRT.** V.a. nach einer Kontrastmitteldarstellung mit Gadolinium ist die MRT der CCT überlegen (Abb. 5-4). Häufig können in der MRT sogar intrakanalikuläre Tumoren dargestellt werden.
- Die **Röntgenaufnahme nach Stenvers** zeigt eine Erweiterung des Porus acusticus internus. Ihre Bedeutung geht seit Einführung der CCT/MRT zurück.
- **Elektrophysiologisch** kann eine retrokochleäre Schädigung nachgewiesen werden.
- Der **Liquor** zeigt v.a. bei größeren Tumoren eine Eiweißvermehrung auf ca. 0,90–1,50 g/l.

Therapie. Mit der Operation sollte nicht zu lange gewartet werden. Ist der Tumor schon sehr groß, wird bei der Operation oft der N. facialis und/oder der N. vestibulocochlearis geschädigt.

Prognose. Bei einer vollständigen Entfernung des Tumors kann eine Heilung erreicht werden. Werden Tumorreste belassen, ist ein Rezidiv wahrscheinlich.

5.1.8 Meningeom !

Epidemiologie. Meningeome gehören zu den häufigsten Hirntumoren, sie haben einen Anteil von ca. 16% an den primären Hirntumoren.

Pathologie. Meningeome leiten sich vom Deckendothel der Arachnoidea ab. Sie dringen normalerweise im Bereich der Pacchioni-Granulationen in den Duraspalt vor und liegen deshalb oft entlang der Falx cerebri.

Sie sind überwiegend benigne, wachsen langsam und verdrängen das Hirnparenchym, während sie die Dura und den Knochen infiltrieren. Sie können ein Hirnödem verursachen. In 1–2% der Fälle treten auch multiple Meningeome auf.

Klinik. Die Symptomatik richtet sich nach der Lage und der Größe des Meningeoms.

- **Falxmeningeom** und **parasagittales Meningeom.** Die selteneren Falxmeningeome verursachen dieselbe lokalisationsbedingte Symptomatik wie die parasagittalen Meningeome.
  - Meningeome **des vorderen Sinusdrittels** machen sich zunächst durch Kopfschmerzen, Geruchs- und Sehstörungen bemerkbar. Dazu kommen ein sich langsam entwickelndes Stirnhirnsyndrom, eine zentrale Fazialisparese, Paresen und zerebrale Krampfanfälle.
  - Die häufigen Meningeome **des mittleren Sinusdrittels** verursachen motorische Ausfälle (Monoparese, Mantelkantensyndrom) und oft fokale motorische oder sensible Jackson-Anfälle.
  - Meningeome **des hinteren Sinusdrittels** führen zunächst zu einer Hirndruckerhöhung, dann treten lokale Zeichen wie Sehstörungen, sensible Ausfälle, Paresen oder Sprachstörungen auf.
- **Konvexitätsmeningeome**
  - Über dem **Parietallappen** führen sie zu Jackson-Anfällen und einer amnestischen Aphasie (v.a. bei linksseitiger Lokalisation).
  - Über dem **Frontallappen** verursachen sie eine Stauungspapille und psychische Veränderungen wie Affektlabilität, Leistungsminderung etc.
  - Über dem **Temporallappen** werden sie durch Sprachstörungen (v.a. bei linksseitiger Lokalisation), Zeichen erhöhten Hirndruckes, zerebrale Anfälle und psychische Störungen symptomatisch.
  - Über dem **Okzipitallappen** machen sie sich durch Paresen, sensible und motorische Jackson-Anfälle (bei Lokalisation über dem Gyrus post- bzw. praecentralis), Zeichen erhöhten Hirndruckes und eine Stauungspapille bemerkbar.
- **Keilbeinmeningeome (Meningeome des Keilbeinflügels)**
  - Das **mediale** Keilbeinmeningeom verursacht Kopfschmerzen in der Orbita und der mittleren Stirn, eine druckbedingte Optikusatrophie (Blindheit und Pupillenstarre), einen Exophthalmus (durch Druck auf den Sinus cavernosus) und Paresen des N. oculomotorius, des N. trochlearis und Sensibilitätsstörungen des N. supraorbitalis (sie ziehen durch die Fissura orbitalis).
  - Das **laterale** Keilbeinmeningeom wächst häufig diffus flächenförmig (Menigeom en plaque), indem es die Dura und den Schädelknochen infiltriert und reaktive Knochenverdichtungen hervorruft. Es macht sich durch Kopfschmerzen im Schläfenbereich bemerkbar und führt auch zu einem Exophthalmus, meist ohne Optikusatrophie.
- **Olfaktoriusmeningeome (Meningeome der Olfaktoriusrinne).** Diese Meningeome liegen auf der Lamina cribrosa des Siebbeins und schädigen sowohl den N. olfactorius als auch den N. opticus. Typisch sind eine Hyposmie und eine Anosmie sowie eine Optikusatrophie. Schließlich kommt es zu einem Stirnhirnsyndrom.
- **Meningeome des Tuberculum sellae.** Sie üben Druck auf das Chiasma opticum (heteronyme Hemianopsie) und den basalen Frontallappen aus.
- **Kleinhirn-Brückenwinkel-Meningeom.** Die Klinik ist grundsätzlich ähnlich wie beim Akustikusneurinom (s.o.).

Diagnostik

- Die **CCT** zeigt eine scharfe Begrenzung der meist hyperdensen Tumoren sowie eine homogene, intensive Kontrastmittelverstärkung der Tumoren (Abb. 5-5). Oft können Verkalkungen im Tumor dargestellt werden. Die Abb. 5-6 zeigt ein Olfaktoriusmeningeom.
- In der **Angiographie** läßt sich typischerweise nachweisen, daß die Blutversorgung des Tumors aus dem Versorgungsgebiet der A. carotis externa stammt.

Therapie. Kann der Tumor wegen seiner Lokalisation einschließlich der Dura komplett entfernt

Abb. 5-5 Keilbeinflügel-Meningeom.
a (links): Kontrastmittel-CCT. Links frontal liegt eine ca. 3 cm große, rundliche Raumforderung, die deutlich Kontrastmittel aufnimmt.
b (rechts): Im Knochenfenster zeigt sich eine Verdickung des linken Keilbeinflügels (Pfeil). Die Kombination beider Befunde (a und b) ist typisch für ein Keilbeinflügel-Meningeom.

werden, so ist eine Heilung möglich. Die Tumoren sind strahlenunempfindlich, weil sie eine relativ gute Differenzierung aufweisen. Im höheren Lebensalter und bei „günstiger" Lage genügt es oft, den Tumor jährlich zu kontrollieren.

Prognose. Die Prognose ist abhängig von der Lage des Tumors und davon, ob er vollständig entfernt werden konnte. Bei einer vollständigen Entfernung entwickelt sich in der Regel kein Rezidiv.

5.1.9 Hypophysenadenom

Pathologie und Einteilung. Hypophysenadenome bilden sich im Hypophysenvorderlappen (HVL, Adenohypophyse). Man unterscheidet Mikroadenome (=1 cm Durchmesser) von Makroadenomen (>1 cm), die oft aus der Sella turcica herauszuwachsen beginnen. Die Einteilung nach der Hormonaktivität in endokrin inaktives und hormonaktives Adenom hat sich für die Klinik bewährt. Das hormonaktive Adenom sezerniert ein oder mehrere Hormone: growth hormone (GH), Prolaktin (PRL), adrenokortikotropes Hormon (ACTH), seltener thyreoideastimulierendes Hormon (TSH), luteotropes Hormon (LH) und follikelstimulierendes Hormon (FSH).

Abb. 5-6 Olfaktoriusmeningeom MRT T-2. Hirnisointenser, gelappter Tumor im Bereich der Olfaktoriusrinne (Pfeile) [40].

Klinik. Einerseits werden die Symptome durch die Hypersekretion oben genannter Hormone hervorgerufen, andererseits kann das lokale Größenwachstum des Adenoms zu Druckschäden (z.B. des gesunden Teils des HVL mit Verminderung der Hormonsekretion oder des Chiasma opticum) führen.

- **GH-produzierende Adenome.** Typische Symptome sind:
  - vor der Pubertät: Riesenwuchs und nach der Pubertät: Akromegalie (große Nase, Ohren etc.)
  - Karpaltunnelsyndrom
  - Hyperhidrose, Hautfibrome, Hirsutismus
  - Viszeromegalie mit Struma diffusa (Tracheaeinengung) und Herzvergrößerung
  - Diabetes mellitus
  - sekundärer Hypogonadismus, selten sekundäre Hypothyreose oder sekundäre Nebennierenrinden-Insuffizienz
- **ACTH-produzierende Adenome** verursachen ein Cushing-Syndrom mit folgenden Symptomen:
  - stammbetonte Fettsucht, Mondgesicht, Stiernacken
  - Myopathie
  - Hypertonus
  - Osteoporose
  - Striae distensae
- **Prolaktin-produzierende Adenome (Prolaktinom).** Die Hyperprolaktinämie führt bei Frauen zu einer Oligomenorrhö, anovulatorischen Zyklen, einer sekundären Amenorrhö und in zwei Dritteln der Fälle zu einer Galaktorrhö, bei Männern zu einem Libido- und Potenzverlust.
- **TSH-produzierende Adenome** sind selten und verursachen eine schwer einstellbare Hyperthyreose und eine Struma.
- **Raumforderndes hormoninaktives Hypophysenadenom**
  - Beim **sekundären Hypogonadismus** sind die Libido und die Potenz reduziert bzw. es besteht eine Oligo- und Amenorrhö. Die Körperbehaarung ist vermindert, die Haut infolge einer sekundären Anämie und eines MSH-Mangels blaß. Durch die sekundäre Hypothyreose kommt es zu einer erhöhten Kälteempfindlichkeit, einer raschen Ermüdung, einer Obstipation, spröder und rissiger Haut, Muskelschwäche, Adynamie, Reflexabschwächung etc.
  - Bei einer **akuten Exazerbation** (z.B. Einblutung in das Adenom) kann es zu einer sekundären Nebennierenrinden-Insuffizienz (Addison-Krise) mit Hypoglykämie, Hypotonie, Elektrolytentgleisungen, Bewußtseinsstörung etc. kommen.
- **Raumforderndes Hypophysenadenom mit supra- und parasellärem Wachstum**
  - Der Druck auf das Chiasma opticum verursacht eine heteronyme (bitemporale) Hemianopsie, später eine Optikusatrophie mit Visusminderung.
  - Augenmuskellähmungen treten v.a. in den vom N. oculomotorius versorgten Muskeln auf. Die Folge sind Doppelbilder.

Diagnostik
- **CCT/MRT.** Mikroadenome von einem Durchmesser von 0,4–1 cm können als hypodense (CCT) bzw. hypointense (MRT) Areale direkt oder indirekt durch Verlagerung des Hypophysenstiels nachgewiesen werden (Abb. 5-7). Dabei ist die Sensitivität beider Methoden gleich groß. Viele, v.a. kleinere Mikroadenome entgehen jedoch dem bildgebenden Nachweis.
- **Labor.** Je nach Verdacht werden die Basalwerte der oben genannten Hormone bestimmt und die Tagesrhythmik überprüft (bei der Hypersekretion ist sie aufgehoben). Die Konzentration der Hormone peripherer Drüsen (v.a. Kortisol, T3/T4, Geschlechtshormone) wird gemessen und Stimulations- und Hemmtests (z.B. TRH- und ACTH-Test) durchgeführt (s.a. Lehrbücher der Inneren Medizin).
- **Perimetrie.** Ein objektiver Gesichtsfeldbefund wird erhoben und im Verlauf beobachtet.

Therapie. Je nach Ausdehnung des Tumors kann eine **transsphenoidale** oder **transkranielle Operation** indiziert sein. Postoperativ wird eine Hormonsubstitution durchgeführt. Bei kleinen prolaktinproduzierenden Tumoren kann zunächst ein konservativer Versuch mit dem **Dopaminagonisten Bromocriptin** erfolgen. Bei einem Hormonmangel wird substituiert. Eine **Strahlentherapie** ist nur notwendig, wenn durch die Operation der Tumor nicht vollständig entfernt werden konnte.

Abb. 5-7 Hypophysenadenom. Hirnisointenser, etwas inhomogener Tumor in der Sella turcica (Pfeil) [40].
a: MRT T-1-Wichtung.
b: MRT T-2-Wichtung.

5.1.10 Kraniopharyngeom

Pathologie. Das Kraniopharyngeom ist ein dysontogenetischer Tumor, der sich von Resten des embryonalen Ductus craniopharyngicus (Rathke-Tasche) ableitet. Es entwickelt sich meistens intra- und suprasellär, selten nur an einem dieser beiden Orte. Je nach Lokalisation und Ausdehnung kann es den Hypothalamus, die Hypophyse oder das Chiasma opticum schädigen. Dieser Tumor ist gutartig und besteht meist aus mehrfach gekammerten, mit cholesterinhaltiger Flüssigkeit gefüllten Zysten. Solide Anteile des Tumors lagern häufig Kalk ein.

Klinik. Vor der Pubertät führen ein Mangel an growth hormone (GH) und an Schilddrüsenhormon (sekundäre Hypothyreose) zum Minderwuchs. Oft tritt wegen des Mangels an gonadotropen Hormonen die Pubertät verzögert ein. Nach der Pubertät steht ein Mangel an hypophysären Hormonen, v.a. des Hypophysenhinterlappens, im Vordergrund. Folgen sind ein Diabetes insipidus, seltener eine Hypophysenvorderlappeninsuffizienz mit Hypogenitalismus, Fettsucht und Hypothyreose. Später gesellen sich Stirnkopfschmerzen und verschiedenste Gesichtsfeldausfälle hinzu. Durch den Druck auf den N. opticus kann der Patient erblinden. Wird ein Foramen interventriculare (Monroi) blockiert, so kann der erhöhte Hirndruck eine spastische Tetraparese und eine Dezerebration verursachen.

Diagnostik

- In der **Nativ-Röntgenaufnahme** sind krümelige suprasellärer Verkalkungen und häufig auch eine Vergrößerung der Sella turcica zu sehen.
- Die **CCT** zeigt zystische und solide Tumoranteile sowie Verkalkungen, die oft sichelförmig den Tumorrand darstellen. Die Abb. 5-8 zeigt ein Kraniopharyngeom im MRT.

Therapie. Anzustreben ist eine radikale operative Entfernung des Tumors. Dies ist oft wegen seiner Lage nicht möglich, deshalb kommt es zu Rezidiven. Eine Bestrahlung soll die Überlebenszeit verbessern. Die Hormone sind entsprechend den Ausfällen – vor der Pubertät auch das GH – zu substituieren.

Abb. 5-8 Kraniopharyngeom. Hypointenser (a) bzw. hyperintenser (b) Tumor über der Sella turcica (Pfeil). Oft ist er zystisch und z.T. verkalkt (Kalknachweis besser im CCT) [40].
a: MRT T-1-Wichtung.   **b:** MRT T-2-Wichtung.

5.1.11 Hämangioblastom

Pathologie. Hämangioblastome sind teils solide, teils zystische, benigne Gefäßtumoren. Die Zysten können Erythropoetin enthalten. Hämangioblastome sind überwiegend in den Kleinhirnhemisphären lokalisiert und treten sporadisch oder in familiärer Häufung auf. In ca. 8% der Fälle liegen zusätzlich Nieren-, Leber- oder Pankreashämangioblastome vor. Findet man gleichzeitig Hämangioblastome in der Retina, so handelt es sich um die autosomal-dominant vererbte von-Hippel-Lindau-Krankheit (s. Kap. 15.1.5, Phakomatosen).

Klinik. Das klinische Bild kann wegen Volumenschwankungen der Zysten fluktuieren. Typisch sind zerebelläre Symptome wie die Ataxie, aber auch eine Hirndrucksteigerung. Infolge einer Erythropoetinausschüttung kann es zu einer Polyglobulie kommen.

Diagnostik. In der **CCT** zeigen sich Hämangioblastome hypodens, Kontrastmittel wird nur in einigen Knötchen in den Randbezirken der Zysten angereichert.

Therapie und Prognose. Die möglichst frühzeitige, komplette operative Entfernung der Hämangioblastome kann zur Heilung führen. Ansonsten ist mit Rezidiven zu rechnen.

5.1.12 Hirnmetastasen

Pathologie. Hirnmetastasen sind weit häufiger als primäre Hirntumoren und oft (in ca. 20–25% der Fälle) die Todesursache bei Krebspatienten. Knapp ein Drittel der zerebralen Metastasen kommt im Frontalhirn vor, sie können aber auch parietal, temporal, okzipital oder in der Zentralregion lokalisiert sein. Circa 40% treten solitär in Erscheinung: davon befinden sich etwa 80% im Großhirn, 16% im Kleinhirn und 3% im Hirnstamm. In den übrigen Fällen kommt es zu multiplen Hirnmetastasen. Die Metastasierung in das Gehirn erfolgt vorwiegend hämatogen aus folgenden Primärtumoren:
- Bronchialkarzinom (in etwa der Hälfte der Fälle)
- Mammakarzinom
- Hypernephrom der Niere
- malignes Melanom

- Karzinome des Gastrointestinaltraktes
- maligne Lymphome (diese können als isolierte Tumoren des ZNS sowie als Manifestation einer Systemerkrankung vorkommen).

Klinik. Die Klinik ist sehr variabel und richtet sich in erster Linie nach der Lokalisation und der Anzahl der Metastasen sowie der Malignität und Symptomatik des Primärtumors (evtl. zusätzliche Metastasierung in andere Organe). Aufgrund der kortikalen Lokalisation entwickeln sich häufig fokale Anfälle.

Diagnostik. Wenn sich Hirnmetastasen vor dem Primärtumor bemerkbar machen, steht die Suche nach dem Primärtumor im Vordergrund.

Abb. 5-9a–c Metastasen eines malignen Melanoms im MRT. Axiale T_1-Wichtung nach Kontrastmittelgabe. Man erkennt in verschiedenen Lokalisationen unterschiedlich große, rundliche Raumforderungen, die Kontrastmittel aufnehmen. Sie reichen von kortikal bis ins Marklager (a) und liegen sowohl kortikal (b, Pfeilspitze) als auch subkortikal (c, Pfeil). Die subkortikalen Metastasen zeigen eine perifokale Hypointensität, die einem Ödem entspricht.

In der **CCT** sprechen multiple, meist kortikale Herde mit zentral nekrotischen (hypodensen) Arealen und einer ringförmigen Kontrastmittelanreicherung für eine Hirnmetastasierung (vgl. MRT, Abb. 5-9).

Differentialdiagnose

- Solitäre Metastasen können mit einem primären Hirntumor oder einem Hirnabszeß verwechselt werden.
- Differentialdiagnosen zu multiplen Metastasen sind die Toxoplasmose (bei HIV-Infektion), die Zystizerkose, die Echinokokkose und multiple Hirnabszesse.

Therapie. Die Grunderkrankung wird behandelt und das Hirnödem mit Steroiden angegangen. Eine Operation ist selten und nur bei Solitärmetastasen indiziert. Bei einer inoperablen Lokalisation und solitärer Metastase kann ein kurativer Versuch mit dem Gamma-knife unternommen werden.

Prognose. Die Prognose ist in der Regel äußerst schlecht, die Patienten überleben normalerweise die Zeitspanne von einem Jahr nicht. Von Einzelfällen ist aber berichtet worden, die nach einer Operation bis zu 15 Jahre gelebt haben.

5.2 Spinale Tumoren

Epidemiologie. Spinale Tumoren sind wesentlich seltener als zerebrale Tumoren. Sie können in jedem Alter auftreten, es zeigt sich aber eine Häufung zwischen dem 30. und 60. Lebensjahr.

Pathologie. Überwiegend (in etwas über 60% der Fälle) handelt es sich bei den spinalen Tumoren um gutartige Geschwülste. Erwachsene bekommen häufiger Neurofibrome und Meningeome, Kinder häufiger Neuroblastome und Astrozytome. In beiden Altersgruppen treten Ependymome etwa gleich häufig auf. Spinale Raumforderungen verursachen v.a. Druckschäden am Rückenmark, je nach ihrer Lage und Ausdehnung selten auch Durchblutungsstörungen, v.a. im Bereich der A. spinalis anterior.

Einteilung. Die unter klinischen Gesichtspunkten praktische Einteilung richtet sich nach der anatomischen Lage:

- **Extramedulläre Tumoren.** Sie können extradural (ca. 33%) und intradural (ca. 50%) liegen.
- **Intramedulläre Tumoren** (ca. 10%).

Klinik. Die spinalen Tumoren machen sich zum einen durch eine motorische und sensible Querschnittssymptomatik, zum anderen oft durch radikuläre Schmerzen in den betroffenen Höhensegmenten bemerkbar. Z.T. stehen sensible Reizerscheinungen (Parästhesie, Dysästhesie) in den Beinen im Vordergrund, die zu Fehldiagnosen Anlaß geben können (z.B. Polyneuropathie, Burning–feet-Syndrom, Restless-legs-Syndrom). Die **Querschnittssymptomatik** entwickelt sich normalerweise langsam fortschreitend. Sie kann aufgrund wechselnder Beeinträchtigung der spinalen Durchblutung auch in fluktuierender Symptomatik auftreten. Seltener verursacht der Tumor durch eine plötzlich einsetzende spinale Ischämie eine akute Querschnittslähmung. Grundsätzlich sind je nach Tumorlage verschiedene Querschnittssyndrome (s. Kap. 2.11.1) möglich. Die **Höhenlokalisation** erfolgt u.a. durch Hypästhesie- bzw. Schmerzangabe in den entsprechenden Segmenten (s. Tab. 2-6).

Diagnostik

- **Nativ-Röntgenaufnahmen** der Wirbelsäule können schon einen pathologischen Befund (z.B. Metastasen in den Wirbelkörpern) ergeben.
- **CCT/MRT.** Die MRT hat den höheren Stellenwert. Die schon klinisch eingegrenzte Höhe der Raumforderung (keine „Ganzwirbelsäulen"-Bildgebung!) wird bestätigt. Die Abb. 5-10 zeigt ein spinales Meningeom.
- In der **Myelographie** zeigt eine Aussparung bzw. ein Stopp des Kontrastmittels die Höhe des raumfordernden Prozesses an.
- **Knochenszintigraphie.** Da Wirbelmetastasen oft erst nach ca. 5–6 Wochen im Röntgenbild sichtbar werden, sollte bei dringendem Verdacht auf eine Metastase ein Knochenszintigramm angefertigt werden.
- **Elektrophysiologie.** Die fraktionierte SSEP-Ableitung des N. tibialis und des N. medianus kann einen Hinweis auf die Höhe der Raumforderung geben.
- Der **Liquor** kann eine Eiweißhöhung bei normaler Zellzahl zeigen (DD: Guillain-Barré-Syndrom).

Abb. 5-10 Spinales Meningeom im MRT T-1. Diskret hypointenser, bohnenförmiger Tumor im Spinalkanal (Pfeil) [40].

- **Angiographie.** Der Verdacht auf einen Gefäßtumor im MRT sollte durch die Angiographie gesichert werden.

Therapie. In der Regel ist eine Operation anzustreben, wenn ein gut abgrenzbarer Tumor relativ leicht zu entfernen ist (z.B. Meningeom, Neurinom, Ependymom). Astrozytome hingegen lassen sich nicht vollständig entfernen. Bei Inoperabilität kann eine Bestrahlung in Erwägung gezogen werden. Wie beim Hirndruck kann eine Steroidtherapie vorübergehend die spinale Drucksymptomatik bessern.

Prognose. Bei gutartigen Tumoren, die rechtzeitig vollständig entfernt werden können, ist die Prognose gut. Eingetretene Querschnittslähmungen sind in der Regel irreversibel.

5.2.1 Extramedulläre Tumoren

Extradurale Tumoren

Bei extramedullären, extraduralen Tumoren handelt es sich in erster Linie um bösartige Prozesse, die in den Spinalkanal einbrechen. Besonders häufig sind Metastasen von Bronchial-, Mamma-, Prostatakarzinomen, Hypernephromen der Niere, Lymphomen, Schilddrüsen- und gastrointestinalen Karzinomen. Klinisch stehen therapieresistente Schmerzen im Vordergrund. Labordiagnostisch sind die saure und die alkalische Phosphatase häufig erhöht. Eine Operation ist nicht indiziert. Die Prognose ist äußerst ungünstig, viele Patienten leben nicht länger als ein Jahr. Palliativ kann eine Chemotherapie oder eine Bestrahlung versucht werden.

Intradurale Tumoren

Die beiden häufigsten extramedullären, intraduralen Tumoren sind Neurinome und Meningeome.
- **Neurinome** gehen von der Hinterwurzel aus. Sie können v.a. im Rahmen einer Neurofibromatose (Morbus von Recklinghausen) multipel auftreten und/oder sich über mehrere Segmente erstrecken. Sie können aus dem Foramen intervertebrale herauswachsen, wobei sie den Knochen arrodieren (Sanduhrgeschwulst). Anfangs verursachen sie einseitige segmentale Schmerzen, die sistieren, wenn die Wurzel zerstört ist. Später entwickelt sich eine Querschnittssymptomatik. Die MRT stellt das Neurinom gut dar, der Liquor zeigt – bedingt durch die Stauungstranssudation aus Wurzelgefäßen – eine Eiweißerhöhung. Bei einer frühzeitigen vollständigen operativen Entfernung ist die Prognose gut.
- **Meningeome** haften der Dura fest an und sind v.a. dorsolateral lokalisiert. Normalerweise werden sie nicht größer als eine Erdnuß, selten erstrecken sie sich über mehrere Segmente (s. Abb. 5-10). Wie die Neurinome können sie im Rahmen einer Neurofibromatose multipel auftreten. Klinisch zeigen sich eine chronisch progrediente Paraspastik und Parästhesien, die häufiger die untere als die obere Extremität betreffen. Schmerzen stehen anfangs oft nicht im Vordergrund. Der Liquor ist in der Regel normal. Eine Operation ist anzustreben. Die Prognose ist nicht so günstig wie die für Neurinome.

5.2.2 Intramedulläre Tumoren

Intramedulläre Tumoren sind äußerst selten. Ependymome und Astrozytome kommen dabei am häufigsten vor. Sie erstrecken sich zystisch oder solide, meist über mehrere Segmente des Rückenmarkes. Die Klinik ist variabel. Z.T. ist eine operative Entfernung möglich, andernfalls kann bestrahlt werden.

5.3 Zusammenfassung

Hirntumoren machen sich im allgemeinen durch Hirndruckzeichen und neurologische Herdsymptome bemerkbar. Je nach der Tumorlokalisation (Stirnhirn, Temporallappen, Parietallappen, Okzipitallappen, Stammganglien, Hirnstamm oder Kleinhirn) entspricht die typische Symptomatik einem Funktionsausfall des betroffenen Hirnbereiches.
Der Nachweis eines Tumors erfolgt in der Regel mittels CCT bzw. MRT. Andere Verfahren wie z.B. nuklearmedizinische Untersuchungen und die Hirnbiopsie dienen der Artdiagnose. Wenn eine Behandlung indiziert ist, besteht sie meist aus einer Operation und/oder einer Strahlentherapie. Differentialdiagnostisch kommen andere raumfordernde Prozesse wie Dermoide/Epidermoide, Hirnabszesse, Hirnblutungen oder Arachnoidalzysten in Betracht.
Bezüglich histologischer Kriterien scheinen sich Oligodendrogliome zu Astrozytomen und weiter zu Glioblastomen zu entwickeln. **Astrozytome** zeichnen sich eher durch ein langsames Wachstum aus, werden initial häufig durch zerebrale Anfälle manifest, können in der Regel operiert werden und haben eine bessere Prognose als Glioblastome. **Glioblastome** zeichnen sich durch ein rasches, infiltrierendes Wachstum aus, werden initial häufig durch Kopfschmerzen manifest, eine Radikaloperation ist meist unmöglich und sie haben eine schlechte Prognose.
Oligodendrogliome wachsen relativ langsam, manifestieren sich häufig durch einen zerebralen Krampfanfall, zeigen in der CCT häufig Verkalkungen und haben eine den Astrozytomen ähnliche Prognose.
Ependymome führen häufig durch Liquorzirkulationsstörungen zu einem Hydrozephalus, imponieren in den bildgebenden Verfahren als intraventrikuläre Tumoren, eine Operation ist möglich, ein evtl. auftretender Hirndruck kann medikamentös oder operativ behandelt werden und die Prognose ist für Erwachsene relativ gut.
Plexuspapillome sind v.a. im Erwachsenenalter benigne Tumoren, die sich häufig durch Zeichen erhöhten Hirndrucks manifestieren, sich in bildgebenden Verfahren als intraventrikuläre Tumoren darstellen und beim Vorliegen einer benignen Form geheilt werden können.
Zu den **Pinealistumoren** zählen das Pinealozytom und das Pinealoblastom. Sie werden klinisch v.a. durch Augenbewegungsstörungen manifest, weil sie Druck auf die Vierhügelplatte ausüben.
Das **Medulloblastom** ist am häufigsten im Kleinhirn lokalisiert, es ist undifferenziert und wächst rasch in den IV. Ventrikel ein. Oft wird es durch einen begleitenden Okklusionshydrozephalus symptomatisch. Nach einer Operation erfolgt eine Nachbestrahlung, die auch den Spinalkanal einschließt. Die Prognose ist jedoch insgesamt schlecht.
Neurinome nehmen ihren Ausgang von den Schwann-Zellen (Schwannome) und sind gutartige Tumoren. Der wichtigste Vertreter ist das **Akustikusneurinom.** Klinische Symptome sind eine einseitige Schwerhörigkeit, ein Tinnitus, ein unsystematischer Schwindel, ein pathologischer Nystagmus, Kopfschmerzen, Hirnnervenlähmungen und eine zerebelläre Ataxie. Es läßt sich gut mit der MRT darstellen. Bei einer frühen Operation ist eine Heilung möglich.
Meningeome gehören zu den häufigsten Hirntumoren. Sie sind überwiegend benigne, wachsen langsam und verdrängen das Hirnparenchym, während sie die Dura und den Knochen infiltrieren. Die Symptomatik richtet sich nach der Lage und der Größe des Meningeoms. Wichtig sind das Falxmeningeom/parasagittales Meningeom, das Konvexitätsmeningeom, das Keilbeinmeningeom, das Olfaktoriusmeningeom, Meninge-

ome des Tuberculum sellae und das Brückenwinkelmeningeom. In der CCT ist der Tumor scharf begrenzt, nimmt Kontrastmittel auf und kann verkalkt sein. Die Angiographie zeigt eine Blutversorgung des Tumors aus dem Versorgungsgebiet der A. carotis externa. Läßt sich der Tumor vollständig entfernen, ist eine Heilung möglich.

Hypophysenadenome werden durch ihr Größenwachstum oder – wenn sie hormonaktiv sind – durch die Hypersekretion von HVL-Hormonen (GH, PRL, ACTH, TSH, LH oder FSH) symptomatisch. Oft entgehen sie der Bildgebung, die Blutspiegelwerte der Hormone, evtl. auch die aus peripheren Drüsen, können erhöht sein. Als lokale Verdrängungserscheinung kann sich eine heteronyme Hemianopsie entwickeln. Wenn möglich, sollte der Tumor operativ entfernt werden, wobei die Hormone postoperativ substituiert werden müssen.

Das **Kraniopharyngeom** leitet sich von den Resten der Rathke-Tasche ab. Vor der Pubertät steht klinisch ein Minderwuchs im Vordergrund, nach der Pubertät ein Diabetes insipidus, seltener ein Hypogonadismus, eine Fettsucht und eine Hypothyreose. In der CCT zeigt sich ein Tumor mit zystischen und soliden Anteilen sowie Verkalkungen, die häufig auch auf den Nativ-Röntgenaufnahmen zu sehen sind. Eine radikale operative Entfernung des Tumors ist anzustreben, die Hormone müssen entsprechend den Ausfällen substituiert werden.

Hämangioblastome sind benigne Gefäßtumoren, die überwiegend in den Kleinhirnhemisphären lokalisiert sind. Das klinische Bild fluktuiert durch Volumenschwankungen der Zysten und ist durch die zerebelläre Symptomatik wie eine Ataxie geprägt, aber auch Hirndrucksteigerungen sind möglich. In der CCT stellen sich Hämangioblastome hypodens dar. Eine frühzeitige, vollständige operative Entfernung kann zur Heilung führen.

Hirnmetastasen sind häufiger als Hirntumoren und oft kortikal im Frontalhirn lokalisiert. Sie entstehen durch hämatogene Absiedlungen maligner Tumoren anderer Organe. Die häufigsten Primärtumoren sind das Bronchialkarzinom (in etwa der Hälfte der Fälle), das Mammakarzinom, das Hypernephrom der Niere, das maligne Melanom, Karzinome des Gastrointestinaltraktes und maligne Lymphome. Die Klinik ist sehr variabel und richtet sich in erster Linie nach der Lokalisation und Anzahl der Metastasen sowie der Malignität und Symptomatik des Primärtumors. In der CCT stellen sich in der Regel multiple Hirnmetastasen mit einem hypodensen zentralen Areal und einer ringförmigen Kontrastmittelanreicherung dar. Im Vordergrund steht die Therapie der Grunderkrankung, ein Hirnödem wird mit Steroiden behandelt. In der Regel ist die Prognose äußerst schlecht.

Spinale Tumoren sind wesentlich seltener als zerebrale Tumoren. Nach der anatomischen Lage können **extramedulläre, extradurale Tumoren** (ca. 33%, überwiegend bösartige Prozesse, die in den Spinalkanal einbrechen), **extramedulläre, intradurale Tumoren** (ca. 50%, überwiegend Neurinome und Meningeome) und **intramedulläre Tumoren** (ca. 10%, überwiegend Ependymome und Astrozytome) unterschieden werden. Zum einen machen sich die spinalen Tumoren durch eine motorische und sensible Querschnittssymptomatik, zum anderen oft durch radikuläre Schmerzen in den betroffenen Höhensegmenten bemerkbar. Zur Diagnostik stehen verschiedene Zusatzuntersuchungen zur Verfügung: die Elektrophysiologie, die Nativ-Röntgenaufnahme der Wirbelsäule, die Knochenszintigraphie, die Myelographie, die CCT/MRT, die Angiographie und die Liquoruntersuchung. Therapeutisch sind eine Operation, eine Bestrahlung und eine Steroidgabe möglich. Bei gutartigen Tumoren, die rechtzeitig vollständig entfernt werden können, ist die Prognose gut. Eingetretene Querschnittslähmungen sind in der Regel irreversibel.

6 Entzündliche Erkrankungen des ZNS

Entzündliche Erkrankungen sind in vielen Lehrbüchern nach ätiologischen Gesichtspunkten geordnet. Ein Patient wird jedoch selten zum Arzt kommen und ihm den Erreger seiner Krankheit nennen. Hier sollen daher zunächst häufige Krankheitsbilder wie die Meningitis und die Enzephalitis vorgestellt werden. Anschließend wird auf einige erregerspezifische Besonderheiten eingegangen.

6.1 Meningitis

Die **akute eitrige Meningitis** wird durch Bakterien, die **akute lymphozytäre Meningitis** vor allem durch Viren, aber auch durch andere Erreger hervorgerufen. Die Ursachen der **chronischen Meningitiden** sind zum einen erregerbedingte Erkrankungen wie die Tuberkulose, die Lues, die Toxoplasmose, Mykosen u.a. und zum anderen Erkrankungen unklarer Ätiologie wie der Morbus Boeck (Sarkoidose). Die Ätiologie bleibt jedoch z.T. ungeklärt.

6.1.1 Akute lymphozytäre Meningitis

Definition. Die akute lymphozytäre Meningitis ist eine hauptsächlich durch Viren, seltener auch durch andere Erreger hervorgerufene, aseptische Entzündung der Meningen, die auch auf das Hirnparenchym übergreifen kann. Daher besteht ein fließender Übergang zur Enzephalitis (s.u.). Kennzeichnend ist ein nicht eitriger, aber Lymphozyten und Monozyten enthaltender Liquor.

Epidemiologie. Die Virusmeningitis ist häufiger als die bakterielle Meningitis.

Ätiologie. Die akuten lymphozytären Meningitiden können eine ganze Reihe verschiedener Ursachen haben.
- **Virusmeningitiden** sind am häufigsten und werden v.a. von folgenden Viren verursacht:
  – Enteroviren wie das Polio-, das Coxsackie- und das ECHO-Virus
  – Herpesviren wie die Herpes-simplex-Viren Typ I und II, das Varicella-Zoster-Virus, das Zytomegalievirus und das Epstein-Barr-Virus (infektiöse Mononukleose)

- Paramyxoviren wie das Mumpsvirus und das Morbillivirus (Masern)
- Adenoviren
- Togaviren und andere Flaviviren wie das FSME-Virus (Frühsommermeningoenzephalitis), das Dengue- oder das Gelbfieber-Virus
- Lymphozytäre Choriomeningitis-Virus
- Human-Immunodeficiency-Virus (HIV)
- **Anbehandelte bakterielle Meningitis.** Wird bei einer bakteriellen Meningitis vor der Lumbalpunktion antibiotisch anbehandelt, so läßt sich oft nur noch eine überwiegend lymphomonozytäre Pleozytose nachweisen. Beim vorzeitigen Absetzen der Antibiotika kann die bakterielle Meningitis jedoch wieder aufflammen.
- **Tuberkulose oder Sarkoidose.** Bei diesen seltenen Ursachen verläuft die Meningitis eher chronisch (s. Kap. 6.1.3).

Erfahrungsgemäß gelingt der Erregernachweis bei einer akuten lymphozytären Meningitis in der Praxis eher selten. Weitere Ursachen werden unter Differentialdiagnose (s.u.) erwähnt.

Pathogenese. Meist gelangen die Viren hämatogen, seltener über periphere Nerven (z.B. Herpessimplex-Viren) in das ZNS.

Klinik. Die Krankheit verläuft je nach Virus meist blander als die bakterielle Meningitis (s.u.), kann jedoch auch eine äußerst ungünstige Prognose haben (z.B. Tollwut). Viele durch Viren (Togaviren, Enteroviren u.a.) verursachte Meningitiden weisen einen zweiphasigen Krankheitsverlauf auf. Er besteht aus einer ersten grippalen und einer zweiten meningitischen Phase. Typische Symptome sind:
- Kopfschmerzen
- Nackensteifigkeit und positive Nervendehnungszeichen nach Lasègue, Kernig und Brudzinski
- nur gelegentliche Bewußtseinstrübung
- Lichtscheu und Überempfindlichkeit auf äußere Reize
- leichtes Fieber, das nicht so hoch ist wie bei der bakteriellen Meningitis
- zusätzlich können zerebrale Krampfanfälle oder neurologische Herdsymptome (Paresen) auftreten, v.a. wenn das Hirnparenchym mitbefallen ist (Meningoenzephalitis, bei der auch EEG-Veränderungen zu finden sind).

Diagnostik
- **Liquor.** Typisch für die Virusmeningitis sind:
  - Der Liquor ist klar.
  - Initial findet man ein gemischtes Zellbild, später überwiegen lymphozytäre Zellen (etwa 300/3–3000/3 Zellen pro µl).
  - Das Eiweiß ist meist normal, selten erhöht.
  - Der Liquorzucker und das Laktat sind normal.
  - Es lassen sich keine Bakterien nachweisen.
- **Blut.** Untersuchungen wie der Ausstrich oder die Blutkultur dienen dem Ausschluß seltener Ursachen wie z.B. der Malaria. Außerdem wird eine serologische Diagnostik durchgeführt.

Differentialdiagnose. Akute lymphozytäre Meningitiden können sein:
- **Leptospirose.** Sie tritt als anikterische und als ikterische Leptospirose (Morbus Weil) auf, wobei Leptospira interrogans durch Verletzungen, aber auch durch die intakte Bindehaut in den Organismus eindringen kann. Im **ersten Krankheitsstadium** (septikämische Phase) hat der Patient Fieber mit Schüttelfrost, Kopfschmerzen und Myalgien. Im **zweiten Krankheitsstadium** finden sich bei der anikterischen Leptospirose eine „aseptische" Meningitis, beim Morbus Weil Nieren- und Leberfunktionsstörungen (Ikterus), Hämorrhagien, kardiovaskuläre Symptome und Bewußtseinsstörungen.
- **Mollaret-Meningitis.** Bei dieser seltenen Erkrankung kommt es aus noch unbekannten Gründen zu rezidivierenden Schüben von aseptischen, vorwiegend lymphozytären Meningitiden, die im Mittel drei Tage lang andauern. Residuale ZNS-Schädigungen treten nicht auf. In der Regel klingt die Erkrankung nach einem mehrjährigen Verlauf spontan ab.
- **Fremdkörper- oder Reizmeningitis.** Etwa 1 bis 3 Wochen nach einem operativen ZNS-Eingriff oder einer Liquorpunktion steigt gewöhnlich die Zellzahl im Liquor reaktiv leicht an. Manchmal kann die Reaktion so stark sein, daß sich eine akute lymphozytäre Meningitis entwickelt.
- **Sympathische Meningitis.** Die Meningen können bei einem in ihrer unmittelbaren Nachbarschaft stattfindenden entzündlichen Prozeß (Mittel- oder Innenohr, Nasennebenhöhlen, Spondylodiszitis) „mitreagieren". Die Zellzahl

im Liquor ist lediglich auf einige 100/3 Zellen erhöht, es lassen sich keine Erreger im Nervensystem nachweisen. Ein bakterielles Übergreifen auf die Meningen muß jedoch ausgeschlossen werden.

Therapie. Da – außer bei einigen Herpesviren (s.u.) – eine spezielle kausale Behandlung nicht möglich ist, sollen sich die Patienten schonen, bei Bedarf bekommen sie Analgetika oder Antipyretika. Die beste Therapie ist die Prophylaxe. Gegen einige Viren kann man impfen: Die FSME-Schutzimpfung wird z.B. in Endemiegebieten (Teile Bayerns und Baden-Württembergs) empfohlen (s.u.), gegen die Kinderlähmung gibt es die Schluckimpfung.

Prognose. Der Verlauf kann je nach der Ursache sehr unterschiedlich sein. Viele Viruserkrankungen haben einen überwiegend gutartigen Verlauf, manche können aber auch Defekte hinterlassen (z.B. FSME, Kinderlähmung). Klinisch manifeste Tollwut endet stets tödlich.

6.1.2 Akute eitrige Meningitis

Definition. Die eitrige (bakterielle) Meningitis ist eine von Bakterien hervorgerufene Entzündung an den Leptomeningen und im Subarachnoidalraum.

> **Merke!**
> Der Verdacht auf eine akute eitrige Meningitis ist ein neurologischer Notfall, der immer noch eine hohe Mortalität aufweist!

Epidemiologie. Die bakterielle Meningitis ist seltener als die Virusmeningitis.

Ätiologie. Die häufigsten Erreger im Erwachsenenalter sind Streptococcus pneumoniae (Pneumokokken), Neisseria meningitidis (Menigokokken), seltener Escherichia coli, Listeria monocytogenes u.a. Der häufigste Erreger im Kindesalter ist Haemophilus influenzae Typ B.

Pathogenese. Eine Schwächung der Abwehr bei einem Diabetes mellitus, einem chronischen Alkoholmißbrauch oder unter immunsuppressiver Therapie begünstigt eine Meningitis. Die Erreger können den Entzündungsort auf verschiedenen Wegen erreichen:
- Zu einer **hämatogenen Streuung** kann es z.B. im Rahmen einer Sepsis/Septikämie kommen.
- Benachbarte Entzündungen (Otitis media, Sinusitis, Mastoiditis, spinaler Abszeß oder Hirnabszeß) können **direkt** auf die Meningen **übergreifen.**
- Eine **direkte Inokulation** von Erregern ist bei einer Punktion, einer Operation oder einem offenen Schädel-Hirn-Trauma möglich. Bei einem Schädelbasisbruch kann eine Rhinoliquorrhö auftreten, über die Verbindung zum Liquorraum können Bakterien aus dem Nasenrachenraum in den Liquorraum aufsteigen.

> **Merke!**
> Unterscheidung zwischen Nasensekret und Liquor: im Gegensatz zum Nasensekret enthält der Liquor Zucker!

Meist kommt es bei der Meningitis zu einer Steigerung des intrakraniellen Drucks. Ursachen für die Drucksteigerung sind ein Hirnödem (das zunächst vasogen, später auch zytotoxisch ist), eine Liquorabflußbehinderung (durch Verlegung der subarachnoidalen Räume und der Pacchioni-Granulationen), eine Viskositätssteigerung des Liquors und eine Beeinträchtigung der zerebrovaskulären Autoregulation (initial steigt der intrazerebrale Blutfluß und damit das intrakranielle Blutvolumen an, im weiteren Verlauf nimmt die zerebrale Durchblutung wieder ab und führt zu einer sekundären ischämischen Zellschädigung).

Klinik. Manchmal beginnt die Meningitis mit einem grippeähnlichen Vorstadium. Häufig setzt sie plötzlich mit einem hochakuten Krankheitsbild ein. Typische Symptome sind:
- stärkste Kopfschmerzen
- Nackensteifigkeit und positive Nervendehnungszeichen nach Lasègue, Kernig und Brudzinski.
- Übelkeit, Erbrechen
- Bewußtseinseintrübung von verwirrt oder delirant bis hin zu somnolent und komatös
- Lichtscheu und Überempfindlichkeit auf äußere Reize
- Fieber bis 40 °C

- zusätzlich können zerebrale Krampfanfälle oder neurologische Herdsymptome (Paresen) auftreten.

Diagnostik. Zur Identifikation des Erregers wird eine mikrobiologische und serologische Diagnostik durchgeführt. Bei einem dramatischen Krankheitsverlauf sollten durch ein bildgebendes Verfahren (CCT) andere mögliche Ursachen (z.B. SAB) sowie ein erhöhter Hirndruck ausgeschlossen werden.
- **Liquor.** Typisch für die bakterielle Meningitis sind:
  – Der Liquor ist trüb und eitrig.
  – Man findet überwiegend Granulozyten (meist mehrere 1000/3 Zellen pro µl).
  – Das Eiweiß ist stark erhöht.
  – Der Liquorzucker ist erniedrigt, das Laktat erhöht.
  – Der Bakteriennachweis im Ausstrich oder in der Kultur; evtl. mittels der Polymerasekettenreaktion (PCR; s.a. Kap. 6.2)
- **Blut.** Der Erregernachweis sollte in der Blutkultur und im Abstrich geführt werden. Die BSG und das CRP sind erhöht, evtl. liegt eine Leukozytose mit Linksverschiebung vor.
- **CCT/MRT/Nativ-Röntgenuntersuchung.** In den bildgebenden Verfahren ist der Befund in der Regel unauffällig. Sie dienen der Suche nach der Bakterienquelle (z.B. Nasennebenhöhlen) oder der Erregereintrittspforte (z.B. Fraktur) und dem Ausschluß eines erhöhten Hirndrucks.

Differentialdiagnose. In erster Linie ist die Subarachnoidalblutung zu nennen, wobei der Liquorbefund (massenhaftes Auftreten von Erythrozyten bei der SAB) richtungweisend ist. Die Unterscheidung zur akuten lymphozytären Meningitis wird ebenfalls durch den Liquorbefund möglich.

Komplikationen. Mögliche Komplikationen sind eine Störung der Mikrozirkulation mit Infarzierungen, eine Hirnvenenthrombose, kortikale Mikroabszesse, ein Hirnödem und der Übergang in eine Entmarkungsenzephalopathie. Im Kindesalter ist häufig mit Krankheitsresiduen wie einer Retardierung, einem Anfallsleiden u.a. zu rechnen.

Therapie. Die akute bakterielle Meningitis erfordert in der Regel ein sofortiges Handeln und eine intensivmedizinische Betreuung. Nach der Notfall-CCT (evtl. -MRT) und der Lumbalpunktion muß sofort mit der Therapie begonnen werden. 80% der bakteriellen Meningitiserreger im Erwachsenenalter (Pneumokokken und Menigokokken) sind auf Penicillin empfindlich. Bis das Antibiogramm vorliegt, wird oft mit zwei oder drei Antibiotika behandelt: z.B. mit Penicillin, einem penicillinasefesten Penicillin oder einem Cephalosporin (der 3. Generation) und einem Aminoglykosid. Eiterherde sollten in der Regel chirurgisch saniert werden bzw. die Eintrittspforten (z.B. die Verbindung zwischen dem Liquor- und dem Nasenrachenraum nach einem frontalen Schädelbasisbruch) mittels einer Duraplastik gedeckt werden.

Prognose. Trotz der antibiotischen Therapie kommen je nach Erreger Letalitäten von 5–40% vor. Insbesondere im Kindesalter sind Defektheilungen nicht selten. Im allgemeinen hängt die Prognose von der Abwehrlage des Patienten, dem zeitlichen Einsetzen der Therapie sowie von dem Resistenzverhalten und der Virulenz des Erregers ab.

6.1.3 Tuberkulöse Meningitis

Wie schon im Kapitel über die akute lymphozytäre Meningitis erwähnt, entwickeln sich die Symptome bei einigen Meningitiden eher schleichend. Dazu zählen die chronische Meningitis beim Morbus Boeck und bei der Tuberkulose. Das Hauptaugenmerk dieses Kapitels soll auf die tuberkulöse Meningitis gelegt werden. Unter der Differentialdiagnose werden einige andere chronische Meningitiden abgehandelt.

Pathogenese. Die Meningen werden stets sekundär durch eine hämatogene Aussaat befallen. Die Erreger, Mycobacterium tuberculosis und Mycobacterium bovis, breiten sich vor allem an der Hirnbasis und im Rückenmark aus. Die Gefäße sind im Sinn einer Panarteriitis verändert, was zu ischämischen Nekrosen im Hirnstamm und im Rückenmark führen kann. Tuberkulöse Granulome findet man im Hirnparenchym hingegen selten.

Klinik. Die Symptome entwickeln sich langsam progredient.
- Zunächst entstehen Kopfschmerzen, ein allgemeines Krankheitsgefühl mit Appetitlosigkeit und Gewichtsabnahme. Frühzeitig können psychische Veränderungen vorkommen.
- Zerebrale Krampfanfälle sind möglich.
- Die Bewußtseinslage ist lange ungetrübt. Steigt der intrakranielle Druck an und/oder entwickelt sich ein Hydrocephalus occlusus kommt es zu einer Bewußtseinseintrübung bis hin zum tiefen Koma.
- Die Körpertemperatur steigt langsam an und bleibt subfebril.
- Lähmungen der Hirnnerven (N. oculomotorius und N. abducens) und Wurzelreizungen (entsprechend der Lokalisation der Entzündung) sind häufig.

Komplikationen. Bei einer Verklebung der Liquorabflußwege kann es zu einem erhöhten Hirndruck mit einer Stauungspapille kommen. Territorialinfarkte (siehe Pathogenese) verursachen häufig spastische Hemiparesen.

Diagnostik. Die Suche nach dem Primärherd bleibt oft erfolglos, da die tuberkulöse Meningitis auch ohne Lungenbefund vorkommen kann! Von neurologischer Seite ist die Liquorpunktion entscheidend.
- **Liquor.** Typisch für die tuberkulöse Meningitis sind:
  - Der Liquor ist klar.
  - Initial findet man granulozytäre, später lymphozytäre Zellen (mehrere 100/3 Zellen, selten mehrere 1000/3).
  - Der Eiweißgehalt ist erhöht, es kommen „Spinngewebsgerinnsel" (Eiweißniederschlag nach längerem Stehenlassen des Liquors) vor.
  - Der Liquorzucker ist vermindert, das Laktat erhöht.
  - Im Ausstrich (Ziehl-Neelsen-Färbung) lassen sich Mykobakterien nachweisen, der Nachweis durch eine Kultur ist schwierig. Die Diagnose muß oft ohne Erregernachweis gestellt werden.
- Das **EEG** ist häufig allgemein oder herdförmig verändert.
- **CCT/MRT** dienen in erster Linie der Darstellung von Komplikationen.

Differentialdiagnose. Zur Wiederholung stellt Tab. 6-1 die Liquorbefunde der akuten eitrigen, der akuten lymphozytären und der tuberkulösen Meningitis einander gegenüber.

Tab. 6-1 Liquorbefunde bei der akuten lymphozytären, der akuten eitrigen und der tuberkulösen Meningitis

Liquorbefund	akute lymphozytäre Meningitis	akute eitrige Meningitis	tuberkulöse Meningitis
Aussehen	klar	trüb und eitrig	klar
Zellbild	initial gemischt, später überwiegend granulozytär	überwiegend lymphozytär	initial granulozytär, später lymphozytär
Zellzahl pro μl	etwa 300/3–3000/3	meist mehrere, 1000/3 bis über 10000/3	mehrere 100/3, selten mehrere 1000/3
Eiweiß	meist normal, selten erhöht	erhöht	erhöht, Spinngewebsgerinnsel
Zucker	normal	erniedrigt	erniedrigt
Laktat	normal	erhöht	erhöht
Erreger	u.a. Viren, selten andere Erreger nachweisbar	Bakteriennachweis im Ausstrich oder in der Kultur	evtl. Mykobakterien im Ausstrich (Ziehl-Neelsen-Färbung)

Einen chronischen Verlauf mit ähnlicher Symptomatik wie die tuberkulöse Meningitis können auch der Morbus Boeck, die Pilzmeningitis und die Meningeosis carcinomatosa bzw. leucaemica nehmen. Die Bestimmung des Liquorzuckers hilft nicht weiter, da er bei all diesen Erkrankungen erniedrigt sein kann.

- Der **Morbus Boeck (Sarkoidose)** führt ebenfalls zu einer basalen Meningitis, die typischerweise mit Hirnnervenlähmungen einhergeht. Gelegentlich tritt ein Diabetes insipidus auf. Die Sarkoidose verläuft oft chronisch mit Remissionen. Im Vordergrund steht der Lungenbefall, eine Beteiligung der Haut und der Augen ist häufig, ein primärer ZNS-Befall möglich. Prinzipiell können alle anderen Organe betroffen sein. Die häufige ACE-Erhöhung ist nicht spezifisch. Die Diagnose wird durch die Histologie (nichtverkäsende Epitheloidzellgranulome) einer transbronchialen Biopsie gesichert. Therapiert wird mit Kortikoiden (deshalb muß die Diagnose gegenüber einer Tuberkulose gesichert werden!).
- Eine **Pilzmeningitis (mykotische Meningitis)** wird häufig durch Cryptococcus neoformans, verschiedene Candida-Arten oder Coccidioides immitis verursacht. Der Erregernachweis erfolgt durch die Mikroskopie, die Liquorkultur oder durch die Serologie. Therapiert wird mit Amphotericin B, evtl. in Kombination mit Fluconazol und/oder Miconazol.
- **Meningeosis carcinomatosa oder leucaemica.** Häufige Primärtumoren sind ein Adenokarzinom der Lunge, ein Mammakarzinom, Karzinome des Gastrointestinaltraktes oder ein malignes Melanom. Ein zytologischer Nachweis von Tumorzellen im Liquor gelingt oft erst nach wiederholten Punktionen.

Therapie. Vor der Sicherung der Diagnose – aber erst nach der Entnahme von Probematerial zum Ansetzen einer Kultur – wird die tuberkulöse Meningitis unter Kontrolle der Leberwerte mit einer Dreierkombination aus Isoniazid (INH), Rifampicin und Pyrazinamid behandelt. Wenn notwendig, kann parenteral INH, Rifampicin und Ethambutol gegeben werden. Ein erhöhter Hirndruck wird mit Kortikosteroiden oder evtl. durch die operative Anlage eines Shunts gesenkt.

Prognose. Bei rechtzeitiger und richtiger Behandlung ist die Prognose gut. Wird die Diagnose nicht oder zu spät gestellt, nimmt die Krankheit einen chronischen Verlauf. Bei Komplikationen ist mit einer Defektheilung zu rechnen.

6.2 Enzephalitis

Definition und Ätiologie. Eine Entzündung des Gehirns kann durch einen direkten Erregerbefall (gewöhnlich mit Viren oder Protozoen) oder durch eine post- oder parainfektiöse Autoimmunreaktion bei vorangegangener Infektion anderer Organe verursacht werden. Ist das Rückenmark mitbefallen, so spricht man von einer Enzephalomyelitis.
Folgende Erreger können das Gehirn **direkt** befallen:
- Enteroviren wie das Polio-, das Coxsackie- und das ECHO-Virus
- Herpesviren wie die Herpes-simplex-Viren Typ I und II, das Varicella-Zoster-Virus, das Zytomegalievirus und das Epstein-Barr-Virus (infektiöse Mononukleose)
- Paramyxoviren wie das Mumps- und das Morbillivirus (Masern)
- Orthomyxoviren wie die Influenzaviren Typ A, B und C
- Adenovirus
- Togaviren und andere Flaviviren wie das FSME-Virus (Frühsommermeningoenzephalitis), das Dengue- und das Gelbfiebervirus und Rubiviren (Röteln)
- Lymphozytäre Choriomeningitis-Virus
- HIV
- Rhabdoviren wie das Rabiesvirus (Tollwutvirus, Lyssavirus Serotyp 1)
- Selten sind Mykoplasmen, Chlamydien, Rickettsien, Plasmodium falciparum, Toxoplasma gondii, Trypanosomen, Trichinellen u.a.

Das Varicella-Zoster-Virus, das Epstein-Barr-Virus, Para- und Orthomyxoviren, Rubiviren und Mykoplasmen können auch die **post- oder parainfektiöse Enzephalitis** verursachen (s.u.). Pathologisch-anatomisch kommen auch Mischformen vor.
Darüber hinaus kann eine Enzephalitis auch **durch eine Impfung** gegen Tollwut, Pocken, Te-

tanus, Röteln, Keuchhusten, Grippe oder FSME ausgelöst werden.

Pathogenese. Grundsätzlich gibt es zwei verschiedene Entzündungsmechanismen, die fließend ineinander übergehen können.
- Beim **direkten Erregerbefall** gelangen die Viren am häufigsten auf hämatogenem Weg ins ZNS. Im Gegensatz zu früheren Annahmen scheinen die Viren die Blut-Hirn-Schranke relativ leicht überwinden zu können. Der ZNS-Befall hängt wohl vom Ausmaß der Virämie, die Virämie von der Verfassung des Immunsystems ab. Man vermutet, daß die Viren die Gefäßendothelzellen direkt befallen oder durch Pinozytose/Exozytose durch die Zellen hindurchtransportiert werden, evtl. auch mit Immunzellen, die die Schranke aktiv durchwandern. Einige Viren (Rabiesvirus, Herpes-simplex-Virus) können durch retrograden axonalen Transport peripherer Nerven in das ZNS gelangen. Sicher müssen mehrere ungünstige Faktoren zusammenwirken, damit sich aus einer der häufigen Virusinfektionen eine Enzephalitis entwickelt. In der Regel gehen die infizierten Nervenzellen zugrunde. Dadurch werden z.B. entzündliche Reaktionen ausgelöst, die weiteren Schaden anrichten können.
- Die **post- oder parainfektiöse Enzephalitis (Leukenzephalitis)** wird auf eine Autoimmunreaktion, die durch das betreffende Agens ausgelöst wurde, zurückgeführt. Es wird angenommen, daß Epitope des Erregers mit ZNS-Epitopen übereinstimmen und so die Autoimmunantwort hervorgerufen wird.

Komplikationen. Es kann zu einem Hirnödem und zu einem erhöhten Hirndruck kommen.

Klinik. Viele der Viren verursachen einen zweiphasigen Krankheitsverlauf, der ZNS-Befall wird im zweiten Stadium manifest. Häufig setzt die Symptomatik jedoch plötzlich aus voller Gesundheit heraus ein. Es finden sich dieselben Symptome wie bei der lymphozytären Meningitis. Darüber hinaus treten zentralnervöse Funktionsstörungen auf:
- Die **psychischen Veränderungen** reichen von einer Lethargie und Bewußtseinstrübung bis hin zum Koma. Oft treten exogene Psychosen mit motorischer Unruhe und Erregung oder mit Verwirrtheit und Desorientierung auf.
- **Zerebrale Krampfanfälle** sind ein häufiges Anfangssymptom. Sie können fokal oder generalisiert auftreten und sich zum Status steigern.
- **Fokale neurologische Defizite** sind – je nach Lokalisation des Virusbefalls – Paresen, eine Aphasie, Hirnnervenlähmungen u.a.
- Fakultativ können Myoklonien (typisch für die Hirnstamm-Enzephalitis), zerebelläre und extrapyramidal-motorische Störungen hinzukommen.
- **Allgemeinsymptome** sind meist leichtes Fieber, verschiedenartige Erytheme/Exantheme (je nach Erreger), eine Parotitis (bei Mumps) etc.

Diagnostik. Im Akutstadium ist die Diagnose schwierig zu sichern, da es noch nicht zu Liquorveränderungen gekommen sein muß und die Ergebnisse der Suche nach dem auslösenden Virus (d.h. die Bestimmung der Antikörpertiter bzw. der Nachweis viraler DNA/RNA durch PCR) lange auf sich warten lassen können.
- Das **EEG** zeigt entsprechend der Bewußtseinstrübung Allgemeinveränderungen, gelegentlich auch Herdveränderungen. Im Akutstadium ist es fast immer pathologisch!
- Eine **CCT** oder besser **MRT** muß vor der Liquorpunktion zum Ausschluß eines erhöhten Hirndruckes durchgeführt werden. Parenchymschäden sieht man bei den Enzephalitiden sehr selten, die CCT hilft aber, Differentialdiagnosen abzuklären.
- In der **MRT** kann das früh auftretende Hirnödem oft schon zu Beginn der Erkrankung nachgewiesen werden. Unter Berücksichtigung der Gesamtsymptomatik kann das Hirnödem als ein früher objektiver Hinweis auf eine Enzephalitis gewertet werden.
- **Liquor.** Veränderungen sind häufig, aber nicht obligat:
  – Es finden sich bis zu 1000/3 lymphozytäre Zellen pro μl Liquor.
  – Das Eiweiß ist mäßig erhöht oder normal.
  – Bei akuten viralen ZNS-Prozessen kann in der Regel innerhalb der ersten 7–14 Krankheitstage eine intrathekale Antikörpersynthese (autochthone IgG-Synthese) nachgewiesen werden; evtl. gelingt der Nachweis spezifischer Antikörper.

- Der Nachweis von viraler DNA/RNA durch PCR (polymerase chain reaction) wird derzeit erprobt. Problematisch an dieser Methode ist die hohe Sensitivität (z.B. werden Verunreinigungen miterfaßt).

Differentialdiagnose. Einige spezielle Enzephalitisformen werden weiter unten beschrieben. Differentialdiagnostisch muß an folgende Erkrankungen gedacht werden:
- **Schlaganfall.** Mit der CCT/MRT wird eine Blutung oder ein Infarkt ausgeschlossen. In der Regel treten diese ohne gravierende EEG-Veränderungen oder psychotische Episoden auf, ebenso fehlen meist allgemeine (Fieber) oder spezielle (Liquor) entzündliche Zeichen. Bei Verdacht auf eine **Sinusvenenthrombose** muß eine MRT durchgeführt bzw. angiographiert werden.
- Ein **Tumor** wird in der Regel in den bildgebenden Verfahren dargestellt.
- **Intoxikationen.** Die Unterscheidung zwischen einer Enzephalitis und einer Vergiftung (z.B. Blei, Salizylate) ist schwierig. Patienten mit einer Vergiftung haben oft ein normales EEG und einen normalen Liquor. Das Blut und der Urin müssen auf toxikologische Substanzen überprüft werden.
- **Psychosen.** In Frage kommen psychogene Verhaltensweisen bis hin zur perniziösen Katatonie. Letztere ist durch Fieber, Kreislaufstörungen, Exsikkose, Zyanose, evtl. Hämorrhagien, eine hochgradige Erregung oder eine stuporöse Bewußtseinslage mit erhöhtem Muskeltonus und affektiver Gespanntheit (stille Erregung) gekennzeichnet und kann ein ähnliches Bild wie eine Enzephalitis zeigen. Der Verdacht auf eine Psychose verhärtet sich, wenn in der Vorgeschichte eine Schizophrenie oder eine Neuroleptikaeinnahme bekannt ist. Früher verlief die perniziöse Katatonie oft tödlich, heute kann man mit der Elektrokrampftherapie und/oder Neuroleptika helfen.

Therapie. Eine intensivmedizinische Behandlung und Überwachung sind bei jeder Enzephalitis nötig. Seltene nichtvirale Ursachen (z.B. Malaria tropica, Toxoplasmose) werden entsprechend behandelt. Wird eine virale Genese vermutet, so wird man sich meist zur relativ risikoarmen intravenösen Therapie mit Aciclovir entschließen, da man hiermit die Herpes-simplex-Enzephalitis, die einzige kausal therapierbare Virusenzephalitis erfaßt (s.u.).
Die Komplikationen (zerebrale Anfälle, erhöhter Hirndruck) werden mit Antiepileptika bzw. mit osmotisch wirksamen Substanzen oder durch eine operative Drucksenkung behandelt.

Prognose. Der spontane Krankheitsverlauf der Enzephalitis ist uneinheitlich. Er richtet sich vor allem nach der Art des Erregers, ist jedoch prinzipiell unvorhersehbar. Die Letalität ist vor allem ohne Therapie hoch. Defektheilungen, aber auch eine vollkommene Gesundung kommen vor.

6.2.1 Herpes-simplex-Enzephalitis !

Ätiologie. Der ZNS-Befall wird hauptsächlich vom Herpes-simplex-Virus (HSV) Typ I, das bevorzugt die Mundschleimhaut befällt, verursacht, während HSV Typ II bevorzugt im Urogenitalbereich auftritt.

Pathogenese und Pathologie. Infektionen mit HSV Typ I weisen einen hohen Durchseuchungsgrad auf und finden häufig schon in der Kindheit statt. Sie befallen gewöhnlich die Mundschleimhaut, können inapparent bleiben oder sich als Gingivostomatitis äußern. Von der Mundschleimhaut wandern die Viren über Axone ins Ganglion trigeminale (Ganglion Gasseri), wo sie zunächst latent bleiben. Nach einer endogenen Reaktivierung durch physikalische oder chemische Reize oder durch Streß gelangen die Viren auf gleichem Wege wieder in die Peripherie und verursachen ein typisches bläschenförmiges Exanthem (Fieberbläschen oder Herpes labialis). Auf einem anderen Weg (über den N. ophthalmicus) können die Viren zur Hornhaut gelangen und zur rezidivierenden Keratitis dendritica führen. Man vermutet, daß die Viren bei der Herpesenzephalitis über den N. olfactorius in das ZNS eindringen. Die akute hämorrhagisch-nekrotisierende Entzündung erstreckt sich zunächst einseitig auf limbische Strukturen des basalen Temporal- und Frontallappens, wird später doppelseitig und dehnt sich auf andere Bereiche dieser Lappen aus. Zusätzlich kann sich ein schwer beherrschbares Hirnödem entwickeln.

Klinik. Zu den schon beschriebenen Enzephalitissymptomen kommen Zeichen eines Befalls des Temporal- und Frontallappens sowie des olfaktorischen Systems hinzu:
- psychische Veränderungen, Desorientierung bis hin zu einem Koma oder psychotischen Reaktionen
- Aphasie und geringe Halbseitenparesen, Gesichtsfeldausfälle, fokale oder generalisierte zerebrale Krampfanfälle
- Einschränkungen des Geruchssinns bis hin zur Anosmie
- Allgemeinsymptomatisch herrscht oft ein grippaler Zustand mit Fieber vor, evtl. kommt ein bläschenförmiges Exanthem vor.

Diagnostik. Entscheidend ist, daß man – auch bei unspezifischer Symptomatik wie Verwirrtheitszustand und Fieber – an eine HSV-Enzephalitis denkt.
- **EEG.** Es finden sich oft Allgemeinveränderungen und initial periodische, langsame Wellen, die später von scharfen Wellen abgelöst werden können. Dabei ist eine fokale temporale Aktivität häufig.
- **MRT.** Oft läßt sich früh ein Hirnödem in den befallenen Gebieten (bevorzugt Frontal- und Temporallappen) nachweisen.
- **CCT.** Bis zu 3 Tage nach dem Krankheitsbeginn kann die CCT unauffällig sein. Danach sind hypodense Areale im Temporallappen und im basalen Frontallappen nachweisbar. Außerdem zeigt sich eine Zisternenverquellung.
- **Liquor.** Spezifische Antikörper gegen HSV lassen sich etwa ab dem 7. Tag nach dem Krankheitsbeginn, eine erhöhte intrathekale Immunglobulin-Produktion (IgG, IgA und IgM) ab dem 10. Tag nachweisen.
- **Hirnbiopsie.** Letztlich kann die Diagnose in der akuten Krankheitsphase nur durch eine Hirnbiopsie gesichert werden. Diese wird aber heutzutage selten durchgeführt, da in Zweifelsfällen eine relativ risikoarme Aciclovir-Behandlung erfolgt und der zusätzliche Informationsgewinn durch eine Hirnbiopsie in keinem Verhältnis zum Risiko des operativen Eingriffes steht.

Therapie. Bei Verdacht auf eine (HSV-)Enzephalitis soll unverzüglich mit einer intravenösen Behandlung mit Aciclovir begonnen werden, da die Prognose entscheidend vom frühzeitigen Therapiebeginn abhängt! Wie schon unter Kap. 6.2 beschrieben, werden intensivmedizinische Allgemeinmaßnahmen und je nach Bedarf eine osmotische Hirndruckbehandlung und eine Antiepileptika-Therapie durchgeführt.

Prognose. Unbehandelt besteht eine Letalität von ca. 70%, die durch eine adäquate Therapie bis auf ca. 20% gesenkt werden kann.

6.3 Meningoenzephalitis bei verschiedenen Infektionskrankheiten

Bisher wurden Meningitiden und Enzephalitiden im allgemeinen und mit ihren wichtigsten Vertretern beschrieben. Es wurde schon erwähnt, daß die Krankheitsbilder oft nicht eindeutig sind und daß es fließende Übergänge gibt. In diesem Kapitel sollen nun die Krankheitsbilder entsprechend ihren Ursachen mit ihren typischen Merkmalen vorgestellt werden. Allgemeines, das im vorangegangenen Kapitel besprochen wurde, wird nicht wiederholt.

6.3.1 Herpes zoster

Ätiologie. Erreger des Herpes zoster ist das Varicella-Zoster-Virus (VZV), das in die Gruppe der Herpesviren gehört.

Pathogenese. VZV ist hochkontagiös und wird aerogen übertragen. Die Erstinfektion mit VZV findet häufig im Kindesalter statt. In der apparenten Form manifestiert sich VZV als überwiegend harmlose Windpocken mit einem stark juckenden, schubweise auftretenden papulovesikulären Exanthem. Windpocken hinterlassen eine gute Immunität gegen VZV. Wie das Herpes-simplex-Virus Typ I im Ganglion trigeminale, so persistiert das VZV latent in den Spinalganglien. Nach einer Reaktivierung oder Zweitinfektion breiten sich die VZV neurogen innerhalb eines Segmentes aus und verursachen so typische bläschenförmige Effloreszenzen und Neuralgien im zugehörigen Hautareal (Herpes zoster). Die durch äußere und innere Einflüsse ausgelöste Reaktivierung soll durch die Abnahme der zellulären Immunität (bei normaler Immunitätslage typischerweise ab dem 45. Lebensjahr) möglich werden.

Klinik. Beim Herpes zoster treten neben einem allgemeinen Krankheitsgefühl zuerst brennende Schmerzen auf, denen nach etwa 3 Tagen die Hauterscheinungen folgen, die meist einem einseitigen Dermatom entsprechen. Die Bläschen verschorfen und fallen ab, sie hinterlassen gewöhnlich weiße (depigmentierte), seltener braune (pigmentierte) Narben. Oft kommt es auch zu Paresen. Bei älteren Menschen können häufig jahrelang Zosterneuralgien persistieren, die medikamentös schwer zu beeinflussen sind. In seltenen Fällen kann der Zoster auch ohne Schmerzen ablaufen. Man unterscheidet verschiedene Zosterlokalisationen:
- **Thorakaler Zoster (Gürtelrose).** Der Befall eines thorakalen Segmentes ist am häufigsten.
- **Zervikaler und lumbosakraler Zoster.** Die Gliedmaßen sind seltener befallen. Lähmungen in den entsprechenden Segmenten können die Reflexe zum Erlöschen bringen.
- **Zoster ophthalmicus.** VZV im Ganglion trigeminale (semilunare) befallen bevorzugt den 1. Trigeminusast (N. ophthalmicus), seltener andere Trigeminusäste. Das vom N. ophthalmicus versorgte Hautareal ist einseitig befallen. Zusätzlich können sich eine Konjunktivits, eine Keratitis, eine Iritis und eine Neuritis nervi optici, die schwerwiegende Folgen für das Auge haben können, entwickeln. Die Prognose für mögliche Augenmuskellähmungen ist meist gut. Als seltene Komplikation können infolge von Gefäßentzündungen zerebrale Infarkte mit Hemiparesen auftreten.
- **Zoster oticus.** Das Ganglion geniculi des N. intermedius des VII. Hirnnerven ist befallen. Der initiale Schmerz wird im Ohr, seitlichen Gesicht oder Nacken empfunden. Die Bläschen können auf das Trommelfell beschränkt sein, sie greifen aber oft auf die Ohrmuschel und das Ohrläppchen und evtl. auf den seitlichen Hals über. Fast immer kommt es zu einer peripheren Fazialislähmung, die gelegentlich mit einer Speichelsekretions- und Geschmacksstörung verbunden ist. Zusätzlich können andere Hirnnerven mitbetroffen sein und folgende Symptome auftreten: Tinnitus, Hörminderung, Drehschwindel, Übelkeit, Erbrechen, Hypoglossuslähmung oder Abduzenslähmung.

Komplikationen
- Eine **Generalisierung** oder ein **disseminiertes Auftreten** an verschiedenen Segmenten sind v.a. bei einem geschwächten Immunsystem (HIV, maligne Krankheiten wie Plasmozytom oder Leukämie) möglich.
- Eine **Zostermeningitis** kann sich entwickeln.
- Die lebensgefährliche **Zostermyelitis** befällt bevorzugt immunsupprimierte Patienten und manifestiert sich in der Regel 14 Tage nach dem Exanthem. Sie kann als Brown-Séquard-Syndrom, Querschnittsmyelitis oder syringomyelieähnliches Bild vorkommen.
- Die **Zosterenzephalitis** ist selten.

Diagnostik. Der Liquor ist im Bläschenstadium fast immer entzündlich verändert, er zeigt eine mäßige Pleozytose und eine geringe Eiweißerhöhung.

Therapie. Der Herpes zoster wird mit Aciclovir i.v. behandelt. Eventuell erfolgt eine gleichzeitige Kortikoidtherapie, die der Zosterneuralgie entgegenwirken soll. Die Hauterscheinungen werden mit Externa behandelt (s. Lehrbücher der Dermatologie). Ein Mitbefall des Auges muß vom Augenarzt behandelt werden (s. Lehrbücher der Augenheilkunde). Schmerzen in der Akutphase werden mit Opiaten (z.B. Tramadol) bekämpft. Bei andauernden Neuralgien können Amitriptylin, Gabapentin, Carbamazepin, Clonazepam (bei einschießenden Schmerzen) oder Flupirtin eingesetzt werden.

6.3.2 Infektiöse Mononukleose

Ätiologie. Der Erreger der infektiösen Mononukleose, das Epstein-Barr-Virus (EBV), gehört ebenfalls zu den Herpesviren.

Pathogenese. Die EBV-Infektion erfolgt nach der oralen Aufnahme der Viren über die Schleimhäute, z.B. durch einen intensiven direkten Kontakt („kissing disease") oder indirekt durch mit Speichel kontaminierte Gegenstände. Es werden B-Lymphozyten befallen, die zum Teil direkt von den Viren, zum Teil indirekt durch aktivierte T-

Lymphozyten zerstört werden. Die Abwehrreaktion führt zur Proliferation von T-Lymphozyten in den Lymphknoten, der Milz, der Leber und dem Knochenmark. Die Inkubationszeit ist mit 4–8 Wochen relativ lang. Der Erreger weist einen hohen Durchseuchungsgrad auf.

Klinik. Die infektiöse Mononukleose kann je nach Organbefall ein vielgestaltiges Bild annehmen:
- Es treten **unspezifische Allgemeinsymptome** wie Appetitlosigkeit, Übelkeit, Abgeschlagenheit, Myalgie und oft hohes Fieber auf.
- Vor allem die **zervikalen Lymphknoten sind geschwollen.** Bei einer **Splenomegalie** besteht die Komplikation einer Milzruptur. Einer gelegentlichen geringen **Hepatomegalie** kann eine leichte Erhöhung der Serumtransaminasen folgen, selten findet sich auch eine Hyperbilirubinämie.
- Typisch sind auch eine **Tonsillitis** und eine **Pharyngitis.**
- Das Spektrum einer **EBV-Meningoenzephalitis** kann von einer leichten lymphozytären Meningitis bis zu einer schweren Enzephalitis reichen.

Diagnostik. Heutzutage ist eine differenzierte serologische Untersuchung möglich: Die Primärinfektion führt zur Bildung von Antikörpern (IgM, IgG) gegen das virale Kapsidantigen. Eine latente Infektion soll durch persistierende Antikörper (IgG) gegen das Kapsidantigen sowie Antikörper gegen EBV-induzierte nukleäre Antigene charakterisiert sein. Eine Sekundärinfektion kann durch einen deutlichen Anstieg des Antikörpertiters (IgG) gegen das virale Kapsidantigen gesichert werden. Im floriden Stadium ist die Paul-Bunnell-Reaktion positiv. Sie spielt jedoch heute in der Diagnostik keine Rolle mehr.

Therapie. Probatorisch wird mit Aciclovir, ansonsten symptomatisch behandelt.

Prognose. Im allgemeinen hat die infektiöse Mononukleose eine gute Prognose. Tritt jedoch eine Enzephalitis auf, beträgt die Letalität bis zu 8%.

6.3.3 Zytomegalievirus-Erkrankungen

Ätiologie. Das Zytomegalievirus (CMV) gehört ebenfalls zu den Herpesviren.

Pathogenese. Die Erstinfektion verläuft überwiegend inapparent, CMV persistiert latent in lymphoiden Zellen. Lediglich eine intrauterine Infektion führt in bis zu 10% der Fälle zu Fehlbildungen. CMV ist weit verbreitet (Durchseuchungsgrad über 90%). Eine manifeste Krankheit entwickelt sich fast ausschließlich bei immunsupprimierten Patienten (z.B. AIDS-, Transplantations- und Malignompatienten). Häufiger als das ZNS sind aber die Lunge, die Leber, der Gastrointestinaltrakt und die Netzhaut betroffen.

6.3.4 Frühsommermeningoenzephalitis

Ätiologie. Der Erreger der Frühsommermeningoenzephalitis (FSME), das FSME-Virus („Zecken-Enzephalitis-Virus"), ist ein Flavivirus, das den Togaviren zugeordnet wird. Es ruft die einzige, in Mitteleuropa von Arboviren verursachte Enzephalitis hervor, die eine klinische Relevanz hat.

Pathogenese. Die FSME-Viren werden durch Zecken (Ixodes) übertragen. Diese Zecken halten sich bevorzugt in wald- und wiesenreichen Flußtälern auf. Endemiegebiete in Deutschland finden sich überwiegend in Bayern (Donautal), Baden-Württemberg, Mecklenburg, Thüringen und dem Erzgebirge (Abb. 6-1). Nur bis zu 2% der Zecken sind infektiös.

Klinik. Die Symptomatik ist unspezifisch. Häufig verläuft die Infektion subklinisch. Typisch ist ein zweiphasischer Krankheitsverlauf. Das erste Stadium mit einer ausgesprochenen Virämie verläuft grippeartig. Daran kann sich ein meningoenzephalitisches Stadium anschließen, das entweder vollkommen ausheilt, Residuen wie extrapyramidale oder zerebelläre Störungen, Paresen oder psychische Syndrome hinterläßt oder ad exitum führt.

Therapie. Ist die Krankheit ausgebrochen, gibt es keine spezifische Therapie. Allgemeinmaßnah-

Abb. 6-1 **FSME-Endemiegebiete in Mitteleuropa** (schwarze Areale) (aus Prange [25]).

men, wie sie bei der Enzephalitistherapie beschrieben wurden, sind notwendig. In der Regel wird Personen, die in Endemiegebieten leben oder dorthin reisen wollen (und sich voraussichtlich viel im Wald aufhalten werden), empfohlen, sich zur Prophylaxe impfen zu lassen. Da die aktive Impfung nicht unerhebliche Komplikationen (von einer Neuritis bis hin zu einer Leukenzephalitis) verursachen kann, ist noch umstritten, wie großzügig die Indikation zur aktiven Immunisierung gestellt werden soll. Besteht kein aktiver Impfschutz, so kann nach einem Zeckenbiß eine postexpositionelle passive Immunisierung mit einem Hyperimmunserum durchgeführt werden.

Prognose. Die FSME kann harmlos sein. Vor allem bei älteren Menschen wurden aber auch schwerwiegende Verläufe mit einer Letalität bis zu 2% beschrieben. Die Häufigkeit, daß Patienten mit ZNS-Symptomen einen Restschaden beibehalten, liegt bei 5–15%.

6.3.5 Masern

Pathogenese und Klinik. Das Masern-(Morbilli-)Virus vermehrt sich vermutlich im lymphatischen Gewebe und verbreitet sich hämatogen in zwei Schüben. Charakteristisch für das Prodromalstadium sind Fieber, ein Enanthem der Mundschleimhaut und die sog. Koplik-Flecken (Enanthem der Wangenschleimhaut mit zartroten, punktförmigen, zentral weißen Flecken in Höhe der Molaren). Unter einem erneuten Fieberanstieg entwickelt sich das zweite Stadium mit dem typischen Masernexanthem. Als Komplikationen können eine Otitis (bakterielle Superinfektion), eine Pneumonie und eine Enzephalitis vorkommen. Die Enzephalitis kann akut, subakut, chronisch oder auch als subakute sklerosierende Panenzephalitis (SSPE, s. Kap. 6.6.3) verlaufen. Am häufigsten ist die akute postinfektiöse Meningoenzephalitis, die sich bei etwa 0,1% der systemischen Masernvirusinfektionen entwickelt.

6.3.6 Mumps

Pathogenese und Klinik. Das Mumpsvirus vermehrt sich im Respirationstrakt, nach einer Virämie entsteht eine Parotitis. Es kann zu einer Orchitis/Oophoritis, einer Pankreatitis, und nicht selten zu einer Mumpsmeningitis kommen. Eine schwerwiegende Enzephalitis ist hingegen selten. Wenn sie auftritt, verläuft sie als dramatisches Krankheitsbild mit Fieber, Bewußtseinsstörung, zentralen Lähmungen (v.a. der Hirnnerven), Myoklonien, Hyperkinesen (z.B. Athetosen), zerebralen Krampfanfällen und einer Letalität von 1–2%.

6.3.7 Tollwut

Ätiologie. Das Tollwutvirus wird auch Rabiesvirus oder Lyssavirus Serotyp 1 genannt und ist das einzige Rhabdovirus, das humanmedizinische Bedeutung hat.

Pathogenese. Die Übertragung des Tollwutvirus erfolgt durch den Biß eines infizierten Tieres, durch Kratzverletzungen oder durch Speichelkontakt mit einem infizierten Tier bei vorbestehenden Hautläsionen. Die Inkubationszeit ist sehr lang, sie kann mehrere Wochen, ja sogar Monate betragen. Zunächst vermehrt sich das Virus im Gewebe um die Bißwunde, entlang der Nervenfasern gelangt es ins ZNS, wo es sich erneut vermehrt. Von dort kann es auf dem gleichen Weg andere Organe wie die Speicheldrüsen, die Kornea und die Nieren erreichen.

Klinik. Tollwut verläuft in drei Stadien:
- **Prodromalstadium.** Typisch sind von der Bißwunde ausgehende Parästhesien (Kribbeln und Brennen), Übelkeit und Erbrechen.
- **Exzitationsstadium.** Krämpfe und Spasmen des Pharynx und des Larynx werden u.a. durch den Anblick von Wasser, aber auch durch andere optische oder akustische Reize ausgelöst. Die Kranken reagieren überschießend mit Wutausbrüchen oder klonischen Krampfanfällen. Es kommt zu einer Hydrophobie und einer Salivation. In diesem Stadium kann der Tod nach drei bis vier Tagen eintreten.
- **Paralytisches Stadium.** Aufsteigende Lähmungen können zur Atemlähmung führen, der Kranke stirbt in der Regel an Asphyxie.

Diagnostik. In der ersten Woche kann das Tollwutvirus aus dem Speichel, dem Liquor oder dem Urin isoliert und nachgewiesen werden. Ab der 2. Woche findet man in der Regel Antikörper mit steigendem Titer im Blut und Liquor. Nach dem Tod kann das Virus v.a. im Hirngewebe nachgewiesen werden.

Therapie. Ist die Erkrankung einmal ausgebrochen, kann man nur noch symptomatisch behandeln. Unmittelbar nach dem Biß eines tollwutverdächtigen Tieres sollte eine Wundtoilette erfolgen, d.h. die Wunde wird mit Wasser und Desinfektionsmitteln ausgewaschen. Die sofortige passive kann mit einer aktiven Immunisierung kombiniert werden. Wichtig – auch für eine frühe Diagnosestellung – ist die Beobachtung des tollwutverdächtigen Tieres. Bei Tollwutverdacht soll sofort mit einer Impfserie von 6 Injektionen begonnen werden (Injektionen an den Tagen 0, 3, 7, 14, 30 und 90). Wenn das Tier innerhalb von 5 Tagen nicht erkrankt, kann die Impfung abgebrochen werden. Menschen, die einem erhöhten Risiko ausgesetzt sind, von einem tollwütigen Tier gebissen zu werden, können auch prophylaktisch aktiv immunisiert werden.

Prognose. Eine einmal ausgebrochene Tollwuterkrankung verläuft immer tödlich. Lediglich sofortige Maßnahmen nach dem Biß eines tollwütigen Tieres können helfen.

6.3.8 Poliomyelitis

Ätiologie. Der Erreger der Poliomyelitis, das Poliovirus, gehört zu den Enteroviren.

Pathogenese. Enteroviren werden oral aufgenommen und vermehren sich im lymphatischen Gewebe des Rachens und der Darmwand. Von dort breiten sie sich hämatogen aus und können verschiedene Organe befallen. Die Organmanifestation verläuft allerdings meist asymptomatisch. Verschiedene Enteroviren verursachen häufig uncharakteristische, untereinander ähnliche Krankheitsbilder. Das Poliovirus kann das ZNS, bevorzugt die Motoneurone des Rückenmarkes, oder die Meningen befallen.

Klinik. Die überwiegende Anzahl der Polioinfektionen verläuft klinisch inapparent. Die manifeste Krankheit verläuft zunächst grippeähnlich mit Myalgien, Hals- und Gliederschmerzen und evtl. Brechdurchfall (minor illness). Damit kann die Krankheit ausgestanden sein oder es folgt – bei bis zu 1% der Infizierten – nach einigen symptomfreien Tagen die neurologische Haupterkrankung (major illness) in Form einer akuten lymphozytären Meningitis. In etwa 40% dieser Fälle schließt sich dem **meningitischen Vorstadium** ein **paralytisches Hauptstadium** an, in dem v.a. die Vorderhornzellen des Rückenmarkes virusbedingt degenerieren. Je älter die Patienten bei einer Erstinfektion sind, um so häufiger tritt ein paralytisches Stadium auf. Dabei überwiegt die **spinale Verlaufsform.** Ein disseminierter Befall der motorischen Vorderhornzellen führt zu multiplen schlaffen Paresen, die bevorzugt Muskeln der unteren Extremität betreffen. Ist die Muskulatur des Stammes betroffen, so besteht die Gefahr einer Atemlähmung. Die **bulbopontine Verlaufsform** weist bevorzugt einen Befall basaler Hirnnerven auf und ist oft mit spinalen Störungen kombiniert. Selten ist die **enzephalitische Verlaufsform.**

Diagnostik. Nach dem Anzüchten des Virus aus Liquor-, Rachenabstrich- oder Stuhlproben kann es mit bekannten Antiseren im Neutralisationstest nachgewiesen werden. Eine klinisch manifeste Infektion kann serologisch nur durch den Titerverlauf der Antikörper bewiesen werden.

Therapie. Die Behandlung erfolgt symptomatisch, bei einer Atemlähmung wird künstlich beatmet. Vorbeugend soll eine Schluckimpfung mit attenuiertem Lebendimpfstoff, der auch eine lokale Immunität des Darms hervorruft, durchgeführt werden. Die Nebenwirkungen sind gering, extrem selten kommt es – vermutlich durch rückmutierte Virusstämme – zu paralytischen Fällen. Alternativ gibt es einen Totimpfstoff, der dreimal injiziert werden muß.

Prognose. Der ZNS-Befall führt häufig zu bleibenden Lähmungen oder zum Tod. Jahre nach einer akuten Poliomyelitis kann sich ein Postpoliosyndrom entwickeln. Es umfaßt Muskel- und Skelettschmerzen, Müdigkeit (Fatigue), Schwäche und andere neurologische Auffälligkeiten. Bis heute ist die Entstehung ungeklärt.

6.3.9 HIV-Erkrankung

Das HIV (human immunodeficiency virus) ist ein noch nicht lange identifiziertes Virus. Es ruft – auch durch den (Mit-)Befall des ZNS – vielfältige Krankheitsbilder von unterschiedlichster Symptomatik hervor. Daher ist die systematische Beschreibung der Erkrankung schwierig. Hier soll das breite Spektrum der neurologischen Störungen vorgestellt werden. Zur ausführlichen Darstellung der sonstigen Symptomatik und der Stadieneinteilung von AIDS (acquired immundeficiency syndrome) sei auf die Lehrbücher über Infektionskrankheiten verwiesen.

Ätiologie. HIV Typ 1 und 2 und das sehr seltene HIV Typ 3 gehören zur Subfamilie der Lentiviren in der Familie der Retroviren.

Pathogenese. Die Übertragung von HIV erfolgt entweder durch Geschlechtsverkehr oder direkten Kontakt mit infiziertem Blut bzw. Blutprodukten. Bis zum Ausbruch von AIDS können 10 oder mehr Jahre vergehen. Die Viren befallen Zellen, die das CD-4-Oberflächenantigen exprimieren: T4-Lymphozyten, Monozyten, Makrophagen, Langerhans-Zellen der Epidermis und Mikroglia (Gliazellen und mehrkernige Riesenzellen). Die Zerstörung der T-Helferzellen führt zu einer Schädigung des Immunsystems, der Quotient von T-Helferzellen (T4-Lymphozyten) zu T-Suppressorzellen (T8-Lymphozyten) sinkt unter 1,2 (normal ist er um 2).

Klinik. Ein HIV-Befall des ZNS kann sich äußerst vielgestaltig bemerkbar machen. Die akute Infektion verläuft in der Regel asymptomatisch oder mononukleose- bzw. grippeartig. Selten tritt eine **lymphozytäre Meningitis** oder eine **Enzephalitis** (bei einer überwiegenden Demyelinisierung spricht man auch von einer Leukenzephalopathie) auf. Im weiteren Verlauf, evtl. nach mehrjähriger Latenz, kann es – mit oder ohne zusätzliche, für AIDS typische Symptome bzw. Erkrankungen – zu einer **subakuten bis chronischen Enzephalopathie** kommen, die schließlich in eine Demenz mündet (**AIDS-dementia-complex**). Der Kranke leidet zunächst an Konzentrationsschwäche und Gedächtnisverlust. Er wirkt verlangsamt und kann depressiv verstimmt sein. Fakultativ können eine Ataxie, ein Tremor, Lähmungen oder Myoklonien hinzutreten. Allein oder in Verbindung mit der chronischen Enzephalitis führt eine **Myelopathie** zu einer progredienten Spastik, einer Ataxie, einer Paraparese sowie zu Inkontinenz und Parästhesien der Beine. Während der asymptomatischen Infektion der Latenzphase kann es auch zu einer **chronischen lymphozytären Meningitis** mit im Vordergrund stehenden Kopfschmerzen kommen. Schließlich kann auch das periphere Nervensystem in Form unterschiedlicher **peripherer Neuropathien** wie z.B. eines Guillain-Barré-Syndroms oder einer Mononeuritis multiplex betroffen sein.

Durch die HIV-Infektion werden auch andere Erkrankungen, die das ZNS befallen können, begünstigt:

- **Opportunistische Infektionen** sind z.B. die Toxoplasmenenzephalitis (s. Abb. 6-3, Kap. 6.4), die Zytomegalieenzephalitis (s. Kap. 6.3.3), die Kryptokokkenmeningoenzephalitis und die progressive multifokale Leukenzephalopathie (s. Kap. 6.6.2).
- **Intrakranielle raumfordernde Prozesse** können z.B. ein primäres ZNS-Lymphom oder der ZNS-Befall im Rahmen eines systemischen Lymphoms sein.
- **Zerebrovaskuläre Prozesse.** Sowohl intrazerebrale Blutungen als auch ischämische Infarkte können auftreten, oft besteht ein Nebeneinander von Blutungen und Infarkten.

Diagnostik. HIV-Antikörper können – auch im Liquor – nachgewiesen werden. Die zusätzliche Diagnostik richtet sich nach der jeweiligen Krankheitserscheinung und -ursache (z.B. opportunistischer Infektionen). Bei der HIV-Enzephalopathie findet sich oft eine deutliche autochthone IgG-Synthese im Liquor.

Therapie. Die Behandlung erfolgt symptomatisch bzw. gegen die speziellen Ursachen (z.B. opportunistische Erreger) gerichtet. Eine frühzeitige antiretrovirale Kombinationstherapie verzögert die Manifestation opportunistischer Infektionen und verlängert die Lebenszeit.

6.3.10 Fleckfieber

Ätiologie. Erreger des Fleckfiebers ist Rickettsia prowazekii.

Pathogenese. Die Übertragung von Mensch zu Mensch erfolgt durch die Kleiderlaus. Sie verbreitet sich nur bei engem Zusammenleben unter ungünstigen Bedingungen, z.B. in Kriegszeiten. Die Inkubationszeit beträgt etwa 10–14 Tage.

Klinik. Nach Anfangssymptomen wie Schlaflosigkeit, Kopf- und Gliederschmerzen bricht die Krankheit plötzlich mit Schüttelfrost und Fieber aus. Es kann tagelang kontinuierlich hoch (bis zu 40 °C) sein. Die Enzephalitis tritt mit einer Bewußtseinstrübung, oft auch einem Delirium in Erscheinung. Dazu kommen extrapyramidale Hyperkinesen, Myoklonien und bulbäre Lähmungen. Nach 4 bis 7 Tagen breitet sich das typische makulopapulöse Exanthem vom Stamm schnell auf die Extremitäten aus, wobei der Kopf sowie die Hände und Füße ausgespart bleiben. Unbehandelt ist die Letalität hoch (etwa 50%), die Kranken sterben an einem Kreislauf- und Nierenversagen.

Diagnostik. Das Fleckfieber wird mit der Felix-Weil-Reaktion diagnostiziert: Antikörper gegen Rickettsien (im Serum des Patienten) agglutinieren Proteus vulgaris (aufgrund von Antigengemeinschaft).

Therapie. Die Behandlung erfolgt mit Tetrazyklinen.

6.3.11 Lyme-Borreliose

Ätiologie. Borrelia burgdorferi, der Erreger der Lyme-Borreliose, gehört zu den Spirochäten.

Pathogenese. Die Übertragung auf den Menschen erfolgt durch verschiedene Zeckenarten, die v.a. in Feuchtgebieten wie Flußtälern vorkommen. Die Erreger können sich lokal ausbreiten (Erythema chronicum migrans), in die regionären Lymphknoten gelangen (Lymphadenopathie) oder sich über den Blutweg in anderen Organen (v.a. Gehirn und Leber) ansiedeln.

Klinik. Die Lyme-Borreliose verläuft in verschiedenen Stadien:

- Nach einer Inkubationszeit von Tagen bis Wochen entwickelt sich das **Erythema chronicum migrans.** Typischerweise breitet sich das makulopapulöse Erythem von der Bißstelle

ringförmig aus, wobei es zentral wieder abblaßt. Fakultativ können gleichzeitig grippeähnliche Symptome und/oder Lymphknotenschwellungen auftreten.
- Nach Wochen bis Monaten kann ein zweites Stadium abgegrenzt werden. Es wird meist als **Polyradikuloneuritis Bannwarth** mit nächtlich betonten, quälenden radikulären Schmerzen, Sensibilitätsstörungen, Lähmungen oder auch Hirnnervenausfällen manifest. Eine **Fazialisparese** kann auch isoliert auftreten. Selten führt die Infektion zu einer Meningoenzephalitis oder einer Myelitis. Eine Karditis mit AV-Block kann hinzutreten. Manchmal bilden sich Lymphozytome (lymphoretikuläre Infiltrate) an der Haut.
- Im Spätstadium können chronische oder remittierende **Arthritiden** auftreten. Typische Hautmanifestation ist die **Acrodermatitis atrophicans Herxheimer (Dermatitis atrophicans chronica progressiva),** bei der sich die Haut verfärbt und später atrophisch und faltenreich wird. Neurologisch kann sich eine chronisch progrediente Enzephalomyelitis entwickeln, die oft schwer von einer Encephalomyelitis disseminata zu unterscheiden ist.

Diagnostik. Die Diagnose kann v.a. durch die serologische Untersuchung von Blut und Liquor gesichert werden: IgG-Titeranstieg oder IgM-Nachweis bei akuter Infektion. Eine neurologische Manifestation kann auch durch eine spezifische intrathekale Antikörperproduktion nachgewiesen werden.

Therapie. Im ersten Stadium wird Doxycyclin oral gegeben, in den anderen Stadien werden Cephalosporine oder Penicillin G i.v. verabreicht. Die Behandlung sollte frühzeitig begonnen und ausreichend lange (in der Regel 3 Wochen) durchgeführt werden.

6.3.12 Neurolues !!

Ätiologie. Treponema pallidum, der Erreger der Lues, gehört ebenfalls zu den Spirochäten.

Pathogenese. Die Infektion erfolgt über kleine Verletzungen der Haut oder der Schleimhaut durch Kontakt mit erregerhaltigen Hautläsionen oder Blut (z.B. Geschlechtsverkehr oder Bluttransfusion). Die Treponemen vermehren sich sehr langsam (die Generationszeit beträgt etwa 30–40 Stunden), zunächst lokal im Bindegewebe, sie können dann hämatogen in fast alle Organe gestreut werden. Die Neurolues wird durch verschiedene Mechanismen hervorgerufen:
- direkter Erregerbefall von Nervengewebe
- entzündliche Reaktionen an den Meningen
- Bildung von Gummen (Granulome, die zu derben, narbigen Knoten abheilen können) im ZNS
- entzündliche Gefäßreaktionen und entzündlich-degenerative Veränderungen im ZNS

Klinik. Die Lues ruft vielfältige Krankheitserscheinungen hervor, die in den Lehrbüchern anderer Fächer (Dermatologie, Innere Medizin) nachgelesen werden können. Neurologisch kann sich die Lues verschiedenartig manifestieren:
- Im Sekundärstadium kann es zu einer **frühluetischen Meningitis** kommen.
- Mit einer Latenz von 7–12 Jahren zeigt sich die tertiäre Lues: Einerseits kann sich eine **granulomatöse Meningitis** mit Bevorzugung der Hirnbasis (Hirnnervenlähmung) entwickeln, andererseits treten **zerebrovaskuläre Symptome** mit Ischämien in wechselnden Gefäßterritorien auf. Selten werden Gummen so groß, daß sie raumfordernd wirken.
- Wenn die Infektion nicht oder nur ungenügend behandelt wurde, wird nach 8–20 Jahren die **parenchymatöse Neurolues** als Tabes dorsalis oder als progressive Paralyse manifest werden. Beide Manifestationsformen können auch in Kombination auftreten.
  – **Tabes dorsalis.** Eine entzündliche Schädigung der spinalen Hinterwurzeln mit einer sekundären Degeneration der Hinterstränge führt zu sensiblen Reiz- und Ausfallserscheinungen (Parästhesien, Kältehyperpathie und lanzinierende Schmerzen), einem Erlöschen der Eigenreflexe (jedoch treten keine pathologischen Reflexe auf!), einer sensiblen Ataxie, trophischen Störungen (Malum perforans pedis), Augenmuskellähmungen, einer Optikusatrophie und Pupillenanomalien (Robertson-Phänomen).
  – **Progressive Paralyse.** Eine chronische Enzephalitis mit einem überwiegend im Frontalhirn lokalisierten Parenchymschwund führt fast immer zu einer sich langsam mani-

festierenden Psychose (mit den Leitsymptomen einer Demenz) sowie zu Pupillenanomalien, einer Dysarthrie und gelegentlich zu zerebralen Krampfanfällen.

Diagnostik. Die serologische Diagnostik umfaßt den TPHA-(Treponema-pallidum-Hämagglutinations-)Test als Suchtest, und den FTA-ABS-(Fluoreszenz-Treponema-Antikörper-Absorptions-) Test als Bestätigungstest. Beim Befall des ZNS kann ab dem Sekundärstadium zusätzlich eine spezifische Antikörperproduktion nachgewiesen werden. Dazu werden der TPHA-Titer und das Gesamt-IgG im Liquor und im Serum bestimmt. Ein Quotient über 2,0 beweist eine Neurolues.

Therapie. Die Neurolues wird mindestens über 14 Tage mit hochdosiertem Penicillin G i.v. behandelt. Eine regelmäßige Kontrolle, v.a. der Titer, ist über einen Zeitraum von bis zu 10 Jahren notwendig. Ein absolut sicherer Test, der zeigen könnte, daß alle Erreger vernichtet sind, liegt bis heute nicht vor.

6.3.13 Tropische Erkrankungen

Eine ganze Reihe tropischer Erkrankungen können neurologische Symptome hervorrufen. Zwei wichtige, die Malaria tropica und die Schlafkrankheit, sollen hier besprochen werden.

Malaria tropica

Ätiologie. Der Erreger Plasmodium falciparum ruft die schwerste und gefährlichste Form der Malaria, die Malaria tropica hervor. Plasmodien werden durch den Stich der Anophelesmücke, die in tropischen Ländern heimisch ist, übertragen.

Klinik. Nach einer Inkubationszeit von 7–30 Tagen und unbestimmten prodromalen Symptomen wie Kopfschmerzen, Abgeschlagenheit u.a. bricht plötzlich Fieber aus. Der Fieberverlauf ist unregelmäßig. Weiterhin kommt es zu schwerwiegenden Komplikationen wie einer Diarrhö, einem Nierenversagen, einem Lungenödem, einer Spleno-, seltener Hepatomegalie oder einer disseminierten intravasalen Koagulopathie. Eine zerebrale Beteiligung zeigt sich durch Verwirrtheit bis hin zum Delir, zerebrale Krampfanfälle und Somnolenz bis hin zum Koma, zusätzlich durch Koordinations- und Sehstörungen.

Diagnostik. Zu Beginn eines Fieberanfalls wird Blut entnommen und der Ausstrich und/oder der sog. „dicke Tropfen" nach Giemsa gefärbt. Der Nachweis von Malariaparasiten sichert die Diagnose.

Therapie. Bei Verdacht auf Malaria tropica muß eine sofortige Intensivtherapie (auf einer Intensivstation!) durchgeführt werden, um die oben genannten Komplikationen beherrschen zu können. Eine kausale Chemotherapie erfolgt in der Regel mit Chloroquin und bei einer Chloroquinresistenz mit anderen Chemotherapeutika wie z.B. Chinin (ggf. auch Chinidin) oder Mefloquin.

Prognose. Unbehandelt führen schwere Verläufe oft schon in wenigen Tagen ad exitum.

Schlafkrankheit

Ätiologie. Die Schlafkrankheit (Trypanosomiasis) wird durch Trypanosoma brucei gambiense oder rhodesiense hervorgerufen. Die Erreger werden durch den Stich infektiöser Tsetsefliegen (Glossinen), die tagaktiv sind und nur in Afrika vorkommen, übertragen.

Klinik. Die durch Trypanosoma brucei rhodesiense verursachte Schlafkrankheit tritt akuter auf, zeigt gravierendere Verläufe und befällt eher das ZNS als die durch Trypanosoma gambiense hervorgerufene Form.
An der Einstichstelle bildet sich eine lokale ödematöse Schwellung. Nach etwa 2–3 Wochen beginnen intermittierende, 2–3 Tage anhaltende Fieberschübe. Gleichzeitig findet man v.a. am Hals Lymphknotenschwellungen. Die Kranken fühlen sich unwohl, haben Kopf-, Muskel- und Gelenkschmerzen, eine Anämie und Herzfunktionsstörungen (1. Stadium). Mit dem Eindringen der Trypanosomen in das ZNS geht die Krankheit in die **meningoenzephalitische Phase** über (2. Stadium). Diese äußert sich entweder in Schlaflosigkeit oder erhöhtem Schlafbedürfnis (!), erhöhter Reizbarkeit, Sensibilitätsstörungen, Lähmungen, Ataxie und zerebralen Krampfanfällen. Zusätzlich kommt es zu generalisierten Ödemen, evtl. einer Nephritis und einer Myokarditis.

Diagnostik. Die Diagnose erfolgt durch den direkten Erregernachweis im Blut, serologische Untersuchungen können ergänzend durchgeführt werden. Im ersten Stadium der Krankheit wird mit Suramin behandelt, im zweiten mit Melarsoprol oder Nitrofurazonpräparaten.

Prognose. Unbehandelt führt die Krankheit ad exitum.

6.4 Toxoplasmose

Ätiologie. Der Erreger Toxoplasma gondii ist ein Protozoon der Klasse Sporozoa.

Pathogenese. Im Lebenszyklus von Toxoplasma gondii sind sowohl Menschen als auch Hunde, Schafe, Schweine und andere Säugetiere Zwischenwirt. Der Endwirt, in dem sich die Geschlechtsformen bilden, ist die Katze (Abb. 6-2). Außer auf diaplazentarem Weg infiziert sich der Mensch durch den Genuß von zystenhaltigem Fleisch oder sporulierenden Oozysten (z.B. an durch Katzenkot verunreinigtem, schlecht gewaschenem Salat). Man unterscheidet eine prä- (konnatale) und eine postnatale Infektion.

- **Pränatale Infektion.** Tritt eine **Erst**infektion während der Schwangerschaft auf, so findet in etwa der Hälfte aller unbehandelten Fälle eine intrauterine Infektion statt. Es kann zu Aborten, Totgeburten, einem Hydrozephalus, intrazerebralen Verkalkungen, einer Chorioretinitis und anderen Organschäden kommen.
- **Postnatale Infektion.** Nach der Aufnahme von Zysten oder Oozysten penetrieren diese die Darmwand und halten sich im Blut oder der Lymphe auf. Sie vermehren sich in kernhaltigen Zellen, dadurch platzen die Zellen und setzen Endozoiten frei, die Endozoiten befallen wiederum benachbarte Zellen. Die Folge sind

Abb. 6-2 Entwicklungszyklus von Toxoplasma gondii.
a: Entwicklung im Dünndarm des Endwirtes (Katze; geschlechtliche Vermehrung):
  1 Toxoplasma in der Epithelzelle des Dünndarms
  2 Ungeschlechtliche Vermehrung mit Endozoiten
  3 Bildung von Geschlechtsformen (Gametogonie) und der Zygote
  4 Oozyste.
b: Exogenes Stadium (Sporogonie):
  5 Unsporulierte Oozyste, ausgeschieden im Kot der Katze
  6 Sporulierte Oozyste (2 Sporozysten und je 4 Sporozoiten).
c: Entwicklung im Zwischenwirt (Säugetiere, Mensch, Vögel; ungeschlechtliche Vermehrung):
  7 Sporozoit nach Aufnahme von Oozysten
  8a Infektion des Menschen
  8b Infektion unterschiedlicher Tiere
  9 Ungeschlechtliche Vermehrung in einer Körperzelle (Endozoiten)
  10 Freier Endozoit
  11 Zyste mit Zystozoiten in der Muskulatur
  12a Infektion von Fleischfressern mit Zysten im Fleisch von Tieren
  12b Infektion des Menschen mit Toxoplasma-Zysten im Fleisch
  13 Infektion der Katze mit Oozyten oder Zysten.

lokale Nekrosen und entzündliche Reaktionen v.a. im Gehirn, in der Herz- und Skelettmuskulatur, der Leber und der Plazenta.

Klinik. Hier soll nur die postnatale Toxoplasmose beschrieben werden. Bei der überwiegenden Anzahl von Menschen mit normalem Immunsystem verläuft eine Toxoplasmeninfektion asymptomatisch.
Die manifeste Toxoplasmose ruft eine Lymphadenopathie eines oder mehrerer Lymphknoten, bevorzugt am Hals, hervor. Die Kranken können abgeschlagen und matt sein, in einigen Fällen entwickelt sich ein makulopapulöses Exanthem. Gleichzeitig können eine Pneumonie, eine Hepato- und Splenomegalie, eine Myokarditis und in der akuten Phase Abgeschlagenheit, Schwäche und Muskelschmerzen bestehen. Selten kommt es zu einer Meningoenzephalitis mit leichter meningealer Reizung, manchmal mit zerebralen Krampfanfällen und gelegentlicher Progression bis zum Koma. Der Augenbefall kann eine Chorioretinitis verursachen. Die Symptome können sich akut oder subakut bis chronisch entwickeln.
Bei Immunsupprimierten kann die Toxoplasmose ungünstig verlaufen – oft handelt es sich um die Exazerbation einer latenten Infektion – und zu einer diffusen Enzephalitis, einer Meningoenzephalitis oder zu sich rasch vergrößernden uni- oder multilokulären ZNS-Entzündungsherden führen. Symptome sind Kopfschmerzen, Verwirrtheit, Bewußtseinsstörungen, gelegentlich zerebrale Krampfanfälle, evtl. Zeichen von Meningismus, erhöhtem Hirndruck und zerebralen Herdsymptomen.

Diagnostik. Da der direkte Erregernachweis (z.B. im Ausstrich) schwierig ist, wird die Toxoplasmose vorwiegend serologisch durch parasitenspezifische Antikörper nachgewiesen. Am frühesten, nach etwa 1–2 Wochen, finden sich IgM-Antikörper, die bis zu einem Jahr nachweisbar bleiben können. IgM- und ansteigende IgG-Antikörper sprechen für eine akute Infektion.
In den bildgebenden Verfahren können evtl. bestehende intrakrankielle Raumforderungen als multiple, hypodense Herde, die ringförmig Kontrastmittel aufnehmen, dargestellt werden (Abb. 6-3).

Abb. 6-3 Zerebrale Toxoplasmose bei HIV. Das Nativ-CCT zeigt alte verkalkte Toxoplasmoseherde (a, Pfeil). Frische, aktive Toxoplasmoseherde nehmen Kontrastmittel auf (b, Pfeile) [40].
a: CCT nativ. **b:** CCT nach Kontrastmittel.

Therapie. Behandelt werden müssen nur Infektionen, die Beschwerden verursachen, sowie Erstinfektionen bei Schwangeren. Die Kombinationstherapie mit Sulfonamid und Pyrimethamin ist die erste Wahl. Alternativ und bei Schwangeren vor der 20. Schwangerschaftswoche wird Spiramycin eingesetzt.

6.5 Tetanus

Ätiologie. Clostridium tetani produziert das Neurotoxin Tetanospasmin.

Epidemiologie. Pro Jahr erkranken weltweit etwa 300000 Menschen, ca. die Hälfte davon stirbt.

Pathogenese. Die ubiquitär im Boden vorhandenen Erreger dringen bei Verschmutzung von Verletzungen ins Gewebe ein. Unter anaeroben Bedingungen vermehren sie sich und produzieren das Toxin, das über periphere Nerven oder hämatogen ins ZNS gelangt. Es blockiert die physiologische spinale Hemmung der Motoneurone – v.a. die rekurrente Renshaw-Hemmung – in den Vorderhörnern des Rückenmarkes und in den motorischen Hirnnervenkernen. Diese „Enthemmung" führt zu einem erhöhten Muskeltonus und leicht auslösbaren Krämpfen.

Klinik. Bei vollem Bewußtsein stellen sich folgende Symptome ein:
- Trismus (Kieferklemme)
- Risus sardonicus (verkrampfter Gesichtsausdruck durch Dauerspannung der mimischen Muskulatur)
- Jeder motorische Innervationsversuch und jeder sensorische oder sensible Reiz lösen schmerzhafte Muskelspasmen aus. Ergreifen diese auch die Rumpf- und Extremitätenmuskulatur, so kommt es zu intermittierenden Streckkrämpfen der Glieder mit Opisthotonus.
- Gefährlich ist die Atemlähmung, ein Schock kann sich entwickeln.

Diagnostik. Aus der Wunde wird Material entnommen und das Toxin im Tierversuch (Maus) nachgewiesen.

Therapie. Prophylaktisch soll eine aktive Immunisierung mit dem Toxoid („entgiftetes Toxin", dem bei erhaltener Antigenität die toxischen Eigenschaften fehlen) erfolgen, bei Verletzungen soll eine gute Wundtoilette durchgeführt werden. Ist die Krankheit ausgebrochen, erfolgt eine Intensivüberwachung, eine antitoxische Therapie mit Immunserum, Bettruhe in einem reizarmen Raum, eine Sedierung, gegebenenfalls Baclofen intrathekal, eine Muskelrelaxierung und Beatmung.

Prognose. Die Letalität ist trotz Therapie hoch, bis zu 30%. Wird die Krankheit überlebt, so ist mit einer Restitutio ad integrum zu rechnen.

6.6 Langsame Viruserkrankungen

Langsame Viruserkrankungen sind übertragbare Krankheiten, die nach einer langen Inkubationszeit in einem unaufhaltsamen Verlauf ad exitum führen.

6.6.1 Jakob-Creutzfeldt-Krankheit !

Pathogenese. Die Krankheit ist mit der Scrapie von Schaf und Ziege und der BSE des Rindes (Rinderwahnsinn) verwandt. Ein Erreger ist bis heute nicht beschrieben. Man vermutet, daß das infektiöse Agens ein Polypeptid, genannt Prion, ist. Es kommt zum Absterben von Nervenzellen, das man sich folgendermaßen vorstellt: Jede – auch die gesunde – Nervenzelle produziert ein prionähnliches Protein (PrP) in der Alpha-Form, d. h. als Alpha-Helix vorliegend. Das vermutete infektiöse Agens, das Beta-PrP, liegt in einer Beta-Faltblattstruktur vor, die nicht von Enzymen abgebaut werden kann. Gelangt Beta-PrP in die Nervenzellen, so lagert es sich mit Alpha-PrP zusammen, wobei es ihm seine Beta-Faltblattstruktur gleichsam aufprägt. Die so veränderten Proteine können weiteren Alpha-PrPs wiederum ihre Struktur „aufzwingen" und somit „infektiös" wirken. Dadurch bilden sich Zusammenlagerungen, die nicht mehr abgebaut werden können und durch die Eiweißproduktion der Nervenzelle so lange weitervermehrt werden, bis diese „überladen" ist und abstirbt. So entsteht v.a. in der Hirnrinde und in den Vorderhornzellen des Rückenmarkes der Status spongiosus der grauen Substanz.

Klinik. Es entwickelt sich eine präsenile Demenz mit Verhaltensstörungen, einer Aphasie, einer Dysarthrie und verschiedenartigen Funktionsstörungen des motorischen Systems. Dazu zählen zentrale Paresen mit Gangstörungen, ein Rigor, choreatische Hyperkinesen, Störungen der Augenbewegungen und Myoklonien.

Diagnostik. Im **EEG** finden sich typischerweise synchrone, rhythmisch periodische, triphasische Sharp-wave-Komplexe mit einer Frequenz von etwa 1 pro Sekunde. Sie sind typisch jedoch nicht pathognomonisch für eine Jakob-Creutzfeldt-Krankheit.

Therapie. Es gibt zur Zeit keine wirksame Therapie. Da die Übertragungswege noch nicht eindeutig geklärt sind, sollten Patienten mit Jakob-Creutzfeldt-Erkrankung als hochinfektiös angesehen werden.

Prognose. Die Krankheit führt meist innerhalb eines Jahres zum Tod.

Sonderform. Bei der neuen Variante der Jakob-Creutzfeldt-Krankheit handelt es sich vermutlich um eine Infektion vom Rind auf den Menschen. Infektiöses PrP wird hier im Gegensatz zur alten Variante auch in lymphatischem Gewebe gefunden. Klinisch finden sich bei der neuen Variante seltener Myoklonien und seltener triphasische Komplexe im EEG. Eine Therapie ist nicht bekannt.

6.6.2 Progressive multifokale Leukenzephalopathie

Ätiologie. Der Erreger der progressiven multifokalen Leukenzephalopathie (PML) ist das JC-(Jakob-Creutzfeldt-)Virus, das zur Familie der Papovaviridae gehört.

Pathogenese. Die PML tritt fast ausschließlich bei Immunsuppression (z.B. AIDS, immunsuppressive Therapie) auf. Das JC-Virus befällt v.a. Oligodendrozyten im Großhirn, Kleinhirn und Hirnstamm. Es entwickelt sich eine fleckförmige Entmarkung ohne entzündliche Reaktion.

Klinik. Neben neurologischen Symptomen wie Paresen, zerebellären und extrapyramidalen Störungen der Bewegungskoordination, Aphasie, Dysarthrie, Minderung der Sehschärfe und gelegentlich zerebralen Krampfanfällen, kommt es zur psychischen Auffälligkeit mit Desorientiertheit, Verwirrtheit und Demenz.

Diagnostik. In der **CCT/MRT** zeigen sich fleckförmige hypodense (CCT und MRT-T1) bzw. hyperintense (MRT-T2) Entmarkungsherde, die kein Kontrastmittel aufnehmen. Obwohl die Bildgebung und der Verlauf typisch sind, ist die Diagnosesicherung nur histologisch durch eine Hirnbiopsie möglich. In der Praxis ist diese jedoch selten notwendig.

Therapie. Es ist keine erfolgreiche Therapie bekannt.

Prognose. Die Patienten sterben meist nach weniger als 12 Monaten.

6.6.3 Subakute sklerosierende Panenzephalitis

Ätiologie. Die Ursache der subakuten sklerosierenden Panenzephalitis (SSPE) ist das Morbilli-(Masern-)Virus.

Pathogenese. Ein entzündlicher Prozeß mit plasmozytären und lymphozytären Infiltraten befällt die weiße und graue Substanz sowie die Meningen. Dies führt zum Markscheidenabbau und zur Gliawucherung.

Klinik. Zunächst manifestieren sich psychische Veränderungen wie Demenz und Verhaltensänderungen. Später treten neurologische Symptome hinzu: extrapyramidale Bewegungsstörungen (choreatische oder ballistische Hyperkinesen), Myoklonien, eine Muskeltonuserhöhung oder zerebrale Krampfanfälle. Schließlich entwickelt sich eine Dezerebration mit apallischem Syndrom.

Diagnostik. Die Diagnose stützt sich auf EEG und Liquorbefund.
- Im **EEG** sieht man synchrone Gruppen von hohen Deltawellen, die aus einer relativ flachen Grundaktivität entstehen und alle 5–15 Sekunden wiederkehren (Radermecker-Komplexe). Sie treten gleichzeitig mit den rhythmischen Hyperkinesen auf.
- Der **Liquor** zeigt eine autochthone IgG-Produktion im ZNS.
- Sowohl im Liquor als auch im Serum finden sich fast immer sehr hohe Antikörpertiter gegen Masern.

Therapie. Zur Zeit gibt es keine erfolgreiche Therapie. Prophylaktisch kann eine Masernschutzimpfung durchgeführt werden.

Prognose. Die Patienten überleben 2–10 Jahre.

6.7 Hirnabszeß

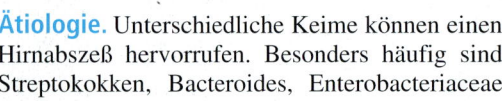

Ätiologie. Unterschiedliche Keime können einen Hirnabszeß hervorrufen. Besonders häufig sind Streptokokken, Bacteroides, Enterobacteriaceae oder Staphylokokken.

Pathogenese. Wie bei der eitrigen Meningitis gibt es grundsätzlich drei Infektionswege:
- **hämatogene Streuung** aus Bronchiektasen, anderen eitrigen (Lungen-)Prozessen oder Endokarditiden
- **direktes Übergreifen** benachbarter Entzündungen per continuitatem vom Ohr oder den Nasennebenhöhlen
- **direkte Inokulation** der Erreger bei offenen Schädelverletzungen oder operativen Eingriffen.

Klinik. Die Symptomatik ist wechselhaft und richtet sich u.a. nach der Lokalisation des Prozesses. **Allgemeine Enzündungszeichen** wie Fieber, eine Leukozytose, eine BSG-Beschleunigung und eine CRP-Erhöhung sind nicht obligat.
- **Akute Hirnabszesse.** Eine schnelle Abszeßausbreitung und ein begleitendes Ödem verursachen Kopfschmerzen, eine Nackensteifigkeit, eine Eintrübung des Bewußtseins oder neurologische Defizite.

- **Chronische Hirnabszesse.** Sie führen erst spät zum erhöhten Hirndruck und machen sich vorher durch neurologische Defizite und/oder zerebrale Krampfanfälle bemerkbar.

Komplikationen
- Meist durch den Einbruch des Abszesses in das Ventrikelsystem kann sich eine eitrige Meningitis entwickeln (s. Kap. 6.1.2).
- Eine intrakranielle Druckerhöhung birgt die Gefahr einer Einklemmung.

Diagnostik. Die Laborparameter des Blutes sind in der Regel nur unspezifisch verändert (erhöhte BSG, Leukozytose). Daher steht die Bildgebung im Vordergrund der Diagnostik. Zusätzlich muß die Ursache (z.B. extrakranieller Entzündungsherd) gesucht werden.
- Die **CCT** zeigt ein hypodenses Areal, das ringförmig Kontrastmittel aufnimmt (Differentialdiagnose: Glioblastom, Metastasen, seltener ein Infarkt oder ein Herd bei E.d./MS) und evtl. Zeichen eines erhöhten Hirndruckes (Abb. 6-4).
- Das **EEG** kann fokale Veränderungen aufweisen.
- Der **Liquor** kann gering entzündlich verändert sein.

Therapie. Therapie der ersten Wahl ist die Operation. Ausnahmen sind frische, nicht abgekapselte Abszesse. Diese sollen zunächst konservativ behandelt werden. Außerdem strebt man eine möglichst breite antibiotische Abdeckung an (z.B. durch die Kombination von Cefotaxim, Fosfomycin und Metronidazol).

6.8 Metastatische Herdenzephalitis

Ätiologie und Pathogenese. Bei der bakteriellen Endokarditis (die überwiegend durch Streptococcus viridans verursacht wird) können septische Embolien zu multiplen kleinen Infarkten führen, die von entzündlichen Infiltraten umgeben sind (Mikroabszesse).

Klinik. Zu den Symptomen der Grundkrankheit (Fieber mit Schüttelfrost, neu aufgetretenes Herzgeräusch, Anämie, Splenomegalie, Hämaturie bzw. Erythrozyturie, Osler-Knötchen und Herzinsuffizienz) treten neurologische Symptome wie Kopfschmerzen, Bewußtseinstrübung, zerebrale Krampfanfälle und neurologische Defizite. Weiterhin kann eine akute exogene Psychose ausgelöst werden.

Diagnostik. Die Diagnose wird v.a. durch das Erkennen der Grundkrankheit gestellt (siehe auch Lehrbücher der Inneren Medizin).
- In der **Laboruntersuchung** finden sich eine Leukozytose mit Linksverschiebung, eine beschleunigte BSG und ein erhöhtes CRP. Die Blutkultur ist häufig positiv!
- Die **CCT/MRT** zeigt oft nur geringe Veränderungen, im Verlauf u.a. Zeichen eines erhöhten Hirndruckes.

Therapie. Die antibiotische Behandlung erfolgt z.B. mit Penicillin G und Gentamicin.

Abb. 6-4 Kleinhirnabszeß und subdurales Empyem in der Kontrastmittel-CCT.

a: In der hinteren Schädelgrube, rechts zerebellär erkennt man eine ca. 2,5 cm große, rundlich-ovoide Raumforderung, die zentral hypodens ist und einen deutlich Kontrastmittel aufnehmenden Randsaum hat. Dieser Befund ist typisch für einen Abszeß (Pfeilspitze). Außerdem sieht man in der rechten hinteren Schädelgrube eine ca. 1–2 cm große extrazerebrale Hypodensität, die ebenfalls einen deutlichen Randsaum hat. Dies ist der typische Befund eines subduralen Empyems (Pfeile) Beide Veränderungen wirken raumfordernd in der hinteren Schädelgrube und führen so zu einer Kompression des 4. Ventrikels sowie zu verstrichenen Subarachnoidalräumen.

b: Das subdurale Empyem (Pfeil) erstreckt sich kranialwärts bis rechts okzipital. Infolge der Kompression des 4. Ventrikels zeigt sich das Bild eines Hydrocephalus occlusus, wobei sowohl die Temporalhörner der Seitenventrikel aufgeweitet als auch die supratentoriellen Subarachnoidalräume einschließlich der Inselzisternen verstrichen sind.

c: Infolge des Hydrocephalus occlusus sind die Seitenventrikel ebenfalls erweitert und ihre Vorderhörner abgerundet. Im Bereich der Vorderhörner erkennt man als Ausdruck eines transependymären Ödems hypodense Randsäume (Pfeile). Alle Großhirnwindungsfurchen sind verstrichen.

6.9 Zusammenfassung

Die wichtigsten entzündlichen ZNS-Erkrankungen sind die Meningitis und die Enzephalitis.
Die **akute lymphozytäre Meningitis** wird v.a. von Viren hervorgerufen. Klinisch imponiert sie durch Kopfschmerzen, eine Nackensteifigkeit, positive Nervendehnungszeichen, eine leichte Bewußtseinstrübung, eine Überempfindlichkeit gegenüber äußeren Reizen, leichtes Fieber und fakultativ durch zerebrale Krampfanfälle oder neurologische Herdsymptome. Der Liquor zeigt überwiegend lymphozytäre Zellen, der Liquorzucker und das Liquorlaktat sind normal. Die Therapie ist symptomatisch, je nach Virus kann prophylaktisch eine Impfung in Erwägung gezogen werden (z.B. FSME).
Die **akute eitrige Meningitis** wird durch Bakterien (überwiegend Pneumokokken und Meningokokken) hervorgerufen und ist ein neurologischer Notfall. Die Symptomatik ist der der lymphozytären Meningitis ähnlich, in der Regel jedoch hochakut. Der Patient kann verwirrt oder delirant bis somnolent und komatös sein. Der Liquor zeigt überwiegend granulozytäre Zellen, der Liquorzucker ist erniedrigt, das Liquorlaktat erhöht. Die Behandlung besteht in erster Linie aus einer antibiotischen Kombinationstherapie. Die Prognose hängt v.a. vom sofortigen Behandlungsbeginn ab.
Von den chronisch verlaufenden Meningitiden ist die **tuberkulöse Meningitis** am wichtigsten. Die Symptome (Kopfschmerzen und allgemeines Krankheitsgefühl) entwickeln sich langsam progredient, oft treten Hirnnervenlähmungen hinzu. Im Liquor Mykobakterien nachzuweisen, gelingt oft nicht. Auffällige Liquorbefunde sind eine Eiweißvermehrung und das Vorkommen von sog. Spinngewebsgerinnseln, der Liquorzucker ist erniedrigt, das Laktat erhöht. Gewöhnlich wird mit einer Dreierkombination aus Isoniazid, Rifampicin und Pyrazinamid behandelt.

Enzephalitiden können para- oder postinfektiös auftreten oder durch einen direkten Virusbefall des Gehirns verursacht sein. Leitsymptome sind psychische Veränderungen bis hin zur Psychose, zerebrale Krampfanfälle, fokal-neurologische Defizite und fakultativ zerebelläre und extrapyramidal-motorische Störungen. Der Liquorbefund hilft oft diagnostisch nicht weiter, hingegen ist das EEG im akuten Stadium fast immer pathologisch. Die Therapie ist symptomatisch und erfordert in der Regel eine intensivmedizinische Überwachung. In vielen Fällen findet man erst spät oder nie eine Ursache. Da die Herpes-simplex-Infektion die einzige kausal behandelbare Virusenzephalitis ist und die Prognose vom frühzeitigen Beginn der Therapie abhängt, sollte man sich in Zweifelsfällen immer für eine Aciclovir-Gabe entscheiden.
Viele **Infektionskrankheiten** können das ZNS mitbefallen. Einige wichtige sind Infektionen mit Herpesviren, FSME, Masern, Mumps, Tollwut, Poliomyelitis, HIV, Fleckfieber, Lyme-Borreliose, Neurolues, Malaria, Schlafkrankheit, Toxoplasmose, Tetanus und langsame Viruserkrankungen (Jakob-Creutzfeldt-Krankheit, progressive multifokale Leukenzephalopathie und subakute sklerosierende Panenzephalitis).
Hirnabszesse machen sich durch eine lokale Raumforderung und/oder ein Hirnödem bemerkbar. Sie werden im CCT gut dargestellt und sollten – außer bei frischen, noch nicht abgekapselten Abszessen – operativ angegangen werden.
Ursache der **metastatischen Herdenzephalitis** sind septische Emboli im Rahmen einer bakteriellen Endokarditis, die zu multiplen kleinen Infarkten führen. Diese Mikroabszesse machen sich v.a. durch zerebrale Krampfanfälle und neurologische Defizite bemerkbar. Sie werden antibiotisch behandelt.

7 Encephalomyelitis disseminata (Multiple Sklerose)

Definition. Die Encephalomyelitis disseminata (E.d., Multiple Sklerose, MS) ist eine ätiologisch unklare Erkrankung, die im gesamten ZNS zu multiplen Entmarkungsherden der weißen Substanz führt (multifokale Leukenzephalitis).

Epidemiologie. Die **Morbidität** beträgt in Mitteleuropa 0,03–0,08%; die **Prävalenz** steigt in der weißen Rasse mit zunehmendem Abstand vom Äquator nach Norden. Unabhängig davon gibt es regional unterschiedliche Häufigkeiten (u.a. ist die E.d. in Ägypten, Sibirien und Japan selten). Auswanderer vor der Pubertät nehmen das Erkrankungsrisiko des Gastlandes an, nach der Pubertät behalten sie das ihres Geburtslandes. Das **Prädilektionsalter** beträgt 20–40 Jahre, die untere Altersgrenze liegt um die Pubertät, die obere Altersgrenze bei 55–60 Jahren, vereinzelt auch darüber. Das Verhältnis Frauen zu Männer beträgt 3:2.

Ätiologie. Die Ursache der E.d. ist unbekannt. Sehr wahrscheinlich handelt es sich um eine multifaktoriell bedingte Autoimmunerkrankung. Untersuchungen an eineiigen Zwillingen und der Vergleich des Histokompatibilitätsmusters von MS-Kranken und der Normalbevölkerung lassen eine genetische Disposition vermuten. Eine Hypothese besagt, daß der Kontakt mit einem Agens (wahrscheinlich ein Virus) bei diesen genetisch Prädisponierten einen immunologischen Prozeß auslöst, der nach einer gewissen Latenz die Krankheitsschübe hervorruft.

Pathogenese. Z.Z. stellt man sich den Entzündungsmechanismus, der zur E.d. führt, folgendermaßen vor: T-Zellen, die in der Blutbahn unspezifisch aktiviert werden (Injekte, Interferon γ), passieren die Blut-Hirn-Schranke aktiv. Erkennen sie „ihr" Antigen auf perivaskulären Mikrogliazellen, bleiben sie im ZNS und lösen eine lokale perivaskuläre Entzündungsreaktion aus (Freisetzung von Zytokinen). Es werden Makrophagen und B-Zellen rekrutiert, die unspezifisch-toxisch zur Demyelinisierung beitragen. Die relevanten Schlüsselantigene bei der Pathogenese der E.d. sind noch nicht identifiziert. Es werden z.B. Myelinantigene und retrovirale Superantigene diskutiert. Die Virushypothese der E.d. könnte sowohl den schubförmigen als auch den schleichend progressiven Verlauf (als Folge viraler Schädigung der Oligodendrozyten) erklären. Die Entmarkungsherde (Plaques, die stecknadelkopf- bis markstückgroß sein können) imponieren makroskopisch als rötlich geschwollene, umschrieben aufgelockerte Areale. Selten bilden sich die Plaques vollständig zurück, meist werden die zerfallenen Markscheiden durch Glia ersetzt. Es bilden sich Narben (Sklerose), die neben frischen Herden gleichzeitig angetroffen werden. In den Herden ist die Nervenleitung unterbrochen, dies ruft die klinischen Symptome hervor. Meist ist das ZNS schwerer befallen als man es klinisch vermuten konnte. **Prädilektionsstellen der Plaques** sind: Sehnerv, Balken, periventrikuläres Marklager, Hirnstamm, Kleinhirn und Kleinhirnstiele, Pyramidenbahn, Boden des IV. Ventrikels, Hinterstränge und Seitenstränge des Rückenmarks.

Verlauf. Exogene Faktoren wie Arbeit, Ernährung, Infektionen, Impfungen, Temperatur oder Traumen haben wahrscheinlich keinen Einfluß darauf, ob ein Erwachsener an einer MS erkrankt und welchen Verlauf (schubweise oder chronisch progredient) die Erkrankung nimmt. Beim MS-Erkrankten können die Symptome oft durch Anstrengung, Temperaturerhöhung und andere Einflüsse ausgelöst bzw. verstärkt werden. Die Leitfähigkeit der zentralen Nervenbahnen bei der E.d. hängt stark von der Temperatur ab: Wärme verschlechtert, Abkühlung verbessert die Symptome. Dies wird auf eine temperaturabhängige Dysregulation von Kalium- und Natriumkanälen zurückgeführt.
Man unterscheidet zwei große Verlaufsformen:
- **Schubweiser Verlauf mit wechselnder Symptomatik** (überwiegende Form). Die Schübe (akut oder subakut entstandene Symptome bestehen für Tage bis 2 Wochen) bilden sich spontan, meist unvollständig zurück (Remission). Das dazwischenliegende Intervall kann wenige Monate, normalerweise 1–2 Jahre, selten bis zu 10 oder 20 Jahre dauern. Selten kommt es zu schweren Schüben, die in wenigen Wochen zum Tode führen (häufiger bei jungen Patienten).
- **Chronisch progredienter Verlauf** (häufig im mittleren Alter). Diese Form entsteht primär oder nach einem oder mehreren Schüben (sekundär chronisch progredient) und kann sich schubartig verschlechtern. Die Symptome bilden sich nicht zurück.

Klinik. Entsprechend der Verteilung der Entmarkungsherde über das gesamte ZNS kommt es zu einer multifokalen Symptomatik. Typische Symptome (und ihre Häufigkeit) sind:

- **Sensibilitätsstörungen** (86%).
  – Andauernde Mißempfindungen (Taubheit, Pelzigkeit, Kribbeln) findet man vor allem an den Händen und Füßen. Sie sind typischerweise handschuh- und strumpfförmig bzw. am Rumpf querschnittsartig verteilt.
  – Eine sensible Ataxie tritt auf.
  – Nackenbeugezeichen nach Lhermitte (kribbelnde Mißempfindung in beiden Händen und den Rücken hinunter bei starker Vorwärtsneigung des Kopfes).
- **Zentrale Paresen und Spastik/Pyramidenbahnzeichen** (85%).
  – Es kommen leichte, distal betonte, spastische Lähmungen bis zur Para-, Hemi- oder Tetraplegie vor.
  – Die Muskeleigenreflexe sind gesteigert.
  – Als Zeichen der Pyramidenbahnschädigung sind in 70% der Fälle der Bauchhautreflex abgeschwächt oder erloschen (wichtiges Frühsymptom!) und das Babinski-Zeichen positiv.
- **Kleinhirn-(und Hirnstamm-)symptome** (79%).
  – Die (seltene) Charcot-Trias besteht aus Nystagmus (v.a. Blickrichtungsnystagmus), Intentionstremor und skandierender Sprache.
  – Es können alle Kleinhirnzeichen wie z.B. zerebelläre Ataxie, Makrographie, Dysdiadochokinese und muskuläre Hypotonie auftreten.
  – Bei der internukleären Ophthalmoplegie (Läsion des medialen Längsbündels, Fasciculus longitudinalis medialis) kann das befallene Auge beim Seitwärtsblick nicht adduziert werden. Das nicht befallene Auge weist bei dieser Blickrichtung einen monokulären dissoziierten Blickrichtungsnystagmus auf. Hingegen ist die Konvergenzbewegung beidseits intakt. (Differentialdiagnosen sind: vaskuläre Ursache, Wernicke-Enzephalopathie.)
- **Retrobulbärneuritis** (62%). Unter Umständen tritt ein erheblicher, zentraler Visusverlust auf und trotzdem findet man keine pathologischen Veränderungen am Augenhintergrund. „Der Patient sieht nichts und der Augenarzt sieht beim Fundusspiegeln auch nichts (Pathologisches)". Typischerweise entwickelt sich ein (Para-)Zentral- oder Zentrozökalskotom (Abb. 7-1). Der Visus kann sich vollständig erholen oder es bleibt ein Zentralskotom bestehen.

Abb. 7-1 Zentral- und Zentrozökalskotom. Schematische Darstellung eines 30°-Grad-Gesichtsfeldes mit Zentralskotom (dunkelblaues Areal) und eines Zentrozökalskotoms (hell- und dunkelblaues Areal), das sich vom blinden Fleck der Papille bis zum zentralen Sehen der Fovea erstreckt.

Typischerweise kann sich eine Optikusatrophie mit temporaler Papillenabblassung entwickeln. Die Retrobulbärneuritis ist in 30% der Fälle Erstsymptom einer E.d. und die E.d. dabei um so wahrscheinlicher, je jünger der Patient ist. Die Abb. 7-2 zeigt eine Retrobulbärneuritis im MRT.
- Differentialdiagnosen der Retrobulbärneuritis sind: idiopathisch, Diabetes mellitus, Alkoholabusus, Nebenhöhlenentzündung, Arteriosklerose.
- **Blasen-/Mastdarmstörung** (61%). Es kommt v.a. zur Harn- und Stuhlretention oder Dranginkontinenz, eine Darminkontinenz ist selten.
- **Psychische Veränderungen** (39%).
  – Eine Euphorie ist häufig.
  – In späten Stadien tritt eine Demenz auf.
- **Augenmuskelparesen** (36%). Doppelbilder sind die Folge von Paresen des N. abducens, des N. trochlearis und einer inkompletten Okulomotoriusparese (die inneren Augenmuskeln sind in der Regel nicht befallen).
- **Befall übriger Hirnnerven** (30%).
  – Der Befall des N. facialis führt u.a. zu einer – für die E.d. typischen – hemifazialen Myokymie (irreguläres Faszikulieren in der mimischen Muskulatur einer Gesichtshälfte).
  – Beim N. trigeminus ist vorwiegend der sensible Anteil befallen. Unter Umständen kann die E.d. die Ursache einer Trigeminusneuralgie sein.
  – Kaudale Hirnnerven sind nur sehr selten betroffen.

Abb. 7-2 Retrobulbarneuritis bei Encephalomyelitis disseminata im MRT T-2. Der linke N. opticus (Pfeil) ist entsprechend des akuten entzündlichen Ödems hyperintens [40].

Abb. 7-3 Encephalomyelitis disseminata. MRT-Bilder eines 22jährigen Patienten. Die Bilder a und c sind in T-1-Wichtung nach Kontrastmittelgabe, die Bilder b und d in T-2-Wichtung.
a und b: Im rechten zerebralen Pedunkel sieht man einen großen E.d.-Herd (Pfeil). Er ist zentral älter, peripher frischer und nimmt randständig Kontrastmittel auf. In der T-1-Wichtung stellt er sich signalarm, in der T-2-Wichtung signalreich dar. Ein weiterer, frischer Herd im linken Gyrus parahippocampalis (Pfeilspitze) nimmt Kontrastmittel auf.
c und d: Die multiplen periventrikulären Entmarkungsherde (Pfeile) nehmen zum Teil Kontrastmittel auf (Pfeilspitzen).

Diagnostik. Wegen des herdförmigen ZNS-Befalls kann die Diagnose nur aus der Summe der klinischen Symptome, der Ergebnisse der Zusatzuntersuchungen und des Verlaufs (s.u.) gestellt werden. Bei einem multifokalen neurologischen Geschehen, das nicht durch eine schon bekannte Ursache zu erklären ist, wird man – zum Nachweis oder Ausschluß einer E.d. – fast immer die drei folgenden Untersuchungen durchführen:
- Im **Liquor** lassen sich nachweisen:
  - oligoklonale Banden (in über 90%!)
  - autochthone IgG-Produktion
  - lymphomonozytäre Pleozytose bis 50 Zellen/µl
  - Plasmazellen
  - normales oder leicht erhöhtes Gesamteiweiß (bis 0,8 g/l).
- Mit den **elektrophysiologischen Untersuchungen** lassen sich zum einen bestehende Symptome objektivieren und zum anderen subklinische Läsionen aufdecken.
  - VEP (visuell evozierte Potentiale)
  - SSEP (somatosensibel evozierte Potentiale)
  - MEP (motorisch evozierte Potentiale)
  - evtl. AEP (akustisch evozierte Potentiale)
  - evtl. Blinkreflex.
- **Neuroradiologische Untersuchungen**
  - Vor allem die **MRT** kann Entmarkungsherde aufdecken, die – wie in der Pathogenese dargelegt – klinisch noch nicht manifest sein müssen. Entmarkungsherde sind im MRT in über 90% der Fälle nachweisbar! Frische, aktive Herde nehmen in der Regel Kontrastmittel auf (Abb. 7-3, Abb. 7-4).
  - Im **CCT** sind diese nur in 50% der Fälle nachweisbar.

Einteilung

Man unterscheidet:
- **Sichere MS.** Eine MS gilt als gesichert, wenn folgende Kriterien vorliegen:
  - 2 Schübe oder Progredienz über 1 Jahr **und**
  - mindestens 2 disseminierte Symptome (unter Berücksichtigung der neurophysiologischen Befunde) **und**
  - typischer Liquorbefund (oligoklonale Banden, intrathekale IgG-Produktion, leichte lymphomonozytäre Pleozytose) und
  - multilokuläre Entmarkungsherde in der weißen Substanz (MRT).

Abb. 7-4 Typische Entmarkungsherde in einem sagitalen Schnitt bei E.d. im MRT T-2. Hyperintenser Herd (großer Pfeil) in der Medulla oblongata sowie mehrere Herde im Balken (kleine Pfeile) [40].

- **Wahrscheinliche MS.** Mindestens zwei der bei der sicheren MS genannten Kriterien müssen erfüllt sein.
- **Mögliche MS.** Es liegen eine MS-typische Symptomatik, jedoch keine Informationen über den bisherigen Verlauf und keine diagnosestützenden Befunde (z.B. eine isolierte Retrobulbärneuritis) vor. Gerade die primär chronische E.d. ist nicht leicht zu diagnostizieren, weil die Entzündungsaktivität geringer ausgeprägt ist als bei der schubhaft remittierenden E.d.. Es sind daher seltener MRT-Herde nachweisbar und die autochthone IgG-Synthese fehlt öfters. Die Diagnose läßt sich dann kaum sichern.

Differentialdiagnose

Wichtige Differentialdiagnosen sind:
- Der **parainfektiösen Enzephalomyelitis oder postvakzinalen Leukenzephalitis** gehen anamnestisch eine Infektionserkrankung bzw. eine Impfung voraus. Die Entzündungszeichen sind positiv, im Liquor sind normalerweise weder eine autochthone IgG-Produktion noch oligo-

- klonale Banden nachweisbar. Oft kann man sie nur nach dem Verlauf von der E.d. unterscheiden.
- Die **funikuläre Spinalerkrankung** verläuft nicht schubweise. Der Liquor ist in der Regel normal. Es liegt ein Vitamin-B_{12}-Mangel vor (path. Schilling-Test).
- **Hirn- und Rückenmarkstumoren** weisen normalerweise keine multifokale Symptomatik auf. In der Regel sind sie in der MRT zu erkennen.
- Bei der **amyotrophen Lateralsklerose** (ALS) kommen keine Sensibilitätsstörungen vor.
- **Morbus Behçet.** Diese chronisch rezidivierende entzündliche Erkrankung ist durch die Trias Hypopyoniritis, Aphten der Mund- und Genitalschleimhaut und Erythema nodosum charakterisiert. Weiterhin kann es zu einer perivaskulären rezidivierenden Myelitis mit disseminierter Symptomatik, einer Thrombophlebitis, Erythemen, einer rezidivierenden Epididymitis und anderen rheumatischen Erscheinungen kommen. Die Myelitis kann bei typischer Zusatzsymptomatik gut von der E.d. abgegrenzt werden.
- **Immunvaskulitiden.** Insbesondere der isolierte Befall des ZNS im Rahmen eines systemischen Lupus erythematodes (SLE) kann eine E.d.-ähnliche Symptomatik aufweisen. Führendes neurologisches Symptom beim SLE sind zerebrale Krampfanfälle. Entzündungszeichen (BSG, C-reaktives Protein) und antinukleäre Antikörper (ANA) sprechen für einen SLE.
- **Neuroborreliose oder Neurolues.** Diese beiden entzündlichen ZNS-Erkrankungen verhalten sich klinisch häufig wie ein Chamäleon, sind aber durch entsprechende serologische Untersuchungen (Serum und Liquor) nachzuweisen.

Therapie. Zur Zeit ist keine kausale Therapie möglich, da die Ätiologie unbekannt ist. Verschiedene Behandlungsmöglichkeiten werden gegenwärtig intensiv erprobt, die Therapieempfehlungen unterliegen daher einem raschen Wandel.
- Im allgemeinen wird eine **ausgewogene Lebensführung,** z.B. die Vermeidung von körperlicher Überanstrengung empfohlen.
- Frühzeitig sollen **Krankengymnastik** und **Blasentraining** beginnen.
- Im akuten Schub werden hochdosiert **Kortikosteroide** (z.B. 500 mg Methylprednisolon/d als Kurzinfusion über 3–5 Tage) intravenös verabreicht.
- Eine symptomatische Behandlung der Spastik kann durch die Erhöhung der zentralen hemmenden GABA-Wirkung mit Baclofen (auch intrathekal) erfolgen. Alternativ können z.B. Benzodiazepine gegeben werden.
- Eine Dauermedikation mit **immunsuppressiven Substanzen** (z.B. Azathioprin, Methotrexat) kann den Verlauf – insbesondere bei rasch progredienter, schubförmiger E.d. – günstig beeinflussen. Bei rascher Schubfolge mit zunehmender Behinderung kommen auch Mitoxantron und Cyclophosphamid in Betracht. Nutzen und mögliche Nebenwirkungen (z.B. Kardiomyopathie bei Mitoxantron) müssen sorgfältig gegeneinander abgewogen werden.
- Der klinische Nutzen von **ß-Interferon,** i.v.-Immunglobulinen (IVIG) und Glatiramerazetat entspricht vermutlich dem von Azathioprin. Unter diesen Medikamenten nimmt die Schubrate um 30% bis maximal 50% ab. Außerdem nimmt das Volumen der E.d.-Herde im T2 gewichteten MRT im Unterschied zur Plazebogruppe nicht zu. Der Einfluß auf die chronisch progrediente Verlaufsform ist noch nicht untersucht.

Sonderformen

- Die **Encephalitis pontis et cerebelli** ist eine akute, bösartige Form der E.d. Sie manifestiert sich v.a. bei Kindern und Jugendlichen mit Hirnstamm- und Kleinhirnsymptomen.
- Die **Neuromyelitis optica (Erb-Devic-Krankheit)** ist durch eine akute Neuritis nervi optici (vorübergehendes Trübsehen bis hin zur Erblindung) und eine hohe Querschnittslähmung charakterisiert. Sie hat eine hohe Schubfrequenz und eine schlechte Prognose. Intensive Immunsuppression (Mitoxantron, Cyclophosphamid) sind gerechtfertigt.
- Bei der **konzentrischen Sklerose (Baló-Krankheit)** rufen lamellenartig angeordnete Entmarkungsherde im Marklager der Großhirnhemisphären eine sich langsam entwickelnde spastische Hemiparese bis hin zur Tetraparese hervor.

Zusammenfassung

Eine der häufigsten neurologischen Erkrankungen, die Encephalomyelitis disseminata, gilt als Autoimmunerkrankung und ist ätiologisch weiter unklar. Es kommt zu einer herdförmigen Entmarkung der weißen Substanz. Dementsprechend manifestiert sie sich in einer multifokalen Symptomatik: Sensibilitätsstörungen, zentrale Paresen/Pyramidenbahnzeichen, Kleinhirn-/Hirnstammsymptome, Retrobulbärneuritis, Blasen-/Mastdarmstörung, psychische Veränderungen, Augenmuskelparesen, Beteiligung weiterer Hirnnerven (N. facialis, N. trigeminus). Der Verlauf ist schubhaft remittierend oder primär oder sekundär chronisch progredient. Die Diagnose ist im Anfangsstadium schwierig zu stellen und wird durch folgende Zusatzuntersuchungen gesichert: Liquoruntersuchung (autochthone IgG-Produktion und oligoklonale Banden), pathologische elektrophysiologische Befunde (VEP, SSEP und MEP), pathologische neuroradiologische Befunde (Entmarkungsherde in der MRT). Andere Ursachen, die eine ähnliche Symptomatik hervorrufen (z.B. SLE), müssen ausgeschlossen werden. Am ehesten sind differentialdiagnostisch eine parainfektiöse/postvakzinale Enzephalomyelitis, eine funikuläre Spinalerkrankung, Hirn- bzw. Rückenmarkstumoren, eine amyotrophische Lateralsklerose, ein Morbus Behçet, Immunvaskulitiden (v.a. systemischer Lupus erythematodes) und Neuroborreliose oder Neurolues in Erwägung zu ziehen. Neben der symptomatischen Behandlung erfolgt im akuten Schub eine hochdosierte Kortikosteroidtherapie. Eine Langzeitbehandlung erfolgt mit Zytostatika, β-Interferon, i.v.-Immunglobulinen (IVIG) und Glatirameraztat.

8 Degenerative Erkrankungen des ZNS und Bewegungsstörungen

Degenerative Erkrankungen des Nervensystems sind ätiologisch noch nicht geklärt und können weder auf ein entzündliches noch ein vaskuläres oder neoplastisches Geschehen zurückgeführt werden. Meist weisen sie eine erbliche Belastung auf. Degenerative Veränderungen führen zum Untergang von Neuronen, Axonen und Markscheiden. Betroffen sind überwiegend funktionell zusammengehörige und anatomisch einheitliche Kern- und Bahnensysteme (z.B. die Pyramidenbahn oder die Substantia nigra). Zunächst werden Erkrankungen des extrapyramidal-motorischen Systems (Parkinson-, Huntington-Krankheit u.a.), dann weitere „Systematrophien" mit bevorzugtem Befall der Pyramidenbahn und/oder der motorischen Vorderhornzellen vorgestellt. Systematrophie wird oft synonym mit Systemdegeneration gebraucht. Im weiteren Sinn werden hierunter alle Erkrankungen dieses Kapitels verstanden, die mit einer Degeneration überwiegend von Neuronen eines oder mehrerer funktioneller Systeme einhergehen. Ein endgültiger Einteilungsvorschlag dieser Erkrankungen hat sich noch nicht durchgesetzt. Es folgen die spino-ponto-zerebellären Atrophien und abschließend Erkrankungen, die mit einer Demenz einhergehen.

8.1 Extrapyramidale Erkrankungen

Extrapyramidale Erkrankungen sind in der angloamerikanischen Literatur oft unter dem Begriff „Basalganglienerkrankungen" zusammengefaßt.

8.1.1 Parkinson Krankheit !!!

Definition. Die Parkinson Krankheit ist eine Erkrankung, bei der es zu einer Degeneration dopaminhaltiger Neurone der Substantia nigra (Pars compacta) kommt. Die Krankheit ist durch die Trias Akinese, Rigor und Tremor charakterisiert. Zusätzlich finden sich eine Depression, eine Bradyphrenie und vegetative Störungen. Unter **„Parkinson plus"** versteht man ein Parkinson-Syndrom mit zusätzlichen neurologischen Symptomen (z.B. Demenz, Blickparesen, Pyramidenbahnzeichen oder Störungen des vegetativen Nervensystems). Etwa 10 % der Parkinson-Syndrome sind solchen nicht-DOPA-sensitiven „Plus-Formen" zuzurechnen. Man unterscheidet vor allem die Multisystematrophie, die progressive supranukleäre Blickparese und die kortikobasalganglionäre Degeneration.

Epidemiologie. Die Parkinson-Krankheit ist eine der häufigsten neurologischen Erkrankungen, sie ist mit einer Prävalenz von ca. 1‰ etwa so häufig wie die Encephalomyelitis disseminata.

Ätiologie. Die Ursache der idiopathischen Parkinson-Krankheit ist noch unbekannt. Genetische Faktoren scheinen nicht die Rolle zu spielen, die man ihnen früher zugeschrieben hat. In etwa 10% der Fälle findet man eine familiäre Häufung. Ein symptomatisches Parkinson-Syndrom kann verschiedene Ursachen haben: virale Enzephalitiden, Slow-Virus- oder Prionenerkrankungen, eine Kohlenmonoxid- oder Manganvergiftung, eine Hypoxie des Gehirns (z.B. Narkosezwischenfall oder Strangulation), eine hepatolentikuläre Degeneration (Morbus Wilson, s. Kap. 12.5) oder die Einnahme bestimmter Medikamente (v.a. Neuroleptika).

Pathogenese. Dem Parkinson-Syndrom liegt ein Dopaminmangel und konsekutiv ein relatives Überwiegen des cholinergen Systems im Striatum zugrunde. Der Dopaminmangel ist auf den Untergang dopaminhaltiger Zellen der Substantia nigra zurückzuführen. Die Symptomatik des Parkinson Syndroms setzt ein, wenn der Dopamingehalt des Striatums auf 15–20% der normalen Konzentration gesunken ist. Eine ähnliche Symptomatik verursachen Dopaminantagonisten wie Neuroleptika. Die pathophysiologische Entstehung der drei führenden Symptome Akinese, Rigor und Tremor ist noch ungeklärt. Die Akinese wird als Folge einer verminderten Aktivierung des motorischen Kortex aufgefaßt, die wiederum auf eine gesteigerte Hemmung thalamokortikaler Neurone zurückgeführt wird (s. Abb. 2-4). Für die Entstehung von Rigor und Tremor gibt es noch keine plausiblen Hypothesen.

Klinik. Die Krankheit beginnt oft mit **Schmerzen in den Extremitäten,** welche die Patienten anfangs oft als „Rheuma" mißdeuten. Psychisch leiden die Kranken nicht selten an einer **depressiven Verstimmung.** Unter einer **Bradyphrenie** versteht man eine Verlangsamung des Denkablaufs, wobei das inhaltliche Denken nicht gestört ist. Langsam entwickeln sich die klassischen Symptome des Parkinson-Syndroms, die zunächst meist einseitig bzw. asymmetrisch auftreten und dann auf die Extremitäten beider Körperhälften übergreifen. Die drei klassischen Symptome sind nicht immer gleich stark ausgeprägt, das eine Mal steht der Tremor im Vordergrund, ein anderes Mal die Akinese oder der Rigor. Diese typischen klinischen Zeichen sind in Abb. 8-1 schematisch dargestellt.

- **Akinese bzw. Hypokinese.** Für die Akinese charakteristisch ist die Schwierigkeit, Bewegungen zu beginnen oder zu beenden. Das Auf-

Abb. 8-1 Bewegungsstörung bei Morbus Parkinson. Rechts Haltung eines Patienten mit Tremor und relative Starre bei Bewegungsbeginn sowie starrer Mimik. Mitte schematische Darstellung des „Zahnradphänomens", bei dem der Rigor von Tremor überlagert ist. Links zeigt eine typische Mikrographie [46].

stehen, Losgehen oder Stehenbleiben fällt schwer, die Arme schwingen beim Gehen nicht flüssig mit. Die Mimik erstarrt (Hypomimie, Amimie), wobei die Augenbewegungen lebhaft bleiben. Das Schriftbild ist klein (Mikrographie).
- **Rigor.** Passiver Bewegung setzt sich ein gleichmäßiger muskulärer Widerstand entgegen.
- **Tremor.** Der Ruhetremor betrifft v.a. die Hände und Füße und sistiert in der Regel bei willkürlicher Innervation der betroffenen Muskeln.
- **Zahnradphänomen.** Während passiver Bewegung imponiert bei Parkinson-Patienten häufig ein ruckartiger Widerstand, der mit einer Tremorüberlagerung des Rigors erklärt wird.

Folgende vegetative Störungen können hinzutreten:
- Seborrhö (Folge der vermehrten Talgabsonderung der Haut ist das sog. Salbengesicht)
- vermehrte Speichelproduktion
- Obstipation und/oder Harnverhalt
- orthostatische Beschwerden
- arterielle Hypotonie
- nächtliches Schwitzen.

Die Krankheit verschlechtert sich über viele Jahre progredient, stationäre Perioden können sich mit einem raschen Fortschreiten abwechseln. Schließlich liegen die Patienten unbeweglich im Bett, die Gelenke versteifen sekundär.

Diagnostik. Die Verdachtsdiagnose wird zunächst nach dem klinischen Bild gestellt. Wegen der Differentialdiagnosen (s.u.) ist besonders auf Augenmotilität, Nackenrigor, Affektkontinenz, orthostatische Hypotension und Pyramidenbahnzeichen zu achten. Zur Unterscheidung von symptomatischen Parkinson-Syndromen werden folgende Zusatzuntersuchungen durchgeführt:
- Der **L-Dopa-Test** dient der Abgrenzung zu anderen Systemdegenerationen (s.u.), die auf eine L-Dopa-Gabe in der Regel nicht oder nicht sehr gut ansprechen. Zur Vorbereitung erhält der Patient 3×20 mg Domperidon pro Tag über 48 Stunden, da L-Dopa in hohen Dosen Übelkeit und Erbrechen hervorruft. Eine Verbesserung der Symptomatik (Akinese, Rigor und Tremor) nach der Gabe von 250 mg L-Dopa macht eine Multisystemerkrankung unwahrscheinlich und ist ein guter Indikator für eine erfolgversprechende L-Dopa-Therapie.
- **CCT/MRT** dienen dem Ausschluß von vaskulären Läsionen, einer Atrophie oder eines Tumors.
- Durch die **Medikamentenanamnese** wird ein neuroleptikainduzierter Parkinsonismus ausgeschlossen.
- Die **Bestimmung des Kupferspiegels** und des Coeruloplasminspiegels erlaubt den Ausschluß einer hepatolentikulären Degeneration (Morbus Wilson), die mit einem erniedrigten Coeruloplasminspiegel und einem erhöhten Kupferspiegel einhergeht.

Differentialdiagnose. Der idiopathischen Parkinson-Krankheit (etwa 70–80% der Parkinson-Syndrome) steht eine Vielzahl symptomatischer Parkinson-Syndrome gegenüber:
- **Vergiftungen** mit CO, Mangan, Blausäure etc.
- **Steele-Richardson-Olzewski Syndrom (progressive supranukleäre Lähmung).** Charakteristisch ist eine vertikale Blickparese, die v.a. beim Blick nach unten auftritt. Später laufen Blick-, Ziel- und Folgebewegungen verlangsamt und sakkadiert ab. Im Vordergrund stehen eine erhöhte Rigidität der Nackenmuskulatur und der Extremitäten sowie eine Akinese. Der Tremor ist nicht sehr ausgeprägt. Zusätzlich besteht häufig eine Affektlabilität. Die MRT zeigt eine Atrophie des Hirnstamms, insbesondere des Mittelhirns und des Kleinhirns. Therapieversuche mit L-Dopa oder Anticholinergika sind nicht erfolgversprechend. Die Lebenserwartung liegt zwischen 3 und 7 Jahren.
- **(Multi-)Systemdegenerationen (MSA).** Hier bestehen neben dem Parkinson-Syndrom zusätzliche Symptome, die z.B. durch eine Degeneration der Pyramidenbahn, des Kleinhirns, des Vorderhorns des Rückenmarkes und/oder des autonomen Systems hervorgerufen werden.
  - **Striato-nigrale Degeneration (SND).** Diese ist durch zusätzliche ausgeprägte autonome Störungen charakterisiert und weist oft auch Kleinhirn- und Pyramidenbahnzeichen auf.
  - **Shy-Drager Syndrom (primäre orthostatische Hypotension).** Der Blutdruck kann schon beim Aufrichten in die 45°-Position bedrohlich abfallen, dabei nehmen weder die Herzfrequenz noch das Schlagvolumen zu. Zusätzlich erlöschen das thermoregulatorische Schwitzen und die Potenz, es kommt zur

Harn- und Stuhlinkontinenz. Ein Therapieversuch mit adrenergen Substanzen und der Kombination von L-Dopa und Benserazid ist indiziert. Die Lebenserwartung liegt bei etwa 8 Jahren.
- **Olivo-ponto-zerebelläre Atrophie.** Die Degeneration betrifft überwiegend die Kerne des Brückenfußes, die Neurone der unteren Olive und der Kleinhirnrinde und melaninhaltige Zellen der Substantia nigra. Im neozerebellären Marklager kommt es zu einer Entmarkung und einer Gliose. Zunächst haben die Patienten eine zerebelläre Gangstörung (Ataxie der Beine), später Symptome des Parkinson-Syndroms, v.a. Rigor. Fakultativ kommen eine Harninkontinenz und Hirnnervenausfälle (Blickparesen, Optikusatrophie) vor. Schließlich werden die Patienten dement. Die Lebenserwartung liegt zwischen 1 und 4 Jahren. Die Entwicklung eines Shy-Drager-Syndroms und ein Therapieversuch mit L-Dopa sind möglich.
- **Hepatolentikuläre Degeneration (Morbus Wilson).** Bei der differentialdiagnostischen Abgrenzung helfen v.a. die Kupfer- und Coeruloplasminbestimmung und der typische Kayser-Fleischer-Kornealring (s. Kap. 12.5).
- **Medikamentös induzierter Parkinsonismus.** Symptome eines Parkinson-Syndroms können durch Dopaminrezeptorantagonisten (z.B. Neuroleptika), eine Entleerung von Dopaminspeichern (z.B. durch Reserpin), Dopaminsynthesehemmer (z.B. α-Methyldopa) und bestimmte Kalziumantagonisten (z.B. Flunarizin) verursacht werden.
- Das **postenzephalitische Parkinson-Syndrom** kam als Folge der epidemischen Encephalitis lethargica von Economo aus dem Jahre 1916 vor. Heute wird diese Form praktisch nicht mehr beobachtet.
- **Ischämische Läsionen** (z.B. bei lakunären Infarkten) können auch zu einem Parkinson-Syndrom führen. Diese Diagnose kann aber nur nach einem Nachweis der Läsionen in der CCT/MRT gestellt werden.
- **Hydrocephalus mal-/aresorptivus bzw. communicans** (s. Kap. 15.1.4).
- Der **essentielle Tremor** ist vom Tremor beim Parkinson-Syndrom abzugrenzen. Der essentielle Tremor ist ein kombinierter Ruhe- und Haltetremor mit einer Frequenz von 8–13 Hz. Er nimmt bei Erregung zu und bei Alkoholgenuß ab. Er kann erblich bedingt sein, aber auch sporadisch auftreten. Gewöhnlich spricht er auf β-Blocker gut an.
- **Akute Virusenzephalitis** (s. Kap. 6.2). Verlauf, Liquorbefund und EEG erlauben in der Regel eine Abgrenzung von der Parkinson-Krankheit!

Therapie

- Die frühzeitige **Krankengymnastik** und andere physiotherapeutische Maßnahmen sollen dazu beitragen, daß die Patienten möglichst lange ihren Alltagsverpflichtungen nachkommen können.
- Ziel der **medikamentösen Therapie** ist die Wiederherstellung des dopaminergen-cholinergen Gleichgewichts im Striatum. Die Einstellung auf ein Antiparkinsonmittel muß individuell je nach klinischer Besserung erfolgen. Die Wirkung läßt im Verlauf der Behandlung nach und zwingt zur Dosiserhöhung bzw. Kombinationstherapie. Die optimale medikamentöse Langzeittherapie ist umstritten, hier sollen nur in Grundzügen die Basismedikamente vorgestellt werden:
  - **L-(Levo-)Dopa.** Da Dopamin die Blut-Hirn-Schranke nicht überwinden kann, wird die Vorstufe L-Dopa gegeben. Um die peripheren Nebenwirkungen zu verringern, wird ein **Decarboxylasehemmer** (z.B. Benserazid) hinzugefügt. Es werden v.a. die Akinese und der Rigor beeinflußt. Oft stellen sich – insbesondere in fortgeschrittenen Erkrankungsstadien bei höheren L-Dopa-Dosen – choreatisch-athetotische Zwangsbewegungen ein. Viele Patienten fallen ein- bis zweimal am Tag für einige Minuten bis Stunden in einen akinetischen Zustand zurück, der von einer depressiven Verstimmung begleitet ist (On-off-Perioden). Häufig bestehen leichte psychische Störungen wie Schlaflosigkeit oder motorische Unruhe, insbesondere bei höherer Dosierung kann sich auch eine Psychose ausbilden. Die L-Dopa-Therapie ist oft eine Gratwanderung zwischen Akinese auf der einen und Hyperkinese bzw. Psychose auf der anderen Seite.
  - **Bromocriptin** und andere partielle Dopaminagonisten (wie z.B. Lisurid, Pergolid) werden häufig in Kombination mit anderen

Medikamenten gegen das Parkinson-Syndrom, z.B. mit L-Dopa, gegeben. Die Nebenwirkungen entsprechen hauptsächlich denen der Mutterkornalkaloide (z.B. Raynaud-Phänomen).
- **Deprenyl** (MAO-B-Hemmer) oder COMT-Hemmer (Tasmer, Tolcapon) vermindern den Abbau körpereigenen Dopamins und zugeführten L-Dopas. Es kann primär oder beim Wirkungsverlust von L-Dopa gegeben werden.
- **Anticholinergika** (wie z.B. Biperiden, Metixen, Benzatropin) wirken mäßig gegen Tremor, weniger gegen Rigor. Kontraindikationen wie Glaukom, Obstipation, Prostataadenom usw. sind zu beachten.

Cave!
- Das plötzliche Absetzen **dopaminerger Substanzen** führt zur **akinetischen Krise.** Die Patienten werden vollständig akinetisch, bettlägerig, atmen flach und schlucken nicht mehr. Selbst unter einer erneuten Parkinson-Therapie und intensivmedizinischen Maßnahmen können die Patienten versterben.
- Das **maligne Dopa-Entzugssyndrom** ist durch Hyperthermie, Akinese, Rigor und Bewußtseinstrübung bis hin zum Koma gekennzeichnet. In der Laboruntersuchung findet man eine CPK- und Transaminasenerhöhung sowie eine Leukozytose ohne Erregernachweis.
- Das plötzliche Absetzen von **Anticholinergika** kann zu psychotischen Reaktionen (**Entzugspsychose**) führen.

- Operative Therapie. Die früher häufiger durchgeführte stereotaktische Subthalamotomie wird heute bei therapierefraktärem, subjektiv stark beeinträchtigendem Tremor durchgeführt. Implantationsverfahren (Einpflanzen embryonaler Nervenzellen in das Striatum, die dann Dopamin produzieren sollen oder Implantation einer Stimulationssonde in den Nucleus ventralis intermedius des Thalamus bzw. Nucleus subthalamicus) sind im experimentellen Stadium.

8.1.2 Huntington-Krankheit

Definition und Ätiologie. Die Huntington-Krankheit (früher: Chorea Huntington) ist eine chronisch progressive, autosomal-dominant vererbte Erkrankung, die durch choreatische Hyperkinesen und psychische Auffälligkeiten, insbesondere eine Demenz, charakterisiert ist. Der Gendefekt ist auf dem Chromosom 4 lokalisiert. Das defekte Protein (Huntington), das zur Degeneration bestimmter Neurone führt, ist durch eine verlängerte Polyglutamin-Sequenz gekennzeichnet. Sein Wirkungsmechanismus ist noch ungeklärt.

Pathogenese. Inhibitorische GABAerge Neurone, v.a. des Striatums und des lateralen Pallidums degenerieren. Dadurch kommt es zu einem relativen Überwiegen des dopaminergen Inputs in das Striatum und das Pallidum. Dies führt vermutlich zu Fehlschaltungen, die die Motoneurone beeinflussen, und löst so hyperkinetische Bewegungen aus. Weiterhin entsteht eine kortikale Atrophie. Der Altersgipfel des Krankheitsbeginns mit neurologischen und/oder psychischen Veränderungen liegt zwischen dem 35. und dem 42. Lebensjahr.

Klinik. Die Krankheit beginnt langsam und mit unterschiedlicher Symptomatik. Die Diagnosestellung erfolgt daher oft um Jahre verzögert.
- Am Beginn der Krankheit stehen häufig psychische Veränderungen: die Patienten werden entweder explosiv, haltlos und aggressiv oder gehemmt, ängstlich und depressiv. Später entwickelt sich eine langsam progrediente Demenz.
- Die klassische Chorea schließlich ist durch hyperkinetisch-hypotone Bewegungsstörungen, die meist in den Fingern und Zehen beginnen, charakterisiert. Dabei scheinen sich bestimmte Bewegungsmuster ständig zu wiederholen. Die einschießenden Hyperkinesen der Gesichtsmuskulatur führen zu unkontrollierten Schmatz- und Kaubewegungen, welche die Artikulation beeinträchtigen. Eine typische Bewegungsserie bei Chorea Huntington ist in Abb. 8-2 schematisch dargestellt.

Diagnostik. Die Diagnose wird primär klinisch gestellt und kann durch bestimmte Zusatzunter-

Abb. 8-2 Hyperkinese bei Huntington-Erkrankung. Der rechte Arm wird „heruntergeschleudert", dabei Grimassieren und Herausstecken der Zunge [4b].

suchungen gesichert werden. Symptomatische choreatische Hyperkinesen sollen ausgeschlossen werden (s.u.). Folgende Kriterien sprechen für eine Huntington-Krankheit:
- Positive **Familienanamnese**.
- In der **CCT/MRT** lassen sich eine ausgeprägte Atrophie des Nucleus caudatus und eine Verbreiterung der Hirnfurchen als Zeichen der Hirnatrophie nachweisen.
- Im **Gentest** findet man bei Menschen, welche die Erbanlage der Huntington-Krankheit tragen, mittels Polymerasekettenreaktion einen mehr als 40fachen sogenannten CAG-Repeat. Bevor der Test zur Diagnosesicherung durchgeführt wird, sollte man das schriftliche Einverständnis des Patienten einholen.

Differentialdiagnose. Choreatisch anmutende Hyperkinesen können verschiedene andere Usachen haben:
- **Chorea minor (Chorea Sydenham).** Die choreatischen Hyperkinesen entstehen langsam progredient und bilden sich nach einigen Wochen wieder zurück. Manchmal bleiben leichte neurologische Auffälligkeiten oder geringe Verhaltensstörungen zurück. Die Ursache ist eine überwiegend zwischen dem 6. und 13. Lebensjahr im Rahmen des rheumatischen Fiebers auftretende Gehirnentzündung, die möglicherweise auf eine immunologische Reaktion an den Basalganglienzellen zurückzuführen ist. (Das rheumatische Fieber manifestiert sich nach einer akuten Tonsillitis mit β-hämolysierenden Streptokokken der Gruppe A und äußert sich u.a. in einer Myokarditis, Polyarthritis und Endokarditis.)
- **Chorea gravidarum (Schwangerschaftschorea).** Sie wird wahrscheinlich durch schwangerschaftsbedingte Veränderungen der Geschlechtshormonspiegel verursacht, da Östrogene und Gestagene einen Einfluß auf die Sensitivität von Dopaminrezeptoren ausüben. Man kann versuchen, durch Ruhe und Sedativa (z.B. Clonazepam; cave: keine teratogenen Sedativa!) die Schwangerschaft zu erhalten. Nach der Entbindung klingen die choreatischen Hyperkinesen ab.
- **Seltenere Ursachen** symptomatischer choreatischer Hyperkinesen sind:
  – benigne hereditäre Chorea
  – akute Enzephalitis
  – systemischer Lupus erythematodes
  – andere zerebrale Erkrankungen wie Infarkte, zerebrale Raumforderung etc.
  – Medikamente wie L-Dopa, Neuroleptika, Ovulationshemmer etc.
  – Polyzythämie.

Therapie. Da die Ursachen der Krankheit nicht bekannt sind, können sie nicht behandelt werden. Die Hyperkinese kann vorübergehend mit Tiaprid, einem Dopaminrezeptorantagonisten, gebessert werden. Alternativ kann ein Butyrophenon (z.B. Haldol) versucht werden. Begleitend werden Krankengymnastik, Ergotherapie, Logopädie und Psychotherapie (bzw. gute psychologische Betreuung) eingesetzt.
Huntington-Kranke sollten eingehend humangenetisch beraten werden, da das Risiko, die Krankheit zu vererben, bei etwa 50% liegt. Personen, die potentielle Anlageträger sind (z.B. Kinder von Erkrankten), können vor einer Familiengründung getestet werden. Die Testung sollte nur auf freiwilliger Basis, nach einer ausführlichen Aufklärung durch eine humangenetische Beratungsstelle erfolgen. Eine begleitende psychologische Betreuung muß gewährleistet sein.

8.1.3 Dystonien

Definition. Unter Dystonie versteht man unwillkürliche Steigerungen der Muskelaktivität in einzelnen Muskeln oder Muskelgruppen, die langsam einsetzen, Sekunden oder länger anhalten und sich dann wieder zurückbilden. Daraus resultieren meist langsame, unwillkürliche Bewegungen. Die Aktivität kann tonisch (gleichmäßig), phasisch (rasch wechselnd) oder tremorartig (rhythmisch) sein. Man unterscheidet fokale, segmentale und generalisierte Dystonien.

Ätiologie. Die Ursachen können vielfältig sein: idiopathisch, hereditär oder symptomatisch. Bei der **hereditären Torsionsdystonie** ist der Gendefekt auf dem Chromosom 9 lokalisiert. **Symptomatische Dystonien** kommen im Rahmen anderer ZNS-Erkrankungen (z.B. Parkinson-, Huntington-Krankheit, metabolische ZNS-Erkrankungen, virale Enzephalitiden, Schädel-Hirn-Traumen, zerebrovaskuläre Erkrankungen, zerebrale Hypoxie) sowie als medikamenteninduzierte Dystonien (z.B. bei der Gabe von L-Dopa, Neuroleptika, Ergotamin, Antikonvulsiva), bei Vergiftungen (z.B. mit CO) oder nach Traumen vor.

Pathogenese. Bei den symptomatischen Formen vermutet man eine Schädigung im Verlauf der striato-pallido-thalamischen Schleife (s. Abb. 2-4), also eine diffuse Stammganglienschädigung. Elektrophysiologisch ist die Dystonie durch eine starke, überschießende Kontraktion agonistischer und antagonistischer Muskeln charakterisiert, wobei die physiologische Hemmung solcher Kontraktionen gestört ist.

Klinik. Die Symptomatik kann äußerst vielgestaltig sein, je nachdem, welche Muskeln bzw. Muskelgruppen betroffen sind. Oft ist das Ausmaß der Bewegungsstörung von psychischen Faktoren abhängig, emotionale Erregung führt z.B. zu einer Verstärkung der Bewegungen. Dies sollte nicht mit einer Psychogenese der Störung verwechselt werden. Das Alltagsleben kann erheblich beeinträchtigt sein. Manche Patienten kennen bestimmte Manöver, die zu einem Nachlassen der Muskelaktivität führen (z.B. beim Torticollis spasmodicus die Hand an das Kinn legen). Vier wichtige Formen sollen hier vorgestellt werden:

- **Torticollis spasmodicus (spasticus).** Die Dystonie betrifft überwiegend den M. sternocleidomastoideus und den M. trapezius sowie die benachbarte Hals- und Schultermuskulatur, gelegentlich auch die mimische Muskulatur. Die Bewegung läuft in der Regel phasisch ab, bei einer Beteiligung der Gesichtsmuskulatur kommt es zu grotesken Verziehungen des Gesichtsausdrucks. Nach einiger Zeit hypertrophiert die Mukulatur, v.a. der M. sternocleidomastoideus. Oft entstehen sekundäre Schäden der Halswirbelsäule mit Schmerzen.
- **Blepharospasmus.** Die Lider werden extrem kontrahiert, die Augen sehen wie „zugekniffen" aus. Entspannt sich der Muskel nicht mehr, kann eine funktionelle Blindheit resultieren.
- **Torsionsdystonie.** Hierbei sind der gesamte Rumpf und die proximalen Extremitätenabschnitte betroffen. Die entsprechenden Muskeln hypertrophieren, an der Wirbelsäule treten sekundäre Veränderungen (z.B. Skoliose, Hyperlordose) auf.
- **Schreibkrampf.** Dystone, fokale Bewegungsstörung der oberen Extremität wird beim Schreiben ausgelöst.

Diagnostik. Die Diagnose wird vor allem klinisch gestellt. Die Dystonie wird gelegentlich mit der Spastik verwechselt. Mögliche Ursachen einer symptomatischen Dystonie (s.o.) sollten ausgeschlossen werden.

Differentialdiagnose. Von der Dystonie sind Tics, Myoklonien und choreatische Hyperkinesen abzugrenzen. Im Gegensatz zu diesen Bewegungsstörungen zeichnen sich Dystonien durch langsamere (tonische) Bewegungen aus.

Therapie

- **Medikamentöse Therapie.** Verschiedene Rezeptoragonisten oder -antagonisten, die das extrapyramidal-motorische System beeinflussen, kommen in Frage: L-Dopa mit einem Decarboxylasehemmer, Trihexyphenidyl, Pimozid, Reserpin, Clonazepam oder Baclofen.
- **Behandlung mit Botulinumtoxin.** Nach der intramuskulären Injektion von Botulinumtoxin wird eine reversible Lähmung hervorgerufen und dadurch die Muskelaktivität verringert. Da die Wirkung nach etwa 2–3 Monaten wieder nachläßt, sollte die Injektion in regelmäßigen

Abständen wiederholt werden. Seit längerem und mit gutem Erfolg wird dieses Verfahren beim Blepharospasmus angewandt, zunehmend auch bei anderen Formen der Dystonie (z.B. beim Torticollis spasticus oder der spasmodischen Dysphonie).
- **Chirurgische Intervention.** In seltenen Fällen kann eine Thalamo- oder Subthalamotomie erwogen werden. Manchmal wird beim Torticollis spasticus als ultima ratio eine periphere Denervierung durchgeführt.

8.1.4 Athetose und Ballismus

Athetose und Ballismus sind keine degenerativen Erkrankungen, werden aber als Bewegungsstörungen innerhalb der extrapyramidalen Erkrankungen abgehandelt.

Athetose. Die Athetose (s.a. Kap. 2.4) ist eine besondere Art einer dystonen Bewegungsstörung Sie kommt häufig in Kombination mit spastischen Lähmungen oder choreatischen Bewegungsstörungen vor. Meist liegen Läsionen in den Stammganglien und im Thalamus zugrunde.
- **Hemiathetose.** Die einseitige Athetose entsteht im Kindesalter nach perinatalen Hirnschädigungen und Infektionskrankheiten mit Hirnbeteiligung. Im Erwachsenenalter kann sie auf einen ischämischen Infarkt mit Halbseitenlähmung folgen und dann unverändert bleiben. Eine Hemiathetose alleine vermindert die Lebenserwartung nicht.
- **Athétose double.** Die beidseitige Athetose ist meist die Folge einer perinatalen Hirnschädigung (Hypoxie, Kernikterus) und beginnt schon im ersten Lebensjahr.

Die therapeutischen Möglichkeiten sind begrenzt. Krankengymnastik nach der Methode von Bobath ist bislang die einzige erfolgversprechende Behandlung.

Ballismus

Ballismus ist eine spezielle Form einer symptomatischen Chorea mit proximaler Betonung. Es resultieren schleudernde Extremitätenbewegungen. Die Ursache des Ballismus (s.a. Kap. 2.4) ist eine Schädigung des Nucleus subthalamicus oder seiner Verbindungen zum Pallidum. Die Schädigung ist überwiegend ischämisch bedingt, kann aber auch infolge von Blutungen, Granulomen oder Metastasen auftreten.
- **Hemiballismus.** Der Ballismus ist meist halbseitig, wobei die Läsion kontralateral liegt. Die spontane Rückbildung eines Hemiballismus ist möglich. Therapeutisch können Phenothiazine, Reserpin oder Butyrophenone versucht werden.
- **Paraballismus.** Ein beidseitiger Ballismus ist selten, er kann nach einer Enzephalitis oder einem Kernikterus auftreten.

8.2 Systemdegenerationen des ZNS mit bevorzugtem Befall des 1. und/oder 2. Motoneurons und spino-ponto-zerebelläre Atrophien

8.2.1 Spinale Muskelatrophien

Definition und Ätiologie. Spinale Muskelatrophien (nukleäre Atrophien) sind Erkrankungen, bei denen das zweite motorische Neuron (motorische Vorderhornzelle) und/oder die Hirnnervenkerne mit den zugehörigen Axonen aus unbekannten Gründen degenerieren. Überwiegend scheinen sie genetisch bedingt zu sein.

Pathogenese. Die Degeneration der motorischen Vorderhornzellen im Rückenmark, evtl. auch der Hirnnervenkerne und der Untergang der zugehörigen Axone führen zur Muskelatrophie. Bei einer langsamen Degeneration kann es kompensatorisch zur Regeneration der Muskulatur kommen. Nicht betroffene motorische Einheiten können hypertrophieren. Je nach Verteilungsmuster der Degeneration und Erkrankungsalter können die spinalen Muskelatrophien in unterschiedliche Krankheitsbilder eingeteilt werden.

Klinik und Einteilung. Typischerweise zeigen sich bzw. fehlen folgende klinische Symptome:
- langsam progrediente, rein motorische periphere Lähmung, deren Verteilung segmental ist
- Faszikulationen

- erloschene Eigenreflexe
- keine Sensibilitäts-, Blasen- oder Darmstörung!

Nach dem Erkrankungsalter werden die spinalen Muskelatrophien in verschiedene Formen mit jeweils spezieller klinischer Symptomatik eingeteilt:

- **Infantile spinale Muskelatrophie (Werdnig-Hoffmann).** Der Erbgang ist autosomal-rezessiv. Die Inzidenz liegt etwa bei 1:20000 Lebendgeburten. Die Krankheit manifestiert sich innerhalb des ersten Lebensjahres und führt zur Hypotonie und Parese der gesamten Muskulatur, wobei die untere Extremität früher und stärker befallen ist als die obere. Die Kinder leiden an einer Trinkschwäche, sie atmen abdominal (Schaukelatmung: Vorwölbung des Bauches und Einsinken des Thorax bei der Inspiration, umgekehrte Situation bei der Exspiration). Die Kinder erreichen nur selten das 6. Lebensjahr.
- **Juvenile spinale Muskelatrophie (Kugelberg-Welander).** Neben dem autosomal-rezessiven Erbgang kommen auch sporadische Fälle vor. Die Krankheit manifestiert sich zwischen dem 5. und 15. Lebensjahr und führt zur proximalen Muskelschwäche, zunächst der unteren Extremitäten. Dies macht sich u.a. durch Schwierigkeiten beim Treppensteigen bemerkbar.
- **Spinale Muskelatrophie des Erwachsenenalters.** Diese Form wurde früher – je nach Verteilungsmuster der betroffenen Muskeln – in den **Typ Duchenne-Aran** und den **Typ Vulpian-Bernhard** unterteilt. Beim Typ Duchenne-Aran sind zunächst die kleinen Handmuskeln betroffen, eine Thenaratrophie führt zur „Affenhand", die Atrophie der Mm. interossei und lumbricales zur „Krallenhand". Beim Typ Vulpian-Bernhard beginnen die Atrophien im Schultergürtel.
- Der Erbgang der spinalen Muskelatrophien des Erwachsenenalters kann autosomal-dominant, autosomal-rezessiv oder X-chromosomal-rezessiv sein. Beim autosomal-dominanten Erbgang sind unterschiedliche Muskelgruppen in verschiedener Ausprägung beteiligt, bei der autosomal-rezessiv vererbten Form sind proximale Muskeln bevorzugt betroffen, die X-chromosomal-rezessiv vererbte Form ist äußerst selten. Die Krankheit manifestiert sich zwischen dem 20. und 45. Lebensjahr. Die Verläufe können sich über viele Jahre erstrecken.
- **Progressive Bulbärparalyse.** Die Krankheit wird zu den spinalen Muskelatrophien gezählt, manche Autoren fassen sie jedoch als Sonderform der amyotrophen Lateralsklerose (s.u.) auf, bei der sich die pyramidale Symptomatik nicht mehr zu Lebzeiten manifestiert. Die Ätiologie ist noch nicht geklärt. Gewöhnlich manifestiert sich die Krankheit zwischen dem 20. und 50. Lebensjahr. Es kommt zu einer meist symmetrischen Degeneration der kaudalen Hirnnervenkerne (motorische Anteile des V., VII., X. und XII. Hirnnerven). Zunächst setzen Sprechstörungen ein, die Zunge atrophiert, ebenso die mimische Muskulatur (das Gesicht wird schlaff und ausdruckslos) und es treten Schluckstörungen auf. Da das Husten kraftlos wird, führt Verschlucken zur Aspirationspneumonie. Der Verlauf ist relativ rasch progredient. Auch bei Ernährung über eine Nasensonde stellt sich eine Kachexie ein, wiederholte Aspirationspneumonien führen schließlich zum Tode.

Diagnostik. Die Diagnose wird überwiegend klinisch gestellt und kann durch folgende Zusatzuntersuchungen gestützt werden:

- **EMG/NLG.** Das Aktivitätsmuster ist z.T. bis auf Einzelentladungen gelichtet. Pathologische Spontanaktivität zeigt die Denervierung, die Folge von untergegangenen Motoneuronen im Vorderhorn des Rückenmarks, an. Die Nervenleitgeschwindigkeit ist in der Regel normal.
- **Blutwerte.** Die Kreatinphosphokinase (CPK) im Blut ist je nach Typ normal oder mäßig erhöht. In der Regel ist sie beim Typ Werdnig-Hoffmann normal, beim Typ Kugelberg-Welander mäßig erhöht, bei der spinalen Muskelatrophie des Erwachsenenalters allenfalls leicht erhöht.
- **Muskelbiopsie.** Man findet eine neurogene Muskelatrophie (d.h. atrophische Muskelfasern liegen entsprechend ihrer Zugehörigkeit zu einer motorischen Einheit in Gruppen zusammen). Andere Muskelfasern, deren motorische Einheit intakt ist, sind hypertrophiert.

Therapie. Eine kausale Therapie ist nicht bekannt. Symptomatisch wird versucht, die Entwicklung der Hypertrophie gesunder Muskelfasern zu fördern. Dies geschieht durch eine umfassende, gut angepaßte Krankengymnastik, bei der die Muskeln nicht überlastet werden sollen.

8.2.2 Spastische Spinalparalyse

Definition und Ätiologie. Bei der spastischen Spinalparalyse handelt es sich um eine heterogene hereditäre Erkrankung, wobei eine autosomal-dominante, eine autosomal-rezessive und eine X-chromosomal-rezessive Vererbung beschrieben worden sind. Aus noch unbekannten Gründen degenerieren der Gyrus praecentralis und der Tractus corticospinalis, also das erste motorische Neuron. Dies führt zu spastischen Lähmungen, zunächt der unteren, später der oberen Extremität.

Klinik. Spastische Spinalparalysen können sich in jedem Lebensalter manifestieren, bevorzugt beginnen sie jedoch im Kindes- bis Adoleszentenalter. Der Verlauf ist in der Regel langsam progredient und erstreckt sich über 2–3 Jahrzehnte.
- Zunächst fällt das Gehen schwer, später entwickelt sich eine Paraspastik der Beine.
- Schließlich sind auch die oberen Extremitäten betroffen.
- Die Muskeleigenreflexe sind gesteigert, Pyramidenbahnzeichen lassen sich nachweisen, die Fremdreflexe (z.B. BHR) erlöschen in der Regel erst spät.
- Sensibilität und Vegetativum bleiben intakt.
- Im Endstadium treten Bettlägrigkeit und spastische Kontrakturen ein.

Diagnostik. Die Diagnose wird klinisch gestellt. Der Liquor ist normal. Mittels MRT kann in fortgeschrittenen Fällen eine Verschmächtigung des Gyrus praecentralis nachgewiesen werden.

Differentialdiagnose. Mögliche Differentialdiagnosen sind spinale Erkrankungen, die primär mit einer spastischen Paraparese einhergehen:
- Spinale Raumforderungen, vaskuläre oder entzündliche (z.B. primär chronisch progrediente E.d.) Erkrankungen des Rückenmarks
- Funikuläre Spinalerkrankung
- Extrapontine Myelinolyse, z.B. bei neurotoxischen Immunsuppressiva
- Primäre Lateralsklerose. Bei dieser – wahrscheinlich nicht hereditären – Erkrankung degeneriert ebenfalls das erste Motoneuron bzw. der Tractus corticospinalis. Nach einem späten Krankheitsbeginn mit überwiegend bulbärer Symptomatik ist der klinische Verlauf sehr langsam progredient und kann längere Zeit konstant bleiben. Häufig kommt eine Blasenstörung hinzu. Die Abgrenzung zur spastischen Spinalparalyse ist oft schwierig.

Therapie. Eine kausale Therapie ist nicht bekannt. Symptomatisch werden Krankengymnastik und Antispastika eingesetzt.

8.2.3 Amyotrophe Lateralsklerose

Definition. Bei der amyotrophen Lateralsklerose (ALS) degenerieren sowohl das erste als auch das zweite motorische Neuron.

Ätiologie. Die Ursache ist bislang unbekannt. Die überwiegende Anzahl der Fälle (ca. 95%) tritt sporadisch auf, etwa 5% der Fälle sind hereditär. Eine symptomatische ALS soll u.a. paraneoplastisch (z.B. bei Lymphomen), bei der Lues cerebrospinalis, einer Meningomyeloradikuloneuritis, der Lyme-Borreliose oder der HIV-Erkrankung (AIDS) auftreten.

Pathogenese. Es kommt zu einem Nebeneinander von peripherer Lähmung (Degeneration der motorischen Vorderhornzellen des Rückenmarks und der Hirnnervenkerne) und zentraler Lähmung (Degeneration des Gyrus praecentralis und des Tractus corticospinalis). Nicht betroffene α-Motoneurone vergrößern ihre motorische Einheit durch Aussprossung (sprouting) in andere Muskelfasern. Diese vergrößerten motorischen Einheiten sind das Korrelat der im EMG auftretenden „Riesenpotentiale". Makroskopisch ist der Gyrus praecentralis verkleinert. Der Tractus corticospinalis ist vor allem im zervikalen Abschnitt degeneriert.

Klinik. Die Symptomatik ist durch eine Kombination schlaffer und spastischer Lähmungen charakterisiert. Die Verteilung der initialen Symptome ist sehr variabel.

- Initial findet man häufig Atrophien der Handmuskeln, eine Paraspastik der Beine und/oder bulbäre Lähmungen (v.a. Befall der Hirnnerven V, VII, X und XII mit Dysarthrie und Dysphagie).
- Es entwickeln sich weitere Muskelatrophien, die in der Regel zunächst benachbarte Muskelgruppen, im weiteren Verlauf Muskelgruppen anderer Körperregionen befallen.
- Häufig sind Faszikulationen – auch in nicht gelähmten Muskeln – und ein Fibrillieren der Zunge.
- Pathologische Reflexe sind eher selten.
- Durch das „sprouting" und eine kompensatorische Hypertrophie läßt die Kraft erst relativ spät nach.
- Die Muskeleigenreflexe sind gut auslösbar, typischerweise ist der Masseterreflex gesteigert.
- Es finden sich keine Sensibilitäts- oder Blasenstörungen!
- Psychische Veränderungen treten ebenfalls nicht auf.

Diagnostik. Die Diagnose wird klinisch gestellt und kann durch einige Zusatzuntersuchungen gesichert werden:
- Im **EMG** läßt sich eine generalisierte neurogene Schädigung mit Zeichen der Denervierung nachweisen. Außerdem treten sog. Riesenpotentiale und Faszikulationspotentiale auf.
- In der **Laboruntersuchung** findet man evtl. eine CPK-Erhöhung.
- Der **Liquor** ist in der Regel unauffällig.

Differentialdiagnose. Im fortgeschrittenen Stadium, vor allem bei einer Zungenmuskelatrophie und Fibrillieren des M. genioglossus, ist die Diagnose relativ einfach zu stellen. Im Frühstadium müssen folgende Krankheiten abgegrenzt werden:
- **neoplastische Erkrankung**
- **Lues**
- **Lyme-Borreliose**
- **HIV-Erkrankung**
- Eine chronische spinale Verlaufsform der **Encephalomyelitis disseminata (MS)** verursacht zusätzlich Blasen- und Sensibilitätsstörungen und weist im Liquor oligoklonale Banden und pathologische MRT-Veränderungen auf.
- Die **chronische zervikale Myelopathie** führt zu Schmerzen und Parästhesien. Im Nativ-Röntgenbild und im MRT finden sich pathologische Veränderungen des kraniozervikalen Übergangs der Halswirbelsäule.
- Die **chronische motorische Polyneuropathie** kann oft erst im Verlauf abgegrenzt werden.
- **Spinale Gefäßfehlbildungen** oder **extramedulläre Rückenmarkstumoren** werden durch radiologische Verfahren ausgeschlossen.
- **Progressive Bulbärparalyse** (s. Kap. 8.2.1).
- **Pseudobulbärparalyse** wird durch eine beidseitige, meist ischämisch bedingte Läsion der kortikobulbären Bahnen hervorgerufen und führt zu einer erheblichen Beeinträchtigung des Schluckens und des Sprechens.

Therapie. Eine kausale Therapie ist nicht bekannt. Eine signifikante Lebensverlängerung wurde mit Riluzol erreicht. Symptomatisch werden eine schonende Krankengymnastik und je nach Bedarf Antispastika eingesetzt.

Prognose. Die ALS schreitet rascher voran als die Mehrzahl der spinalen Muskelatrophien. Die überwiegende Anzahl von Patienten überlebt nicht länger als 4 Jahre. Die mittlere Krankheitsdauer beträgt nur 22,5 Monate. Wegen der Schluckstörungen verlieren die Patienten häufig an Gewicht. Der Tod tritt gewöhnlich durch die Ateminsuffizienz beim Befall der Atemmuskulatur ein.

8.2.4 Spino-ponto-zerebelläre Atrophien

Die Atrophien des Kleinhirns können nach klinischen, humangenetischen und neuroanatomischen Gesichtspunkten in über 50 verschiedene Krankheitseinheiten unterteilt werden. Hier sollen drei wichtige vorgestellt werden.

Friedreich-Ataxie

Definition und Ätiologie. Die Friedreich-Ataxie ist eine autosomal-rezessiv vererbte Erkrankung mit einer Prävalenz von 0,5–5 : 100000. Der Gendefekt ist auf dem Chromosom 9 lokalisiert. Es kommt zu degenerativen Veränderungen des peripheren und zentralen Nervensystems: sowohl sensibler Nervenfasern als auch spinaler Fasertrakte (Hinterstränge, spino-zerebelläre Bahnen und Pyramidenbahn). Das Kleinhirn selbst ist erst spät und geringfügig betroffen.

Klinik. Die Krankheit manifestiert sich vor dem 25., meist zwischen dem 8. und 14. Lebensjahr mit Parästhesien und einer sensiblen Ataxie. Im weiteren Verlauf treten eine zerebelläre Ataxie und die Charcot-Trias (s. Kap. 2.5), evtl. Pyramidenbahnzeichen, distale Muskelatrophien und zusätzliche Begleitsymptome wie Skoliose, Zeichen einer Kardiomyopathie, Optikusatrophie und Hohlfußbildung hinzu. 10–20% der Patienten entwickeln einen Diabetes mellitus.

Therapie. Eine spezifische Therapie gibt es nicht, symptomatisch wird Krankengymnastik eingesetzt, Skelettdeformitäten werden mit orthopädischen Hilfsmitteln oder Operationen behandelt.

Prognose. Die Krankheit ist unaufhaltsam progredient, die Überlebenszeit nach Krankheitsbeginn beträgt etwa 35 Jahre.

Autosomal-dominante zerebelläre Ataxien

Klinik. Autosomal-dominante zerebelläre Ataxien (ADCA) weisen eine Prävalenz von 1 : 100000 auf und werden nach klinischen Gesichtspunkten in 4 verschiedene Typen unterteilt. Teilweise konnten die Gendefekte lokalisiert und dadurch die klinischen Gruppen weiter unterteilt werden. In der Regel manifestiert sich die Krankheit zwischen dem 30. und 50. Lebensjahr. Die degenerativen Veränderungen sind sehr variabel, lediglich beim Typ III findet man eine isolierte Kleinhirnatrophie.
- **Typ I.** Die Ataxie ist mit einer Atrophie des Sehnerven, Augenmuskellähmungen, einer Demenz, extrapyramidal-motorischen Symptomen und einer Amyotrophie verbunden.
- **Typ II.** Neben der Ataxie findet man eine pigmentäre Netzhautdegeneration, Augenmuskellähmungen und/oder extrapyramidal-motorischen Symptome.
- **Typ III.** Es liegt ausschließlich eine zerebelläre Symptomatik vor.
- **Typ IV.** Die Ataxie geht mit Myoklonien und Taubheit einher.

Therapie. Eine kausale Therapie ist nicht möglich. Eine symptomatische Behandlung erfolgt wie bei der Friedreich-Ataxie, Begleitsymptome (z.B. extrapyramidal-motorische Symptome) werden medikamentös behandelt.

Prognose. Die Krankheit schreitet langsam progredient fort, die durchschnittliche Lebenserwartung beträgt etwa 20 Jahre nach Auftreten erster Symptome.

Idiopathische zerebelläre Ataxie

Definition. Die idiopathische zerebelläre Ataxie tritt drei- bis viermal häufiger auf als die autosomal-dominante zerebelläre Ataxie. Bei der idiopathischen zerebellären Ataxie (IDCA) führen noch unbekannte Ursachen überwiegend zu einer Degeneration von pontinen Kernen, der unteren Olive, des unteren und mittleren Kleinhirnstiels und der Kleinhirnrinde. In manchen Fällen degeneriert lediglich die Kleinhirnrinde.

Klinik und Prognose. Die Krankheit manifestiert sich in der Regel um das 50. Lebensjahr. Bei der Mehrzahl der Fälle treten zu der zerebellären Symptomatik extrapyramidal-motorische Störungen, Schluckstörungen oder autonome Störungen (z.B. Blaseninkontinenz, arterielle Hypotonie) hinzu. Die Lebenserwartung beträgt dann durchschnittlich 8 Jahre. Degeneriert nur das Kleinhirn, bleibt die Symptomatik ausschließlich zerebellär und die weitere Lebenserwartung ist fast normal.

Therapie. Die Therapie entspricht der der ADCA.

8.3 Demenzen

Den degenerativen Demenzen, insbesondere der Alzheimer- und der Pick Krankheit, sollen die zerebrovaskulären Demenzen, gegenübergestellt werden. Abschließend werden weitere Demenzsyndrome aufgezählt und eine Liste der Erkrankungen erstellt, die eine Demenz hervorrufen, welche bei rechtzeitiger Behandlung der Grunderkrankung reversibel ist.

8.3.1 Alzheimer-Krankheit !!!

Definition. Bei der Alzheimer-Krankheit kommt es zu einer diffusen Atrophie der Hirnrinde mit charakteristischen histologischen Kennzeichen, wobei der motorische, sensible und visuelle Kortex erst später betroffen sind. Im Vordergrund der Symptomatik steht ein Demenzsyndrom. Manchmal wird auch von einer senilen Demenz vom Alzheimer Typ (DAT) gesprochen.

Epidemiologie. Die Alzheimer-Krankheit ist das häufigste Demenzsyndrom. Mit dem Alter nimmt die Prävalenz zu, in der Gruppe der 65–74Jährigen beträgt sie 2%, bei den über 85Jährigen etwa 15%.

Ätiologie. Die Ursache, die zu den neuroanatomischen Veränderungen führt, ist noch nicht bekannt. Etwa 20–30% der Fälle treten familiär gehäuft auf. Insbesondere bei Verlaufsformen mit einem frühen Krankheitsbeginn scheinen genetische Faktoren eine Rolle zu spielen. Es gibt Hinweise, daß der Erbgang bei den familiär gehäuften Fällen autosomal dominant ist. Bei einigen der betroffenen Familien konnte ein Polymorphismus auf dem Chromosom 21 nachgewiesen werden.

Pathologie. Makroskopisch zeigt sich eine diffuse Hirnrindenatrophie (Abb. 8-3), die durch einen nicht gefäßabhängigen, einfachen Schwund des Nervenparenchyms bedingt ist. Histologisch sind senile Plaques (Abb. 8-4), ein Dendritenschwund, Neurofibrillenbündel mit typischer, helikaler Struktur in den Nervenzellen und eine kongophile Angiopathie charakteristisch. Hauptbestandteil der senilen Plaques ist das β-Amyloid, ein aus 43 Aminosäuren bestehendes Protein. Die Veränderungen findet man bevorzugt in der Hirnrinde, in den Stammganglien und in den Strukturen des limbischen Systems.

Klinik. Die Krankheit beginnt schleichend, in der Regel jenseits des 50. Lebensjahres und verläuft langsam progredient.
- Zunächst stellen sich Merkfähigkeitsstörungen, eine erschwerte Wortfindung und Orientierungsstörungen bezüglich Zeit, Ort und der eigenen Person ein.
- Logisches Denken, Abstraktionsvermögen und Konzentration lassen nach.
- Einzelne Gedanken oder motorische Abläufe wiederholen sich ständig (Perseveration).
- Die Mehrzahl der Patienten wird depressiv, manche werden eher euphorisch.
- Der Antrieb ist verarmt, gelegentlich kann vorübergehend eine Enthemmung auftreten.
- Mimik und Gestik sind verarmt, die Sprache ist monoton und der Gang wirkt schwunglos und langsam.
- Jedoch bleiben die Affektivität und das Verhalten in gewissem Maße, der Primärpersönlichkeit entsprechend, relativ lange erhalten.

Abb. 8-3 Hirnrindenatrophie bei Morbus Alzheimer. Ausgeprägte kortikale Atrophie in allen Großhirnrinden (aus Böcker/Denk/Heitz [5a]).

Abb. 8-4 Senile Plaques bei Morbus Alzheimer. Im Zentrum ist der Amyloidkern dargestellt – immunhistochemische Darstellung mit einem Antikörper gegen βA4-Amyloid (aus Böcker/Denk/Heitz [5a]).

Abb. 8-5 Hirnrindenatrophie bei Morbus Pick. Ausgeprägte Atrophie im Bereich des Frontalpols und der unteren Temporalwindung (aus Böcker/Denk/Heitz [5a]).

Der Verlauf ist unaufhaltsam. Die Sprache verfällt weiter, Wörter und Satzteile werden ständig wiederholt (Echolalie), Wortneuschöpfungen kommen vor (Neologismen), schließlich werden sinnlose Silben rhythmisch wiederholt (Logoklonien). Auch in der Motorik können sich Bewegungen wiederholen, z.B. Nesteln, Zupfen oder Pendelbewegungen. Im Endstadium werden die Patienten bettlägerig. Man kann mit ihnen nicht mehr kommunizieren. Sie werden inkontinent. Spontan oder reflektorisch können sie unartikuliert brüllen. Sie versterben meist an einer Lungenentzündung oder infolge eines Dekubitalgeschwüres.

Diagnostik. Die Diagnose der Alzheimer-Krankheit wird klinisch und nach Ausschluß anderer – evtl. behebbarer – Ursachen einer Demenz (z.B. vaskuläre Demenz, s.u.) gestellt. In den bildgebenden Verfahren (CCT/MRT) findet man häufig eine ausgeprägte Hirnatrophie.

Therapie. Es ist keine wirksame Therapie bekannt. Die Unterbringung in einem Pflegeheim ist oft nicht zu umgehen.

Prognose. Die Krankheitsdauer schwankt erheblich, in der Regel liegt sie zwischen 7 und 9 Jahren.

8.3.2 Pick-Krankheit

Definition. Die Pick-Krankheit ist eine sehr seltene Krankheit unbekannter Ätiologie, bei der die Atrophie frontotemporal betont ist. Klinisch steht das Demenzsyndrom im Vordergrund.

Pathogenese. Stirn-, Schläfenlappen und einzelne Teile des limbischen Systems unterliegen einem atrophischen Prozeß (Abb. 8-5). Zunächst ist die weiße Substanz betroffen, später entwickeln sich daraus die kortikalen Veränderungen. Kortikale Neurone schwellen an (Pick-Zellen). Intra- und extrazellulär findet man Gangliosiddepots. Die von der Atrophie betroffenen Areale bedingen die jeweils spezifischen Störungen im affektiven Verhalten und im Triebverhalten.

Klinik. In der Regel beginnt die Krankheit zwischen dem 40. und 60. Lebensjahr. Zunächst läßt die Leistungsfähigkeit nach. Alltägliche Handlungen können nicht mehr ausgeführt werden. Bald kommt es zu einer Persönlichkeitsveränderung, die Patienten verlieren ihr Taktgefühl und werden distanzlos. Gedächtnis, Konzentration und Intelligenz sind noch lange Zeit gut erhalten und werden erst später beeinträchtigt. Eine Sprachstörung – überwiegend in Form einer amnestischen Aphasie – kann hinzutreten. Bei einem fortgeschrittenen Atrophieprozeß sind pathologische Greifreflexe auslösbar. Im Endstadium kann das Bild eines akinetischen Parkinson-Syndroms mit Demenz vorherrschen. Die mittlere Krankheitsdauer beträgt etwa 7–10 Jahre.

Diagnostik. Die Diagnose wird vor allem klinisch gestellt. In der CCT/MRT findet man eine symmetrische frontotemporale Hirnvolumenminderung. Andere Ursachen für eine Demenz (s.u.) müssen ausgeschlossen werden.

Therapie. Die Therapie entspricht der der Alzheimer-Krankheit.

8.3.3 Vaskuläre Demenz

Die vaskulären Demenzen gehören zu den sekundären Demenzen. Synonym werden sie auch subkortikale arteriosklerotische Enzephalopathie (SAE), Binswanger-Erkrankung, „Multiinfarktdemenz" oder mikrovaskuläre Enzephalopathie genannt.

Pathogenese. Im Zug einer Mikroangiopathie perforierender Hirngefäße, die meist auf einen langjährigen Hypertonus zurückgeführt wird, kann es zu Lakunen (kleine subkortikal gelegene Infarkte, s. Kap. 3.1.1) und zu einer diffusen Demyelinisierung des Marklagers kommen. Die Lakunen können je nach Lokalisation neurologische Herdsymptome verursachen. Folge der Hirngewebsschädigung ist die vaskuläre Demenz. Sie kann selten auch nach einem großen Territorialinfarkt im Bereich der A. cerebri media oder anterior, des oberen Hirnstamms oder des Thalamus auftreten.

Klinik. Die Erkrankung beginnt im höheren Lebensalter.
- Charakteristisch ist das wiederholte Auftreten von oft nur geringen neurologischen Defiziten.
- Zunächst stellen sich Merkfähigkeits- und Konzentrationsstörungen ein.
- Hinzu tritt eine Affektlabilität, d.h. die Gefühlsreaktionen auf Ereignisse oder Bemerkungen werden inadäquat. Das emotionale Leben verliert an Tiefgang. Die Grundstimmung wird depressiv. Bestimmte Charakterzüge, die schon vor der Erkrankung bestanden, verstärken sich (z.B. werden Sparsame geizig).
- Später treten zusätzlich nächtliche Verwirrtheitszustände und delirante Episoden auf.
- Im Endstadium werden die Patienten antriebslos und desorientiert. Die psychischen, v.a. sprachlichen Leistungen sind sehr eingeschränkt.

Diagnostik. Anamnestisch läßt sich meist ein langjähriger Hypertonus eruieren. Die Demyelinisierung und die rezidivierenden ischämischen Infarkte lassen sich im CCT/MRT nachweisen (Abb. 8-6). Dopplersonographisch findet sich als

Abb. 8-6 Subkortikale arteriosklerotische Enzephalopathie (SAE): „Leukoaraiosis". Periventrikuläre hyperdense (a) bzw. hypodense (b) eher diffuse Marklagerläsionen (Pfeile) werden als „Leukoaraiose" bezeichnet, wenn klinisch eine Demenz vorliegt. Außerdem sind die äußeren Liquorräume etwas erweitert bzw. die Gyri verplumpt [40].
a: MRT T-1.
b: MRT T-2.

Korrelat der Mikroangiopathie häufig eine periphere Widerstandserhöhung.

Therapie. Durchblutungsfördernde Mittel werden zwar empfohlen, ihre Wirkung ist jedoch nicht nachgewiesen. Ein Hypertonus sollte eingestellt werden, auch wenn noch nicht sicher ist, ob dadurch der Prozeß selbst beeinflußt wird.

8.3.4 Differentialdiagnose der Demenzsyndrome

Neben den schon vorgestellten Formen tritt die Demenz auch im Rahmen anderer **neurodegenerativer Erkrankungen** auf:
- Parkinson Syndrom (Parkinson-plus)
- Steele-Richardson-Olszewski-Syndrom (progressive supranukleäre Lähmung)
- Multisystematrophien
- Huntington-Krankheit u.a.

Weiterhin kann Demenz die Folge von **Hirnschäden verschiedenster Art** sein:
- Schädel-Hirn-Trauma
- zerebraler Tumor
- intrakranielle Blutung
- Hirnabszeß
- Hirndrucksteigerung
- generalisierte zerebrale Hypoxie (z.B. nach einer Reanimation).

Demenzen, die **Folge einer behandelbaren Erkrankung** sind, können bei rechtzeitiger Therapie reversibel sein. Dazu gehören:
- Vaskulopathien wie die Lues des ZNS oder Vaskulitiden/Kollagenosen mit Befall der Gefäße
- Durchblutungsstörungen z.B. infolge einer Polyzythämie
- Vergiftung mit CO, Blei u.a.
- Überdosierung von Psychopharmaka, Antikonvulsiva u.a.
- Alkoholabusus
- Vitaminmangel (Vitamin B_1, B_6, B_{12} oder Folsäure)
- Stoffwechselstörungen bei Lebererkrankungen (z.B. Morbus Wilson, Hämochromatose), Niereninsuffizienz und Hyperlipidämie
- Endokrinopathien wie Hypo-, Hyperthyreose, Hypo-, Hyperparathyreoidismus
- Hypoxie bei pulmonalen, kardialen oder hämatologischen Erkrankungen
- Elektrolytstörungen wie z.B. Hypo- oder Hypernatriämie.

8.4 Zusammenfassung

Eine wichtige **degenerative ZNS-Erkrankung** und die wichtigste **extrapyramidale Erkrankung** ist die idiopathische **Parkinson-Krankheit** bzw. das symptomatische **Parkinson-Syndrom**. Beide werden durch einen Dopaminmangel im Striatum verursacht. Klinisch sind sie durch die Trias Rigor, Tremor und Akinese charakterisiert. Differentialdiagnostisch müssen u.a. die hepatolentikuläre Degeneration, Medikamentennebenwirkungen (v.a. von Neuroleptika) und eine Multisystemdegeneration in Erwägung gezogen werden. Die Parkinson-Krankheit kann v.a. anfangs gut mit L-Dopa in Kombination mit einem Decarboxylasehemmer oder anderen dopaminergen oder anticholinergen Substanzen behandelt werden.

Die **Huntington-Krankheit** wird autosomaldominant vererbt und beginnt in der Regel im mittleren Lebensalter mit einer psychischen Auffälligkeit, zu der sich schließlich choreatische Hyperkinesen hinzugesellen. Eine kausale Therapie gibt es nicht.

Dystonien sind periodische Steigerungen der Muskelaktivität, die zu unwillkürlichen Bewegungen führen. Beim Torticollis spasticus sind v.a. die Mm. sternocleidomastoideus und trapezius, bei der Torsionsdystonie die gesamte Rumpfmuskulatur und beim Blepharospasmus der M. orbicularis oculi betroffen. Eine erfolgreiche Behandlung besteht in der lokalen Injektion von Botulinumtoxin, die den Muskel temporär „lähmt".

Bei den **Systemerkrankungen** degenerieren die Neurone bestimmter funktioneller Systeme. **Spinale Muskelatrophien** führen durch die Degeneration der motorischen Vorderhornzelle bzw. der Hirnnervenkerne, also des 2. motorischen Neurons zur peripheren, schlaffen Parese. Je nach Erkrankungsalter und Lokalisation der Degenerationen werden verschiedene Formen der spinalen Muskelatrophie unterschieden.

Bei der erblichen **spastischen Spinalparalyse** degenerieren der Gyrus praecentralis und die Pyramidenbahn, also das 1. motorische Neuron. Die Erkrankung führt langsam progredient zur zentralen, spastischen Parese, v.a. der Beine.

Bei der **amyotrophen Lateralsklerose (ALS)** degenerieren sowohl das 1. als auch das 2. motorische Neuron. Entsprechend kommt es zu einem Nebeneinander von zentralen, spastischen und peripheren, schlaffen Lähmungen.

Unter **spino-ponto-zerebellären Atrophien** werden etliche Systemdegenerationen, die alle eine Kleinhirnatrophie aufweisen, zusammengefaßt. Zusätzlich können noch andere funktionelle Systeme degenerieren. Neben Symptomen des Ausfalls dieser Systeme stehen zerebelläre Zeichen im Vordergrund. Da die Ursachen all dieser Systemerkrankungen noch unbekannt sind, gibt es auch noch keine kausale Therapie.

Das **Demenzsyndrom** ist vor allem durch Gedächtnisstörung, Desorientiertheit, Konzentrationsstörung, Störung des abstrahierenden Denkens, Depressivität, seltener Euphorie, Affektlabilität und Reduktion des Antriebs gekennzeichnet. Es tritt am häufigsten im Rahmen der Alzheimer-Krankheit auf.

Die **Alzheimer-Krankheit** ist durch eine diffuse Hirnatrophie und histologisch durch senile Plaques, einen Dendritenschwund und eine kongophile Angiopathie charakterisiert. Das Alltagsverhalten bleibt, der Primärpersönlichkeit der Patienten entsprechend, relativ lange gut erhalten.

Die **Pick-Krankheit** führt zu einer frontotemporal betonten Atrophie. Das Alltagsverhalten ist früh gestört, die Patienten verlieren ihr Taktgefühl und werden distanzlos. Intelligenz und Gedächtnis bleiben relativ lange erhalten.

Die **vaskuläre Demenz** tritt – meist nach langjährigem Hypertonus – als Folge lakunärer Infarkte und einer diffusen Demyelinisierung des Marklagers auf. Neben dem Demenzsyndrom ist das wiederholte Auftreten flüchtiger neurologischer Defizite charakteristisch.

Es gibt mehrere **symptomatische, behebbare Demenzsyndrome,** die differentialdiagnostisch ausgeschlossen werden müssen, da sie bei rechtzeitiger Behandlung reversibel sein können. Hierzu gehören Gefäßerkrankungen, Vergiftungen, ein Vitaminmangel, Nieren- und Lebererkrankungen, eine Hypoxie, Schilddrüsenstörungen u.a.

9 Traumatische ZNS-Schädigungen

In diesem Kapitel soll das Augenmerk auf traumatische Schädigungen des Gehirns gerichtet werden, bezüglich genauerer Information über Schädelbrüche wird auf die neurochirurgische Literatur verwiesen. Beim **Schädel-Hirn-Trauma (SHT)** wird durch eine Gewalteinwirkung auf den Kopf die Kopfschwarte, der knöcherne Schädel und/oder das Gehirn verletzt. Hinsichtlich des Infektionsrisikos ist die Unterscheidung in ein **offenes SHT** (die Dura ist mitverletzt, so daß eine Verbindung zwischen dem Gehirn und der Umwelt entsteht) und ein **geschlossenes SHT** (die Dura bleibt intakt, es besteht keine Verbindung zwischen dem Gehirn und der Umwelt) wichtig.

9.1 Schädelverletzungen

9.1.1 Schädelprellung

Schädelprellungen (Verletzungen der Kopfschwarte) sind Kopftraumen, bei denen das Gehirn selbst nicht verletzt ist. Es kommt nicht zu einer Bewußtseinsstörung oder einer Amnesie. Meist werden diese Prellungen durch stumpfe Gewalt verursacht und führen zu plötzlichem lokalen oder diffusen Kopfschmerz, oft bildet sich ein subgaleales Hämatom. Bei Kopfverletzungen sollte immer zumindest eine Röntgenübersichtsaufnahme in zwei Ebenen erfolgen. Wunden sollten chirurgisch mit einer primären Naht versorgt werden. Eine Schonung von 1–2 Tagen und die eventuelle Gabe von Kopfschmerzmitteln ist zu erwägen.

9.1.2 Schädelbruch

Schädelbrüche werden entsprechend ihrer Lokalisation eingeteilt. Sie können mit oder ohne Bewußtlosigkeit vorkommen.

Kalottenfraktur

Bei der Kalottenfraktur unterscheidet man die Linearfraktur (Fissur) und die Impressionsfraktur.
- Bei der **Linearfraktur** muß der Patient zunächst nur überwacht werden. Wegen der Gefahr einer epiduralen Blutung sollen Patienten mit einer nachgewiesenen Fraktur über 24 Stunden beobachtet werden, ggf. muß eine CCT durchgeführt werden. Vor allem ein subdurales Hämatom kann zunächst asymptomatisch sein und wird mit CCT aufgedeckt. Treten keine Komplikationen (z.B. Bewußtseinstrü-

- Abfluß von Liquor über eine Liquorfistel (**Liquorrhö**) aus der Nase (**Rhinorrhö**) oder aus dem äußeren Gehörgang (**Otorrhö**)
- intrazerebrale Luft (Nachweis in der Röntgenübersichtsaufnahme, insbesondere aber in der CCT)
- Brillen- oder Monokelhämatom
- retroaurikuläre Suffusionen
- einseitige Schwerhörigkeit
- evtl. Beimengung von Blut im Liquor
- evtl. Hirnnervenläsionen.

In der Regel ist eine konservative Therapie ausreichend. Operiert werden muß, wenn sich eine Instabilität zusätzlicher Mittelgesichtsfrakturen, eine Visusverschlechterung (Beeinträchtigung des N. opticus) oder eine frontobasale Liquorfistel finden (laterobasale Fisteln mit Otoliquorrhö verschließen sich meist spontan und bedürfen nur eines Antibiotikaschutzes).

Abb. 9-1 Impressionsfraktur im CCT. Die Kalotte ist unterbrochen und wölbt sich nach innen (großer Pfeil). Intrakranielle Luft spricht für eine offene Fraktur (kleine Pfeile). Die Sulci sind als Zeichen erhöhten intrakraniellen Druckes verstrichen [40].

Frakturen des Gesichtsschädels

Die Frakturen des Gesichtsschädels unterteilt man in LeFort I, II und III (siehe Lehrbücher der Chirurgie).

bung) auf, so bedarf die unkomplizierte (gedeckte) Fissur keiner speziellen Therapie, allenfalls ist die Wundversorgung einer Kopfschwartenverletzung nötig.
- Die **Impressionsfraktur** führt in der Regel zu einem lokalen Substanzdefekt der Hirnrinde. Die Symptomatik richtet sich nach dem Ausmaß und der Lokalisation der Hirnschädigung. Eine offene Impressionsfraktur (Abb. 9-1) muß neurochirurgisch versorgt werden, eine geschlossene Impressionsfraktur in der Regel dann, wenn die Impression tiefer als Kalottendicke in das Schädelinnere hineinragt.

Schädelbasisfraktur

Bei den Schädelbasisfrakturen unterscheidet man Frakturen der vorderen (frontobasale Fraktur), mittleren (laterobasale Fraktur) und hinteren Schädelgrube. Die Bruchlinie von Kalottenfrakturen kann sich in die Schädelbasis fortsetzen. Basale Frakturen können sich durch folgende Zeichen bemerkbar machen:

9.2 Geschlossene Schädel-Hirn-Traumen

Zur Beschreibung des Schweregrades von Schädel-Hirn-Traumen hat sich die Glasgow-Koma-Skala (GCS) durchgesetzt (Tab. 9-1). Für die drei Kriterien, Augenöffnen, sprachliche und beste motorische Reaktion wird jeweils ein Punktwert ermittelt und die Summe der Werte gebildet: GCS 3 entspricht einem tiefen Koma, GCS 15 einer normalen Hirnfunktion. Der beste Score der GCS von mehreren Bestimmungen während der ersten 24 Stunden nach dem Kopftrauma ist ein wichtiger Prognosefaktor. Commotio und Contusio sind nicht immer so scharf abgegrenzt, wie sie in den Lehrbüchern beschrieben werden, z.B. kann eine im CCT oder MRT gesicherte Contusio auch einmal ohne eine Bewußtseinsstörung auftreten.

Tab. 9-1 Glasgow-Koma-Skala (GCS)		
Zu beurteilende Reaktion		**Punkte**
Augenöffnen:	spontan	4
	auf Ansprache	3
	auf Schmerzreiz	2
	ausbleibend	1
sprachliche Reaktion:	orientiert	5
	verwirrt	4
	inadäquat (einzelne Worte)	3
	unverständliche, unartikulierte Laute	2
	ausbleibend	1
beste motorische Reaktion:	kann Aufforderung befolgen	6
	gezielte Abwehr-/Schmerzreaktion	5
	Zurückziehen der Extremitäten	4
	abnorme Beugereaktion	3
	Streckreaktion	2
	ausbleibende Bewegung	1

9.2.1 Commotio cerebri

Definition. Die Commotio cerebri (Gehirnerschütterung) ist eine reversible Funktionsstörung des ZNS ohne Substanzschädigung des Gehirns. Das Leitsymptom ist eine Bewußtseinsstörung.

Pathogenese. Man vermutet eine kurzdauernde reversible Funktionsstörung von Nervenzellen und -bahnen in den Rindengebieten des Gehirns.

Klinik. Die Commotio entspricht einem leichten Schädel-Hirn-Trauma und zeigt folgende charakteristische Kennzeichen:
- Die **Bewußtseinsstörung** manifestiert sich als **Bewußtlosigkeit,** die bis zu einer Stunde anhalten kann (ihre genaue Dauer bei einer Commotio ist umstritten) oder als kurzer posttraumatischer Dämmerzustand. Die Tiefe und Dauer der Bewußtlosigkeit nach einem Trauma ist ein sensitiver und zuverlässiger Indikator für die Schwere des Kopftraumas. Jedoch kann die Bewußtlosigkeit so kurz sein, daß sie übersehen wird. Eine bloße Benommenheit ist nicht ausreichend für die Diagnose einer Gehirnerschütterung.
- Eine anterograde **Amnesie** (Erinnerungsstörung für den Moment des Traumas und für eine gewisse Zeit danach) findet sich immer. Meist kann sich der Verletzte auch an Ereignisse vor dem Unfall nicht erinnern (retrograde Amnesie).
- Oft treten **vestibuläre Symptome** wie Übelkeit, Erbrechen, Schwindel und Nystagmus hinzu. Wenn sie jedoch isoliert auftreten, beweisen sie nicht die Diagnose einer Commotio, sondern können Ausdruck einer Contusio labyrinthi bzw. einer Felsenbeinfraktur sein.
- Bei einer schweren Gehirnerschütterung finden sich in der Regel auch kurzfristige **vegetative Störungen,** insbesondere der Vasomotorik.

Nach einer Gehirnerschütterung kann ein **postkommotionelles Syndrom** auftreten. Es ist durch eine allgemeine Leistungsschwäche, Kopfschmerzen, eine erhöhte Empfindlichkeit gegenüber Sonnenschein und Alkohol, gesteigerte Gefühlsreaktionen und eine Kreislaufinstabilität gekennzeichnet.

Diagnostik. Die Verdachtsdiagnose wird anamnestisch und klinisch gestellt.
- Das **EEG** zeigt nur im Akutstadium (d.h. innerhalb der ersten Stunden nach dem Trauma) Allgemeinveränderungen oder seltener herdförmige Veränderungen.
- In der **CCT/MRT** darf kein Substanzdefekt nachgewiesen werden.

Therapie. Die Verletzten sollten 24 Stunden lang beobachtet werden, da sich intrakranielle Blutungen entwickeln können (90% der posttraumatischen Blutungen entwickeln sich innerhalb dieser Zeitspanne). Wenn der Allgemeinzustand des Patienten es erlaubt, ist eine baldige Mobilisierung – möglichst innerhalb der ersten drei Tage nach dem Trauma – anzustreben. Bei diesem Vorgehen sollen postkommotionelle Beschwerden rasch abklingen. Posttraumatische Symptome werden symptomatisch behandelt.

Prognose. Spätestens nach 4 Wochen sollten die Patienten wieder arbeitsfähig sein. Dauerhafte Schäden sind nach einer Commotio nicht zu erwarten.

9.2.2 Contusio cerebri

Definition. Die Contusio cerebri (Hirnquetschung) führt zu einer Substanzschädigung des Gehirns und einer längeranhaltenden Bewußtlosigkeit.

Ätiologie. Das Ausmaß der Gewalteinwirkung auf den Schädel ist in der Regel größer als bei der Commotio. Wie bei der Commotio schlägt meist der bewegte Kopf auf ein Hindernis auf.

Pathogenese. Das Gehirn stößt durch den plötzlichen Stopp des Schädels an der Seite des Aufschlages innen gegen den Knochen **(Coup)**. Der Stoß wird durch den Liquor, in dem das Gehirn schwimmend aufgehängt ist, gedämpft. Am gegenüberliegenden Pol kann durch Unterdruck der **Contre-coup,** eine lokale Schädigung des Gehirns, entstehen. Der Contre-coup ist häufiger nachweisbar als der Coup. Die Kortexläsion am Ort der Gewalteinwirkung soll ebenfalls durch Unterdruck beim „Zurückspringen" des Gehirns entstehen. Die Prellungsherde liegen bevorzugt im Bereich der Frontal- und Temporalpole. Neben den Rindenprellungsherden findet man periventrikuläre Läsionen und Blutungen in das Marklager, in den Balken und in die Stammganglien (s.a. Kap. 9.3.3).

Klinik. Die Contusio cerebri entspricht dem mittelschweren und schweren Schädel-Hirn-Trauma und weist folgende Charakteristika auf:

- Die **Bewußtlosigkeit** dauert in der Regel länger als eine Stunde.
- Es können **zerebrale Herdsymptome** wie z.B. Lähmungen, Sensibilitätsstörungen, Aphasien oder zerebrale Krampfanfälle auftreten.
- Die **traumatische Psychose** läßt sich in 3 Stadien untergliedern. Zunächst befindet sich der Verletzte im Koma, einer nicht erweckbaren Bewußtlosigkeit. Dann wird er delirant, also desorientiert, unruhig, ängstlich, verkennt die Umgebung illusionär und nimmt Halluzinationen wahr. Schließlich kann das delirante Syndrom in ein Korsakow-Syndrom übergehen. Dabei ist der Patient zwar bewußtseinsklar, jedoch desorientiert und die Merkfähigkeit ist stark herabgesetzt.
- Oft treten **vegetative Störungen** auf.
- Als Komplikation kann sich ein **Hirnödem** entwickeln.
- Wegen der Schwere des Unfalls liegen in der Regel weitere Verletzungen vor, häufig im Rahmen eines **Polytraumas.**

Diagnostik.

- Die Diagnose kann klinisch gestellt werden, wenn eines der drei Kriterien, lange Bewußtseinsstörung, zerebrale Herdsymptome oder traumatische Psychose erfüllt ist. Bei jedem Bewußtlosen sollen eine CCT und eine Röntgenaufnahme der HWS durchgeführt werden.
- Das **EEG** ist im akuten Stadium verlangsamt und zeigt einen Herdbefund. Meist normalisieren sich die EEG-Veränderungen innerhalb eines halben Jahres wieder, selten bleiben sie dauerhaft bestehen.
- **CCT/MRT** zeigen den Kontusions- bzw. den Contre-coup-Herd und kleinere oder größere Hämatome.

Therapie. Die Behandlung von schweren Schädel-Hirn-Traumen beginnt am Unfallort. Atmung und Kreislauf sind zu sichern. Sind die Vitalfunktionen stabil und lebensgefährliche Verletzungen versorgt, erfolgt die weiterführende Diagnostik. Die Verletzten werden auf einer Intensivstation überwacht, kontrolliert beatmet, evtl. muß der Hirndruck kontinuierlich gemessen und entsprechend behandelt werden. Für eine ausreichende parenterale Ernährung ist zu sorgen. Bald beginnt die Rehabilitationsphase mit einer frühzeitig einsetzenden Krankengymnastik.

Prognose. Nach einer Contusio cerebri läßt sich keine allgemeine Prognose abgeben. Je älter der Patient ist und je länger die Bewußtlosigkeit andauert, um so schlechter ist die Überlebensrate. Ungünstige Zeichen sind beidseits weite Pupillen, die über 4 Stunden reaktionslos bleiben, das Fehlen eines periodischen Schlafmusters im EEG oder Streckkrämpfe.

9.3 Traumatische intrakranielle Hämatome

Intrakranielle Hämatome führen zunächst zu einer Raumforderung mit einem umgebenden Hirnödem. Dadurch kommt es schließlich zu einer Massenverschiebung von Hirnteilen auf die Gegenseite. Die traumatischen intrakraniellen Hämatome werden entsprechend ihrer Beziehung zur Dura in epidurale, subdurale und intrazerebrale Hämatome eingeteilt.

9.3.1 Epidurales Hämatom

Pathogenese. Das epidurale Hämatom entsteht aus einer Blutung zwischen dem Schädelknochen und der Dura. Überwiegend handelt es sich um eine arterielle Blutung, meist aus der A. meningea media oder einem ihrer Äste. Kalottenbrüche gefährden diese Arterie, wenn sie ihren Verlauf im temporalen Schädel kreuzen. Meist sind diese Blutungen temporofrontal lokalisiert. Seltener entstehen die Hämatome aus Blutungen der Duravenen, der Diploevenen oder des Sinus sagittalis superior bzw. transversus.

Klinik. Die Symptomatik entwickelt sich meist bald nach dem Trauma:
- Die Bewußtseinslage ist ein sehr wichtiger klinischer Parameter. Nach dem Unfall besteht häufig eine **Bewußtlosigkeit,** von der sich der Patient wieder erholen kann **(freies Intervall).** Trübt der Verletzte wieder ein, sind unverzüglich diagnostische Schritte einzuleiten. Der lehrbuchmäßige Verlauf des epiduralen Hämatoms – bewußtlos, wach, bewußtlos – liegt jedoch nur in etwa einem Drittel der Fälle vor.
- Normalerweise findet man eine **kontralaterale Hemiparese.**
- Eine i.d.R. **ipsilaterale Pupillenerweiterung** durch Okulomotoriuslähmung kann auch kontralateral auftreten, so daß kein verläßlicher Rückschluß auf die Seite des Hämatoms möglich ist.
- Selten kommt es beim akuten epiduralen Hämatom zu **zerebralen Krampfanfällen.**
- Bei einer großen Massenverschiebung erfordern **Einklemmungssyndrome** (s. Kap. 2.6) ein sofortiges Eingreifen.

Diagnostik
- **Nativ-Röntgenaufnahmen.** Eine Fraktur, die den Verlauf der A. meningea media kreuzt, legt den Verdacht auf eine epidurale Blutung nahe. Seitliche Massenverschiebungen können sich an der Seitwärtsverlagerung eines verkalkten Corpus pineale im sagittalen Strahlengang zeigen.
- **CCT.** Sie ist die schnellste und am besten geeignete Methode, eine intrakranielle Blutung nachzuweisen oder auszuschließen. Das epidurale Hämatom (frisches Blut!) stellt sich hyperdens dar und wölbt sich gewöhnlich bikonvex gegen das Hirnparenchym vor (Abb. 9-2).

Abb. 9-2 Epidurales Hämatom im CCT. Rechts unterhalb der Kalotte ein hyperdenses Hämatom (Pfeil), das das Hirnparenchym konvex verdrängt. Darunter verstrichene Sulci. Die Mittellinie ist geringfügig auf die Gegenseite verschoben. Zwischen Kopfschwarte und Schädelkalotte ein subgaleales Hämatom (Pfeilspitze).

Therapie. Ein raumforderndes epidurales Hämatom soll so bald wie möglich operativ entleert werden. Eine vorübergehende Druckentlastung kann durch das Anlegen von Bohrlöchern erfolgen.

Prognose. Wird das raumfordernde epidurale Hämatom nicht operiert, kann es ad exitum führen. Das Überleben hängt von der Zeitspanne zwischen dem Trauma und der Operation, vom Alter des Verletzten und von der präoperativen klinischen Symptomatik ab. Die Gesamtletalität beträgt über 25%. Etwa 70% der Überlebenden sind wieder voll arbeitsfähig, die restlichen 30% zu gleichen Teilen beschränkt arbeitsfähig oder arbeitsunfähig.

9.3.2 Subdurales Hämatom

Ätiologie. Dem akuten subduralen Hämatom liegt in der Regel eine schwere primäre Hirnschädigung zugrunde. Beim chronischen subduralen Hämatom kann selten ein Trauma eruiert werden.

Pathogenese. Das subdurale Hämatom entsteht aus einer Blutung im Subduralraum zwischen dem inneren Durablatt und der Arachnoidea. Entweder liegt der Blutung eine Verletzung des Kapillarnetzes der Durainnenfläche oder ein Einriß von Brückenvenen bzw. eines Sinus zugrunde. Die Verletzung des Kapillarnetzes ohne ein ersichtliches Trauma ist v.a. bei alten Menschen möglich, Einrisse von Brückenvenen bzw. eines Sinus findet man v.a. nach Bagatelltraumen bei jungen Menschen.

Klinik. Das **akute subdurale Hämatom** bietet folgende klinische Symptomatik:
- Eine Bewußtseinstrübung bzw. eine Bewußtlosigkeit finden sich vom Zeitpunkt des Traumas an. Normalerweise tritt kein symptomfreies Intervall auf.
- Die Pupillenerweiterung ist meist auf der Seite des Hämatoms lokalisiert.
- Mit der fortschreitenden Raumforderung können sich Zeichen der Einklemmung entwickeln.
- Fakultativ können neurologische Herdsymptome wie Hemiparese, Sprachstörung etc. hinzutreten.

Für das **chronische subdurale Hämatom** sind folgende klinische Symptome typisch:
- Langsam zunehmende Kopfschmerzen.
- Psychische Veränderungen wie Verlangsamung, Gedächtnis- und Gefühlsstörungen etc.
- Später treten motorische Defizite hinzu.
- Selten sind eine Pupillenerweiterung und andere zerebrale Defizite.
- Stellen sich schließlich Hirndruckzeichen ein, kann die zentrale Herz-Kreislauf- und Atemregulation schnell versagen und der Tod eintreten.

Diagnostik
- **Röntgenaufnahmen des Schädels in 2 Ebenen.** Beim akuten subduralen Hämatom läßt sich in etwa der Hälfte der Fälle eine Fraktur nachweisen. Beim chronischen findet man fast nie eine Fraktur.
- **CCT.** Das Hämatom paßt sich dem Gehirn mondsichelförmig an (Abb. 9-3 und Abb. 9-4). Akut ist es hyperdens, nach einigen Tagen wird

Abb. 9-3 Subdurales Hämatom im CCT. Das hyperdense Hämatom schmiegt sich auf der rechten Seite konkav (mondsichelförmig) an das Hirnparenchym an (Pfeile). Die Sulci darunter sind als Zeichen der Raumforderung verstrichen. Die Mittellinie ist geringfügig auf die Gegenseite verschoben.

es isodens und nach etwa 10 Tagen wird es mehr und mehr hypodens.
- **MRT.** Frische Hämatome können mit der MRT erst ein paar Stunden später nachgewiesen werden als mit der CCT. Dann sind sie ebenfalls gut darstellbar.

Differentialdiagnose. Differentialdiagnostisch muß ein **subdurales Hygrom** abgegrenzt werden. Diese ein- oder beidseitige – meist frontale – subdurale Flüssigkeitsansammlung kann sich nach einem Trauma entwickeln. Durch Unterdruck kommt es zur Zerreißung der Aufhängung des Gehirns an den arachnoidalen Fäden. Es resultiert ein liquorgefüllter Raum. Entweder ist dieses Hygrom asymptomatisch oder es verursacht die Symptome eines subduralen Hämatoms. Häufig sind subdurale Hygrome Zufallsbefunde bei CCT-Untersuchungen. Sind sie klein, bilden sie sich in der Regel spontan zurück. Werden sie zunehmend raumfordernd, werden sie wie ein subdurales Hämatom behandelt.

Therapie. Raumfordernde subdurale Hämatome müssen operativ entfernt werden. Beim chronischen subduralen Hämatom genügt oft schon das Anlegen von Bohrlöchern mit Spülung und Saugdrainage.

Prognose. Wie beim epiduralen Hämatom hängt das Überleben v.a. von der präoperativen klinischen Symptomatik und vom Alter des Verletzten ab. Die Letalität nach einem akuten subduralen Hämatom, das innerhalb der ersten 24 Stunden nach dem Trauma operiert wird, beträgt etwa 55%. Die Mortalität bei chronischen subduralen Hämatomen liegt unter 10%.

9.3.3 Traumatisches intrazerebrales Hämatom

Pathogenese. Traumatisch bedingte Einblutungen in das Hirnparenchym entstehen durch Gefäßzerreißungen im Bereich eines Kontusionsherdes. Über 90% der intrazerebralen Hämatome befinden sich im Frontal- und/oder Temporallappen. Sie liegen meist oberflächennah. In der Regel sind sie von einem perifokalen Ödem umgeben. Die Blutung kann fortschreiten und in das Ventrikelsystem oder in den Subduralraum einbrechen.

Abb. 9-4 Großes Subduralhämatom im CCT. Das hyperdense Hämatom schmiegt sich auf der linken Seite konkav (mondsichelförmig) an das Hirnparenchym an (Pfeile). Die Sulci sind beiderseits als Folge der Kompression und eines Hirnödems verstrichen. Die Mittellinie und sogar die Seitenventrikel sind weit auf die Gegenseite verschoben [40].

Klinik. Ähnlich wie beim epiduralen Hämatom kann der Patient nach einer primären Bewußtlosigkeit vorübergehend wieder aufhellen. Entsprechend der Lokalisation der Blutung findet man folgende neurologische Defizite: Hemiparesen, Aphasien, Hemianopsien u.a. Gelegentlich treten zerebrale Krampfanfälle auf. Kopfschmerzen (bei bewußtseinsklaren Patienten), eine motorische Unruhe, Hirndruckzeichen und vegetative Dysfunktionen (langsamer Puls, Bluthochdruck, Atemstörungen) sind unspezifische Symptome.

Diagnostik. Die **Röntgen-Nativaufnahme** zeigt oft Folgen eines Traumas, z.B. Frakturen.
- In der **CCT** kann das Hämatom und dessen Lokalisation in der Regel gut dargestellt werden.
- In der **MRT** können nicht ganz frische Blutungen in tieferen Hirnstrukturen (z.B. Corpus callosum, Mesenzephalon) sowie residuale De-

fekte besser dargestellt werden als in der CCT. Mit der Diffusionswichtung gelingt zunehmend auch die Darstellung von wenigen Stunden alten Blutungen im MRT.

Therapie. Führt das Hämatom zu einer Massenverschiebung, so ist eine Operation indiziert. Wegen der räumlichen Enge ist dies besonders infratentoriell öfters nötig. Kleine statische Hämatome werden nicht operiert. CCT-Verlaufskontrollen sind jedoch unerläßlich.

Prognose. Die Letalität liegt für operationsbedürftige traumatische Hämatome bei über 50%. Das Überleben und die Prognose hängen stark davon ab, wie schwer die primäre Funktionsstörung des Gehirns war und wie lang sie gedauert hat.

9.4 Dauerfolgen und Komplikationen von Hirntraumen

Eine Commotio cerebri heilt in der Regel folgenlos aus. Insbesondere nach einer Contusio cerebri können, je nach Lokalisation der Läsion, neurologische Defizite wie Paresen, Gesichtsfeldausfälle etc. bestehen bleiben. Weiterhin können dauerhafte psychische Veränderungen bestehen bleiben, die in diesem Kapitel näher beschrieben werden. Nach einem Trauma des Gehirns kommt es entweder zu einer Defektheilung oder einer Restitutio ad integrum. Eine mögliche Komplikation des offenen Schädel-Hirn-Traumas ist die Infektion.

9.4.1 Psychische Dauerfolgen

Auch wenn ein Substanzdefekt des Gehirns vorliegt, ist eine klinische Heilung möglich. Daher ist es schwer, die psychischen Dauerfolgen nach einem Hirntrauma zu objektivieren. Drei Teile des Syndroms der psychischen Dauerfolgen werden unterschieden:
- Die **Wesensänderung** äußert sich u.a. durch Antriebsarmut, Teilnahmslosigkeit, Nivellierung des Gefühlserlebens und Persönlichkeitsentdifferenzierung.
- **Neuropsychologische Störungen** machen sich oft nur durch dezent ausgeprägte Störungen komplexerer Reaktionen oder des sprachlichen Ausdruckes bemerkbar. Das Erkennen dieser Störungen bedarf in der Regel diffiziler Untersuchungsverfahren, die eine gewisse Erfahrung voraussetzen.
- Die **Leistungsschwäche** zeigt sich in der Verminderung intellektueller und kognitiver Leistungen.

9.4.2 (Spät-)Komplikationen

Traumatisches Anfallsleiden

- **Frühanfälle.** Innerhalb der ersten Woche nach dem Trauma treten zerebrale Krampfanfälle auf. Häufig handelt es sich um fokale Anfälle nach einem offenen Schädel-Hirn-Trauma. Es besteht ein erhöhtes Risiko, daß sich eine chronische Spätepilepsie entwickelt.
- **Spätanfälle.** In über 90% der Fälle manifestieren sie sich innerhalb der ersten zwei Jahre nach dem Trauma, überwiegend als sekundär generalisierte Anfälle. Das Risiko eines traumatischen Anfallsleidens nimmt mit der Schwere der Hirnschädigung zu. Eine häufige Ursache von Spätanfällen sind Hirnabszesse!

Gefäßkomplikationen

- **Fistel zwischen der A. carotis interna und dem Sinus cavernosus.** Sie entwickelt sich fast immer nach einer Schädelbasisfraktur und manifestiert sich z.T. erst Monate nach dem Trauma. Über dem Bulbus läßt sich ein pulssynchrones Gefäßgeräusch auskultieren, später tritt ein pulsierender Exophthalmus auf. Sehstörungen (Optikusläsion), Augenbewegungsstörungen (Ausfälle der Hirnnerven III, IV und VI) und Störungen in der Gesichtssensibilität (Affektion des V. Hirnnerven) werden hervorgerufen, weil die entsprechenden Strukturen in enger Nachbarschaft zum Sinus cavernosus liegen. Die Diagnose kann durch eine zerebrale Angiographie gesichert werden.
- **Traumatische Dissektion.** Bei Traumen am Hals oder bei extremer Dorsalflexion des Kopfes kann es zur Dissektion der A. carotis interna oder der A. vertebralis kommen. Während sich

das Dissekat bildet, haben die Patienten oft einseitige Schmerzen am Hals, die von einem Horner-Syndrom oder von Nackenschmerzen begleitet sein können. An dem Dissekat können sich Thromben bilden, die sich mit einer Latenz von Tagen lösen und zu embolischen zerebralen Infarkten führen können (s. Kap. 3.1.1).

9.4.3 Dezerebration und dissoziierter Hirntod

Traumatische Dezerebration

Bei einer **Hirnstammkontusion** kann unmittelbar ein Dezerebrationssyndrom (s. Kap. 2.6) entstehen. Die Patienten sind sofort bewußtlos und erlangen das Bewußtsein selten wieder. Meist versterben sie innerhalb des ersten Tages nach dem Trauma. Bei einer **intrakraniellen Blutung** (s.o.) entwickelt sich das Dezerebrationssyndrom sekundär infolge Hirndruckerhöhung. Ein Teil der Patienten stirbt innerhalb kurzer Zeit nach dem Trauma, ein anderer Teil verharrt über Monate im Zustand der Dezerebration und bleibt dann pflegebedürftig oder verstirbt. Das Dezerebrationssyndrom kann sich in mehreren Phasen wieder zurückbilden: Zunächst kehren die motorischen Funktionen zurück, dann nimmt der Patient langsam wieder Kontakt mit der Umwelt auf, zuletzt folgt die Sprache. Die funktionell abgetrennte Hirnrinde muß sozusagen ihre Funktionen wieder „erlernen", so wie ein Kleinkind durch Kontaktaufnahme die Umwelt begreifen und Sprechen lernt. Der Rückbildungsprozeß ist sehr labil und je nach dem körperlichem Zustand kann es auch wieder zu Verschlechterungen kommen.

Dissoziierter Hirntod

Der dissoziierte Hirntod kann nach einer generalisierten zerebralen Ischämie oder nach anderen schweren ZNS-Erkrankungen auftreten, am häufigsten ist er aber nach schweren Hirntraumen. Er ist definiert als der vollständige und irreversible Funktionsausfall des Gehirns bei aufrechterhaltener Herz-Kreislauf-Funktion. Damit ist der Mensch biologisch tot (Tod des Individuums).

Klinik und Diagnostik. Klinische Kriterien, die für die Diagnose dissoziierter Hirntod erfüllt sein müssen, sind:
- Bewußtlosigkeit (Koma)
- Ausfall der Spontanatmung
- Ausfall der Hirnstammreflexe (u.a. beidseits lichtstarre, weite Pupillen, Ausfall des okulozephalen, des pharyngealen Tracheal- und des Kornealreflexes, s. Tab. 2-4)
- fehlende Schmerzreaktion auf Reize im Versorgungsgebiet des N. trigeminus.

Außerdem müssen eine Vergiftung, eine neuromuskuläre Blockade, eine Unterkühlung, ein Kreislaufschock und ein endokrines oder metabolisches Koma ausgeschlossen werden.

Zusatzuntersuchungen sichern die Diagnose.
- **EEG.** Eine 30minütige artefaktfreie EEG-Ableitung ohne bioelektrische Aktivität des Gehirns (Null-Linien-EEG) ist ein Kriterium für den Hirntod. Da es auch bei Vergiftungen oder metabolischen Störungen (z.B. Leberkoma) abgeleitet werden kann, beweist ein Null-Linien-EEG den Hirntod nicht in allen Fällen.
- **Angiographie der Hirngefäße.** Ein zuverlässiges Kriterium für den Hirntod ist ein intrazerebraler Zirkulationsstillstand, der durch eine beidseitige Hirngefäßangiographie nachgewiesen werden kann.
- Andere Zusatzuntersuchungen wie die **Dopplersonographie** oder **elektrophysiologische Methoden** können zur Diagnosesicherung des Hirntodes herangezogen werden.

9.4.4 Probleme bei der Begutachtung von Hirntraumafolgen

Die prozentuale Minderung der Erwerbsfähigkeit als Folge eines Hirntraumas kann nicht – wie z.B. bei Visusverlust – Tabellen objektiv quantifizierter Parameter entnommen werden, da sich noch keine allgemein anerkannten, objektiven Testverfahren durchgesetzt haben. Zum Beispiel eine organische Wesensänderung oder eine traumatische Hirnleistungsschwäche können schwer quantifiziert werden. Bei der Einschätzung der Erwerbsminderung hat daher der Begutachter einen mehr oder weniger großen Spielraum. Er sollte berücksichtigen, daß er nicht neurologische Befunde, sondern Beschwerden und deren Einfluß auf die Arbeitsfähigkeit und das allgemeine Wohlbefinden des Patienten begutachten soll. Hier kann auch die Fremdanamnese weiterhelfen. Technische Zusatzuntersuchungen dürfen dabei nicht überschätzt werden. In der CCT nachgewiesene traumatische Substanzdefekte können z.B. ohne funktionelle Einbußen auftreten, auch der umgekehrte Fall ist möglich.

9.5 Rückenmarks- und Wirbelsäulenverletzungen

Bei Wirbelsäulenverletzungen handelt es sich meist um Luxations- oder Kompressionsfrakturen. Frakturen des Wirbelbogens, des Querfortsatzes oder des Dornfortsatzes können isoliert oder in Kombination auftreten. Im Halsbereich gibt es Atlas- und Axisfrakturen, inbesondere die Fraktur des Dens axis (siehe Lehrbücher der Chirurgie). In diesem Kapitel soll auf die Rückenmarksschädigungen nach einer Gewalteinwirkung auf die Wirbelsäule näher eingegangen werden.

9.5.1 Commotio, Contusio und Compressio spinalis

- **Commotio spinalis.** Dieses sehr seltene Krankheitsbild ist nicht eindeutig definiert und seine Pathogenese nicht geklärt. Entsprechend der Gehirnerschütterung werden darunter spinale Symptome bzw. Querschnittssymptome verstanden, die vorübergehender Natur sind und sich innerhalb von Stunden bis Tagen zurückbilden. Außer einigen Tagen Bettruhe ist keine spezielle Therapie notwendig.
- **Contusio spinalis.** Diese Rückenmarksschädigung entsteht durch Zug oder Druck und ruft entsprechend der Höhe und des Ausmaßes der Läsion spinale Symptome hervor, die sich oft nur unvollständig zurückbilden. Eine Prädisposition für eine Contusio spinalis liegt vor, wenn der stoßdämpfende Liquor fehlt und das Rückenmark direkt der Wand des Spinalkanals anliegt (z.B. bei knöcherner spinaler Enge oder spinaler Raumforderung).
- Akut kann ein **spinaler Schock** entstehen, der einige Tage bis Wochen andauern kann.

Typisch für den spinalen Schock sind der Ausfall von Eigen-, Fremdreflexen und des Vasomotorenzentrums (Kreislaufschock) und der Verlust vegetativer Steuerungsmechanismen und der Viszeromotorik. Eine Blasenatonie und ein Ileus können zu einem lebensgefährlichen Zustand führen. In diesem Stadium sind die Verletzten außerordentlich dekubitusgefährdet.
- Es resultieren **Querschnittssyndrom**e, wobei unterhalb der Schädigung alle Funktionen beeinträchtigt bzw. ausgefallen sind. Liegt die Schädigung im Lumbalbereich, spricht man vom Konus- oder Epikonussyndrom. Das Rückenmark kann aber auch zentral geschädigt werden. Daraus resultieren zunächst schlaffe, später spastische Paresen und eine dissoziierte Empfindungsstörung.
- Bei einer **unvollständigen Restitution** bleiben häufig Paresen, Gefühls-, Blasen-, Mastdarm- und Potenzstörungen zurück. Bei einer **kompletten Querschnittslähmung** – v.a. bei der Compressio spinalis (s.u.) – entwickelt sich eine Eigentätigkeit des Rückenmarkes: Die Extremitäten verharren in einer Beuge- oder Streckspastik (an den Beinen wechseln Streck- und Beugesynergien ab, an den Armen überwiegen Beugesynergien) und können sich unwillkürlich spontan oder reflektorisch bewegen. Später bilden sich Kontrakturen. Eine Blasenautonomie (Reflexblase) kann sich ausbilden. Therapeutisch stehen die Krankengymnastik und pflegerische Maßnahmen im Vordergrund.
- **Compressio spinalis.** Hierbei wird das Rückenmark durch eine subdurale, epidurale oder intraspinale Blutung oder durch Knochenfragmente komprimiert (siehe Lehrbücher der Chirurgie). Spinale Symptome entstehen je nach der Höhe und dem Ausmaß der Rückenmarksläsion.

9.5.2 Schleudertrauma der Halswirbelsäule

Bei einer Frontalkollision bzw. einem Auffahrunfall kann es bei fixiertem Oberkörper zu Hyperflexions- bzw. Hyperextensionstraumen der Halswirbelsäule kommen. Sie können zu Distorsionen der Zwischenwirbelgelenke, zu Zerrungen des Bandapparates der Wirbelsäule und sogar zu Luxationsfrakturen führen. Auch ohne radiologisch nachweisbare Veränderungen können Beschwerden entstehen – häufig nach einem Intervall von bis zu 16 Stunden. Die Beschwerden, schmerzhafte Bewegungseinschränkung der HWS, schmerzhafte Verspannung der nuchalen Muskulatur, Zwangs- oder Fehlhaltungen der HWS und Zephalgien (Kopfschmerzen), halten in der Regel einige Wochen an und können über viele Jahre persistieren. HWS-Funktionsaufnahmen decken Instabilitäten auf. Blutungen im Weichteilbereich werden mit MRT gesichert.

9.5.3 Diagnostisches und therapeutisches Vorgehen bei Wirbelsäulenverletzung

Diagnostik. Vor allem beim Schwerverletzten und Bewußtlosen werden Wirbelsäulenverletzungen leicht übersehen. Bei Verdacht auf eine Wirbelsäulenverletzung wird folgendermaßen vorgegangen:
- Nach der ABC-Regel werden die Vitalfunktionen überprüft und ggf. stabile Kreislaufverhältnisse geschaffen.
- Es folgt die klinische neurologische Untersuchung.
- Nativ-Röntgenaufnahmen der Wirbelsäule werden in 2 Ebenen erstellt.
- Besteht der Verdacht auf eine Einengung des Wirbelkanals bzw. auf eine Kompression des Rückenmarks wird eine CT der Wirbelsäule, evtl. mit Kontrastmittel, in der entsprechenden Höhe angefertigt.

Therapie. Patienten mit Wirbelsäulen- bzw. Rückenmarksverletzungen müssen sachgemäß von mindestens drei Personen umgelagert und schonend (Luftkissen, Halskrawatte) transportiert werden, um weitere iatrogene Schädigungen zu vermeiden. Lassen sich radiologisch keine Läsionen nachweisen, wird konservativ behandelt (z.B. Ruhe, Halskrawatte). Liegt eine Luxation oder eine Fraktur vor, so kann bei einem unauffälligen neurologischen Befund eine konservative Therapie in Betracht kommen, anderenfalls ist eine Operation angezeigt (siehe Lehrbücher der Chirurgie).

Ein traumatisches Querschnittsyndrom wird nach der Akutversorgung intensiv mit Rehabilitationsmaßnahmen wie z.B. Krankengymnastik, Behandlung der Blasen-Mastdarm-Störungen und medikamentöser Therapie der sich entwickelnden Spastik behandelt.

9.6 Zusammenfassung

Unter **Schädelprellungen** versteht man Verletzungen der Kopfschwarte ohne Beteiligung des Gehirns. **Schädelbrüche** teilt man nach ihrer Lokalisation am Schädel in Kalottenbrüche (Linearfraktur, Impressionsfraktur), Schädelbasisbrüche (vorderer, mittlerer und hinterer Schädelbasisbruch), Frakturen des Gesichtsschädels (Le Fort I, II und III) oder Kombinationen aus diesen Formen ein. Die Schwere eines Schädel-Hirn-Traumas wird im allgemeinen mit der Glasgow-Koma-Skala (GCS) beschrieben.

Die **Commotio cerebri (Gehirnerschütterung)** ist eine reversible Funktionsstörung des ZNS ohne Substanzschädigung des Gehirns. Das Leitsymptom ist die Bewußtlosigkeit, die bis zu einer Stunde dauern kann. Zusätzlich können eine Amnesie, vestibuläre Symptome und vegetative Störungen entstehen. Die Diagnose wird klinisch gestellt, in der CCT wird ein Substanzdefekt oder eine intrakranielle Blutung ausgeschlossen. Im allgemeinen ist eine baldige Mobilisierung anzustreben, dauerhafte Schäden sind nicht zu erwarten.

Die **Contusio cerebri (Hirnquetschung)** geht mit einem Substanzdefekt des Gehirns einher. Oft entsteht sie im Rahmen eines Polytraumas. In der Regel stößt das Gehirn an der Stelle des Aufpralls am Knochen an (Coup), an der gegenüberliegenden Seite entsteht durch Unterdruck eine zusätzliche Schädigung des Gehirns (Contre-coup). Die Bewußtseinsstörung dauert in der Regel länger als eine Stunde. Zerebrale Herdsymptome, eine traumatische Psychose, Zeichen eines erhöhten Hirndruckes und vegetative Störungen können auftreten. Nach der Primärversorgung sollte jeder bewußtlose Patient eine CCT erhalten. CCT/MRT zeigen den Kontusionsherd bzw. den Contre-coup. Oft müssen die Patienten intensivmedizinisch behandelt und ein erhöhter Hirndruck gesenkt werden. Eine sichere Prognose läßt sich nicht stellen.

Die wichtigsten traumatischen intrakraniellen Blutungen sind das epidurale, subdurale und intrazerebrale Hämatom. Das **epidurale Hämatom** liegt zwischen dem Schädelknochen und der Dura. Meist handelt es sich um eine arterielle Blutung aus der A. meningea media. Nach der primären Bewußtlosigkeit kann der Verletzte kuzfristig aufklaren und trübt dann wieder ein. Eine kontralaterale Hemiparese und eine ipsilaterale Pupillenerweiterung können sich entwickeln. Der Nachweis einer hyperdensen bikonvexen Raumforderung zwischen dem Gehirn und der Kalotte in der CCT sichert die Diagnose. Ein raumforderndes Hämatom muß bald operiert werden.

Das **subdurale Hämatom** entwickelt sich akut oder chronisch aus einer Blutung im Subduralraum. Bei der akuten Form ähnelt die Symptomatik der des epiduralen Hämatoms, dabei fehlt aber die kurzfristige Aufhellung des Bewußtseins. Das chronische subdurale Hämatom entsteht häufig ohne eruierbares Trauma und macht sich durch Kopfschmerzen und z.T. durch psychische Veränderungen bemerkbar. In der CCT zeigt sich eine hyperdense (akutes subdurales Hämatom) oder iso- bis hypodense (chronisches subdurales Hämatom) mondsichelförmige Raumforderung zwischen dem Gehirn und der Kalotte. Raumfordernde subdurale Hämatome sollen ebenfalls operiert werden.

Das **intrazerebrale Hämatom** ist eine Blutung in das Hirnparenchym. Nach einer Bewußtlosigkeit kann der Patient vorübergehend aufklaren. Neurologische Defizite finden sich entsprechend der Lokalisation der Blutung. Die CCT dient der Diagnosesicherung und der Verlaufskontrolle. Kleine statische Hämatome müssen nicht operiert werden, bei großen Hämatomen mit einer Massenverschiebung ist die Operation indiziert.

Während eine Commotio cerebri in der Regel folgenlos ausheilt, ist insbesondere nach einer Contusio mit **Folgeschäden** wie z.B. Wesensveränderungen (z.B. Antriebslosigkeit), neuropsychologischen Störungen (v.a. Sprachstörungen) und einer allgemeinen Leistungsschwäche zu rechnen. Ein **traumatisches Anfallsleiden** entwickelt sich meist innerhalb der ersten zwei Jahre nach dem Schädel-Hirn-Trauma. Als Gefäßkomplikationen können eine **Fistel zwischen der A. carotis und dem Sinus carvernosus** oder eine **Dissektion** der A. carotis interna oder der A. vertebralis entstehen.

Nach einem vorübergehend erhöhten Hirndruck kann sich der Hirnmantel funktionell vom Hirnstamm trennen (**Dezerebrationssyndrom**). Ist der **dissoziierte Hirntod** eingetreten, so ist der Mensch biologisch tot. Klinisch ist dieser Zustand durch eine Bewußtlosigkeit und den Ausfall der Spontanatmung und der Hirnstammreflexe bei weitgehend erhaltener Kreislauffunktion charakterisiert. Im EEG wird eine Null-Linie abgeleitet und in der zerebralen Angiographie zeigt sich ein Stillstand der zerebralen Zirkulation.

Die **Contusio spinalis** ruft je nach Lokalisation und segmentaler Höhe der Schädigung ein entsprechendes spinales Syndrom hervor. Akut entwickelt sich häufig ein spinaler Schock, dem sich ein Querschnittssyndrom oder Symptome einer zentralen Rückenmarksschädigung (Paresen und dissoziierte Empfindungsstörungen) anschließen. Die Funktionsstörungen des Rückenmarkes bilden sich oft nicht vollständig zurück. Bei einer vollständigen Querschnittslähmung entwickelt sich eine Eigentätigkeit des Rückenmarkes.

Dem **Schleudertrauma** liegt eine Hyperextension oder Hyperflexion der HWS beim Auffahrunfall zugrunde. Es können Distorsionen, aber auch Frakturen entstehen. Bei Distorsionen kann die Symptomatik mit einer Latenz von bis zu 16 Stunden mit Nacken- und Kopfschmerzen einsetzen. In der Regel bildet sie sich innerhalb von Wochen zurück.

Wirbelsäulenverletzte müssen vorsichtig umgelagert und transportiert werden. Röntgen-Nativaufnahmen und die CT der Wirbelsäule können über Frakturen oder Luxationen Aufschluß geben.

10 Nicht-epileptische anfallsartige Erkrankungen

10.1 Synkope

Definition. Unter einer Synkope wird eine anfallsartige, Sekunden bis Minuten andauernde Bewußtlosigkeit mit gleichzeitigem Tonusverlust infolge einer Minderdurchblutung des Gehirns verstanden.

Ätiologie und Pathogenese. Synkopen entstehen durch eine kurzfristige Mangeldurchblutung des Gehirns, meist infolge eines systemischen Blutdruckabfalls. In etwa der Hälfte der Fälle läßt sich keine Ursache für die Synkope finden. Etwa die Hälfte der Fälle mit bekannter Ursache ist kardialen Ursprungs.
Man kann folgende Synkopen-Typen unterscheiden:
- **Kardiogene Synkopen** können durch bradykarde (z.B. Adam-Stokes-Anfall bei AV-Block III. Grades) oder tachykarde Rhythmusstörungen, Vitien (v.a. Aortenstenose) und Herzerkrankungen (z.B. obstruktive Kardiomyopathie) verursacht sein.
- **Reflektorische Synkopen** entstehen durch eine Vagusreizung. Beispiele sind die psychisch ausgelöste vasovagale Synkope, das Karotis-Sinus-Syndrom, die Schlucksynkope und die trigeminovagale Synkope. Bei der trigeminovagalen Synkope unterscheidet man die okulovagale Synkope, die bei starkem Druck auf die Augäpfel auftritt, und eine Synkope nach Reizung trigeminaler Afferenzen, z.B. beim Waschen des Gesichtes mit kaltem Wasser.
- **Pressorisch-reflektorische Synkopen** werden durch eine Verminderung des venösen Blutrückstroms zum Herzen und eine Vagusreizung verursacht. Beispiele sind die Lach- oder Hustensynkope (der Pathomechanismus entspricht dem Valsalva-Manöver) und die Miktionssynkope.
- Die **Blutmangelsynkope** tritt bei Orthostase und nach einem raschen Blutverlust mit Hypovolämie auf. Prädisponierend sind z.B. Varizen oder die physiologische nächtliche Hypotonie.

Klinik. Die Synkope setzt entweder plötzlich ein oder kündigt sich den Patienten z.B. durch ein „Schwarzwerden vor den Augen" an. Die Patienten verlieren das Bewußtsein und stürzen zu Boden oder sinken in sich zusammen. Die Bewußtlosigkeit währt in der Regel nur einige Sekunden, selten Minuten. Ein kurzer, nicht länger als 10 Sekunden dauernder Streckkrampf, evtl. mit klonischen Zuckungen, kann auftreten. Dies wird auf die generelle Eigenschaft von Nervenzellen, in Hypoxie zu depolarisieren, zurückgeführt. Bald kehrt das Bewußtsein mit voller Orientierung zurück. Übergänge zum zerebralen Krampfanfall sind möglich und werden als konvulsive Synkope bezeichnet.

Diagnostik. Zunächst wird durch eine ausführliche Anamnese/Fremdanamnese nach einer möglichen Ursache gefahndet. Wichtig ist die genaue Beschreibung der Auslösesituationen. Entsprechend der Häufigkeit der Synkopenursachen muß vor allem nach Herzerkrankungen gefragt werden. Blutdruckmessungen, Schellong-Test, EKG, Langzeit-EKG und Routineblutuntersuchungen sollten durchgeführt werden. Besteht der Verdacht auf eine neurologische Genese, werden eine CCT/MRT und ein EEG veranlaßt. Bei Herzschrittmacherpatienten ist zu prüfen, ob der Schrittmacher funktioniert und ob er auf die Rhythmusstörung anspricht.

Differentialdiagnose. Einige der wichtigsten Differentialdiagnosen sind:
- **Einfacher Sturz.** Der Patient bleibt immer bei vollem Bewußtsein. Ursachen sind z.B. Stolpern bei einer Sehstörung, eine Gangstörung oder eine allgemeine Schwäche.
- **Drop attack.** Diese kurze Durchblutungsstörung im vertebrobasilären Stromgebiet geht in der Regel nicht mit einer Bewußtseinstrübung einher. Der Ausschluß erfolgt durch die Dopplersonographie bzw. die Angiographie.
- **Zerebraler Krampfanfall.** Typisch sind ein plötzlicher Beginn, ein eher zyanotisches Gesicht, oft gefährliche Stürze mit Verletzungen, ein tonisch-klonischer Krampf, Zungenbiß, Stuhl- und Urinabgang und evtl. eine Bewußtlosigkeit für wenige Minuten (s. Kap. 4). Die Diagnose wird durch die typische Fremdanamnese und durch das EEG bzw. Provokations-EEG gesichert.
- **Psychogener Anfall.** Er weist ein relativ uneinheitliches Anfallsbild auf. Der Patient schlägt z.B. wild um sich, nimmt dabei – jedoch selten – auch Verletzungen in Kauf, hat die Augen fest zugekniffen, sogar Urin- und Stuhlabgang kommen vor und ein Anfall kann Stunden andauern. Alle Zusatzuntersuchungen sind unauffällig.

Therapie. Im Vordergrund steht die Beseitigung der Ursache: z.B. wird bei bradykarden Herzrhythmusstörungen ein Herzschrittmacher implantiert, psychogene Anfälle werden mit Psychotherapie behandelt. Bei einer symptomatischen medikamentösen Dauertherapie mit Sympathomimetika oder Sekale-Alkaloiden besteht die Gefahr, einen Hypertonus im Liegen zu induzieren.

10.2 Tetanie

Definition. Tetanie ist ein Syndrom neuromuskulärer Übererregbarkeit, das durch den typischen tetanischen Anfall gekennzeichnet ist. Der tetanische Anfall äußert sich in einer vorübergehenden Tonisierung distaler Extremitätenmuskeln (manifeste Tetanie). Treten tetanische Symptome (s.u.) nach einer Provokation auf, so spricht man von latenter Tetanie.

Ätiologie. Es werden zwei Tetanie-Gruppen unterschieden:
- **Hypokalzämische Tetanie.** Eine echte Hypokalzämie tritt im Rahmen verschiedener Erkrankungen auf:
  - Hypoparathyreoidismus
  - Pseudohypoparathyreoidismus
  - Mangel- bzw. Fehlernährung, relativer Mangel bei erhöhtem Bedarf (z.B. Schwangerschaft)
  - verminderte Kalziumresorption durch den Darm (z.B. bei Gastroenterititiden mit Diarrhö, bei Sprue oder Zöliakie)
  - Kalziummangel bei einer akuten Pankreatitis
  - Vitamin-D-Mangel.
- **Normokalzämische Tetanie.** Diese Form ist weitaus häufiger. Durch eine Alkalose wird Kalzium vermehrt an Proteine gebunden, dadurch sinkt der Serumspiegel des freien, ionisierten Kalziums. Mögliche Ursachen sind:
  - idiopathisch
  - Hyperventilation
  - „Säureverlust" nach häufigem oder längerem Erbrechen.

Pathogenese. Ein Mangel an freiem Ca^{2+} oder an Mg^{2+} führt zur erhöhten Permeabilität der Zellmembranen für Na^+ und K^+. Folge ist eine erhöhte Erregbarkeit von Nervenzellen. Tetanische Symptome werden zum Teil durch die gesteigerte Erregbarkeit motorischer, sensibler (z.B. Steigerung der Eigenreflexe durch Aktivierung von Muskelspindeln) oder vegetativer Nervenfasern sowie durch eine gesteigerte neuromuskuläre Erregbarkeit erklärt. Aber auch eine zentrale Bahnung spinaler Reflexe wird diskutiert.

Klinik. Nach uncharakteristischen Vorboten wie einem allgemeinen Unbehagen stellen sich Mißempfindungen an den Händen und Füßen sowie um den Mund und auf der Zunge ein. Anschließend können sich schmerzhafte tonische Krämpfe der distalen Extremitätenmuskulatur und der mimischen Muskulatur entwickeln. Typisch sind die Karpopedalspasmen: Pfötchenstellung der Hände (Beugung im Hand- und Fingergrundgelenk, Finger gestreckt), Beugung im Ellenbogengelenk sowie Streckung im Knie- und Sprunggelenk. Die Krämpfe können sich von distal nach proximal ausbreiten. Im Gesicht stechen der Lidkrampf und der Spitzmund hervor. Ist die glatte Muskulatur mitbetroffen, so können sich Kardia-, Pylorus- und Darmspasmen, eine Blasentonisierung sowie ein lebensbedrohlicher Laryngospasmus entwickeln. Das Bewußtsein ist meist voll erhalten, nur selten leicht getrübt.

Diagnostik. Ein typischer Anfall ist klinisch nicht zu verkennen, im Intervall ist nach den möglichen Zeichen der Tetanie zu suchen:
- **Provokation durch Hyperventilation.** Durch 3 bis 5 Minuten Hyperventilation wird ein tetanischer Anfall ausgelöst.
- **Chvostek-Zeichen.** Wird der Fazialisstamm bzw. seine Aufzweigung vor dem Kiefergelenk beklopft, so löst dieser mechanische Reiz Zuckungen eines großen Teils der mimischen Muskulatur aus. Schwache Zuckungen weisen lediglich auf einen vegetativ labilen Menschen hin.
- **Lust-Zeichen.** Wird der N. peroneus beklopft, hebt sich der laterale Fußrand leicht an.
- **Trousseau-Zeichen.** Die Stauung der Blutzufuhr am Oberarm führt zu Mißempfindungen und typischen Krämpfen der Hand.

Folgende Zusatzuntersuchungen werden durchgeführt:
- **EKG.** Die QT-Zeit ist verlängert.
- **Labor.** Im Serum werden Ca^{2+}, Mg^{2+}, Phosphat, Kalziumbindungskapazität und entsprechende Parameter zur Abklärung der Ursache (z.B. PTH) bestimmt.
- **EMG.** Spontan oder nach Provokation (Ischämie, Hyperventilation) treten gruppierte Mehrfachentladungen auf, die bei der hypokalzämischen Form nach einer Injektion von Kalzium nicht mehr nachzuweisen sind.

Therapie. Im Vordergrund steht die Beseitigung der Auslösefaktoren:
- **Normokalzämische Tetanie.** War eine Hyperventilation die Ursache, läßt man den Patienten über einen Plastikbeutel rückatmen. Hatte Erbrechen die Tetanie ausgelöst, wird die Elektrolytstörung ausgeglichen.
- **Hypokalzämische Tetanie.** Akut wird Kalziumsalz i.m. oder langsam i.v. infundiert. Langfristig muß die Grunderkrankung behandelt werden (z.B. Gabe von Vitamin D).

10.3 Narkolepsie

Definition. Die Narkolepsie ist eine Hypersomnie (abnorm starkes Schlafbedürfnis), die durch eine erhöhte Schläfrigkeit am Tag mit imperativen Schlafanfällen, ein automatisches Verhalten, einen gestörten Nachtschlaf, Schlaflähmungen (dissoziiertes Erwachen), hypnagoge Halluzinationen und affektiven Tonusverlust (Kataplexie) gekennzeichnet ist.

Ätiologie und Pathogenese. Die Narkolepsie kann symptomatisch oder idiopathisch sein. Da bei Narkoleptikern v.a. der HLA-Typ DR2 im Vergleich zur Normalbevölkerung überdurchschnittlich häufig nachzuweisen ist, wird eine genetische Disposition vermutet. Symptomatisch kann die Narkolepsie im Rahmen von Hirnschädigungen des mesodienzephalen Übergangs auftreten (z.B. bei Enzephalitiden oder einer Encephalomyelitis disseminata). Zur Pathogenese gibt es noch keine schlüssigen Erklärungen.

Klinik. Die idiopathische Narkolepsie beginnt meist in der Pubertät mit der Tagesschläfrigkeit. Der affektive Tonusverlust folgt in der Regel mit einer Latenz von mehreren Jahren. Normalerweise besteht die Erkrankung lebenslang, Spontanremissionen können jedoch vorkommen.
- **Tagesschläfrigkeit.** Überwiegend in entspannten Situationen wird der Patient von einem

Schlafdrang überfallen, er muß sich setzen oder hinlegen und schläft ein. I.d.R. wacht er nach etwa 10–20 Minuten erholt auf. Dies kann sich alle 2–3 Stunden wiederholen. Häufig tritt statt des Schlafanfalls auch nur eine Vigilanzminderung ein, für deren Dauer eine Amnesie besteht.
- **Automatisches Verhalten.** Einfache Tätigkeiten können während des Halbschlafes oder der Vigilanzminderung fortgeführt werden.
- **Gestörter Nachtschlaf.** Die normale Periodik der Schlafzyklen ist gestört: verfrühtes Einschlafen mit verfrühter erster REM-Phase, häufiger Wechsel der Schlafstadien und häufigeres Erwachen.
- **Schlaflähmung (Wachanfall** oder **dissoziiertes Erwachen).** Während dieses wenige Minuten dauernden, meist als quälend empfundenen Zustandes klaren Bewußtseins beim Einschlafen oder Aufwachen besteht Bewegungsunfähigkeit und Sprachlosigkeit. Der Zustand endet spontan, kann aber auch durch äußere Reize unterbrochen werden.
- **Hypnagoge Halluzinationen.** Diese bedrohlichen oder quälenden visuellen, taktilen, kinetischen oder akustischen Phänomene (Alpträume) kommen während der Schlaflähmung, des Einschlafens oder auch während des Non-REM-Schlafes vor.
- **Affektiver Tonusverlust (Kataplexie).** Durch eine überraschende emotionale Bewegung (z.B. Lachen, Erschrecktwerden) kann ein plötzlicher Tonusverlust ausgelöst werden. Er kann auf die Kopfmuskulatur beschränkt sein. Betrifft er jedoch die gesamte Körpermuskulatur, stürzt der Patient zu Boden. Bei vollem Bewußtsein kann der kataplektische Anfall Sekunden bis einige Minuten anhalten.

Diagnostik. Die Patienten weisen während der **EEG-Aufzeichnung** einen polyzyklischen, unterbrochenen Schlafrhythmus auf, bei welchem die Schlafstadien D und E (d.h. mittlerer und tiefer Schlaf) selten und verkürzt vorkommen. Dieser Rhythmus hat Ähnlichkeit mit dem von Neugeborenen und Säuglingen.

Differentialdiagnose. Das **Schlafapnoe-Syndrom** ist eine wichtige Differentialdiagnose. In der Regel sind männliche Patienten betroffen, die durch sehr lautes Schnarchen, motorische Unruhe im Schlaf und schwere Erweckbarkeit auffallen. Typisch ist, daß die Atmung bis zu einer Minute unwillkürlich sistiert und anschließend nach einem Zusammenzucken wieder einsetzt. Während des Schlafes treten mehrfach Apnoe-Phasen auf, wodurch die Sauerstoffsättigung des Blutes vermindert ist. Tagsüber sind die Patienten müde und leiden unter einer pathologischen Einschlafneigung, Konzentrations- und Gedächtnisstörungen. Zudem können die Patienten Persönlichkeitsveränderungen entwickeln. Beim **obstruktiven Schlafapnoe-Syndrom** ist der Luftstrom in den oberen Atemwegen wiederholt beeinträchtigt, während beim selteneren **zentralen Schlafapnoe-Syndrom** die Atemmuskulatur vorübergehend ruht.

Das **Pickwick Syndrom** ist durch Adipositas und Hypersomnie gekennzeichnet. Außerdem können sich eine Polyglobulie, eine pulmonale Hypertonie und eine Rechtsherzinsuffizienz entwickeln.

Therapie. Eine Umstellung der Lebensgewohnheiten (z.B. gleichbleibender Tagesrhythmus, Meiden von Alkohol, Milchprodukten und Nikotin) wirkt sich auf die Narkolepsie günstig aus. Medikamentös können Psychostimulanzien wie L-Ephedrin (Suchtgefahr!), L-Dopa oder β-Blocker versucht werden.

10.4 Schwindelsyndrome

Peripher-vestibuläre Schwindelsyndrome sind der benigne paroxysmale Lagerungsschwindel, die Neuritis vestibularis und der Morbus Menière. Eine nicht-vestibuläre Schwindelform ist der phobische Attackenschwindel. Diese häufigen Schwindelarten sind von den zentral-vestibulären Schwindelformen abzugrenzen. Zentral-vestibuläre Schwindelformen werden in erster Linie von Durchblutungsstörungen im vertebrobasilären Stromgebiet bzw. durch Entzündungen (Encephalomyelitis disseminata, Enzephalitis), infratentorielle Tumoren, zerebelläre Degenerationen oder Intoxikationen verursacht.

10.4.1 Benigner paroxysmaler Lagerungsschwindel !

Epidemiologie. Der benigne paroxysmale Lagerungsschwindel ist die häufigste Labyrinthschwindelform. Er kommt bevorzugt im Alter von 50–70 Jahren vor.

Pathogenese. Spontan oder traumatisch bedingt löst sich degeneriertes Utrikulus-Otolithen-Material ab und lagert sich der Cupula, überwiegend des hinteren Bogenganges, an (Cupulolithiasis). Physiologischerweise haben Cupula und Endolymphe das gleiche spezifische Gewicht. Liegt der Cupula Otolithenmaterial mit einem höheren spezifischen Gewicht an, wird sie durch Drehbeschleunigung stärker ausgelenkt. Einige Phänomene dieses Lagerungsschwindels können besser erklärt werden, wenn man annimmt, daß der hintere Bogengang durch eine Art Otolithenpfropf verstopft wird und die Cupula durch Sog bzw. Druck ausgelenkt wird (Canalolithiasis).

Klinik. Eine Reklination des Kopfes oder eine Seitlagerung des Kopfes zur Läsionsseite führt zu einem heftigen Drehschwindel und einem zum unten liegenden Ohr schlagenden, rotierenden Nystagmus von 10–60 Sekunden Dauer. Beim Aufrichten schlägt der Nystagmus in die Gegenrichtung und der Schwindel ist dann nicht mehr so stark. Bei mehrmaliger Wiederholung dieses Manövers kann sich die Symptomatik mildern bzw. erschöpfen. In der Regel bildet sich der paroxysmale Lagerungsschwindel im Verlauf von Wochen bis Monaten spontan zurück.

Differentialdiagnose. In erster Linie sind Formen des zentralen Lagerungsschwindels abzugrenzen. Hier liegen die Läsionen nahe dem Vestibulariskern im Bereich um den 4. Ventrikel. Der Schwindel ist oft gering, der Nystagmus hält lange an, schlägt in der Seitenlage meist zum oben liegenden Ohr und ist konstant reproduzierbar.

Therapie. Eine medikamentöse Behandlung ist aufgrund der Pathogenese nicht möglich. Beim **Lagerungstraining** sitzt der Patient mit geschlossenen Augen auf der Bettkante und legt sich im Abstand von 30 Sekunden abwechselnd auf die rechte und die linke Seite. Dabei soll sich das Otolithenmaterial ablösen und in anderen Labyrinthräumen verteilen, wo es die Gleichgewichtsfunktion nicht mehr beeinträchtigt.

10.4.2 Neuritis vestibularis

Epidemiologie. Die Neuritis vestibularis (akute periphere Vestibularisstörung) ist nach dem gutartigen paroxysmalen Lagerungsschwindel die zweithäufigste Ursache für Schwindel bei neurologisch erkrankten Patienten. Sie kommt bevorzugt im Alter zwischen 50 und 60 Jahren vor.

Ätiologie. Als Ursache der Neuritis vestibularis wird ein Virusbefall des N. vestibularis oder ein parainfektiöses immunologisches Geschehen angenommen.

Klinik. Die Symptome setzen meist akut ein:
- starker, langanhaltender Drehschwindel mit Fallneigung zur gesunden Seite
- Übelkeit und Erbrechen
- rotierender Spontannystagmus zur gesunden Seite
- Untererregbarkeit des gleichseitigen horizontalen Bogenganges bei der thermischen Prüfung.

Die Symptomatik klingt in der Regel über ein bis zwei Wochen langsam ab, so daß nach drei Wochen meist keine Beschwerden mehr bestehen. Dieser Spontanverlauf erfolgt durch eine zentrale Kompensation des ausgefallenen Vestibularisinputs und/oder eine Heilung der peripheren Vestibularisläsion.

Therapie. Bei starker Übelkeit und Erbrechen wird bis zum dritten Tag symptomatisch mit **Antivertiginosa** (z.B. 100 mg Dimenhydrinat) behandelt. Da sie die zentrale Kompensation hemmen, werden sie abgesetzt, sobald der Patient nicht mehr erbricht. Zur Förderung der zentralen Kompensation beginnt anschließend die **Übungsbehandlung**. Sie besteht zunächst aus einem Kompensationstraining (v.a. in Form von Augenbewegungen), dann aus einem physikalischen Training mit Krankengymnastik (z.B. Stand- und Gehübungen).

10.4.3 Phobischer Attacken-Schwank-Schwindel

Epidemiologie. Phobischer Schwindel ist die dritthäufigste neurologische Schwindelform.

Ätiologie und Pathogenese. Beim phobischen Attacken-Schwank-Schwindel äußert sich die

Phobie in der Regel nicht durch direkte Angst, sondern durch einen spontan oder situativ (z.B. beim Überqueren einer Brücke, beim Treppensteigen, in Kaufhäusern oder in Konzerthallen) auftretenden Schwindel. Dadurch fühlt sich der Patient organisch krank. Häufig sind Menschen mit zwanghafter Charakterstruktur betroffen.

Klinik. Die Erstmanifestation liegt überwiegend im mittleren Lebensalter, häufig in belastenden Lebenssituationen. Bei bestimmten Gelegenheiten oder spontan treten kurze Schwindelattacken mit Gleichgewichtsstörungen (z.B. subjektiv empfundene Stand- und Gangunsicherheit) auf. Manchmal besteht ständig eine latente Unsicherheit. Die begleitende Angst ist dem Patienten oft nicht bewußt und muß in der Anamnese erfragt bzw. erkannt werden. Der phasenhafte Verlauf erstreckt sich über Monate und Jahre. Bald können sich eine Konditionierung, eine Generalisierung sowie ein Vermeidungsverhalten einstellen.

Therapie. Die Erkrankung wird mit Verhaltenstherapie und evtl. mit Antidepressiva (z.B. Imipramin) behandelt.

10.4.4 Morbus Menière

Epidemiologie. Der Morbus Menière ist die vierthäufigste neurologische Schwindelform und beginnt häufig zwischen dem 30. und 60. Lebensjahr.

Ätiologie und Pathogenese. Dem Morbus Menière liegt ein endolymphatischer Hydrops zugrunde, der wahrscheinlich durch eine verminderte Resorption der kaliumreichen Endolymphe im Ductus und vor allem im Saccus endolymphaticus hervorgerufen wird. Diskutiert werden auch eine fehlerhafte Produktion der Endolymphe oder ein Verschluß des Ductus endolymphaticus. Anfallsauslösend sollen septische Herde (im Bereich der Kieferhöhlen oder an den Zähnen), eine streßbedingte vegetative Dysfunktion, psychische Faktoren, metabolische Störungen oder immunpathologische Veränderungen sein.

Klinik. Die charakteristischen Symptome können anfangs einzeln, dann in unterschiedlichen Kombinationen auftreten:

- **Drehschwindelanfälle.** Sie gehen mit Übelkeit und Erbrechen einher und sind immer von einem horizontalen Spontannystagmus begleitet. Die Anfälle setzen plötzlich ein, erreichen innerhalb von Minuten ihre maximale Intensität und dauern in der Regel eine halbe Stunde bis zwei Stunden, selten einen ganzen Tag. Zwischen den gehäuft auftretenden Anfällen können monatelange, teils auch jahrelange, anfallsfreie Intervalle liegen.
- **Innenohrschwerhörigkeit.** Sie tritt einseitig, anfallsartig auf und betrifft v.a. tiefe Frequenzen. Im Tonaudiogramm zeigt sich eine typische wannenförmige Hörschwellenkurve. Anfangs bessert sich die Schwerhörigkeit im Intervall, später nur noch unvollständig, so daß die Hörleistung ständig abnimmt und der Patient schließlich taub werden kann. Als Zeichen des Haarzellschadens ist das Recruitment (Lautheitsausgleich) positiv.
- **Tinnitus.** Er ist einseitig und während des Anfalls stärker als im Intervall. Zusätzlich wird in der Tiefe des Ohres ein Druckgefühl empfunden.

Therapie

- **Akuttherapie.** Der Anfall wird mit Bettruhe und Antiemetika oder Sedativa behandelt. Anschließend werden durchblutungsfördernde Maßnahmen (z.B. HAES-Infusion), eine Natriumreduktion durch Diuretika (z.B. Hydrochlorothiazid) und eine evtl. notwendige Kreislaufstabilisation durchgeführt.
- **Dauertherapie.** Die Durchblutungsförderung und die Natriumreduktion können auch im Intervall durchgeführt werden. Prophylaktisch werden eine natriumarme und kaliumreiche Kost, die Reduktion von Genußmitteln (Rauchverbot) und die Vermeidung von Streß und psychischer Belastung empfohlen.

Ist die Krankheit konservativ nicht zu beeinflussen, können folgende Operationen in Frage kommen: Saccotomie, Ausschaltung des Vestibularorgans (Einbringen ototoxischer Medikamente, z.B. Gentamicin), Durchtrennung des N. vestibularis oder Zerstörung des häutigen Labyrinths.

10.5 Zusammenfassung

Synkopen sind anfallsartige, Sekunden bis Minuten anhaltende Zustände von Bewußtlosigkeit mit gleichzeitigem Tonusverlust. Ursache ist eine Minderdurchblutung des Gehirns. Am häufigsten sind kardiale Ursachen wie bradykarde oder tachykarde Rhythmusstörungen, Vitien (v.a. Aortenklappenstenose) oder Herzerkrankungen (z.B. obstruktive Kardiomyopathie). Seltener sind reflektorische Synkopen, pressorisch-reflektorische Synkopen oder Blutmangelsynkopen. Die Patienten werden für Sekunden (selten Minuten) bewußtlos, dabei stürzen sie oder sinken in sich zusammen. Die synkopenauslösenden Faktoren müssen beseitigt bzw. vermieden und die bekannten Ursachen behandelt werden.

Der **tetanische Anfall** ist Ausdruck einer neuromuskulären Übererregbarkeit, die auf einen relativen Kalziummangel (z.B. Absinken des freien Kalziums bei Hyperventilation) oder einen absoluten Kalziummangel (z.B. Hypokalzämie beim Hypoparathyreoidismus) zurückzuführen ist. Der Anfall kündigt sich durch Mißempfindungen an und manifestiert sich in tonischen Krämpfen. Typisch sind die Pfötchenstellung der Hände und die Streckung im Fuß- und Kniegelenk. Ist die glatte Muskulatur betroffen, so kann sich unter Umständen ein lebensbedrohlicher Laryngospasmus entwickeln. Im Intervall kann der Anfall durch Hyperventilation provoziert werden. Therapeutisch wird der Spiegel des freien Kalziums angehoben (z.B. durch Rückatmung über einen Plastikbeutel bei einer Hyperventilation, durch die Gabe von Kalziumsalzen bei der Hypokalzämie und durch die Behandlung der Grunderkrankung).

Die **Narkolepsie** ist eine Hypersomnie, die v.a. durch imperative Schlafanfälle, einen affektiven Tonusverlust (Kataplexie) und Schlaflähmungen charakterisiert ist. Ätiologie und Pathogenese sind weitgehend unklar. Die idiopathische Narkolepsie beginnt meist in der Pubertät und besteht in der Regel lebenslang. Therapeutisch steht die Umstellung auf einen regelmäßigen Lebensrhythmus im Vordergrund.

Die häufigsten **peripheren Schwindelsyndrome** sind der benigne paroxysmale Lagerungsschwindel, die Neuritis vestibularis, der phobische Attacken-Schwank-Schwindel und der Morbus Menière. Der **benigne paroxysmale Lagerungsschwindel** wird durch eine Cupulolithiasis bzw. Canalolithiasis hervorgerufen. Er tritt anfallsweise auf, wird durch Lageänderungen des Kopfes ausgelöst, dauert bis zu einer Minute und ist von einem rotierenden Nystagmus begleitet. Die Prognose ist gut, die Therapie besteht v.a. in Lagerungstraining. Die **Neuritis vestibularis** ist durch einen akut einsetzenden langanhaltenden Drehschwindel mit Fallneigung, Übelkeit, Erbrechen und Nystagmus charakterisiert. Die Symptomatik klingt in der Regel über Wochen langsam ab. Bis zum dritten Tag werden symptomatisch Antivertiginosa gegeben, anschließend wird die zentrale Kompensation des einseitigen Vestibularisausfalls durch Übungsbehandlungen gefördert. Der **phobische Attacken-Schwank-Schwindel** äußert sich oft situationsbedingt in kurzen Schwindelattacken mit Gleichgewichtsstörungen, die von einer oft unbewußten Angst begleitet sind. Die Erkrankung wird mit Verhaltenstherapie und evtl. mit Antidepressiva behandelt. Dem **Morbus Menière** liegt ein endolymphatischer Hydrops zugrunde. Die klassischen Menière-Anfälle bestehen aus einem Drehschwindel mit Spontannystagmus, einer einseitigen Innenohrschwerhörigkeit und einem einseitigem Tinnitus. Akut wird symptomatisch behandelt (Bettruhe, Antiemetika oder Sedativa). Anschließend und im Intervall werden v.a. durchblutungsfördernde Maßnahmen und eine Natriumreduktion durchgeführt. Bei Therapieresistenz kann eine Operation erwogen werden.

11 Schmerzsyndrome

11.1 Allgemeines zum Schmerz

11.1.1 Definitionen

Schmerz (s.a. Kap. 2.2) ist im weiteren Sinne eine unangenehme Wahrnehmung, die mit vegetativen und psychischen Begleiterscheinungen einhergehen kann. Er ist mit einer tatsächlichen oder potentiellen Gewebsschädigung assoziiert. Der **akute Schmerz** dauert i.d.R. nicht länger als einen Monat. Schmerzen können die normale Heilungszeit überdauern, bestehen sie länger als ein halbes Jahr, werden sie als **chronische Schmerzen** bezeichnet. Einige wichtige Definitionen sind:

- **Allodynie** bezeichnet Schmerzen, die durch normalerweise nicht schmerzhafte Reize ausgelöst werden.
- **Anaesthesia dolorosa** heißen Schmerzen in einer gefühllosen Region.
- **Hyperästhesie** ist eine verstärkte Empfindlichkeit auf äußere (schmerzhafte oder nicht schmerzhafte) Reize (Herabsetzung der Schwelle bei Temperatur- und Berührungsreizen).
- **Hyperalgesie** ist eine verstärkte Schmerzempfindlichkeit auf schon normalerweise schmerzhafte Reize (Herabsetzung der Schmerzschwelle).
- **Hyperpathie** ist eine Überempfindlichkeit auf schwer zu unterscheidende, oft wiederholt einwirkende Reize, wobei die empfundenen Schmerzen ausstrahlen und lange anhalten (erhöhte Schmerzschwelle, nach deren Überschreiten jedoch eine übermäßige schmerzhafte Empfindung erfolgt).
- **Hypästhesie** ist eine verminderte Empfindlichkeit auf äußere (schmerzhafte oder nicht schmerzhafte) Reize.
- **Hypalgesie** ist eine verminderte Schmerzempfindlichkeit auf normalerweise schmerzhafte Reize.

11.1.2 Physiologie und Pathophysiologie des Schmerzes

Nozizeptoren sind freie, nicht korpuskuläre Nervenendigungen im Gewebe, die auf überschwellige gewebsschädigende oder potentiell gewebsschädigende Reize reagieren. Sie können in der Regel mechanisch (z.B. Nadelstich, Quetschung), thermisch (Kälte oder Hitze) und/oder chemisch (z.B. durch Prostaglandine oder Bradykinine) gereizt werden. Noxen, die das Gewebe bedrohen,

können z.B. Bakterien (Infektionen), eine Mangeldurchblutung (Ischämie), eine mechanische Gewalteinwirkung, Hitze oder große Kälte sein.
In den Schmerzfasern wird entweder direkt oder über die Freisetzung von Mediatorstoffen (wie Prostaglandine, Bradykinine oder Serotonin) ein Aktionspotential ausgelöst. In einem pathophysiologisch veränderten Gewebe – z.B. während einer Entzündung – können Nozizeptoren sensibilisiert werden, d.h. ihre Reizschwellen werden – wahrscheinlich durch algetische Substanzen wie Prostaglandine, Leukotriene, Bradykinine, ein Absinken des pH-Wertes, Substanz P, Histamin, Serotonin u.a. – herabgesetzt. Ausgelöste Aktionspotentiale werden entweder über dünne markhaltige, schnelleitende Aδ-Fasern (der Gruppe III) oder über marklose, langsam leitende C-Fasern (der Gruppe IV) weitergeleitet. Im Rückenmark werden die nozizeptiven Afferenzen im Hinterhorn auf Neurone umgeschaltet (Transmitter der exzitatorischen Synapsen sind Glutamat, Substanz P, calcitonin gene related peptide (CGRP) sowie weitere Aminosäuren und Neuropeptide), die auf segmentaler Höhe kreuzen und im Tractus spinothalamicus zum Thalamus ziehen. Vom medialen Thalamus wird die nozizeptive Information v.a. zum frontalen Kortex, zum limbischen System, zum Hypothalamus und zur Hypophyse, vom lateralen Thalamus zum somatosensorischen Kortex weitergeleitet (Abb. 11-1a).

Demgegenüber stehen verschiedene Mechanismen der **Schmerzhemmung,** die auf unterschiedlichen Ebenen wie z.B. dem Rückenmark oder dem Hirnstamm wirken. Zum einen kann die Hemmung auf segmentaler Ebene im Rückenmark durch endogene Opioide, GABA und Glycin als Transmitter erfolgen. Zum anderen gibt es aus dem Mittelhirn absteigende Bahnen, die auf spinaler Ebene hemmend wirken, wobei Opioide, Serotonin, Noradrenalin und Dopamin als inhibitorische Transmitter beteiligt sein sollen. Diese absteigenden Bahnen nehmen im Mittelhirn ihren Ursprung in umschriebenen Regionen des zentralen Höhlengraus (weiterhin sollen Bahnen vom Nucleus raphé magnus und der Formatio reticularis ausgehen), deren Aktivierung sowohl durch elektrische Reizung als auch durch Mikroinjektion von Morphin eine Analgesie hervorruft (Abb. 11-1b). Die Mechanismen der Hemmung können z.B. durch afferente Impulse (wie elektrische Nervenstimulation), durch Morphin oder durch Streß aktiviert werden.

Stark vereinfacht kann man sagen, daß ein Ungleichgewicht aus afferenten Impulsen und hemmenden Einflüssen bei der Schmerzentstehung eine wesentliche Rolle spielt, wobei das Ungleichgewicht auf unterschiedlichen Ebenen entstehen kann. Therapeutische Maßnahmen versuchen dieses Ungleichgewicht zu beseitigen.

11.1.3 Diagnostische Möglichkeiten

Durch die **Anamnese** soll eine möglichst genaue örtliche (Wo sind die Schmerzen, strahlen sie aus?), zeitliche (Wann treten sie auf, wie lange sind sie ununterbrochen/unterbrochen vorhanden?), qualititive (Wie sind die Schmerzen?) und quantitative (Wie stark sind die Schmerzen?) Charakterisierung des Schmerzes erfolgen. Erkrankungen oder Verletzungen sowie psychische oder soziale Belastungen können den Schmerz hervorrufen bzw. beeinflussen. Eine gründliche **körperliche Untersuchung** muß alle Möglichkeiten einer Schmerzursache beleuchten (z.B. orthopädische Untersuchung des Bewegungsapparates). Es gibt keine Untersuchung, die Schmerzen objektiv erfassen kann. Hier behilft man sich mit einigen **indirekten Verfahren:**

- In der Klinik wird häufig eine **numerische Skala** verwendet. Der Patient soll die empfundene Schmerzintensität mit einer Zahl zwischen 0 und 10 angeben, wobei 0 keinen Schmerz und 10 einen maximal vorstellbaren Schmerz bedeuten.
- Mit Hilfe einer **verbalen Skala** kann man die Schmerzintensität und ihre affektive Komponente abschätzen. Der Patient gibt die Schmerzintensität in einer von 5 Stufen (kein, schwacher, starker, sehr starker und extremer Schmerz) an, ebenso die affektive Komponente (neutraler, irritierender, beunruhigender, quälender oder unerträglicher Schmerz).
- Zur Verlaufsdokumentation, aber auch zur Erfolgskontrolle von Therapiemaßnahmen kann man den Patienten ein **Schmerztagebuch** führen lassen. Darin werden Schmerzintensität, Allgemeinbeschwerden, Schmerzverhalten, affektive Beeinträchtigung und Medikamentenverbrauch festgehalten.

Abb. 11-1 Bahnensysteme, die an der Schmerzempfindung beteiligt sind.
a: Nozizeptive afferente Leitungsbahnen. Schmerzimpulse gelangen über Aδ-Fasern und C-Fasern aus der Peripherie (Haut, Gesichtshaut) ins Hinterhorn des Rückenmarkes bzw. zu den Hirnnervenkernen, werden dort umgeschaltet und im Tractus spinothalamicus zum Thalamus weitergeleitet. Vom lateralen Thalamus ziehen Bahnen zum somatosensorischen Kortex, vom medialen Thalamus zum frontalen Kortex, limbischen System, Hypothalamus und zur Hypophyse.
b: Absteigendes schmerzhemmendes System. Zum einen kann die Hemmung auf segmentaler Ebene im Rückenmark durch endogene Opioide, GABA und Glycin als inhibitorische Transmitter erfolgen. Zum anderen gibt es aus dem Mittelhirn absteigende Bahnen, die auf spinaler Ebene hemmend wirken. Diese absteigenden Bahnen nehmen im Mittelhirn ihren Ursprung in umschriebenen Regionen des zentralen Höhlengraues (zHg), der Formatio reticularis und vom Nucleus raphé magnus (NRM) (modifiziert nach Schmidt, Thews [28]).

- Beim Versuch der objektiven Messung von Schmerz finden v.a. **somatosensibel evozierte Potentiale (SSEP)** Anwendung. Die Amplitude der späten Komponenten evozierter Potentiale ist sowohl von der Reizintensität als auch von der Stärke der subjektiven Empfindung abhängig. Schmerzreize können z.B. durch elektrische Reize oder durch Hitzeeinwirkung über einen gepulsten Laserstrahl gesetzt werden. Sowohl die Schmerzintensität als auch die Amplituden der schmerzevozierten Potentiale nehmen mit steigenden Morphinplasmaspiegeln ab.

11.1.4 Therapiemöglichkeiten

Medikamentöse Therapie

Viele Schmerzmittel unterliegen der Betäubungsmittelverschreibungsverordnung. Deren Grundsätze, Bestimmungen und Verschreibungshöchstmengen können in Lehrbüchern der Pharmakologie nachgeschlagen werden und müssen bei der Verschreibung der Schmerzmedikation beachtet werden.

- **Antipyretisch wirkende Analgetika.** Ihr gemeinsamer Wirkmechanismus beruht auf einer Hemmung der Prostaglandinsynthese. Durch die Verminderung der Sensitivität von Nozizeptoren haben sie eine periphere analgetische Wirkung. Zusätzlich wird eine zentrale analgetische Wirkung angenommen. Wichtige Vertreter sind:
  - **Acetylsalicylsäure (ASS).** Dieses potente Schmerzmittel weist zusätzlich eine antipyretische und eine antiphlogistische Wirkung auf. In niedriger Dosierung bewirkt es eine Hemmung der Thrombozytenaggregation.
  - **Paracetamol.** Es hat neben der analgetischen lediglich eine antipyretische Wirkung.
  - **Pyrazol-Derivate (z.B. Metamizol).** Wegen der Gefahr einer Agranulozytose soll Metamizol nur bei starken Schmerzen und hohem Fieber gegeben werden.
  - **Propionsäure-Derivate (z.B. Ibuprofen).** Die Wirkungen von Ibuprofen entsprechen weitgehend denen von ASS. Eine bessere Verträglichkeit im Vergleich zu ASS ist noch nicht sicher nachgewiesen.

- **Opioid-Analgetika.** Opioide aktivieren das körpereigene schmerzhemmende System im limbischen System, im periaquäduktalen Höhlengrau und auf Rückenmarksebene durch Bindung an Opioidrezeptoren, deren physiologische Liganden u.a. Enkephaline sind. Neben der analgetischen haben alle Opioide eine antitussive Wirkung. Die morphinartigen Analgetika unterscheiden sich nicht im Wirkspektrum, lediglich in der analgetischen Dosis. Wichtige Vertreter dieser Gruppe sind neben Morphin:
  - **Codein.** Das Abhängigkeitsrisiko ist relativ gering und die antitussive Wirkung gut (schon in Dosen, die noch nicht analgetisch wirken).
  - **Levomethadon.** Die Metabolisierung ist langsamer als bei Morphin, so daß das Entzugssyndrom protrahierter und mit nicht so ausgeprägter Symptomatik verläuft.
  - **Pethidin.** Es zeichnet sich durch eine kürzere Wirkungsdauer, eine geringer ausgeprägte Miosis und eine geringere spasmogene Wirkung auf die glatte Muskulatur des Darmes aus.
  - **Fentanyl.** Es hat eine sehr kurze Wirkungsdauer und reichert sich aufgrund seiner guten Lipidlöslichkeit schnell im ZNS an, verteilt sich aber ebenso schnell wieder in andere Gewebe, was zum Wirkungsabfall führt.

  Eine weitere Gruppe wird von Partial-Agonisten und -Antagonisten des Morphins gebildet. Sie besetzen unterschiedliche Opioid-Rezeptortypen mit unterschiedlicher Affinität. Wichtige Vertreter sind:
  - **Pentazocin.** Die analgetische Wirkung ist geringer als bei Morphin.
  - **Buprenorphin.** Seine analgetische Wirkung ist stark, jedoch weist Morphin eine größere maximal erreichbare Analgesie auf.
  - **Tramadol.** Die analgetische Wirkung ist geringer als bei Morphin und Buprenorphin, jedoch treten seltener und schwächer ausgeprägte Nebenwirkungen auf.

- **Adjuvante Schmerztherapeutika.** Diese Gruppe umfaßt Substanzen, die entweder selbst analgetisch wirken, die Wirkung von Opioiden verstärken oder schmerzlindernd wirken, obwohl sie keine allgemeine analgetische Wirkung aufweisen. Zu den wichtigen Vertretern zählen:

- Ein atypisches Analgetikum wie **Flupirtin** ist ein funktioneller **NMDA-Antagonist.**
- **Antidepressiva.** Trizyklische Antidepressiva sollen neben der antidepressiven auch eine davon unabhängige analgetische Wirkung bei neuropathischen Schmerzen haben. Bevorzugt kommen Imipramin, Clomipramin, Amitriptylin und Doxepin zum Einsatz.
- **Antikonvulsiva.** Z.B. Carbamazepin oder Gabapentin wirken bei Nervenschmerzen mit einschießendem Charakter (z.B. Trigeminusneuralgie).
- **Neuroleptika.** Sie verstärken die Opioidwirkung. Wegen der möglichen Entwicklung von Spätdyskinesien ist bei ihrer Gabe als adjuvantes Schmerztherapeutikum Zurückhaltung geboten.
- **Tranquilizer und zentrale Muskelrelaxanzien.** Tranquilizer wie Benzodiazepinderivate verringern schmerzerzeugende Muskelspasmen und die Angst vor Schmerzen. Zentrale Muskelrelaxanzien (z.B. Baclofen) verringern den erhöhten Muskeltonus, der durch Muskelverspannungen Schmerzen hervorruft.
- **Glukokortikoide.** Durch ihre entzündungshemmende und abschwellende Wirkung können sie bei Cluster-Kopfschmerz, Arthritis, Tendovaginitis, Lumbalgie, Nerven- und Hinterwurzelkompression, Tumoren und erhöhtem Hirndruck schmerzlindernd wirken.
- **Kalzitonin.** Es steht im Vordergrund der Behandlung von Schmerzen durch Knochenmetastasen.
- **Somatostatin.** Die intrathekale Gabe von Somatostatin kann bei therapieresistenten Tumorschmerzen erfolgreich sein.
- **Clonidin.** Über α_2-Adrenozeptoren aktiviert es spinale und supraspinale schmerzhemmende Mechanismen. Gute Erfolge zeigen sich in Kombination mit Opioiden.

Die WHO hat zur Behandlung des Tumorschmerzes ein Stufenschema erarbeitet. Auch bei der Behandlung chronischer Schmerzen anderer Genese kann dieses Schema erfolgreich zum Einsatz kommen. Wenn eine Stufe keinen anhaltenden Therapieerfolg zeigt, wird zur nächsten Stufe übergegangen. Adjuvante Schmerztherapeutika können je nach Schmerzursache in jeder Stufe versucht werden.

1. Stufe: Nichtopioidanalgetika (z.B. ASS, Paracetamol)
2. Stufe: schwachwirkendes Opioid (z.B. Codein, Levomethadon, Tramadol oder Buprenorphin) in Kombination mit Nichtopioidanalgetika
3. Stufe: starkwirkendes Opioid (z.B. Morphin) in Kombination mit Nichtopioidanalgetika, Opioide können auch epidural oder intrathekal gegeben werden.

Lokalanästhetische Verfahren

Nerven- oder Sympathikusblockaden können sowohl diagnostische Informationen über die Beteiligung eines bestimmten Nerven oder des Sympathikus an Schmerzsyndromen als auch prognostische Information über den Erfolg einer operativen Neurolyse liefern. Sie können auch einen therapeutischen Effekt haben, indem sie Schmerz beseitigen, sympathische Aktivität ausschalten und den Circulus vitiosus unterbrechen (Schmerz und sympathische Aktivität verstärken sich gegenseitig). Alle Lokalanästhetika können allergische Reaktionen hervorrufen, im schlimmsten Fall einen anaphylaktischen Schock. Auf diese Möglichkeit sollte man immer vorbereitet sein (z.B. Adrenalin zur Hand haben). Mögliche Verfahren sind:

- **Triggerpunktinfiltration, Nervenblockade, Neurolyse und Kryoanalgesie.**
  - **Myofasziale Triggerpunkte** sind 0,5–1 cm große Areale über Muskeln, Faszien oder Sehnen, von denen spontan oder auf Druck starke und ausstrahlende Schmerzen ausgehen können. Die Entstehung ist noch unklar. Bevorzugt sind die Schulter-, Hals- und Kaumuskulatur betroffen. Eine Infiltration der Triggerpunkte mit einem Lokalanästhetikum kann zu einer vorübergehenden oder bleibenden Schmerzlinderung führen.
  - Zur **Nervenblockade** wird in der Regel ein Lokalanästhetikum in die direkte Umgebung des Nervs injiziert. Hierfür sind genaue anatomische Kenntnisse über den Verlauf peripherer Nerven notwendig. Das Auffinden motorischer Nerven wird durch einen Elektrostimulator erleichtert.
  - Die **Neurolyse** soll einen Nerven dauerhaft ausschalten. Sie kann an peripher-somatischen, sympathischen oder intraspinalen (in der Regel nur bei rein sensiblen) Nerven

durchgeführt werden, nachdem eine reversible Nervenblockade mit einem Lokalanästhetikum erfolgreich war. Dazu wird hochprozentiger Alkohol oder Phenol in den Nerven injiziert. (Cave: Der Begriff Neurolyse wird jedoch auch für die operative Dekompression eines Nervenengpaßsyndroms, z.B. eines Karpaltunnelsyndroms, verwendet!)

– Bei der **Kryoanalgesie** wird durch Kälteeinwirkung ein reversibler Blockadeeffekt hervorgerufen. Eine Kältesonde (–70 bis –120 °C) wird für mehrere Minuten an den Nerven (z.B. an einen Trigeminusast bei der Trigeminusneuralgie oder an einen Interkostalnerv beim Postthorakotomieschmerz) gehalten. In der Literatur werden unterschiedliche Erfolge angegeben.

- **Plexusblockade.** Ebenso wie einzelne Nerven kann auch der **Plexus brachialis** mit Lokalanästhetika blockiert werden. Zur Punktion gibt es spezielle stumpfe Plexuskanülen. Der Zugang erfolgt interskalenär (zwischen den Mm. scalenus anterior und medius), supraklavikulär oder axillär nach Anlage einer lokalanästhetischen Hautquaddel. Komplikationen können eine Gefäßpunktion oder durch Hämatome bedingte Nervendruckläsionen, sowie ein Horner-Syndrom, eine Rekurrensparese, eine Phrenikusparese (nur bei interskalenärem und supraklavikulärem Zugang), ein Pneumothorax (nur bei supraklavikulärem Zugang) oder eine hohe Spinalanästhesie (nur bei interskalenärem Zugang) sein.

- **Sympathikusblockade.** Sie erfolgt in der Regel durch Injektion eines Lokalanästhetikums (z.B. Bupivacain). Zur Blockade des Ganglion cervicale superius sind Lokalanästhetika aber kontraindiziert.

– Bei der **Ganglion-stellatum-Blockade** erfolgt die Punktion in der Regel von vorn am Hals in Höhe des Ringknorpels. Als Komplikationen kommen Fehlinjektionen in Gefäße, in den Spinal- oder Epiduralraum, toxische Reaktionen sowie ein Pneumothorax oder die Punktion der Trachea bzw. des Ösophagus vor.

– Die Punktion des **lumbalen Grenzstranges** sollte nach einer Probeinjektion mit wasserlöslichem Kontrastmittel unter Röntgenkontrolle erfolgen. Sie wird in Höhe L1–L3 von dorsal und lateral in schräger Stichrichtung nach medial am Wirbelkörper vorbei durchgeführt. Als Komplikation kann eine Spinalwurzelblockade auftreten. Die Aorta oder die Vena cava kann punktiert werden, ebenso die Niere. Ein Pneumothorax kommt selten vor. Versehentlich kann eine Spinal- oder Epiduralanästhesie hervorgerufen werden.

– Der **Plexus coeliacus** liegt auf Höhe des 12. Brust- und des 1. Lendenwirbelkörpers vor der Aorta. Bei der Punktion von dorsal wird die Lage durch Kontrastmittelinjektion bei Durchleuchtung kontrolliert, bei der Punktion von ventral mittels Ultraschall. Komplikationen sind Punktionen großer Gefäße und beim dorsalen Zugang zusätzlich ein Pneumo- oder Chylothorax. Sehr selten wurde eine Querschnittslähmung beschrieben. Beim ventralen Zugang besteht zusätzlich die Gefahr, daß sich eine Peritonitis entwickelt.

– Bei der **intravenösen sympathikolytischen Regionalanästhesie** wird ein Antisympathotonikum, meist Guanethidin, in eine blutleere Extremität gespritzt. Die Blutsperre muß etwa 20 Minuten belassen werden, damit sich das Sympathikolytikum im Gewebe verteilen kann. Spezielle Komplikationen sind nicht beschrieben. Die Behandlung muß meist 5- bis 6mal wiederholt werden, anschließend kann eine monatelange Beschwerdefreiheit bestehen.

- **Regionalanästhesie.** Dabei werden Nerven einer ganzen Körperregion blockiert. Man unterscheidet die Spinal- und die Epiduralanästhesie.

– Bei der **Spinalanästhesie** wird der Spinalkanal ähnlich wie bei der Entnahme von Liquor punktiert, das Lokalanästhetikum intrathekal appliziert, wobei die Spinalwurzeln schnell und komplett blockiert werden. Bei Oberkörper- und Kopftieflage besteht die Gefahr einer Atemdepression.

– Der Epiduralraum kann im gesamten Verlauf des Spinalkanals punktiert werden (**Epiduralanästhesie**). Das Lokalanästhetikum muß nach der Injektion durch die Dura zu den Spinalwurzeln diffundieren, die Wirkung setzt also verzögert ein und die Dosis muß höher als bei der Spinalanästhesie gewählt werden.

Physikalische Verfahren und Naturheilverfahren

- **Traditionelle Verfahren.** In der Schmerztherapie werden bis heute blutentziehende und schweißtreibende Maßnahmen sowie die Derivation (Hautausleitung durch blasen- und pustelerzeugende Substanzen) angewandt. Mögliche Anwendungen sind der **Aderlaß** bei Kopfschmerzen eines Hypertonikers, **Schröpfverfahren** bei Myogelosen, Muskelhartspann oder Myotendinosen sowie Ansetzen von **Blutegeln** bei akuten Schmerzen durch abszedierende Prozesse, chronischen Schmerzen eines postthrombotischen Syndroms oder bei Arthrosen. Eine Steigerung der Hautdurchblutung und der Schweißabsonderung durch Erwärmung mittels Tiefenwärmegerät (**diaphoretische Therapie**) kann Schmerzen im Rahmen rheumatischer Erkrankungen oder Muskelverspannungen lindern. Hautreizungen können zur Hautrötung, Blasen- oder Pustelbildung führen. Diese als **Derivation** bezeichneten Methoden werden bei Lumbalgien, Postdiskektomie-Syndrom, Periarthritis humeroscapularis, Arthrosen und Spondylosen therapeutisch versucht.
- **Akupunktur.** Nach heutiger Vorstellung werden durch die Akupunktur körpereigene Mechanismen der Schmerzhemmung auf fast allen Ebenen aktiviert. Die Hauptanwendungen der Akupunktur im Bereich der Schmerztherapie sind Migräne, Kopf- und Rückenschmerzen sowie andere schmerzhafte Erkrankungen des Bewegungsapparates. Bei Schmerzzuständen werden normalerweise 5–20 Sitzungen durchgeführt. In einer Sitzung werden 15–20 Akupunkturnadeln aus Stahl mit einem Durchmesser von 0,25–0,3 mm und einer Länge von 15–50 mm an speziellen Hautpunkten gesetzt. Diese bleiben 15–30 Minuten im Körper und werden mehrfach manuell stimuliert, d.h. gedreht, gehoben oder gesenkt. Zusätzlich kann die Wirkung noch durch eine Elektrostimulation über die Nadeln verstärkt werden.
- **Transkutane Nervenstimulation (TENS).** Eine gepulste elektrische Stimulation im Bereich der schmerzhaften Hautareale oder über dem Verlauf der Nerven, die diese Hautareale versorgen, soll spinale Mechanismen der Schmerzhemmung aktivieren. Es wird zwischen einer niedrigfrequenten, akupunkturähnlichen und einer hochfrequenten Stimulation unterschieden. Wichtige Indikationen sind u.a. Schmerzen nach einer peripheren Nervenschädigung, Neuralgien, Kausalgien, der Phantomschmerz, Tumorschmerzen sowie Schmerzen bei Kniegelenksaffektionen.
- **Physiotherapie.** Krankengymnastik kann v.a. bei Schmerzen im Bereich des Bewegungsapparates sehr hilfreich sein und ist insbesondere bei längerer Behandlungsdauer passiven Verfahren wie der Massage vorzuziehen.

Psychologische Verfahren

Psychologische Verfahren können grundsätzlich bei allen chronischen Schmerzsyndromen Anwendung finden. Es stehen verschiedene Methoden zur Verfügung:
- **Verhaltenstherapeutische Methoden.** Hierbei soll der Patient Fertigkeiten zur Schmerzbewältigung erlernen und trainieren. Diese Methode spricht v.a. Patienten mit chronischen Schmerzen an, die die Schmerzen übermäßig interpretieren, hilf- und hoffnungslos werden, ja sogar in Angst und Depression verfallen können.
- **Psychophysiologische Verfahren.** Entspannungstechniken wie die progressive Muskelrelaxation oder das autogene Training können v.a. bei Schmerzsyndromen, die mit Verspannungen der Muskulatur einhergehen, erfolgreich sein. Beim Biofeedback werden Parameter wie die Muskelspannung z.B. durch eine elektromyographische Ableitung sichtbar bzw. hörbar gemacht. Mit Hilfe der Rückkoppelung soll der Patient lernen, diese Parameter zu beeinflussen.

11.2 Kopf- und Gesichtsschmerzen

Im Gehirn selbst gibt es keine Schmerzrezeptoren, es ist also nicht schmerzempfindlich. Schmerzrezeptoren kommen in allen extrakraniellen Weichteilen und intrakraniell in Teilen der basalen Pia und der Dura, in den venösen Sinus, in den Arterien der Dura, in den basalen Hirnarterien und in den Nerven mit sensiblen Afferenzen vor. Zunächst sollen aus neurologischer Sicht häufige und wichtige Kopf- (Migräne, Cluster-, Spannungs- und Analgetika-Kopfschmerz) und Gesichtsschmerzen (Trigeminusneuralgie, Costen-Syndrom und atypischer Gesichtsschmerz) vorgestellt werden. Die Diagnose muß klinisch gestellt werden, da es keine sicheren Zusatzuntersuchungen zur Diagnosesicherung gibt. Zusatzuntersuchungen dienen häufig nur zum Ausschluß einer organischen Ursache der Kopfschmerzen (z.B. eines Hirntumors). Abschließend wird ein kurzer Überblick über das weite Feld der Differentialdiagnosen des Kopf- und Gesichtsschmerzes gegeben.

11.2.1 Migräne

Epidemiologie. Frauen leiden häufiger unter Migräne als Männer. Die Krankheit beginnt überwiegend in der Pubertät.

Pathogenese. Nach heutigen Vorstellungen kommt es während einer hypoxisch bedingten Vasokonstriktion der A. carotis externa und der A. carotis interna zunächst zu neuronalen Reizerscheinungen (z.B. Flimmerskotom), später zu Ausfallssymptomen (z.B. Skotom). Die Kopfschmerzen treten anschließend während einer Vasodilatation im Gefäßgebiet der A. carotis externa auf. Serotonin soll dabei ein bedeutender pathophysiologischer Faktor sein. Manchmal können tagelange, kontinuierliche Kopfschmerzen folgen. Während dieser Zeit sind die Gefäßwände ödematös geschwollen und vasoparalytisch und die Durchblutungsgeschwindigkeit ist verlangsamt.

Klinik. Häufig, aber nicht immer, ist der Kopfschmerz halbseitig lokalisiert, wobei die Seite auch während eines Anfalls wechseln kann. Der Schmerz hat einen pulsierenden Charakter. Übelkeit bis hin zum Erbrechen treten hinzu. Es besteht eine Überempfindlichkeit gegenüber äußeren Reizen, v.a. Geräuschen, aber auch Licht. Häufig beginnen die Attacken morgens. Manche Patienten können Auslösefaktoren wie Periodenblutung, bestimmte Nahrungsmittel (z.B. Alkohol, Schokolade, Käse), Schlafmangel oder Wetterwechsel (Föhn) angeben. Je nach Symptomatik können verschiedene Migräneformen unterschieden werden:

- **Migräne ohne Aura (einfache Migräne, common migraine).** Wiederholte typische Kopfschmerzattacken können 4–72 Stunden dauern.
- **Migräne mit Aura (klassische Migräne).** Die Kopfschmerzen kündigen sich durch neurologische Reiz- oder Ausfallserscheinungen wie Gesichtsfeldausfälle (z.B. Skotom), halbseitige Sensibilitätsstörungen, Lähmungen und Sprachstörungen an. Die neurologische Symptomatik entwickelt sich in 5–20 Minuten und dauert nicht länger als eine Stunde an. Gelegentlich folgen auf die neurologischen Symptome keine Kopfschmerzen, dann spricht man von einem sog. Migräneäquivalent (temporäre monokuläre Skotome bzw. Erblindung werden in diesem Zusammenhang als **retinale Migräne** bezeichnet). Bei einer nur visuellen Aura spricht man von einer **ophthalmischen Migräne**.

Sonderformen der Migräne sind:
- **Fokale Migräne (migraine accompagnée, complicated migraine).** Die neurologische Symptomatik überdauert die Kopfschmerzen. Selten kann sich ein ischämischer Insult, der im CCT nachweisbar ist, mit bleibender neurologischer Symptomatik entwickeln.
- **Basilarismigräne.** Zusätzliche Hirnstammsymptome (Schwindel, Tinnitus, Hörstörung, Doppelbilder, Ataxie) oder eine Paraparese der Beine und schließlich schwere okzipitale Kopfschmerzen sowie ein Bewußtseinsverlust treten dabei auf.
- **Ophthalmoplegische Migräne.** Nach dieser seltenen Form mit einer unvollständigen Lähmung der Nn. abducens und/oder oculomotorius kann eine dauerhafte Augenmuskellähmung bestehen bleiben.

Therapie

- **Akuttherapie.** Der Anfall wird mit Antiemetika (z.B. Domperidon, Metoclopramid), peripheren Analgetika (z.B. Paracetamol, Acetylsalicylsäure), Ergotamintartrat (es hilft in der Regel nur bei einer rechtzeitigen Einnahme, wenn die Aura bemerkt wird) und bei Therapieresistenz auch mit Sumatriptan (ein spezifischer Serotonin-Agonist) behandelt.

> **Cave!**
>
> Sowohl Ergotamintartrat als auch Sumatriptan sind bei koronarer Herzkrankheit oder Hypertonus kontraindiziert. Ergotamintartrat darf wegen der Gefahr eines Ergotismus nicht als Dauertherapie und Sumatriptan nicht in Kombination mit Ergotaminpräparaten verabreicht werden!

- **Dauertherapie.** β-Blocker (z.B. Propranolol), Kalziumantagonisten (z.B. Flunarizin) oder evtl. Serotoninantagonisten werden im Intervall über 2–3 Monate als Prophylaxe verordnet.

Abb. 11-2 Schematische Darstellung der typischen Symptomatik des Cluster-Kopfschmerzes [4b].

11.2.2 Cluster-Kopfschmerz (Bing-Horton-Syndrom)

Epidemiologie. Der Cluster-Kopfschmerz kommt wesentlich seltener vor als die Migräne. Der Erkrankungsgipfel liegt um das 35. Lebensjahr. Überwiegend erkranken Männer.

Pathogenese. Gesichert scheint lediglich, daß es während des Anfalls zu einer Vasodilatation im Gefäßgebiet der A. carotis externa kommt. Weiterhin scheint Histamin eine Rolle bei der Entstehung des Cluster-Kopfschmerzes zu spielen.

Klinik. Die äußerst heftigen Kopfschmerzattacken setzen plötzlich ein, dauern 15 Minuten bis 3 Stunden, sind während eines Anfalls streng einseitig und von unerträglich stechendem Charakter. Sie sind von vegetativen Symptomen wie Miosis, Ptosis, Tränenfluß, konjunktivaler Injektion, Lidschwellung, Rötung des Gesichtes und Nasensekretion begleitet (Abb. 11-2). Weiterhin können Übelkeit, Erbrechen oder Lärm- und Lichtempfindlichkeit vorkommen. Oft treten die Attacken zur gleichen Zeit, häufig kurz nach dem Zubettgehen, auf. Sie können durch Alkohol oder Nitroglycerin ausgelöst werden.
Zwei unterschiedliche Verlaufsformen können sich herauskristallisieren: Meist häufen sich die Schmerzattacken mit unterschiedlicher täglicher Frequenz in Zeitabschnitten von Wochen und Monaten, worauf längere beschwerdefreie Perioden folgen. Selten werden die Schmerzen chronisch, d.h. es kommt zu keinen spontanen Remissionsphasen oder nur zu kurzen beschwerdefreien Intervallen. Das Auftreten neurologischer Ausfälle ist nicht beschrieben.

Differentialdiagnose. Die **chronische paroxysmale Hemikranie** ähnelt sehr dem Cluster-Kopfschmerz und weist folgende besondere Merkmale auf:
- Es treten täglich mindestens 8 Kopfschmerzattacken auf.
- Die Attacken dauern etwa 5–30 Minuten.
- Überwiegend sind Frauen betroffen.
- Die Kopfschmerzen sprechen auf Indometacin an. Innerhalb von 1–2 Tagen ist mit einem Wirkungseintritt zu rechnen.

Therapie

- **Akuttherapie.** Bei der Behandlung der Attacken steht die Sauerstoffinhalation an erster, die Gabe von Ergotaminen oder Sumatriptan an zweiter Stelle.
- **Dauertherapie.** Zur Anfallsprophylaxe sollen Triggerfaktoren vermieden werden, medikamentös werden Kalziumantagonisten (z.B. Verapamil), Lithium oder Steroide (z.B. Prednison) empfohlen.

11.2.3 Spannungskopfschmerz

Epidemiologie. Der Spannungskopfschmerz (tension headache, früher vasomotorischer Kopfschmerz) ist sehr weit verbreitet und beginnt bevorzugt im jüngeren Erwachsenenalter (15.–30. Lebensjahr).

Pathogenese. Als Ursache werden Verspannungen der Hinterkopf- und Nackenmuskulatur angeschuldigt. Grundlage der Muskelverspannungen sollen emotionale Konflikte, private oder berufliche Belastungen, depressive Stimmungslagen oder längeranhaltende Kopffehlhaltungen sein. Oft besteht gleichzeitig eine Migräne, die die Verspannungen hervorrufen kann.

Klinik. Der Schmerz hat einen dumpf-drückenden Charakter und ist in der Regel beidseits. Er setzt langsam ein, ist von mittelschwerer Intensität und tritt gelegentlich für 1–2 Tage auf. Normalerweise wird der Nachtschlaf nicht gestört. Beim chronischen Spannungskopfschmerz ist die Zeitspanne mit Kopfschmerzen mindestens genauso lang wie die beschwerdefreie Zeit.

Therapie. Beim akuten Kopfschmerz wird Acetylsalicylsäure oder Paracetamol gegeben. Belastungen sollen gemieden werden. Autogenes Training, Krankengymnastik oder physikalische Therapie können erfolgreich sein. Als medikamentöse Dauertherapie kann Amitriptylin versucht werden. Eine Dauertherapie mit Benzodiazepinen ist wegen der Gefahr einer Toleranz- und Abhängigkeitsentwicklung nicht indiziert! Derzeit ist ferner eine partielle Lähmung der Nackenmuskulatur mit Botulimum-Toxin in der Erprobung.

11.2.4 Analgetikainduzierter Kopfschmerz

Epidemiologie. Der Erkrankungsgipfel analgetikainduzierter Kopfschmerzen liegt um das 40. Lebensjahr, Frauen sind häufiger betroffen. (Diese Tatsache erklärt sich aus einem langjährigen Medikamentenmißbrauch bei Kopfschmerzen, die in einem früheren Alter entstanden sind, und einem Überwiegen der Frauen als Betroffene bei diesem „ursprünglichen" Kopfschmerz.)

Ätiologie und Pathogenese. Die Entstehung des analgetikainduzierten Kopfschmerzes ist noch unbekannt. Die ursprünglich zugrundeliegenden Kopfschmerzen sind in erster Linie Migräne, seltener Spannungskopfschmerzen oder Kopfschmerzen nach einem Schädel-Hirn-Trauma, manchmal auch nach einem HWS-Schleudertrauma. Fast immer werden Mischpräparate bzw. verschiedene Medikamente gleichzeitig genommen. Häufige Substanzen sind: Ergotamine, Paracetamol (und Phenacetin), Acetylsalicylsäure, Koffein, Barbiturate, Kodein, Pyrazolonderivate, Spasmolytika und Antihistaminika. Nach einem langjährigen und steigenden Medikamentenmißbrauch (das Vollbild entwickelt sich normalerweise in 2–10 Jahren) kommt es zu einem Dauerkopfschmerz, der vom ursprünglichen Kopfschmerz unabhängig ist. Es scheint auch eine gewisse Prädisposition zum analgetikainduzierten Kopfschmerz – evtl. gekoppelt an eine allgemeine Kopfschmerzdisposition – zu bestehen, da bei Patienten, die aus anderen Gründen (z.B. rheumatoide Arthritis) dieselben Medikamente in ähnlicher Dosierung nehmen, keine Häufung von Dauerkopfschmerzen festzustellen ist.

Klinik. Nach entsprechend langem Medikamentenmißbrauch stellt sich ein sehr häufiger (meist täglicher), diffuser, drückender Dauerkopfschmerz gleichbleibender Intensität ein. Zusätzlich finden sich verschiedene Organschäden wie Niereninsuffizienz, Anämie, Gastritis, peptische Ulzera, Leberschäden, kardiovaskuläre Erkrankungen, Ergotismus oder Blasenkarzinome.

Therapie. Unter stationären Bedingungen erfolgt der Entzug der Medikamente und die Patienten werden aufgeklärt, daß die Kopfschmerzen durch die Schmerzmittel verursacht wurden. Analgetika können plötzlich abgesetzt werden, Psychopharmaka wie Benzodiazepine müssen ausgeschlichen werden. Gegen die beim Entzug exazerbierenden Kopfschmerzen werden sedierende, trizyklische Antidepressiva eingesetzt.

11.2.5 Trigeminusneuralgie

Epidemiologie. Die Trigeminusneuralgie (Tic douloureux) beginnt im höheren Lebensalter, durchschnittlich um das 50. Lebensjahr. Frauen sind häufiger betroffen als Männer.

Ätiologie. Überwiegend kommt die **idiopathische** Form vor. Eine **symptomatische Trigeminusneuralgie** kann durch folgende Erkrankungen bzw. Prozesse, die den Hirnstamm oder die Basis der hinteren Schädelgrube betreffen, verursacht sein:

- Encephalomyelitis disseminata (am häufigsten)
- Tumoren wie eine basale Meningeosis carcinomatosa oder Neoplasmen an der Schädelbasis (häufig Akustikusneurinom am Kleinhirnbrückenwinkel!)
- Aneurysmen
- periphere Nervenläsionen wie ein traumatisches Neurom oder entzündliche Prozesse wie Entzündungen der Nasennebenhöhlen, des Mittelohres oder eines Zahns.

Der Befall des 1. Trigeminusastes, der gleichzeitige Befall aller drei Äste (Prozesse an der Schädelbasis) oder eine doppelseitige Trigeminusneuralgie sprechen fast immer für eine symptomatische Trigeminusneuralgie.

Pathogenese. Bei der idiopathischen Form wird möglicherweise die hintere Trigeminuswurzel an der hinteren Wurzeleintrittszone komprimiert, am häufigsten durch elongierte, arteriosklerotisch veränderte Gefäßäste der A. cerebelli superior. Die mechanische Irritation des Nervs könnte nach kleinsten Läsionen zu abnormen Nebenschlüssen (Ephapsen) im peripheren Nerv führen, die dann die Schmerzattacken auslösen.

Klinik. Die Schmerzen schießen blitzartig ein, meist in das Versorgungsgebiet eines Trigeminusastes, sind äußerst heftig und von elektrisierendem, stechendem oder brennendem Charakter. Die Schmerzattacken dauern Sekunden bis Minuten und treten einzeln oder in Serien auf (bis zu 100/Tag). Sie können durch bestimmte Auslöser wie Kauen, Sprechen, mimische Bewegungen, Berührungen oder auch nur einen Luftzug getriggert werden. Im Anschluß an eine Attacke kann für Sekunden bis Minuten kein Schmerzanfall mehr ausgelöst werden.

Therapie
- **Medikamentöse Therapie.** Mittel der Wahl sind in absteigender Reihenfolge Carbamazepin, Phenytoin, Benzodiazepine, Gabapentin und Baclofen.
- **Operation** (als ultima ratio). Bei älteren Patienten wird die wenig belastende und relativ risikoarme Thermokoagulation des Ganglion Gasseri nach Sweet durchgeführt (jedoch kann postoperativ eine Anaesthesia dolorosa auftreten). Jüngere Patienten werden mit der mikrovaskulären Dekompression nach Janetta/Gardner behandelt: Dabei kann das Einbringen eines Muskelstückchens oder Kunststoffschwämmchens die ständige mechanische Irritation der Trigeminuswurzel beseitigen.

11.2.6 Costen-Syndrom

Pathogenese. Beim Costen-Syndrom rufen wahrscheinlich Bißanomalien und Dysfunktionen im Bereich des Kiefergelenks durch funktionelle Muskelspasmen Gesichtsschmerzen hervor. Zusätzlich soll ein psychischer Faktor eine wichtige Rolle bei der Schmerzentstehung spielen.

Klinik. Langanhaltende, dumpfe Gesichtsschmerzen mit einem Maximum in der Präaurikulargegend können ins Ohr, in die Orbita und in die Stirn ausstrahlen. Kauen oder Zähneknirschen (Bruxismus) können die Schmerzen auslösen oder verstärken. Das Kiefergelenk ist druckdolent, es weist eine Fehlstellung auf und die Kaumuskulatur zeigt einen Muskelhartspann.

Therapie. Physikalische Maßnahmen des Kieferorthopäden stehen im Vordergrund, evtl. können trizyklische Antidepressiva oder Tranquilizer (Cave: Abhängigkeit!) zur Anwendung kommen. Derzeit ist ferner eine partielle Lähmung der Mm. masseter und/oder temporalis mit Botulinum-Toxin in der Erprobung.

11.2.7 Atypischer Gesichtsschmerz

Epidemiologie. Überwiegend Frauen jüngeren bis mittleren Lebensalters sind vom atypischen Gesichtsschmerz betroffen.

Pathogenese. Die Entstehung des atypischen Gesichtsschmerzes ist noch unbekannt. Es könnte sich um eine primär psychosomatische Erkrankung im Sinne eines Konversionssyndroms handeln. Andererseits vermutet man eine vaskuläre Genese. Alternativ bzw. ergänzend steht die Hypothese im Raum, daß der atypische Gesichtsschmerz eine spezielle Form der sympathischen Reflexdystrophie sei. Oft sind Traumata in der Vorgeschichte eruierbar, z.B. Zahnextraktion oder Kieferhöhlenoperation.

Klinik. Der Schmerz ist von mittelgradiger Intensität, schwer lokalisierbar und keinem Nervenversorgungsgebiet zugeordnet. Das Zentrum des Schmerzes liegt gewöhnlich über der Wange, dem Oberkiefer und den Zähnen und er kann zum Ohr, Rachen, Hals, in den Schultergürtel oder den Arm ausstrahlen. Der Schmerzcharakter ist dumpf drückend. In der Regel fehlen typische Auslösefaktoren oder vegetative Begleiterscheinungen.

Diagnostik. Die Diagnose kann erst nach dem Ausschluß anderer Arten von Kopfschmerzen und einer organischen Ursache gestellt werden (s.u.).

Therapie. Bei **Dauerschmerzen** werden trizyklische Antidepressiva (Amitriptylin oder Clomipramin) gegeben. Beim **episodisch auftretenden Schmerz** wird mit Carbamazepin oder Baclofen behandelt.

11.2.8 Differentialdiagnose des Kopf- und Gesichtsschmerzes !

Kopfschmerzen sind ein überaus häufiges Phänomen und können verschiedenste organische Ursachen haben:
- **Postpunktioneller Kopfschmerz.** Der dumpf pochende Kopfschmerz tritt nach einer Liquorpunktion auf und wird diffus, überwiegend okzipital empfunden. Er verstärkt sich beim Aufstehen und ist von Tinnitus, Schwindel, Hörminderung und Übelkeit begleitet.
- **Glossopharyngeusneuralgie und Okzipitalisneuralgie.** Wie bei der Trigeminusneuralgie kommt es zu typischen, einschießenden, heftigsten Schmerzattacken im Versorgungsgebiet des N. glossopharyngeus oder des N. occipitalis major.

An folgende Grunderkrankung muß bei Kopfschmerzen immer gedacht werden:
- **Arteriitis temporalis (Morbus Horton, Riesenzellarteriitis).** Ein Mischbild mit der Polymyalgia rheumatica ist möglich. Der dumpf stechende Schmerz ist temporal bis frontal lokalisiert. Er wird durch Kauen verstärkt und ist in der Regel von Fieber und Gelenkschmerzen begleitet. Die Temporalarterie ist druckdolent und tastbar verhärtet. BSG und CRP sind erhöht, eine Leukozytose ist nachweisbar. Gefürchtet ist der Visusverlust, dem durch frühzeitige hochdosierte Kortisongabe vorgebeugt werden muß.
- **Zerebrovaskuläre Ursachen.** Eine Subarachnoidalblutung, ein ischämischer Insult, eine Vertebralis- oder Karotisdissektion, eine intrazerebrale Blutung, eine Sinusvenenthrombose oder eine zerebrale Vaskulitis können Kopfschmerzen verursachen.
- **Entzündliche Erkrankungen.** Entzündungen der Nasennebenhöhlen (v.a. Sinusitis frontalis) oder eine Meningitis sind mögliche Ursachen der Schmerzen.
- **Erkrankungen mit erhöhtem Hirndruck** sind z.B. zerebrale Tumoren oder andere Raumforderungen, ein Hydrozephalus, ein Pseudotumor cerebri (Hirndrucksyndrom bei Sinusvenenthrombose, Meningitis etc.).
- **Andere Krankheiten,** die Kopfschmerzen auslösen können, sind eine Hypertonie, eine Hypoglykämie oder ein Glaukomanfall.

„Harmlos", d.h. sie schädigen das Gehirn nicht, sind Kopfschmerzen
- nach Alkoholgenuß („Kater"), nach der Einnahme von Nitraten oder nach dem Verzehr bestimmter Nahrungsmittel
- bei einer Erkältung (Grippe)
- nach einer Schädelprellung oder Commotio
- nach Husten oder nach schwerer körperlicher Betätigung
- beim Aufenthalt in großen Höhen (Gebirge)
- nach der Dialyse
- psychogene Kopfschmerzen bei einer larvierten Depression, einer hysterisch-hypochondrischen Persönlichkeit oder einer psychosomatischen Störung.

11.3 Ausgewählte Schmerzsyndrome

11.3.1 Schmerzen nach peripherer Nervenläsion !

Pathogenese. Ungeklärt ist noch, inwieweit periphere und zentrale Regenerationsphänomene eine Rolle bei der Schmerzentstehung spielen. In der Peripherie spielen möglicherweise ephaptische Phänomene (Ausbildung direkter Nervenfaserkontakte infolge einer Schädigung der Myelinscheiden, die ein Überspringen elektrischer Signale ermöglichen sollen) zwischen vegetativen Fasern und Schmerzfasern eine Rolle. Kausalgien sollen sich vor allem im Versorgungsgebiet peripherer Nerven, die besonders viele sympathische Fasern enthalten (z.B. N. medianus, N. tibialis), entwickeln.

Klinik. Periphere Nervenläsionen können im Versorgungsgebiet des betroffenen Nerven Allodynien und Hyperpathien verursachen. Gelegentlich folgen auch eine sympathische Reflexdystrophie (s.u.) bzw. eine Kausalgie (s.u.), die sich dann auf den gesamten distalen Bereich einer Extremität ausbreiten können. Nicht selten sind auch neuralgiforme Schmerzsyndrome von Hautnerven nach Operationen (z.B. Ilioinguinalisneuralgie). Die Schmerzen lassen sich dann von der Narbe aus triggern.

Therapie
- Der schmerzlindernde Effekt der transkutanen Nervenstimulation (TENS) hält Minuten bis höchstens zwei Tage an.
- Bei periodisch auftretenden Schmerzen werden Carbamazepin oder einschleichend Clonazepam verabreicht.
- Chronische Schmerzen werden mit Amitriptylin oder Clomipramin behandelt.
- Ein tastbarer Neuromknoten kann evtl. operiert werden.
- Bei Kausalgien kann eine regionale Sympathikusblockade oder alternativ die intravenöse Gabe von Kalzitonin versucht werden.

11.3.2 Sympathische Reflexdystrophie !!

Definition. Die Definition der sympathischen Reflexdystrophie (SRD) ist noch im Wandel. Gegenwärtig versteht man darunter eine Trias von vegetativen, sensiblen und motorischen Störungen im distalen Bereich einer Extremität infolge eines schädigenden Ereignisses. Synonyme gleichartiger Krankheitsbilder sind posttraumatisches Ödem, Sudeck-Dystrophie, Algodystrophie oder Kausalgie. Unter Kausalgie versteht man im allgemeinen eine schwere Form der SRD nach einer Nervenläsion.

Pathogenese. Die Entstehung der SRD ist noch ungeklärt, nach heutigen Erkenntnissen läßt sie sich folgendermaßen darstellen: Ein schädigendes Ereignis führt zur Erregung von Nozizeptoren. Diese löst – wahrscheinlich auf Rückenmarksebene – eine sympathische Vasokonstriktion aus. Die resultierende venöse Abflußbehinderung soll ein Ödem hervorrufen. Dadurch werden sowohl der interstitielle als auch der intraossäre Druck erhöht. Hierdurch werden erneut Nozizeptoren erregt, was einen Circulus vitiosus einleitet. Diese Vorstellung zur Pathogenese würde auch den Wechsel des Schmerzcharakters (dem Schmerz beim auslösenden schädigenden Ereignis folgt ein neuartiger Schmerz) sowie die Abhängigkeit der Schmerzen von der Extremitätenlage (wird die Extremität hochgelagert, sind die Schmerzen geringer, wird sie tiefgelagert, sind sie stärker) erklären.

Weiterhin könnte peripher eine (chemisch-adrenerge bzw. ephaptische) Kopplung zwischen sympathischen, efferenten Fasern und afferenten Schmerzfasern die Schmerzen hervorrufen. Auch periphere und zentrale Sensibilisierungsvorgänge im nozizeptiven System werden diskutiert.

Klinik. Auslösende schädigende Ereignisse sind überwiegend Traumen unterschiedlichster Art (von geringfügigen Verletzungen bis hin zu Frakturen und Nervenschädigungen), selten kann eine viszerale Schädigung (z.B. Herzinfarkt) das auslösende Ereignis sein. Die Symptomatik entwickelt sich meist akut oder mit einer Latenz von Tagen bis Wochen:
- **Vegetative Symptome.** Die Extremität ist distal generalisiert geschwollen und die Durchblutung gestört (die Hand ist meist warm, selten kalt). Die Haut der betroffenen Extremität erscheint glänzend, rötlich-livide verfärbt und marmoriert.
- **Sensible Symptome.** An die Stelle der Schmerzen nach der primären Schädigung tritt ein diffuser, in der Tiefe lokalisierter Spontanschmerz (Schmerzwechsel). Die Schmerzen sind abhängig von der Extremitätenlage (s.o.), sie können ausstrahlen und sind typischerweise nachts verstärkt. Distale Gelenke können bewegungsabhängig schmerzhaft sein.

- **Motorische Symptome.** Die grobe Kraft ist vermindert, selten kann eine Plegie auftreten. Oft stellt sich an der oberen Extremität ein Halte- bzw. Aktionstremor ein. Gelegentlich entwickeln sich dystone Fehlstellungen (Kausalgie-Dystonie-Syndrom).

Bei längerer unbehandelter Krankheitsdauer stellen sich trophische Störungen der Haut und der Hautanhangsgebilde (Nagelwachstumsstörung, vermehrter Haarwuchs, Hyperkeratosen, braune indurierte Haut oder palmare Fibrose) ein.

Die Bewegungsfähigkeit der Extremität kann eingeschränkt sein. Mit der Rückbildung des Ödems können sich schließlich Kontrakturen einstellen, Haut und Muskulatur werden atrophisch.

Diagnostik. Die SRD ist eine klinische Diagnose. Folgende Zusatzkriterien können die Diagnose stützen, alleine jedoch nicht sichern:
- Die Messung der Hauttemperatur zeigt eine für die SRD typische Seitendifferenz von durchschnittlich 2 °C.
- Die Symptome sprechen auf eine intravenöse regionale Sympathikusblockade (diagnostische Guanethidin-Blockade) an.
- Nach einem längeren Verlauf kann röntgenologisch eine distale Osteoporose mit einer diffusen, fleckförmigen oder periartikulären Entkalkung nachgewiesen werden.

Differentialdiagnose

Die wichtigsten Differentialdiagnosen sind:
- Kompartmentsyndrom
- Phlegmone
- tiefe Venenthrombose
- akuter Arterienverschluß.

Therapie

- **Sympathikusblockade.** Mögliche Verfahren sind entweder die Blockade des Ganglion stellatum, die Blockade des lumbalen Grenzstrangs oder die intravenöse Guanethidingabe in Blutleere (s.o.).
- **Krankengymnastik und physikalische Therapie.** Lymphdrainage, Bäderbehandlung, Hochlagerung der Extremität etc. sollten möglichst immer durchgeführt werden. Dabei sollten die Schmerzen so gering wie möglich gehalten werden, um den Circulus vitiosus nicht zu fördern.
- **Medikamentöse Therapie.** Steroide, nichtsteroidale Antirheumatika, Flupirtin, Kalzitonin, Sympathikolytika u.a. können oral angewendet werden, wobei keines der verschiedenen Medikamente die anderen deutlich in der Wirkung übertrifft. Z.T. ist eine Dauertherapie mit Opiaten unvermeidlich.

Prognose. Die Prognose hängt entscheidend vom Zeitpunkt der Diagnosestellung und des Therapiebeginns ab. Je früher die sympathikolytische Therapie begonnen wird, um so sicherer wirkt sie. Auch eine Heilung ist dann möglich. Sind schon Bewegungsstörungen und Kontrakturen eingetreten, ist trotz Therapie oft mit dauerhaften Funktionseinbußen zu rechnen.

11.3.3 Zentraler Schmerz und Thalamusschmerz

Ätiologie und Pathogenese. Sind bei einer zentralen Läsion (vaskulärer, traumatischer oder iatrogener Genese) inhibitorische Systeme der Schmerzkontrolle betroffen, so können Schmerzen schon bei geringsten peripheren Reizen ungehemmt entstehen. Zusätzlich wird eine starke psychische Komponente angenommen. Diese Schmerzen sind therapeutisch schwer beeinflußbar. Ein Beispiel ist der Schmerz im Rahmen des Thalamussyndroms (s. Kap. 2.3). Zentrale Schmerzsyndrome treten auch häufig auf bei Wurzelausriß, Spinalis-anterior-Syndrom, Syringomyelie oder Wallenberg-Syndrom.

Klinik. Typische Schmerzformen sind Hyperpathie und Allodynie. Häufig sind die Patienten psychisch verändert, sie werden gereizt, mürrisch oder depressiv.

Therapie. Ein Behandlungsversuch mit Psychopharmaka wie Amitriptylin, Clomipramin, evtl. Haloperidol oder Levomepromazin (cave: Spätdyskinesien) ist indiziert.

11.3.4 Stumpf- und Phantomschmerz

Definition. Phantomschmerzen sind Schmerzempfindungen in einem amputierten – also tatsächlich nicht mehr vorhandenen – oder denervierten Körperteil. **Stumpfschmerzen** hingegen sind Schmerzempfindungen im Bereich eines Amputationsstumpfes.

Pathogenese. **Phantomschmerzen** weisen einen komplexen Entstehungsmechanismus auf. Im Bereich der peripheren Nervendurchtrennung können sich Kurzschlüsse verschiedener Nervenendigungen bilden. Über diese sogenannten pathologischen Synapsen oder Ephapsen können z.B. sympathische Impulse direkt sensible Fasern erregen. Außerdem nehmen auf spinaler Ebene schmerzhemmende Mechanismen ab, was auf einen veränderten peripheren Informationszufluß zurückgeführt wird. Ebenso kommt es im Thalamus und in den kortikalen Projektionsfeldern zu Veränderungen der Schmerzwahrnehmung, man spricht auch von einer Zentralisation des Schmerzes.
Stumpfschmerzen können einerseits durch eine direkte Reizung von Nozizeptoren (z.B. durch Entzündung, Ischämie oder mechanischen Druck) entstehen, andererseits können sich Neurome entwickeln, in denen aussprossende Axone empfindlich auf chemische oder mechanische Reize (Beklopfen des Neuroms) reagieren und in denen sich Kurzschlüsse, z.B. zwischen vegetativen (sympathischen) und sensiblen Fasern, bilden können.

Klinik. **Phantomschmerzen** beginnen meist bald nach der Amputation. Der Schmerzcharakter ist unterschiedlich, jedoch klagen die Patienten überwiegend über attackenförmig auftretende Schmerzen, seltener über einen dauerhaften Schmerz.
Der postoperative Wundschmerz ist der akute **Stumpfschmerz**. Der chronische Stumpfschmerz ist zum einen ein nozizeptiver Dauerschmerz, der bald nach der Operation beginnt und in der Regel genau lokalisiert werden kann, zum anderen können sich – Wochen bis Monate nach der Operation – Schmerzen in Form einer Neuralgie entwickeln. Sie treten typischerweise attackenförmig auf, sind häufig brennend und schwer zu lokalisieren.

Diagnostik. Die Diagnose wird klinisch gestellt.

Therapie. Der nozizeptive Stumpfschmerz wird, wenn möglich, kausal behandelt, d.h. Beseitigung von Entzündung, Ischämie oder mechanischem Druck. Beim neuralgiformen Stumpfschmerz oder beim Phantomschmerz gibt es verschiedene Therapiemöglichkeiten:
- TENS
- Carbamazepin oder Gabapentin (v.a. bei attackenartigen Schmerzen), evtl. Opioide
- Kalzitonin
- Exzision eines zugrundeliegenden Neuroms.

11.3.5 Malignomschmerzen

Definition. Unter Malignom- oder Tumorschmerzen werden unterschiedliche Schmerzsyndrome zusammengefaßt, die direkt oder indirekt von einem Tumor hervorgerufen werden.

Ätiologie und Klinik. Der Tumor selbst kann auf verschiedene Art Schmerzen verursachen, hervorzuheben sind:
- Knochenmetastasen oder primäre Knochentumoren können durch die Reizung von Nozizeptoren durch Druck oder durch die Freisetzung von Mediatoren wie Bradykinin oder Prostaglandinen direkt einen Knochen- bzw. Periostschmerz hervorrufen.
- Infiltriert oder komprimiert der Tumor periphere Nerven, so können neben Ausfalls- und Reizerscheinungen neuropathische Schmerzen auftreten.
- Weichteilschmerzen werden durch die Reizung von Nozizeptoren verursacht, wenn der Tumor die quergestreifte Muskulatur oder das Bindegewebe infiltriert hat.

Auch im Rahmen der Tumorbehandlung können Schmerzen entstehen. Die Chemotherapie kann schmerzhafte Polyneuropathien oder eine Mukosaentzündung hervorrufen.

Therapie
- **Medikamentöse Therapie.** Grundsätzlich wird nach dem Stufenschema der WHO (s.o.) vorgegangen. Tumorschmerzen im Final- oder Präfinalstadium stellen eine eindeutige Indikation für Opioide dar.
- **Neurochirurgische Therapie.** Operative Maßnahmen kommen erst dann in Frage, wenn die medikamentöse Therapie versagt bzw. wegen ihrer Nebenwirkungen oder Komplikationen abgebrochen werden muß:

- Implantation einer epiduralen Stimulationssonde
- Implantation einer Stimulationssonde in den Ventrobasalkomplex des Thalamus oder ins periaquäduktale Grau
- Implantation von Pumpen zur kontinuierlichen intrathekalen Morphingabe
- Chordotomie. Sie kann als letzte Möglichkeit durchgeführt werden, wenn die Prognose der Grunderkrankung unter einem Jahr Überlebenszeit liegt. Dabei wird der Tractus spinothalamicus mittels Koagulation durchtrennt. Schmerzrezidive in Form eines Deafferenzierungsschmerzes sowie Läsionen der Pyramidenbahnen sind gefürchtete Komplikationen.

11.4 Zusammenfassung

Schmerz im weiteren Sinne ist eine unangenehme Wahrnehmung, die durch eine tatsächliche oder potentielle Gewebsschädigung hervorgerufen wird. Akute Schmerzen halten nicht länger als einen Monat an, von chronischen Schmerzen spricht man, wenn die Schmerzen länger als ein halbes Jahr dauern. Schmerzen entstehen durch eine Reizung von Nozizeptoren, die Impulse werden über dünne markhaltige, schnelleitende Aδ-Fasern (der Gruppe III) oder über marklose, langsamleitende C-Fasern (der Gruppe IV) zu Neuronen im Hinterhorn des Rückenmarks weitergeleitet. Nach Umschaltung und Kreuzung auf die Gegenseite ziehen die Fasern im Tractus spinothalamicus zum Thalamus. Von dort erreichen Schmerzimpulse den somatosensorischen Kortex, den frontalen Kortex, das limbische System, den Hypothalamus und die Hypophyse. Dem stehen verschiedene Mechanismen der Schmerzhemmung auf spinaler Ebene und durch absteigende Bahnen aus dem zentralen Höhlengrau gegenüber. Endogene Opioide spielen eine große Rolle. Zur Beurteilung der subjektiven Schmerzintensität wird häufig eine numerische Skala verwendet: Der Patient soll seinen Schmerz zwischen 0 (kein Schmerz) und 10 (maximal vorstellbarer Schmerz) einschätzen. Für die Schmerztherapie stehen mehrere Möglichkeiten zur Verfügung: eine medikamentöse Behandlung, lokalanästhetische Methoden, physikalische Verfahren, Naturheilverfahren, die Physiotherapie, psychologische Verfahren und als letzte Möglichkeit – insbesondere bei Tumorschmerzen – neurochirurgische Methoden.

Kopf- und Gesichtsschmerzen sind ein sehr häufiges Phänomen. Aus neurologischer Sicht sind v.a. die Migräne, der Cluster-, Spannungs- und analgetikainduzierte Kopfschmerz, die Trigeminusneuralgie, das Costen-Syndrom und der atypische Gesichtsschmerz interessant.

Der **einfache Migräneanfall** ist ein typisch pulsierender, meist einseitiger Kopfschmerz mit Übelkeit und Erbrechen. Der klassische Migräneanfall kündigt sich durch neurologische Reiz- oder Ausfallserscheinungen (z.B. Flimmerskotom oder Skotom) an. Die neurologische Symptomatik kann den Kopfschmerz überdauern (fokale Migräne). Die Therapie besteht im Anfall aus Antiemetika, peripheren Analgetika und/oder Ergotaminpräparaten. Prophylaktisch können im Intervall β-Blocker, Kalziumantagonisten oder evtl. Serotoninantagonisten versucht werden.

Der **Cluster-Kopfschmerz (Bing-Horton-Syndrom)** ist durch plötzlich einsetzende, heftigste Kopfschmerzattacken mit vegetativen Begleiterscheinungen charakterisiert. Die Anfälle werden mit Sauerstoffinhalation, in zweiter Wahl mit Ergotaminpräparaten oder Sumatriptan behandelt. Prophylaktisch sollen Triggerfaktoren gemieden werden, medikamentös können Kalziumantagonisten, Lithium oder Steroide versucht werden.

Der **Spannungskopfschmerz** ist ein längeranhaltender, dumpf-drückender Schmerz, dessen Grundlage Verspannungen der Nackenmuskulatur, v.a. im Rahmen psychischer Belastungen, sein sollen. Der akute Kopfschmerz wird mit Acetylsalicylsäure oder Paracetamol behandelt, außerdem werden entspannungsfördernde Maßnahmen (z.B. autogenes Training) therapeutisch versucht, längerfristig kann Amitriptylin gegeben werden.

Die **Trigeminusneuralgie** ist durch heftigste, einschießende Gesichtsschmerzattacken im Versorgungsgebiet eines Astes des N. trigeminus charakterisiert. Die Anfälle können durch Auslösefaktoren wie Berührung oder Kauen getriggert werden. Der symptomatischen Trigeminusneuralgie kann eine Erkrankung im Hirnstamm oder der hinteren Schädelgrube zugrunde liegen, am häufigsten ist die Encephalomyelitis disseminata (MS) mit Hirnstammbefall. Bei der idiopathischen Form wird eine mechanische Nervenirritation, durch Kontakt mit einem Gefäß, vermutet. Therapeutisch werden Antikonvulsiva gegeben, bei Therapieresistenz kann eine Operation in Erwägung gezogen werden.

Das **Costen-Syndrom** soll durch eine Störung im Bereich des Kiefergelenks verusacht werden und ist meist von einer starken psychischen Komponente überlagert. Ein langanhaltender, dumpfer Schmerz in der Präaurikularregion kann durch Kauen oder Druck auf das Kiefergelenk ausgelöst werden. Zur Behandlung kommen physikalische Maßnahmen des Kieferorthopäden, evtl. auch Antidepressiva in Betracht.

Der **atypische Gesichtsschmerz** ist eine Ausschlußdiagnose. Er ist schwer lokalisierbar, keinem Nervenversorgungsgebiet zuzuordnen, von mittelmäßiger Intensität und wird v.a. über der Wange, dem Oberkiefer und den Zähnen empfunden. Beim Dauerschmerz werden Antidepressiva, beim episodischen Schmerz Carbamazepin oder Baclofen gegeben.

Periphere Nervenläsionen können Allodynien und Hyperpathien verursachen. Behandelt werden kann mit TENS, bei periodisch auftretenden Schmerzen mit Carbamazepin, bei chronisch auftretenden Schmerzen mit Amitriptylin, evtl. kommt die Operation eines tastbaren Neuromknotens in Frage.

Die **sympathische Reflexdystrophie** (SRD) ist durch die Trias von vegetativen (generalisierte Schwellung, gestörte Durchblutung mit lokaler Temperaturstörung), motorischen (Minderung der groben Kraft) und sensiblen (diffuser, in der Tiefe lokalisierter Spontanschmerz nach einem „Schmerzwechsel") Störungen im distalen Bereich einer Extremität infolge eines schädigenden Ereignisses charakterisiert. Bei der Entstehung scheint die sympathische Vasokonstriktion eine entscheidende Rolle zu spielen. Die SRD ist eine klinische Diagnose. Röntgenologisch kann nach einem längeren Verlauf eine distale Osteoporose nachgewiesen werden. Die Behandlung erfolgt durch die Sympathikusblockade, Krankengymnastik und physikalische Therapie sowie die Gabe verschiedener Medikamente (z.B. Steroide oder nichtsteroidale Antirheumatika).

Zentrale Läsionen unterschiedlicher Genese können inhibitorische Systeme der Schmerzkontrolle betreffen und dadurch **zentrale Schmerzsyndrome** bzw. einen **Thalamusschmerz** hervorrufen. Typisch sind Hyperpathie und Allodynie. Häufig treten psychische Veränderungen auf. Ein Behandlungsversuch mit Psychopharmaka ist indiziert.

Phantomschmerzen sind Schmerzempfindungen in einem amputierten oder denervierten Körperteil. Sie treten meist bald nach der Amputation, attackenförmig auf. **Stumpfschmerzen** hingegen sind Schmerzempfindungen im Bereich des Amputationsstumpfes und können als nozizeptiver Dauerschmerz oder in Form einer Neuralgie in Erscheinung treten. Der nozizeptive Stumpfschmerz wird, wenn möglich, kausal behandelt: Beseitigung von Entzündung, Ischämie oder mechanischem Druck. Beim neuralgiformen Stumpfschmerz oder beim Phantomschmerz können verschiedene Therapiemöglichkeiten wie TENS, Carbamazepin (v.a. bei attackenartigen Schmerzen), evtl. Opioide oder Kalzitonin versucht werden.

Unter **Malignom- oder Tumorschmerzen** werden unterschiedliche Schmerzsyndrome zusammengefaßt, die direkt oder indirekt von einem Tumor hervorgerufen werden. Sie können durch Knochenmetastasen, eine direkte Infiltration des Tumors bzw. die Kompression eines peripheren Nerven oder durch die Tumorbehandlung verursacht werden. Neben der medikamentösen Therapie stehen neurochirurgische Verfahren zur Verfügung.

12 Allgemeinerkrankungen und Vergiftungen mit Beteiligung des ZNS

Viele internistische Erkrankungen (z.B. Gefäßerkrankungen, kardiogene Embolien, Herzrhythmusstörungen, Kollagenosen) können sich neurologisch manifestieren (z.B. als zerebrale Ischämie, Synkope, Polyneuropathie, Kopfschmerzen). Hier soll eine Auswahl von Allgemeinerkrankungen mit Schwerpunkt auf der neurologischen Symptomatik vorgestellt werden. Außerdem ist das Gehirn bei vielen Vergiftungen oder Medikamentenüberdosierungen mitbetroffen.

12.1 Paraneoplastische Syndrome

Definition. Unter paraneoplastischen Syndromen werden metabolische, dystrophische und/oder degenerative Symptome zusammengefaßt, die bei einer Tumorerkrankung auftreten können und indirekt, d.h. nicht durch den Primärtumor selbst oder durch seine Metastasen, verursacht werden. Paraneoplastische Syndrome können auch das Nervensystem betreffen.

Ätiologie und Pathogenese. Oft sind paraneoplastische Syndrome auf humorale Fernwirkungen des Primärtumors (z.B. ektopische Bildung von [Peptid-]Hormonen) zurückzuführen. Die pathophysiologischen Mechanismen, die bei einer Tumorerkrankung zu neurologischen Störungen führen, sind weitgehend ungeklärt.

Klinik. Neurologische Störungen können sich schon manifestieren, bevor der Primärtumor entdeckt wird. Ist die Ursache einer der folgenden neurologischen Störungen unklar, muß immer auch nach einem Tumor gefahndet werden:
- **Myopathie.** Bei ca. 15% aller Erwachsenen mit Polymyositis/Dermatomyositis wird ein Karzinom als Ursache gefunden (s. Kap. 14.6.2).
- **Myasthenia gravis bei Thymom.** Streng genommen ist eine Myasthenia gravis bei Thymomen auch ein paraneoplastisches Syndrom (s. Kap. 14.7.).
- **Myasthenisches Syndrom (Lambert-Eaton-Syndrom).** Diese Störung der peripheren cholinergen Transmission durch Antikörper gegen präsynaptische Kalziumkanäle tritt bevorzugt beim kleinzelligen Bronchialkarzinom, seltener bei anderen Karzinomen auf. Im Gegensatz zur Myasthenia gravis (s. Kap. 14.7) kommt es im mittleren Lebensalter zunächst zur myasthenen Ermüdbarkeit der Muskulatur des Beckengürtels und erst später zur Ptose, Schluckstörung und zum Doppelsehen. Neben der Muskel-

schwäche findet man eine Hyporeflexie, Parästhesien, eine Aufhebung des Vibrationsempfindens und/oder eine vegetative Dysfunktion (z.B. trockener Mund).

Ein typisches elektrophysiologisches Merkmal ist ein Amplitudenanstieg (Inkrement) bei der hochfrequenten Nervenstimulation (z.B. 30 Stimuli/sec) oder nach einer 30 sec anhaltenden maximalen Muskelkontraktion. Dieser Effekt wird auf eine kumulative Kalziumanhäufung durch die „Dauerkontraktion" hervorgerufen. Diese Anhäufung soll eine verbesserte Acetylcholinfreisetzung bewirken. Hingegen ist das normale motorische Muskelsummenaktionspotential nach einmaliger supramaximaler Nervenstimulation in der Regel im Vergleich zur Norm erniedrigt und bei einer repetitiven Nervenstimulation von 3 Stimuli/sec kommt es häufig zu einer Amplitudenabnahme (Dekrement).

- **Polyneuropathie** (s. Kap. 13.4). Diese paraneoplastische Komplikation kommt häufig beim Bronchialkarzinom vor. Etwa 75% der Fälle sind rein sensible Formen mit Parästhesien, einer sensiblen Ataxie und einer Reflexabschwächung, bei den übrigen Fällen treten zusätzlich motorische Ausfälle auf. Im Liquor ist das Eiweiß oft erhöht.
- **Zerebelläre Degeneration.** Im Zerebellum findet man einen Verlust an Purkinje-Zellen, eine Atrophie des Nucleus dentatus des Kleinhirns und eine Gliaproliferation. Diesen Prozessen liegt häufig ein Bronchialkarzinom zugrunde. Eine Ataxie der Extremitäten, die an den Beinen stärker ausgeprägt ist als an den Armen, eine Rumpfataxie, eine Dysarthrie und seltener auch ein Nystagmus stellen sich über Monate rasch progredient ein.

Therapie. Neben der Behandlung des Primärtumors werden die neurologischen Störungen symptomatisch (z.B. Diaminopyridin zur Förderung der präsynaptischen Acetylcholin-Freisetzung beim Lambert-Eaton-Syndrom) therapiert.

12.2 Funikuläre Spinalerkrankung

Definition. Bei der funikulären Spinalerkrankung führt ein Mangel an Viamin B_{12} zu einem degenerativen Entmarkungsprozeß, der vorwiegend das Rückenmark betrifft.

Ätiologie. Der Viamin-B_{12}-Mangel kann auf unterschiedliche Art entstehen:
- **verminderte Zufuhr** bei streng vegetarischer Ernährung, Anorexie etc.
- **Resoptionsstörungen**
  - Intrinsic-Faktor-Mangel bei perniziöser Anämie (atrophische Autoimmungastritis mit Bildung von Autoantikörpern gegen Parietalzellen und/oder den Intrinsic-Faktor) und nach Gastrektomie
  - im Rahmen eines Malabsorptionssyndroms (z.B. bei Sprue/Zöliakie, Morbus Crohn)
  - nach einer Ileumresektion (im Ileum werden isoliert Viamin B_{12} und Gallensäuren resorbiert)
- **gesteigerter Bedarf** in der Schwangerschaft, bei hämolytischer Anämie, malignen Tumoren etc.
- durch **Medikamente** wie Zytostatika, Colchicin, Kaliumchlorid, einige Antimalariamittel.

Ein Mangel an Folsäure scheint ursächlich auch eine Rolle zu spielen. Unklar ist jedoch noch, ob ein isolierter Folsäuremangel eine funikuläre Spinalerkrankung hervorrufen kann.

Pathogenese. Vitamin B_{12} kommt in Fleisch, Innereien und Eigelb vor, Folsäure in Leber und grünen Pflanzen. Beide Vitamine spielen eine wichtige Rolle bei der DNA-Synthese. Vitamin-B_{12}-Mangelerscheinungen stellen sich in der Regel erst nach einem Zeitraum von bis zu zwei Jahren ein, da körpereigene Vorräte so lange ausreichen können. Der Pathomechanismus des Entmarkungsprozesses ist noch ungeklärt. Pathologische Veränderungen findet man überwiegend im Rückenmark, insbesondere im Hals- und Brustmark, selten im Marklager des Großhirns und im Fasciculus und Tractus opticus. Unscharf begrenzte Entmarkungsherde liegen anfangs verstreut, bevorzugt in den Hintersträngen, den Kleinhirnseitensträngen und den Pyramidenseitensträngen. Die Herde fließen zusammen und bilden eine spongiöse Dystrophie mit sogenannten Lückenfeldern. Hierbei geht die anfängliche Markscheidenschädigung in eine Axonschädigung über. Die Lückenfelder vernarben schließlich gliös (Sklerose). Auch periphere Nerven können von einem Markscheidenzerfall – zunächst ohne Axonschädigung – befallen sein.

Klinik. Die Krankheit weist eine sehr variable Symptomatik auf und verläuft unbehandelt chronisch progredient.
- **Störungen der Hinterstränge** äußern sich als brennende, unangenehme Parästhesien, die sich nach proximal ausbreiten können, als Störung der Lagewahrnehmung und des Vibrationsempfindens und als sensible Ataxie. Sie betreffen überwiegend die Beine.
- **Zeichen der Pyramidenbahnschädigung** sind eine spastische Parese, v.a. der Beine, ein gesteigerter Muskeltonus, gesteigerte Muskeleigenreflexe und ein positives Babinski-Zeichen.
- **Vegetative Symptome** können z.B. Urinretention, Blasenatonie, Obstipation und Impotenz sein.
- **Psychische Störungen** treten als Konzentrationsstörung, Apathie, Reizbarkeit, aber auch als Bewußtseinsstörung, paranoide oder depressive Symptome bis hin zu einer exogenen Psychose auf.

Häufig läßt sich auch eine Polyneuropathie nachweisen. Manchmal findet man eine glatte, rote, brennende Zunge (atrophische Glossitis, Hunter-Glossitis). Die neurologische Symptomatik kann einer megaloblastären Anämie vorausgehen!

Diagnostik. Wird nach entsprechender Anamnese und Symptomatik ein Vitamin-B_{12}-Mangel festgestellt, konzentriert sich die Ursachensuche auf den Gastrointestinaltrakt (z.B. Vitamin-B_{12}-Resorptionstest nach Schilling). Außerdem werden hämatologische Untersuchungen durchgeführt (s. Lehrbücher der Inneren Medizin).

Differentialdiagnose. Die neurologische Symptomatik muß von folgenden Erkrankungen abgegrenzt werden:
- **Encephalomyelitis disseminata.** Bei einer chronisch-progredienten, spinalen Verlaufsform der E.d. dienen Zusatzuntersuchungen (s. Kap. 7) zur Diagnosesicherung. Auch bei der spinalen Verlaufsform können zerebrale Herde fast immer in der MRT oder durch VEP nachgewiesen werden und typische Liquorveränderungen (z.B. oligoklonale Banden) kommen vor.
- **Friedreich-Ataxie.** Sie tritt überwiegend im Kindesalter auf, entwickelt sich wesentlich langsamer als die funikuläre Spinalerkrankung und weist zusätzlich eine zerebelläre Ataxie, eine Hohlfußbildung und Wirbelsäulenveränderungen auf.

Therapie. Eine sofortige Behandlung mit Vitamin-B_{12}-Präparaten kann den Entmarkungsprozeß aufhalten und evtl. zur Rückbildung bringen. Die Vitamin-B_{12}-Gabe ist – je nach Ursache – lebenslang notwendig. Ist bereits eine ausgeprägte Axonschädigung eingetreten, ist nicht mit einem nennenswerten Therapieerfolg zu rechnen.

12.3 Morbus Whipple

Ätiologie und Pathogenese. Beim Morbus Whipple führen Bakterien – möglicherweise Corynebakterien – zu einer Ansammlung von PAS-positiven Makrophagen v.a. in der Dünndarmmukosa, aber auch in anderen Organen, z.B. im ZNS.

Klinik. Vor, gleichzeitig mit oder nach der gastrointestinalen Symptomatik mit Diarrhö/Steatorrhö, Abdominalschmerzen und Malabsorptionssyndrom kommt es in etwa 10% der Fälle zu einer neurologischen Symptomatik. Dabei stehen eine progressive Demenz, eine Ophthalmoplegie und Myoklonien im Vordergrund. Es zeigen sich aber auch eine Apathie bis hin zum Koma, Krämpfe, eine Muskelschwäche, Sensibilitäts- und Koordinationsstörungen und Hirnnervensymptome.

Diagnostik. Die Diagnose kann nur durch eine histologische Untersuchung einer **Duodenal-** oder **Jejunalbiopsie** gesichert werden. Im Liquor zeigt sich häufig eine Pleozytose. Granulomatöse Läsionen im Gehirn können in der CCT oder besser MRT nachgewiesen werden.

Therapie. Eine antibiotische Behandlung mit ZNS-gängigen Antibiotika (z.B. Trimethoprim-Sulfamethoxazol) muß mindestens einen Monat lang durchgeführt werden.

12.4 Akute intermittierende Porphyrie !

Definition. Die akute intermittierende Porphyrie ist die häufigste Form der akuten hepatischen Porphyrie, einer Gruppe von Stoffwechselerkrankungen mit erblichem Enzymdefekt und konsekutiv gestörter Porphyrinsynthese im blutbildenden System und in der Leber.

Ätiologie und Pathogenese. Die Erkrankung wird autosomal-dominant vererbt. Die Aktivität der Uroporphyrinogen-I-Synthetase ist vermindert. Durch einen Rückkoppelungsmechanismus ist die Aktivität der δ-Aminolävulinsäure-Synthetase gesteigert. Die δ-Aminolävulinsäure- und Porphobilinogen-Konzentrationen im Serum und Urin sind erhöht.
Neuropathologisch kommt es zu einem ausgedehnten Markscheidenzerfall im gesamten sympathischen Nervensystem, in peripheren somatischen Nerven und im Großhirn, sowie zu einer Schädigung von Neuronen im Rückenmark (motorische Vorderhörner) und im Kortex.

Klinik. Die Erkrankung manifestiert sich in der Regel im mittleren Lebensalter, sehr variabel, meist mit abdomineller Symptomatik (kolikartige abdominelle Schmerzen, Erbrechen, Obstipation, gelegentlich Diarrhö, Meteorismus). In etwa der Hälfte der Fälle kommt es zu einer neurologischen Symptomatik:
- Die **vegetative Dysregulation** tritt in Form von Tachykardie, Hypertonie, Schweißausbrüchen, Singultus, Übelkeit und Erbrechen auf.
- **Peripher-neurologische Reiz- und Ausfallssymptome** äußern sich – ähnlich einer Polyneuropathie – als sensible Reizsymptome wie Schmerzen oder Hyperpathie, als Paresen mit distaler Betonung der oberen Extremität (Fallhand), proximaler Betonung der unteren Extremität (Watschelgang) und mit frühzeitigen Muskelatrophien.
- **Zerebrale Symptome** sind zerebrale Krampfanfälle, Hemiparesen, neuropsychologische Störungen oder exogene Psychosen (häufig ein delirantes Syndrom).

Die Krankheit verläuft intermittierend schubförmig. Die Krankheitsmanifestation oder schubartige Krisen können durch Streß oder porphyrinogene Stoffe (z.B. Alkohol, Sexualhormone und verschiedene Medikamente wie Barbiturate) ausgelöst werden.

Diagnostik. In der porphyrischen Krise – evtl. auch im Intervall – ist der Urin dunkel gefärbt. Porphobilinogen läßt sich im Urin durch den Hösch-Test oder den Schwartz-Watson-Test nachweisen.

Therapie. Im Mittelpunkt der Therapie steht die Beseitigung bzw. Vermeidung auslösender Noxen. Im Schub wird bei gleichzeitiger forcierter Diurese (unter Kontrolle des Wasser- und Elektrolythaushaltes) Glukose infundiert und evtl. zusätzlich Hämarginin gegeben. Durch die Hämarginingabe soll die Induktion der δ-Aminolävulinsäure-Synthetase in der Leber gedrosselt werden. Symptomatisch werden eine Hypertonie mit β-Blockern, Schmerz mit Acetylsalicylsäure und evtl. Morphinderivaten behandelt. Zur Sedierung kann Chlorpromazin gegeben werden.

12.5 Hepatolentikuläre Degeneration (Morbus Wilson) !!

Definition. Die hepatolentikuläre Degeneration (Morbus Wilson) ist eine autosomal-rezessiv vererbte Krankheit, bei der es infolge einer Störung des Kupferstoffwechsels zu Kupferablagerungen in der Leber, in der Niere, in bestimmten Gehirnregionen und in der Hornhaut kommt.

Ätiologie und Pathogenese. Einerseits ist die biliäre Ausscheidung von Kupfer gestört, andererseits wird aufgrund eines angeborenen Enzymdefekts kein funktionstüchtiges Coeruloplasmin, an das etwa 95% des Serumkupfers gebunden ist, gebildet. Daraus resultieren ein erhöhter Serumspiegel an freiem Kupfer, eine erhöhte Kupferausscheidung im Urin und eine vermehrte Kupferablagerung in der Leber, der Niere, dem Gehirn und der Hornhaut. Die Ablagerungen in der Leber führen über eine Fettleber und eine chronische Hepatitis zu einer Leberzirrhose. Im Gehirn liegen die Ablagerungen bevorzugt in den Stammganglien, besonders im Putamen, später auch in bestimmten Regionen des Kleinhirns und führen zu degenerativen Veränderungen. Im Auge kommt es in der Hornhaut zu einer ringförmigen Kupfereinlagerung (Kayser-Fleischer-Kornealring).

Klinik. Die Krankheit manifestiert sich in der Regel zwischen dem 15. und 20. Lebensjahr. Anfangs richtet sich das klinische Bild nach dem bevorzugten Organbefall.
- **Neurologische Symptome.** Extrapyramidale Bewegungsstörungen wie ein akinetisch-rigides Parkinson-Syndrom, aber auch choreatische, athetotische und dystonische Hyperkinesen, eine Dysarthrie und Dysphagie stehen im Vordergrund. Später können sich zerebelläre Bewegungsstörungen mit Nystagmus und skandierendem Sprechen entwickeln.
- **Psychische Veränderungen.** Konzentrationsmangel, Gedächtnisstörungen, Reizbarkeit, Aggressivität und Affektlabilität treten auf, später entwickelt sich ein dementielles Syndrom.
- Eine akute, dann chronische Hepatitis kann schließlich in eine **Leberzirrhose** übergehen.
- Der **Kayser-Fleischer-Kornealring** ist pathognomonisch.
- Seltener sind **Nierenfunktionsstörungen** und eine **hämolytische Anämie**.

Diagnostik
- Typischerweise sind im **Serum** das freie Kupfer erhöht und der Coeruloplasmingehalt erniedrigt. Da das kupferbindende Coeruloplasmin erniedrigt ist, ist das gesamte Serumkupfer vermindert!
- Die Kupferausscheidung im **Urin** ist erhöht.
- Im **Leberbiopsat** läßt sich evtl. ein erhöhter Kupfergehalt nachweisen.

Therapie und Prognose. Der Patient erhält eine lebenslange kupferarme Diät und zur Steigerung der Kupferausscheidung D-Penicillamin. Bei einem frühen Therapiebeginn kann der Verlauf günstig beeinflußt werden, in schweren Fällen kann der Tod nach einigen Jahren durch die Dekompensation der Leberzirrhose eintreten.

12.6 Leberinsuffizienz

Definition. Unter einer **hepatischen Enzephalopathie** versteht man im allgemeinen eine Bewußtseinsstörung bis hin zum Koma infolge eines akuten oder chronischen Leberversagens.

Ätiologie. Ursachen der hepatischen Enzephalopathie sind eine akute oder chronische Leberinsuffizienz.
- Die **akute Leberinsuffizienz** kann durch eine fulminante Virushepatitis, Hepatotoxine (Medikamente wie Paracetamol, Knollenblätterpilz oder Chemikalien wie Tetrachlorkohlenstoff), seltener durch eine akute Schwangerschaftsfettleber, ein Budd-Chiari- oder Reye-Syndrom (s.u.) verursacht sein.
- Die **chronische Leberinsuffizienz** ist die Folge einer Leberzirrhose unterschiedlicher Genese. Dabei sind Alkohol und eine chronische Hepatitis die häufigsten, ein biliäre Zirrhose, eine Hämochromatose, der Morbus Wilson oder ein α_1-Antitrypsinmangel seltenere Ursachen.

Pathogenese. Einerseits ist die Entgiftungsfunktion der Leber gestört, andererseits werden toxische Substanzen an der Leber vorbeigeleitet (Kollateralen bei portaler Hypertension). Eine pathogenetisch wichtige Rolle spielt Ammoniak, das in der Muskulatur und der Niere, v.a. aber beim Abbau von stickstoffhaltigen Nahrungsbestandteilen durch intestinale Mikroorganismen entsteht. Einerseits ist Ammoniak direkt toxisch, andererseits verursacht es durch eine vermehrte Glutaminbildung einen Mangel an α-Ketoglutarsäure, wodurch die aerobe Glykolyse im ZNS beeinträchtigt wird. Außerdem entstehen im Darm durch den bakteriellen Abbau Merkaptane, kurz- und mittelkettige Fettsäuren und Phenole, die die Decarboxylierung wichtiger Aminosäuren hemmen. Dadurch wird der Neurotransmitterstoffwechsel verändert (z.B. Verminderung exzitatorischer Neurotransmitter wie Dopamin, Norepinephrin und Vermehrung inhibitorischer Neurotransmitter wie Serotonin).
Häufige auslösende Faktoren sind:
- gastrointestinale Blutungen
- ein gesteigerter Proteinkatabolismus (z.B. im Rahmen infektiöser Prozesse, von Operationen oder Traumen)
- eine übermäßige Proteinzufuhr

- eine unkontrollierte Therapie mit Sedativa oder eine intensive Diuretikatherapie (dabei entwickelt sich eine Alkalose, bei der die renale Ammoniakbildung gesteigert ist und verstärkt freies Ammonium ins Gehirn diffundieren kann).

Klinik. Die hepatische Enzephalopathie kann in 4 Stadien eingeteilt werden, die nicht unbedingt mit dem Ammoniakspiegel im Serum korrelieren müssen.
- **Stadium I.** Psychische Veränderungen (psychische Labilität, depressive oder euphorische Stimmung), psychomotorische Störungen (Ruhelosigkeit oder Apathie), Schlafstörungen, eine Einschränkung der intellektuellen Leistungsfähigkeit und der Koordination (ein feiner Indikator ist die Handschrift!), ein Flattertremor (flapping tremor) und typischerweise eine Asterixis („Flügelschlagen", intermittierender ruckartiger Verlust des Haltetonus mit unregelmäßigen Korrekturbewegungen bei ausgestrecktem Arm) kennzeichnen dieses Stadium.
- **Stadium II.** Somnolenz, Verwirrtheit, Desorientierung, Gedächtnisstörungen, Nesteln, Grimassieren und Ataxie sind typische Symptome.
- **Stadium III.** Die Patienten sind soporös, evtl. deutlich verwirrt, zeitlich und örtlich desorientiert und weisen artikulatorische Sprechstörungen, einen Rigor der Muskulatur und eine Reflexsteigerung auf.
- **Stadium IV.** Im letzten Stadium befindet sich der Patient im Koma, sein Muskeltonus ist schlaff und der Kornealreflex erloschen.

Eine Sonderform ist das **Reye-Johnson-Syndrom,** das bei Kindern und Jugendlichen auftritt. Diese nichtikterische hepatische Enzephalopathie ist durch ein akutes Hirnödem und eine akute Leberzellverfettung gekennzeichnet. Ursächlich werden Virusinfekte (z.B. Influenza A und B, Herpes- oder Epstein-Barr-Viren) und Toxine (v.a. Acetylsalicylsäure) angeschuldigt. Nach uncharakteristischen Vorboten wie Fieber, Husten und Erbrechen entwickelt sich rasch die neurologische Symptomatik. Sie besteht aus Stupor bis zum Koma, zerebralen Krampfanfällen, einer sympathischen Überaktivität und einem Verlust zentraler Reflexe. Neben einer symptomatischen Therapie muß das Hirnödem behandelt werden. Bei einer frühzeitigen Behandlung ist die Letalität 5–10%, bei einer verzögerten Therapie bis zu 60%.

Diagnostik. Neben der Suche nach der Ursache der Leberinsuffizienz sind folgende Zusatzuntersuchungen wichtig:
- **Laboruntersuchung.** Im Serum sind der Ammoniakspiegel, die Leberenzyme und die cholestaseanzeigenden Enzyme erhöht (die Höhe korreliert jedoch nicht mit dem Grad der Enzephalopathie) und die Parameter für die Syntheseleistung der Leber (Cholinesterase, Quick, Albumin) erniedrigt.
- **EEG.** Die auftretenden Allgemeinveränderungen sind nicht spezifisch, jedoch wichtig für die Diagnose und die Verlaufsbeurteilung.

Therapie. Die auslösende Ursache (z.B. gastrointestinale Blutung) wird behandelt und oft ist eine intensivmedizinische Überwachung erforderlich (Überwachung von Elektrolytspiegeln etc.). Diätetische Maßnahmen umfassen eine ausreichende Kalorienzufuhr bei gleichzeitiger Eiweißreduktion. Die Darmreinigung und -sterilisation geschieht mit Einläufen und Abführmitteln (z.B. Lactulose) und durch die Gabe nichtresorbierbarer Antibiotika (z.B. Neomycin oral). In Fällen schwersten irreversiblen Leberversagens kommt eine Lebertransplantation in Frage.

12.7 Niereninsuffizienz

Ätiologie
- Ein **akutes Nierenversagen** kann prärenal (z.B. Schock), renal (z.B. Nierenarterienverschluß) oder postrenal (Abflußbehinderung der ableitenden Harnwege) verursacht sein.
- Eine **chronische Niereninsuffizienz** kann bei einer Glomerulonephritis, einer interstitiellen Nephritis/Pyelonephritis, Zystennieren, einer hypertonisch-vaskulären Nephropathie und anderen Nierenerkrankungen auftreten.

Pathogenese. Nierenfunktionsstörungen führen sowohl zur Retention toxischer Substanzen, insbesondere von Harnstoff (Azotämie), aber auch von Kreatinin, Harnsäure und anderen organischen und anorganischen Substanzen, als auch zu Störungen des Elektrolyt- und Wasserhaushaltes.

Der genaue Mechanismus, der die Mitbeteiligung des Nervensystems verursacht, ist noch nicht bekannt. Einerseits kommt es zu einer Enzephalopathie, andererseit zu einer Polyneuropathie. Auch eine zu rasch durchgeführte Dialyse kann zu einer Enzephalopathie führen (Dialysedysäquilibrium-Syndrom). Bei der langjährigen Dialysebehandlung wird eine Aluminiumretention mit Ablagerungen im ZNS als Ursache der Enzephalopathie diskutiert (Dialyseenzephalopathie-Syndrom).

Klinik. Charakteristisch für die einzelnen Erscheinungsbilder sind:
- **Nephrogene Enzephalopathie bei akutem Nierenversagen.** Im Vodergrund stehen Bewußtseinsstörungen bis zum Koma oder in Form einer exogenen Psychose (überwiegend als delirantes Syndrom). Neurologische Symptome sind Tremor, Myoklonien, Reflexsteigerung, aber auch Reflexabschwächung, Kopfschmerzen, Doppelsehen, Gesichtsfeldeinschränkungen oder Amaurose.
- **Enzephalopathie bei chronischem Nierenversagen.** Langsam stellt sich ein neurasthenisches Syndrom ein. Es ist durch rasche Ermüdbarkeit, körperliche Schwäche, vegetative Labilität, Merk- und Konzentrationsstörungen, Reizbarkeit, Affektlabilität und Schlafstörungen gekennzeichnet. Neurologisch sind die Patienten häufig unauffällig.
- **Dialysedysäquilibrium-Syndrom.** Kopfschmerzen, Übelkeit (Erbrechen) und Muskelkrämpfe während oder kurz nach der Dialyse sind typisch. In schweren Fällen können eine exogene Psychose oder zerebrale Krampfanfälle auftreten.
- **Dialyseenzephalopathie-Syndrom.** Langsam progredient stellen sich psychische Störungen wie dementielle Symptome (Gedächtnisstörung, Beeinträchtigung des abstrakten Denkens), aber auch psychotische Symptome (depressive oder euphorische Stimmung, Halluzinationen, paranoide Gedanken etc.) ein. Neurologisch fallen Tremor, Myoklonien, Asterixis und zerebrale Krampfanfälle auf, Leitsymptom ist eine dysarthrische Sprechstörung.
- **Nephrogene Polyneuropathie.** Sie imponiert zunächst als überwiegend sensible, später auch als motorische Polyneuropathie. Typisch ist das Syndrom der „restless legs". Dabei treten v.a. nachts und im Liegen Par- und Dysästhesien (schmerzhafte Empfindungen) in den distalen Abschnitten der Beine auf und der Patient kann die Beine im Liegen nicht ruhighalten.

Diagnostik. Die internistische Diagnostik soll die Art der Nierenstörung klären. Das EEG ist bei Enzephalopathien häufig allgemeinverändert und zeigt den Schweregrad der ZNS-Schädigung an.

Therapie. Im Vordergrund steht die optimale Dialysebehandlung.

12.8 Alkoholerkrankung !!!

Definition. Der **akute** Alkoholmißbrauch führt zum Alkoholrausch, beim **chronischen** Alkoholismus liegt ein ständiger oder periodischer Alkoholmißbrauch – mit oder ohne Suchterscheinungen – vor. Er führt häufig zu einem sozialen Abstieg, psychischen Störungen und körperlichen Schäden. Nach Jellinek werden je nach dem Trinkverhalten 5 Typen von Alkoholikern unterschieden:
- α-Trinker sind Konfliktbetäubungstrinker mit intermittierender psychischer Abhängigkeit, aber der Fähigkeit zur Enthaltsamkeit.
- β-Trinker sind Gelegenheits- oder Verführungstrinker.
- γ-Trinker sind physisch, später auch psychisch abhängig (mit Toleranzsteigerung und Abstinenzsymptomen).
- δ-Trinker sind wie die γ-Trinker, zusätzlich unfähig zur Abstinenz („Spiegeltrinker").
- ε-Trinker neigen zu episodischen Alkoholexzessen.

Epidemiologie. In Mitteleuropa sind etwa 1–3% der Menschen alkoholabhängig.

Ätiologie. Bei der Entstehung des Alkoholismus spielen die Wirkung des Alkohols selbst, anlagebedingte Persönlichkeitsstrukturen und Umweltfaktoren wie die sozialen Bedingungen eine Rolle.

Pathogenese. Die Menge an Alkohol, die für die Leber schädlich ist, ist individuell verschieden. Sie hängt u.a. von evtl. Vorerkrankungen, einer Mangel- oder Fehlernährung und vom Geschlecht ab. Frauen haben eine deutlich geringere Kapazität der Alkoholdehydrogenase als Männer. Die toxische Grenze für die Entwicklung einer Leberzirrhose liegt für Frauen bei etwa 20 g reinem Ethanol, für Männer bei etwa 60 g pro Tag. Chronischer Alkoholkonsum schädigt neben der Leber (Fettleber, Hepatitis, Leberzirrhose) das Pankreas (Pankreatitis), den Magen (Gastritis) und das Herz (Kardiomyopathie). Er führt zur alkoholtoxischen Porphyrie, zu einem Folsäuremangel mit hyperchromer Anämie und zur alkoholtoxischen Embryopathie (s. Kap. 15.1.1).

Mehr und mehr setzt sich die Erkenntnis durch, daß schon regelmäßiger „normaler Alkoholkonsum" (z.B. 1–2 Halbe Bier/Tag) u.a. zu einer Blutdrucksteigerung führen kann und somit einen Risikofaktor für einen Hirninfarkt darstellt.

Klinik. Die Beteiligung des Nervensystems kann eine unterschiedliche Symptomatik hervorrufen. Typisch für den **akuten Alkoholismus** sind folgende Zustände:

- **Einfacher und komplizierter Rausch.** Der Alkoholeinfluß verursacht individuell unterschiedliche Symptome wie Enthemmung, Stimulation und Euphorie, Gereiztheit, Konzentrations- und Denkstörungen, aber auch depressive Verstimmung bis hin zur Suizidalität. Neurologisch stehen Gleichgewichtsstörungen (zerebelläre Ataxie, Dysarthrie, Schwindel) im Vordergrund. Bei einem hohen Alkoholkonsum kommt es zu Bewußtseinsstörung bis hin zum Koma. Der komplizierte Rausch ist ein ausgeprägter einfacher Rausch und muß vom pathologischen Rausch abgegrenzt werden.
- **Pathologischer Rausch.** Auch nach der Aufnahme geringer Alkoholmengen kommt es zu ausgeprägten Erregungs- und Dämmerzuständen mit Verkennung der Situation. Die Patienten sind entweder überaus ängstlich oder wütend und äußerst aggressiv. Nach Minuten bis Stunden schließt sich ein Terminalschlaf an. Nach dem Erwachen besteht eine Amnesie. Ursächlich wird eine Alkoholintoleranz vermutet, die auf eine Hirnerkrankung oder auch eine Allgemeinerkrankung zurückgeführt werden kann.

Der **chronische Alkoholismus** kann verschiedene Auswirkungen auf das Nervensystem haben:

- **Alkoholdelir (Delirium tremens).** Das Alkoholdelir kann während fortgesetzten Trinkens (Kontinuitätsdelir) und nach plötzlichem Alkoholentzug – meist nach 1–3 Tagen – (Abstinenzdelir) auftreten. Symptome sind Bewußtseinsstörungen im Sinn von verwirrtem, zusammenhanglosem Denken, Desorientiertheit, wahnhaftem Erleben (typisch sind optische Halluzinationen), motorische Unruhe und Bewegungsdrang. Tremor und vegetative Begleitsymptome (weite Pupillen, Schwitzen, Tachykardie, Blutdruckschwankungen etc.) sind körperliche Anzeichen eines Alkoholdelirs. Es kann sich durch Prodromalsymptome v.a. vegetativer Art (s.o.) ankündigen. Als Komplikation können zerebrale Krampfanfälle auftreten. Eine medikamentöse Behandlung erfolgt stationär, mit Benzodiazepinen oder Clomethiazol, evtl. Butyrophenonen (z.B. Haloperidol). Gegen die vegetativen Erscheinungen helfen am besten β-Blocker.

> **Cave!**
>
> Bei der Behandlung des Alkoholdelirs mit Clomethiazol besteht akut die Gefahr einer Atemdepression und bei längerer Gabe die Gefahr, daß sich eine „Distraneurin®-Sucht" entwickelt!

- **Alkoholhalluzinose.** Bei dieser seltenen Komplikation nach längerem Alkoholkonsum kommt es bei klarem Bewußtsein zu akustischen Halluzinationen. Die Patienten hören Stimmen, die schlecht über sie sprechen. Sie sind ängstlich, gequält, manche versuchen den Stimmen zu entfliehen. Nach dem Absetzen des Alkohols klingt die Halluzinose in der Regel ab.
- **Wernicke-Korsakow-Syndrom.** Das Syndrom beruht auf einem Thiamin-(=Vitamin-B_1-)Mangel, der an erster Stelle durch den chronischen Alkoholismus, aber auch durch Mangelernährung, Dysenterie, Kachexie bei fortgeschrittenen Karzinomen (v.a. des Gastrointestinaltraktes), Leberzirrhose oder schwere Infektionskrankheiten hervorgerufen werden kann. Der Thiamin-Mangel führt zu einem spongiösen Gewebszerfall, zur Kapillarproliferation und -dilatation. Gelegentlich treten petechiale Blutungen, überwiegend in den Corpora mamillaria, auf. Akut setzen Augenmuskel- und Blickparesen (häufig auch eine internukleäre Ophthalmoplegie), ein Nystagmus, eine zerebelläre

Ataxie und psychische Störungen wie Halluzinationen, Erregungszustände, aber auch eine Antriebslosigkeit ein **(Wernicke-Syndrom)**. Eine **Korsakow-Psychose** kann sich daran anschließen, aber sich beim chronischen Alkoholmißbrauch auch eigenständig, langsam entwickeln. In der Psychose sind die Patienten falsch orientiert, sie konfabulieren und weisen eine ausgeprägte Störung der Merkfähigkeit, v.a. des Kurzzeitgedächtnisses auf. Die Therapie besteht in der rechtzeitigen Gabe hoher Dosen von Vitamin B_1. Hat sich ein Korsakow-Syndrom schon eingestellt, so ist die Prognose eher ungünstig.

- **Zentrale pontine Myelinolyse.** Überwiegend beim chronischen Alkoholmißbrauch, aber auch beim Morbus Wilson, bei Elektrolytstörungen (häufig liegt eine zu rasche Korrektur einer Hyponatriämie vor) und anderen Grunderkrankungen kommt es zu einer Myelinolyse im zentralen Brückenbereich. Diese meist symmetrischen Läsionen im Brückenfuß verursachen eine Symptomatik, die von leichten Zeichen einer Pyramidenbahnläsion über eine Tetraparese mit horizontaler Blicklähmung bei erhaltenem Bewußtsein bis hin zum Locked-in-Syndrom reichen kann.
- **Kleinhirnrindenatrophie.** Die Krankheit setzt meist in der zweiten Lebenshälfte ein. Häufigste Ursache ist der chronische Alkoholismus. Kleinhirnatrophien werden aber auch bei einem Medikamentenabusus, Schwermetallintoxikationen, einer Kachexie, Karzinomen oder bei der Chemotherapie mit Cisplatin oder Methotrexat beobachtet. Wie die Degeneration zustande kommt, ist unbekannt. Makroskopisch findet man symmetrische Atrophien des Kleinhirnvorderlappens, mikroskopisch gehen v.a. Purkinje-Zellen zugrunde. Klinisch steht die Ataxie der Beine im Vordergrund, an den Armen ist sie geringer ausgeprägt, eine Dysarthrie tritt erst spät auf, ein Nystagmus ist selten. Eine spezielle Therapie gibt es nicht, bei einer Alkoholgenese wird Vitamin B_1 gegeben, durch eine Alkoholabstinenz kann eine Besserung eintreten.
- **„Tabak-Alkohol-Amblyopie".** Ernährungsstörungen mit Vitaminmangel rufen eine bilaterale Demyelinisierung markhaltiger Fasern im Verlauf der Sehbahn hervor. Klinisch imponiert eine beidseitige Sehstörung mit Verschlechterung des Visus. Die Gabe von Vitaminen der B-Gruppe und eine ausreichende Ernährung können die Symptomatik – v.a. in den Frühstadien – bessern.
- **Polyneuropathie.** Bei individueller Disposition kann ein jahrelanger Alkoholabusus alle Schweregrade einer Polyneuropathie hervorrufen. Typisch ist eine Beeinträchtigung der Lagewahrnehmung (s.a. Kap. 13.4.2).

Therapie. Da Alkoholiker es nicht schaffen, kontrolliert zu trinken, ist eine absolute Alkoholabstinenz das langfristige Ziel. Die Umstellung erfolgt stufenweise:
- Kontaktaufnahme mit Motivation
- Entgiftungsphase mit vollständigem Alkoholentzug
- Entwöhnungsphase mit Wiedererlangung der Unabhängigkeit
- Nachsorgephase mit beruflicher und gesellschaftlicher Rehabilitation.

Hierbei können Selbsthilfeorganisationen wie die „Anonymen Alkoholiker" hilfreich sein. Prophylaktisch sollen Frauen darauf hingewiesen werden, daß Alkoholkonsum während der Schwangerschaft das Kind gefährdet (s. Kap. 15.1.1). Ebenso sollte das Bewußtsein geweckt werden, daß schon „normaler Alkoholkonsum" schädlich sein kann (s.o.).

12.9 Vergiftungen mit Metallen und Erstickungsgasen !

Neurotoxische Syndrome haben kein charakteristisches morphologisches oder klinisches Bild. Metallvergiftungen sind häufig arbeitsmedizinisch relevante Erkrankungen, Intoxikationen mit Erstickungsgasen ereignen sich meist akzidentiell oder in suizidaler Absicht. Hier soll auf die Symptomatik verschiedener Vergiftungen – mit Schwerpunkt auf den neurologischen Symptomen – und kurz auf die Behandlung eingegangen werden.

Blei

Blei wird eingeatmet oder über die Haut bzw. im Magen-Darm-Trakt resorbiert. Es beeinflußt die Hämsynthese und hemmt die δ-Aminolävulin-

säure-Dehydratase, die δ-Aminolävulinsäure-Konzentration im Blut und im Urin steigt an. Die Beeinflussung des Nervensystems ist noch ungeklärt, periphere Nerven weisen eine axonale Degeneration auf.
Typische klinische Zeichen sind:
- Bauchkoliken und Obstipation
- blasse Haut (Bleikolorit)
- hämolytische Anämie (mit basophiler Tüpfelung der Erythrozyten)
- dunkler Zahnfleischrand (**Bleisaum**)
- Kopfschmerzen
- zerebrale Krampfanfälle
- delirantes Syndrom
- eine sich langsam entwickelnde Polyneuropathie mit typischem Befall des N. radialis (Fallhand).

Therapeutisch werden Chelatbildner (z.B. Dimercaptol) gegeben, bei einer akuten Vergiftung wird zusätzlich der Magen gespült.

Quecksilber

Metallisches Quecksilber wird gut über die Lunge, organische und anorganische Quecksilberverbindungen werden über die Lunge, die Haut oder den Magen-Darm-Trakt aufgenommen. Der genaue Wirkmechanismus ist noch unklar. Morphologische Veränderungen sind v.a. in der Groß- und Kleinhirnrinde sowie im Rückenmark nachweisbar.
Typische klinische Zeichen sind:
- Bei der akuten Vergiftung stehen allgemeine Symptome wie Reizhusten, Dyspnoe, Fieber, Übelkeit, Erbrechen (bei organischem und anorganischem Quecksilber auch Verätzungen des Magen-Darm-Traktes) und Durchfälle im Vordergrund.
- Bei der chronischen organischen oder anorganischen Quecksilbervergiftung entwickeln sich neurologische Symptome wie Konzentrations- und Leistungsschwäche und ein feinschlägiger Intentionstremor. Später kommen Kopfschmerzen, delirante oder depressive Syndrome hinzu. Organische Quecksilberverbindungen können Gesichtsfeldausfälle, eine zerebelläre Ataxie, Parästhesien oder Symptome, die denen einer amyotrophen Lateralsklerose ähneln, hervorrufen.

Therapeutisch werden Chelatbildner gegeben, nach dem Einatmen von Quecksilberdämpfen wird eine Lungenödemprophylaxe, nach einer Ingestion eine Magenspülung durchgeführt.

Mangan

Mangan wird durch Einatmen oder Ingestion aufgenommen. Es soll zu einer Degeneration von Nervenzellen, überwiegend im Putamen, Nucleus caudatus, Globus pallidum und Thalamus kommen.
- Bei der akuten Vergiftung stehen Übelkeit, Erbrechen, Oberbauchschmerzen und ein Temperaturanstieg im Vordergrund. Diese Symptome klingen in der Regel spontan ohne Folgen wieder ab. Entwickelt sich eine Manganpneumonie, so ist die Prognose ernster.
- Die chronische Vergiftung führt zu einem Parkinson-Syndrom. Bei der Schriftprobe findet man typischerweise eine Zitterschrift mit zunehmender Kleinschrift.

Chelatbildner sind nur bei der akuten Vergiftung erfolgversprechend, bei der chronischen Vergiftung wird L-Dopa gegeben.

Thallium

Thallium wird in Form von Flugstaub eingeatmet oder verschluckt. Histologisch kommt es – neben noch nicht gut beschriebenen zentralen Veränderungen – peripher zu einem Axonuntergang und einem sekundären Markscheidenzerfall. Nach einer akuten Thalliumvergiftung stellen sich folgende Symptome ein:
- Akut treten Übelkeit, Erbrechen, ein retrosternaler Schmerz und Bauchschmerzen mit einer spastischen Obstipation auf.
- Brennender Durst.
- Nach einigen Tagen entwickelt sich eine Polyneuropathie. Typisch sind Parästhesien und heftige Schmerzen an den Füßen und Händen, insbesondere eine Hyperpathie der Fußsohle (**burning feet**). Paresen kommen bevorzugt an der unteren Extremität vor.
- Nach etwa einer Woche entwickeln sich Schlafstörungen.
- Nach einer Woche können eine Tachykardie, Blutdrucksteigerungen, ein vermehrter Speichelfluß und Fieber hinzukommen.
- Ebenfalls nach einer Woche beginnt ein generalisierter Haarausfall. Ab der 3.–4. Woche können an den Finger- und Zehennägeln weiße

Querstreifen (**Mees-Bänder**) nachgewiesen werden.
- Zentrale Symptome sind Myoklonien und zerebrale Krampfanfälle sowie psychische Auffälligkeiten wie Affektlabilität, Reizbarkeit und exogene Psychose.

Therapeutisch wird innerhalb der ersten Stunden nach der Vergiftung eine Magenspülung durchgeführt. Eisenhexazyanoferrat bindet Thallium im Darm, verhindert dadurch die Rückresoption und unterbricht so den enteralen Thalliumkreislauf.

Arsen

Das geruchs- und geschmacksfreie Arsen kann durch Ingestion oder Einatmen aufgenommen werden. Die Symptomatik ähnelt der der Thalliumvergiftung.
- Bei der akuten Arsenvergiftung stehen choleraähnliche Durchfälle, Verwirrtheit, zerebrale Krampfanfälle und Kreislaufstörungen im Vordergrund.
- Bei der chronischen Vergiftung entwickeln sich symmetrische Hyperkeratosen an den Handflächen und Fußsohlen, eine abnorme Pigmentation (**Arsenmelanose**), ein Haarausfall, Mees-Bänder der Nägel, eine Konjunktivitis und eine Polyneuropathie. Im Gegensatz zur Polyneuropathie bei der Thalliumvergiftung sind die obere und die untere Extremität gleich stark befallen.

Akut wird eine Magenspülung durchgeführt, als Antidot kann Dimercaptol gegeben werden.

Kohlenmonoxid

Die Affinität von Kohlenmonoxid (CO) zum Hämoglobin ist 300fach höher als die von Sauerstoff. Somit behindert Kohlenmonoxid den Sauerstofftransport.
- Bei der akuten Vergiftung trübt das Bewußtsein ein und die Haut verfärbt sich kirschrot (ab einem HbCO von 40%). Bei ca. 60% HbCO kommt es zur Bewußtlosigkeit, bei ca. 70% tritt normalerweise der Tod ein. Dauerschäden in Form eines Parkinson-Syndroms und/oder psychischer Veränderungen wie kognitiven Einbußen bis hin zur Demenz, Affektlabilität, Depressionen und Wahnvorstellungen können bestehen bleiben.

Betroffene sollten sofort aus dem Gefahrenbereich entfernt werden und Sauerstoff – evtl. reinen Sauerstoff mit Überdruckbeatmung – erhalten.

Blausäure

Blausäure (HCN) blockiert aufgrund seiner hohen Affinität zu dreiwertigem Eisen die Zytochromoxidase.
- Bei ausreichend hohen Mengen von Blausäure soll die akute Vergiftung innerhalb von Sekunden zum Tod führen.
- Niedrigere Dosierungen verursachen ein rosiges Aussehen, Reizungen der Schleimhäute, Übelkeit, Kopfschmerzen, eine Eintrübung des Bewußtseins und zerebrale Krämpfe. Sie können durch die Atemlähmung den Tod herbeiführen. Typisch ist der Bittermandelgeruch der Atemluft. Bleibende Dauerschäden sind denen der Kohlenmonoxidvergiftung ähnlich, selten kann auch eine Polyneuropathie auftreten.

Therapeutisch wird einerseits Natriumthiosulfat gegeben, um Schwefel zur enzymatischen Thiocyanatbildung (das viel weniger toxisch als Cyanid ist) bereitzustellen, andererseits wird die Methämoglobinbildung gefördert, z.B. durch p-Dimethylaminophenol, an dessen dreiwertiges Eisen Cyanid bindet.

Schwefelwasserstoff

Schwefelwasserstoff (H_2S), ein intensiv nach faulen Eiern riechendes Gas, wird eingeatmet. Der Wirkungsmechanismus ist noch ungeklärt, wahrscheinlich wird ein Enzym der Atmungskette blockiert. Die Symptomatik ähnelt der der Blausäurevergiftung.

12.10 Medikamenten- und Drogenüberdosierungen

Medikamenten- und Drogenüberdosierungen beeinflussen häufig das Nervensystem. Daher stehen die neurologischen Symptome meist im Vordergrund. Hier soll insbesondere auf in der Neurologie verwendete Substanzen eingegangen werden. Die Wirkungsweise der einzelnen Substanzen wird kurz wiederholt.

Therapeutisch gelten – wie für alle akuten Vergiftungen – folgende Grundregeln:
- Sicherung der Vitalfunktionen, evtl. unter Einsatz intensivmedizinischer Maßnahmen
- Beendigung weiterer Giftresorption (z.B. Entfernen aus einem Gefahrenbereich)
- Beschleunigung der Giftausscheidung (z.B. durch Hämodialyse).

Ist die Substanz bekannt, empfiehlt sich ein Anruf bei einer „Giftzentrale", um Informationen über spezielle Maßnahmen gegen diese Substanz zu erhalten.

Barbiturate

In niedrigen Dosen greifen Barbiturate an Teilen der Formatio reticularis an, in höheren Dosen werden die Hirnrinde und andere ZNS-Bereiche gelähmt. Sie binden an GABA-Rezeptoren.
Klinische Symptome sind:
- Bewußtseinstrübung bis zum Koma
- Abschwächung der Reflexe
- Hypothermie
- zentrale Atemlähmung
- eine negativ-inotrope Wirkung am Herzen und eine Gefäßschädigung führen zur Schocksymptomatik.

Diphenhydramin

Diphenhydramin ist als H_1-Rezeptor-Antagonist ein Antihistaminikum und verursacht bei einer Überdosierung:
- zunächst Unruhe, Verwirrtheit, Fieber und Tachykardie, später psychotische Zustände
- zerebrale Krampfanfälle, die überwiegend tonisch-klonisch sind
- gesteigerte Reflexe und Pyramidenbahnzeichen
- Mundtrockenheit, Brennen im Rachen, Schluck- und Sprachstörungen
- Sehstörungen
- Magen-Darm- und Blasenatonie
- anticholinerges Syndrom, das einer Atropinvergiftung ähnelt und Mydriasis.

Benzodiazepine

Benzodiazepine greifen bevorzugt am limbischen System an. Sie verstärken in der Regel die inhibitorische Wirkung von endogener γ-Aminobuttersäure (GABA) am $GABA_A$-Rezeptor und führen zu:
- Müdigkeit und Schläfrigkeit, erst bei hoher Dosis Stupor oder Koma
- Nystagmus, Ataxie, Sprachstörungen
- Abschwächung der Reflexe und Hypotonie
- Atemdepression.

Neuroleptika

Neuroleptika wirken in der Regel als Dopamin-Rezeptor-Antagonisten. Zeichen der Überdosierung sind:
- eine zentrale Dämpfung und Sedierung
- bei schwerer Intoxikation Koma, Kreislaufdepression und kardiotoxische Wirkung
- Symptome eines Parkinson-Syndroms
- die anticholinerge Wirkung – ähnlich einer Atropin-Vergiftung – ist bei den verschiedenen Neuroleptika unterschiedlich stark.

Trizyklische Antidepressiva

Trizyklische Antidepressiva steigern die Konzentration von Noradrenalin und/oder Serotonin im synaptischen Spalt, in der Regel indem sie den Abbau oder die präsynaptische Wiederaufnahme der Transmitter hemmen.
- Im Vordergrund der Symptomatik steht die anticholinerge Wirkung, die zu trockener Haut und Schleimhäuten, Mydriasis und Fieber führt.
- Zentral werden Erregungszustände bis hin zum deliranten Syndrom, eine Ataxie und Pyramidenbahnzeichen hervorgerufen.
- Supraventrikuläre Tachykardien oder auch Kammertachykardien, eine negativ-inotrope Wirkung sowie Erregungsausbreitungs- und Erregungsüberleitungsstörungen sind Auswirkungen auf das Herz.
- Eine Atemdepression und zerebrale Krampfanfälle sind weitere Folgen der Überdosierung von trizyklischen Antidepressiva.

Phenytoin

Phenytoin hat eine blockierende Wirkung auf den schnellen Natriumeinstrom, fördert den basalen Kaliumausstrom und verringert dadurch die Erregbarkeit von Nervenzellen (Membranpotentialstabilisator). Ab einem bestimmten Plasmaspiegel

von Phenytoin nimmt bei zunehmender Plasmaspiegelkonzentration die Eliminationsgeschwindigkeit relativ gesehen langsamer zu, d.h. eine therapeutische Dosis kann leicht toxische Plasmaspiegel hervorrufen. Klinische Symptome sind dann:
- Erbrechen, Schwindel, Übelkeit, zerebelläre Ataxie (bei einer längeranhaltenden Intoxikation kann es sogar zu irreversiblen Kleinhirnschädigungen kommen)
- Halluzinationen, aber auch Bewußtseinsstörungen bis hin zum Koma
- Bradyarrhythmien bei schwerer Intoxikation.

Carbamazepin

Carbamazepin scheint die neuronale Hemmung zu fördern und kann folgende Symptome verursachen:
- Kopfschmerzen, Verwirrung, Schwindel, Ataxie, Tremor, Schläfrigkeit
- Sinustachykardien, Erregungsbildungs- und Erregungsüberleitungsstörungen
- selten ein Lungenödem
- Leber- und Nierenschäden bzw. -funktionsstörungen
- Leukopenie.

Valproinsäure

Die krampfhemmende Wirkung von Valproat ist wahrscheinlich auf eine verstärkte Hemmwirkung von GABA zurückzuführen.
Symptome sind:
- Schwindel, Übelkeit und Erbrechen
- Bewußtseinseintrübung bis hin zum Koma
- Atemdepression
- Leberschäden bis hin zum Leberversagen.

Cannabis

Der Wirkungsmechanismus des Cannabis ist noch nicht geklärt. Die klinische Symptomatik besteht aus:
- Übelkeit, Erbrechen
- Konjunktivitis
- psychischen Veränderungen mit Aggressivität oder depressiver Verstimmung.

Halluzinogene

Der Wirkungsmechanismus der Halluzinogene (z.B. LSD) ist noch nicht bekannt. Sie verursachen:
- Übelkeit, Erbrechen
- Mydriasis
- Tachykardie, Anstieg der Körpertemperatur
- Tremor, Parästhesien, gesteigerte Reflexerregbarkeit
- Euphorie mit abruptem Wechsel zu Dysphorie, Halluzinationen bis hin zu psychotischen Episoden.

Amphetamine und Cocain

Amphetamine fördern die Freisetzung von Noradrenalin und Dopamin. Cocain führt zu einer passiven Diffusion von Noradrenalin in den synaptischen Spalt und hemmt die präsynaptische Wiederaufnahme von Noradrenalin, zentral auch die Wiederaufnahme von Dopamin. Sie verursachen:
- Vasokonstriktion mit Blutdruckanstieg und Wärmestau, Koronarspasmen mit Herzinfarkt sind möglich, Tachykardie und Tachyarrhythmie
- Atemlähmung
- Cocain kann einen Schock verursachen: Erregung, Blässe, reflektorische Bradykardie und Koma
- psychische Störungen mit Halluzinationen bis hin zu deliranten Syndromen
- Extremitätentremor.

Opiate

Opiate greifen an Endorphinrezeptoren an (s.a. Kap. 11.1.2) und führen zu:
- Bewußtseinseintrübung bis hin zum Koma
- Miosis!
- Atemdepression mit Zyanose
- kalte Haut, niedrige Körpertemperatur, Tonusverlust der Skelettmuskulatur, abgeschwächte/aufgehobene Reflexe, evtl. Pyramidenbahnzeichen, Obstipation durch erhöhten Darmtonus und verminderte Propulsion.

12.11 Zusammenfassung

Das Nervensystem kann im Rahmen **paraneoplastischer Syndrome** (indirekte Tumorsymptome, die oft auf einer humoralen Fernwirkung beruhen) betroffen sein. Neurologische Manifestationen können Myopathien (Polymyositis/ Dermatomyositis), myasthenische Reaktionen (Lambert-Eaton-Syndrom), Polyneuropathien oder eine zerebelläre Degeneration sein. Ist die Ursache einer dieser neurologischen Störungen unklar, muß deshalb immer auch nach einem Tumor gefahndet werden.

Bei der **funikulären Spinalerkrankung** kommt es durch einen Mangel an Vitamin B_{12} zu einem degenerativen Entmarkungsprozeß, der vorwiegend das Rückenmark betrifft. Ursachen können eine verminderte Zufuhr, eine gestörte Resorption (z.B. Intrinsic-Faktor-Mangel bei perniziöser Anämie), ein gesteigerter Bedarf oder die Einnahme bestimmter Medikamente sein. Die Krankheit verläuft unbehandelt chronisch progredient und kann sich sehr variabel, mit Symptomen einer Hinterstrangschädigung, Zeichen einer Pyramidenbahnschädigung, vegetativen Symptomen und psychischen Störungen manifestieren. Diagnostisch steht – neben hämatologischen Parametern – der Schilling-Test im Vordergrund. Die Behandlung erfolgt mit Vitamin-B_{12}-Präparaten.

Beim **Morbus Whipple** kommt es in etwa 10% der Fälle zu einer neurologischen Manifestation. Es zeigen sich v.a. eine progressive Demenz, eine Ophthalmoplegie und Myoklonien, aber auch eine Apathie bis hin zum Koma, Krämpfe, eine Muskelschwäche, Sensibilitäts- und Koordinationsstörungen sowie Hirnnervensymptome.

Die **akute intermittierende Porphyrie** wird autosomal-dominant vererbt. Die δ-Aminolävulinsäure- und Porphobilinogen-Konzentration im Serum und Urin sind erhöht. Meist kommt es zu einer abdominellen Symptomatik (z.B. Koliken), zusätzlich zu vegetativen Dysregulationen, peripher-neurologischen Reiz- und Ausfallsymptomen (ähnlich einer Polyneuropathie) und zu zerebralen Symptomen wie Hemiparesen, psychischen Störungen etc. Die Krankheit verläuft schubweise. Manifestation oder schubartige Krisen können durch bestimmte Faktoren wie Streß oder porphyrinogene Stoffe (z.B. Alkohol) ausgelöst werden. Die Diagnose wird durch den Nachweis von Porphobilinogen im Urin gefestigt. Die Therapie ist überwiegend symptomatisch.

Die **hepatolentikuläre Degeneration (Morbus Wilson)** ist eine autosomal-rezessive Erbkrankheit, bei der der Kupferstoffwechsel gestört ist. Das freie Kupfer, dessen Serumspiegel erhöht ist, lagert sich überwiegend in der Leber, dem Gehirn (hier v.a. in den Stammganglien, später auch im Kleinhirn) und in der Hornhaut ab. Die Folgen sind eine Fettleber, eine chronische Hepatitis und eine Leberzirrhose, extrapyramidal-motorische Bewegungsstörungen (Parkinson-Syndrom), später zerebelläre Symptome, psychische Veränderungen und ein Kayser-Fleischer-Kornealring. Die Behandlung besteht in einer lebenslangen kupferarmen Diät und der Gabe von D-Penicillamin.

Unter der **hepatischen Enzephalopathie** wird im allgemeinen eine Bewußtseinsstörung bis hin zum Koma infolge eines akuten oder chronischen Leberversagens verstanden. Einerseits ist die Entgiftungsfunktion der Leber gestört, andererseits werden toxische Substanzen an der Leber vorbeigeleitet (Kollateralen bei portaler Hypertension). Dabei spielt Ammoniak eine wichtige Rolle. Gastrointestinale Blutungen, ein gesteigerter Proteinmetabolismus, eine übermäßige Proteinzufuhr, die unkontrollierte Gabe von Sedativa oder eine intensive Diuretikatherapie sind häufige auslösende Faktoren. Die hepatische Enzephalopathie manifestiert sich in vier Stadien der Bewußtseinsstörung von leichten psychischen Veränderungen bis hin zum Koma. Oft ist eine intensivmedizinische Überwachung notwendig, in schweren Fällen kann eine Lebertransplantation in Frage kommen. Das Ammoniak wird durch diätetische Maßnahmen (wie Eiweißreduktion) und die Darmreinigung reduziert.

Bei einem akuten oder chronischen **Nierenversagen** kann es durch noch ungeklärte Ursachen zu einer Mitbeteiligung des Nervensystems kommen. Die Enzephalopathie beim akuten

Nierenversagen führt zu Bewußtseinsstörungen bis hin zum Koma oder zur exogenen Psychose. Bei der Enzephalopathie in Zusammenhang mit einem chronischen Nierenversagen steht ein neurasthenisches Syndrom im Vordergrund. Das **Dialysedysäquilibrium-Syndrom** ist durch Kopfschmerzen, Übelkeit (Erbrechen) und Muskelkrämpfe während oder kurz nach der Dialyse gekennzeichnet. Bei der **nephrogenen Polyneuropathie** treten zunächst sensible, später auch motorische Symptome auf. Typisch ist das Syndrom der „restless legs".

Der **akute Alkoholmißbrauch** führt zum Alkoholrausch. Der einfache und der komplizierte Rausch äußern sich in Enthemmung, Gereiztheit, Euphorie, aber auch in depressiver Verstimmung. Neurologisch stehen Gleichgewichtsstörungen im Vordergrund. Beim pathologischen Rausch kommt es zu ausgeprägten Erregungs- oder Dämmerzuständen mit Verkennung der Situation. Ein **chronischer Alkoholmißbrauch** kann zu vielen verschiedenen Syndromen führen. Beim **Alkoholdelir (Delirium tremens)** entstehen während fortgesetzten Trinkens oder nach dem plötzlichen Alkoholentzug ein delirantes Syndrom (u.a. Desorientiertheit und wahnhaftes Erleben) und vegetative Begleitsymptome (weite Pupillen, Schwitzen, Blutdruckschwankungen etc.). Die **Alkoholhalluzinose** äußert sich durch akustische Halluzinationen bei klarem Bewußtsein. Das **Wernicke-Korsakow-Syndrom** beruht auf einem Thiamin-(=Vitamin-B$_1$-)Mangel. Es äußert sich akut durch Augenmuskel- und Blickparesen (häufig auch durch eine internukleäre Ophthalmoplegie), einen Nystagmus, eine zerebelläre Ataxie und leichte psychische Störungen. Daran schließen sich Symptome einer Psychose an. Die Patienten sind falsch orientiert, konfabulieren und weisen eine ausgeprägte Störung der Merkfähigkeit, v.a. des Kurzzeitgedächtnisses auf. Diese Psychose kann sich beim chronischen Alkoholmißbrauch auch eigenständig und langsam entwickeln. Bei der **zentralen pontinen Myelinolyse** verursachen symmetrische Läsionen im Brückenfuß eine Symptomatik, die von leichten Zeichen einer Pyramidenbahnläsion über eine Tetraparese mit horizontaler Blicklähmung bei erhaltenem Bewußtsein bis hin zum Locked-in-Syndrom reichen kann. Im Vordergrund der **Kleinhirnrindenatrophie** beim chronischen Alkoholismus stehen eine Ataxie der unteren Extremität, später kommt eine Dysarthrie hinzu, selten entwickelt sich ein Nystagmus. Die „**Tabak-Alkohol-Amblyopie**" führt durch die bilaterale Demyelinisierung markhaltiger Fasern im Verlauf der Sehbahn zu einer beidseitigen Sehstörung mit Verschlechterung des Visus. Typisch für die **alkoholische Polyneuropathie** ist eine Beeinträchtigung der Lagewahrnehmung.

Neurotoxische Syndrome (Vergiftungen mit Metallen oder Erstickungsgasen) zeigen kein charakteristisches morphologisches oder klinisches Bild. Neurologische Symptome zeigen sich unter anderem bei Blei-, Quecksilber-, Mangan-, Thallium-, Kohlenmonoxid-, Blausäure- und Schwefelwasserstoffvergiftungen.

Medikamenten- und **Drogenüberdosierungen** führen in der Regel zu einer Beeinträchtigung des Bewußtseins bis hin zum Koma. Wie bei allen akuten Vergiftungen gelten folgende Grundregeln: Sicherung der Vitalfunktionen, Beendigung weiterer Giftresorption und Beschleunigung der Giftausscheidung.

13 Erkrankungen des peripheren Nervensystems

Die Zeichen einer peripheren Lähmung sind im Kapitel 2.1 aufgeführt, zur Lokalisation und Abschätzung des Schweregrades einer Nervenläsion dienen neben dem klinisch-neurologischen Befund EMG und NLG (s. Kap. 1.2.1). Schädigungen des peripheren Nervensystems können grundsätzlich auf einer der drei „Etagen" liegen: peripherer Nerv, Plexus(anteil) oder Nervenwurzel. Man spricht dann auch von einer Mononeuropathie. Liegen neurologische Ausfälle im Versorgungsgebiet mehrerer Nerven, so spricht man von einer Polyneuropathie, einer Polyneuroradikulopathie oder einer Mononeuritis multiplex (s. Kap. 2.1).

13.1 Radikuläre Syndrome

In diesem Kapitel werden schwerpunktmäßig Bandscheibenvorfälle besprochen, auf radikuläre Symptome anderer Ursachen wird kurz unter der Differentialdiagnose eingegangen. Akute radikuläre Symptome bei Bandscheibenvorfällen sind im Lumbosakralbereich häufiger als im Zervikalbereich. Hingegen sind Wurzelirritationen durch Bandscheibendegeneration häufiger im Zervikal- als im Lumbalbereich. Im Thorakalbereich sind spondylogene Ursachen der radikulären Symptome äußerst selten. Hier kommen eher eine beginnende Gürtelrose (thorakaler Herpes zoster, s. Kap. 6.3.1), ein in eine Head-Zone projizierter Schmerz bei einer Erkrankung der inneren Organe (s. Abb. 2-3) oder ein intraspinaler Tumor in Betracht.

Definition und Ätiologie. Nervenwurzelkompressionen im Spinalkanal oder in den Foramina intervertebralia verursachen radikuläre Syndrome. Sie können degenerativ (z.B. Bandscheibendegeneration), traumatisch (z.B. HWS-Schleudertrauma, epidurales Hämatom), neoplastisch (z.B. Meningeosis carcinomatosa, Wurzelneurinom), infektiös (z.B. epiduraler Abszeß) oder rheumatisch (z.B. rheumatoide Arthritis der HWS) verursacht sein. Häufig sind eine Vorwölbung (Protrusion) der in der äußeren Faserschicht noch intakten Bandscheibe, ein hernienartiges Vortreten (Vorfall, Prolaps) oder eine Sequestrierung des inneren Anteils der Bandscheibe (Nucleus pulposus) in die Foramina intervertebralia oder in den Spinalkanal. Im klinischen Sprachgebrauch werden die Begriffe Bandscheibenvorfall, Diskusprolaps und Diskushernie synonym verwendet. Beim lateralen Bandscheibenvorfall, der zwischen zwei Wirbelkörpern erfolgt, ist die

Höhe der betroffenen Nervenwurzel stets die des unteren Wirbelkörpers: Bei einem Bandscheibenvorfall zwischen den Wirbelkörpern L4 und L5 ist z.B. die Nervenwurzel L5 betroffen. (Dies hängt damit zusammen, daß es 7 zervikale Wirbelkörper und 8 zervikale Nervenwurzeln gibt, wobei die erste [rein motorische] Nervenwurzel zwischen dem Hinterhaupt und dem ersten Wirbelkörper austritt.)

Pathogenese. Die Bandscheibe (Discus intervertebralis) besteht aus einem bindegewebigen, knorpeligen Anulus fibrosus, der einen Gallertkern (Nucleus pulposus) umgibt. Diese Zwischenwirbelscheibe dient als Puffer zwischen zwei Wirbelkörpern. Im Rahmen degenerativer Veränderungen der Wirbelsäule kommt es zu radiären Rissen im Anulus fibrosus. Unter einer Druckbelastung kann der Nucleus pulposus in diese Risse vordringen und sie vergrößern. So kommt es zur Protrusion, zum Prolaps und schließlich zur Sequestrierung. Eine Lockerung der Bandscheibe führt zu knöchernen Reaktionen (Osteochrondrose, Osteophytenbildung, Spondylose), die ihrerseits die Zwischenwirbellöcher oder den Spinalkanal einengen können.

Klinik. Reizungen spinaler Nervenwurzeln verursachen im allgemeinen folgende Symptome:
- Schneidende, stechende **Schmerzen** entsprechend des segmentalen Ausbreitungsgebietes der Wurzel sind bei einer akuten Schädigung fast immer vorhanden.
- Typische **Sensibilitätsstörungen** im zugehörigen Dermatom sind Parästhesien, Hypästhesien und Hypalgesien.
- Fakultativ können **motorische Ausfälle** hinzutreten, die sich häufig erst nach den Sensibilitätsstörungen einstellen: Schlaffe Paresen, Atrophien und Reflexabschwächungen oder -ausfälle entsprechen der radikulären Innervation (die Reflexabschwächung bzw. der -ausfall beruht einerseits auf der Unterbrechung des afferenten Schenkels des Reflexbogens und kann sich somit früh einstellen, andererseits auf den schlaffen Paresen).

13.1.1 Zervikaler Bandscheibenvorfall

Pathogenese. Bandscheibenvorfälle der Halswirbelsäule sind seltener als die der Lendenwirbelsäule. Ein **medioposteriorer Vorfall** führt zur Kompression des Rückenmarks. Der häufigere **posterolaterale Vorfall** komprimiert lediglich eine Nervenwurzel, überwiegend sind die Wurzeln C6 und C7 betroffen. Durch eine Drehung des Kopfes zur kranken Seite und eine gleichzeitige Überstreckung der Halswirbelsäule kann die Nervenwurzel gedehnt werden, was die Symptomatik verstärkt.

Klinik. Der **medioposteriore Vorfall** verursacht durch eine Kompression des Rückenmarks eine spastische Paraparese, Symptome einer Hinterstrangschädigung und Blasenstörungen. Der **posterolaterale Vorfall** manifestiert sich überwiegend akut mit Nackenschmerzen. Ihnen folgen mit einer Latenz von Stunden bis Tagen radikuläre Schmerzen, Paresen und Sensibilitätsstörungen entsprechend der Höhe der betroffenen Wurzel. Die Beweglichkeit der Halswirbelsäule ist stark eingeschränkt, die paravertebrale Muskulatur enorm verspannt (Muskelhartspann). In Tab. 13-1 sind die zervikalen Nervenwurzelsyndrome zusammengefaßt.

Diagnostik. Der Verdacht auf eine zervikale Wurzelkompression ergibt sich aus der Anamnese und der klinischen Untersuchung. Zusatzuntersuchungen sichern die Diagnose:
- **Elektrophysiologische Untersuchungen.** Die Denervierung läßt sich im EMG erst 10–12 Tage nach Beginn einer Axon- oder Motoneuronschädigung nachweisen. F-, H-Welle und SSEP zeigen eine Latenzverzögerung.
- **Bildgebende Verfahren.** In der Nativ-Röntgenuntersuchung stellen sich degenerative Veränderungen der knöchernen Wirbelsäule dar. In der zervikalen CT oder der MRT kann der Bandscheibenvorfall direkt nachgewiesen werden. Die CT-Myelographie erlaubt die Unterscheidung eines Vorfalls von einem Osteophyten. Selten ist eine Myelographie notwendig, um die Wurzeltaschen oder die Ausdehnung möglicher spinaler Tumoren darzustellen.

Tab. 13-1 Zervikale Nervenwurzelsyndrome

Betroffene Nervenwurzel	Sensibilitätsstörung und Schmerzen	Paresen/Atrophien	Funktionsausfall bzw. Schwäche	Reflexabschwächung /-ausfall
C5	• Hautareal über dem M. deltoideus, • Ausstrahlung in die Oberarmaußenseite und zwischen die Schulterblätter möglich	• M. deltoideus • M. biceps brachii	• Abduktion im Schultergelenk zwischen 30 und 90° • Armbeugung	• Bizepssehnenreflex (BSR)
C6	• Radialseite des Unterarms • Schmerzen auch am lateralen Oberarm, • Ausstrahlung bis in den Daumen	• M. biceps brachii • M. brachioradialis	• Armbeugung	• Bizepssehnenreflex (BSR)
C7	• Dorsalseite des Ober- und Unterarms, • Ausstrahlung bis in den Zeige- und Mittelfinger	M. triceps brachii	• Unterarmstreckung	• Trizepssehnenreflex (TSR)
C8	• Ulnarseite des Unterarms, • Ausstrahlung bis in den Ring- und kleinen Finger	kleine Handmuskeln, insbesondere Musklen des Hypothenars	Abduktion des kleinen Fingers	• Trizepssehnenreflex (TSR) • Trömner-Reflex

Differentialdiagnose. Wurzelkompressionssyndrome müssen von **peripheren Nervenläsionen** und von **Plexusschäden** abgegrenzt werden. Eine radikuläre zervikale Symptomatik kann auch durch folgende Erkrankungen verursacht werden:

- **Chronische Bandscheibendegeneration.** Eine Spondylose der HWS und die Bildung von Osteophyten können die Foramina intervertebralia einengen. Daraus resultierende radikuläre Syndrome manifestieren sich überwiegend im höheren Alter. In der Regel wird konservativ therapiert (durch intermittierendes Tragen einer Halskrawatte, vorsichtige Traktion und Krankengymnastik), eine Operation ist nur selten indiziert (z.B. bei einem langanhaltenden monoradikulären Schmerzsyndrom mit einer nachgewiesenen knöchernen Ursache).
- **Facetten-Syndrom.** Überlastungen der Facettengelenke können zu Arthrosen führen. Arthrotisch und mechanisch bedingte Gelenkveränderungen führen häufig zu Blockierungen, denen eine verminderte Beweglichkeit der HWS folgt. Diese rufen weitere Überlastungsbeschwerden hervor. Typischerweise entstehen bei einer Haltungs- und Bewegungsüberlastung drückende Schmerzen in der Tiefe, häufig mit Bewegungseinschränkungen der Halswirbelsäule. Fehlbewegungen der Wirbelsäule verursachen einschießende Schmerzen. Hingegen bleibt die Sensibilität erhalten und es treten keine Paresen auf. Zu diagnostischen und therapeutischen Zwecken kann unter Röntgenkontrolle ein Lokalanästhetikum infiltriert werden. Daneben werden chirotherapeutische Manipulationen durchgeführt und ein wirbelsäulengerechtes Verhalten eingeübt.
- **Chronisch zervikale Myelopathie.** Degenerative Bandscheibenveränderungen verursachen

ein Vordringen der Bandscheibe nach dorsal und Knochenveränderungen (Spondylose, Osteophyten). Eine Höhenminderung des Zwischenwirbelraums führt zu einer Faltenbildung der Ligamenta flava. Diese Prozesse engen den Spinalkanal und die Foramina intervertebralia ein. Bei einem konstitutionell engen Spinalkanal können die Veränderungen schon ab dem 30.–40. Lebensjahr symptomatisch werden. In der Regel manifestiert sich die zervikale Myelopathie jedoch bevorzugt bei Männern im 5. und 6. Lebensjahrzehnt. In neutraler (gerader) Stellung, in manchen Fällen auch erst bei Bewegung, werden das Rückenmark und die Nervenwurzeln direkt komprimiert und zusätzlich durch die Verminderung der Blutzufuhr geschädigt. Langsam progredient stellen sich in unterschiedlicher Ausprägung Symptome der Wurzeln C5–C7, eine spastische Paraparese und leichte Symptome einer Hinterstrangschädigung ein. Die CT-Myelographie und die MRT (Abb. 13-1) können das Ausmaß der Spinalkanaleinengung und evtl. das Ausmaß der Kompression des Rückenmarks aufzeigen. Elektrophysiologisch (SSEP, MEP) kann eine Schädigung der langen Bahnen (Hinterstränge, Pyramidenbahnen) nachgewiesen werden. Da der Spontanverlauf sehr variabel ist, sollte bevorzugt konservativ (Halskrawatte) therapiert und die Operationsindikation streng gestellt werden.

Therapie. Die konservative Behandlung zervikaler Bandscheibenvorfälle umfaßt:
- Halskrawatte
- vorsichtige Traktion
- Muskelrelaxation (z.B. Diazepam)
- Schmerzbekämpfung mit Analgetika (z.B. Paracetamol) oder durch Kryotherapie der Paravertebralmuskulatur
- Antiphlogistika (z.B. Diclofenac)
- Krankengymnastik und Stärkung der Paravertebralmuskulatur (erst nach Besserung der Symptomatik).

Operationsindikationen zur ventralen oder dorsolateralen Diskektomie sind:
- ein akuter medialer Bandscheibenvorfall, der Symptome der Kompression des Rückenmarks hervorruft (absolute OP-Indikation)
- ein lateraler Bandscheibenvorfall, der deutliche Lähmungen ohne Besserungstendenz verursacht
- ein therapieresistentes Schmerzsyndrom, das radiologisch auf einen Bandscheibenvorfall zurückzuführen ist.

13.1.2 Lumbaler Bandscheibenvorfall !!!!

Pathogenese. Wegen des aufrechten Gangs des Menschen ist seine Wirbelsäule – insbesondere die untere lumbale Wirbelsäule und die Verbindung zum Os sacrum – wesentlich stärker belastet als die von Vierbeinern. Dadurch entstehen die oben erwähnten degenerativen Bandscheibenveränderungen, die bevorzugt im lumbosakralen Übergang zum Vorfall führen (Abb. 13-2a). Ein **lateraler Vorfall** komprimiert am häufigsten die Wurzeln L5 und S1, seltener L4.

Abb. 13-1 Chronische zervikale Myelopathie bei spinaler Stenose (MRT). Spinale Enge (Pfeile) zwischen C5/6 führt zu chronischer zervikaler Myelopathie [40]

13.1 Radikuläre Syndrome

Abb. 13-2 Schematische Darstellung der Topographie lumbaler Bandscheiben (a) und eines mediolateralen Bandscheibenvorfalls (b).
a: Bandscheibe LWK 4/5 (1), dorsolateral dahinter befindet sich die Spinalnervenwurzel L5 (2), die ein Segment tiefer austritt, während lateral der Bandscheibe zwischen LWK 4/5 die Spinalnervenwurzel L4 (3) austritt (seitliche Ansicht nach Entfernung von Wirbelbögen und Rückenmarkshäuten).
b: Zwischen LWK 4/5 wird bei mediolateralem Bandscheibenvorfall die Spinalwurzel L5 komprimiert, während die im gleichen Segment austretende Wurzel L4 nicht beeinträchtigt wird; diese wäre bei den eher seltenen lateralen Vorfällen komprimiert worden – Ansicht von lateroventral (aus Trepel [36]).

Ein **mediolateraler Vorfall** kann mehrere Wurzeln betreffen (Abb. 13-2b) und ein **medioposteriorer Vorfall** komprimiert verschiedene Wurzeln in unterschiedlicher Kombination oder sogar die gesamte Cauda equina. Eine Erhöhung des intraspinalen Druckes (beim Husten, Pressen, Niesen) verstärkt die Wurzelkompression. Lumbale Bandscheibenvorfälle manifestieren sich überwiegend im 4. und 5. Lebensjahrzehnt. Prädisponierend wirken angeborene Anomalien der lumbalen Wirbelsäule (z.B. Spondylolyse, Spondylolisthesis, Sakralisation des 5. Lendenwirbelkörpers, Lumbalisation des 1. sakralen Wirbelkörpers), die durch die statische Fehlbelastung zu einer vorzeitigen Bandscheibendegeneration führen.

Klinik. Häufig bestehen über längere Zeit Lumbalgien (Kreuzschmerzen), manchmal auch akute, zunächst segmentale, meist stechende Kreuzschmerzen ohne Wurzelirritation (Lumbago, „Hexenschuß"). Nach einem Verhebetrauma, insbesondere beim Heben schwerer Last, bei schnellen Drehbewegungen, beim Bücken oder seltener ohne erkennbaren äußeren Auslöser manifestiert sich der Bandscheibenvorfall mit radikulär ausstrahlenden Schmerzen und Mißempfindungen (Parästhesien). Anschließend können entspre-

Abb. 13-3 Lasègue-Zeichen.
a: Lasègue-Zeichen.
b: Umgekehrtes Lasègue-Zeichen.

chend der betroffenen Wurzel Sensibilitätsstörungen, eine Abschwächung der Reflexe und Lähmungen hinzukommen. Der radikuläre Schmerz kann sowohl durch eine Erhöhung des intraspinalen Druckes als auch durch eine Dehnung der entsprechenden Nervenwurzel (Nervendehnungsschmerz) hervorgerufen bzw. verstärkt werden (Lasègue-Zeichen, Abb. 13-3) Tabelle 13-2 listet die lumbalen Nervenwurzelsyndrome auf.

Ein akuter medioposteriorer Bandscheibenvorfall ist seltener als ein lateraler und verursacht eine Kompression mehrerer Wurzeln bzw. der gesamten Cauda equina (**Kaudasyndrom**). Die Symptome sind beidseitige, plötzliche, heftige Schmerzen an der medialen Hälfte des Beins und Fußes (das Schmerzareal ähnelt einer „Reithose", Perianalregion mit angrenzender Oberschenkelinnenseite), positive Nervendehnungszeichen und die Verstärkung der Schmerzen beim Husten, Niesen oder Pressen. Nach einigen Stunden lassen die Schmerzen nach und es entwickeln sich Hypästhesien, beidseitige Fußsenkerparesen und

Tab. 13-2 Lumbale Nervenwurzelsyndrome

Betroffene Nervenwurzel	Sensibilitätsstörung und Schmerzen	Paresen/Atrophien	Funktionsausfall bzw. Schwäche	Reflexabschwächung/-ausfall	Nervendehungsschmerz
L3	vom Gesäß quer über die Oberschenkel vorderseite zur medialen Knieseite	• M. quadriceps femoris • häufig auch Adduktoren	• Streckung im Kniegelenk • Adduktion im Hüftgelenk	• Patellarsehnenreflex (PSR) • Adduktorenreflex	• positives umgekehrtes Lasègue-Zeichen
L4	von der lateralen Oberschenkelvorderseite über die Patella zur Unterschenkelbeinkante	• M. quadriceps femoris • M. tibialis anterior	• Streckung im Kniegelenk • Heben des Fußes	• Patellarsehnenreflex (PSR)	• positives umgekehrtes Lasègue-Zeichen
L5	vom Gesäß über die Außenseite des Oberschenkels, die Schienbeinkante und den Fußrücken bis zur Großzehe	• M. extensor halucis longus • M. tibialis anterior • M. tibialis posterior • Mm. glutei medius und minimus	• Heben der Großzehe • Heben des Fußes (Fersenstand) • Supination • Hüftabduktion	• Tibialis-posterior-Reflex	• positives Lasègue-Zeichen
S1	vom dorsalen Oberschenkel über den dorsolateralen Unterschenkel zur Fußaußenseite	• Mm. peronei • M. triceps surae • Glutealmuskulatur (v.a. M. gluteus maximus) • ischiokrurale Muskulatur (z.B. M. biceps femoris)	• Heben des Fußaußenrandes • Senken des Fußes (Zehenstand) • Hüftstreckung • Beugung im Knie	• Achillessehnenreflex (ASR)	• positives Lasègue-Zeichen

schlaffe periphere Lähmungen entsprechend der betroffenen Wurzeln. Der PSR fällt aus, Blasen- und Mastdarmstörungen treten auf. (Der Restharn wird mittels Einmalkatheterisierung oder Sonographie bestimmt und der Analsphinktertonus wird geprüft.)

> **Merke!**
> Das Kaudasyndrom (dringender Verdacht besteht beim Auftreten von Blasen- und Mastdarmstörungen) ist ein neurochirurgischer Notfall!

Diagnostik. Der Verdacht auf eine lumbale Wurzelkompression ergibt sich aus der Anamnese und der klinischen Untersuchung. Zusatzuntersuchungen sichern die Diagnose:
- **Elektrophysiologische Untersuchungen.** Die Denervierung läßt sich mittels EMG in den „Leitmuskeln" einer Wurzel erst 10–14 Tage nach Beginn einer Axon- oder Motoneuronschädigung nachweisen. F-, H-Welle und SSEP zeigen eine Latenzverzögerung.
- **Bildgebende Verfahren.** Die Nativ-Röntgenaufnahmen sind häufig normal, die degenerativen Veränderungen stehen nicht in direkter Beziehung zu den radikulären Symptomen. Die Diagnosesicherung erfolgt mit der spinalen CT oder MRT (Abb. 13-4 und Abb. 13-5). Eine Myelographie ist nur noch indiziert, wenn die übrigen bildgebenden Verfahren unauffällig sind oder wenn ein Tumor ausgeschlossen werden soll.

Differentialdiagnose. Während an der oberen Extremität Nervenläsionen häufiger als Wurzelkompressionen sind, überwiegen an der unteren Extremität radikuläre Syndrome gegenüber Nervenschädigungen. Wurzelkompressionssyndrome müssen von **peripheren Nervenschädigungen** und von Schäden des **Plexus lumbosacralis** abgegrenzt werden. Differentialdiagnostisch ist auch an folgende Erkrankungen zu denken:
- **Syndrom des engen Spinalkanals (Claudicatio spinalis).** Ein konstitutionell enger lumbaler Spinalkanal kann bei zusätzlichen degenerativen Wirbel- und Bandscheibenveränderungen zu dauerhaften Kreuzschmerzen führen. Charakteristischerweise stellen sich nach einer bestimmten Gehstrecke Symptome wie krampfartige Schmerzen, Mißempfindungen und Lähmungen ein. Sie bilden sich innerhalb kurzer Zeit zurück, wenn der Patient stehenbleibt oder sich setzt. Als Ursache nimmt man einen Durchblutungsmangel der Cauda equina an, der sich bei Belastung manifestiert und durch einen engen Spinalkanal begünstigt wird. Bei einer Lordosierung der Wirbelsäule nimmt die Weite des Spinalkanals ab, die Symptome verstärken sich daher beim Bergabgehen. Der Nachweis

Abb. 13-4 a und b: Mediolateraler Bandscheibenprolaps im CT, der nach kaudal sequestriert ist (Pfeile).

Abb. 13-5 Sequestrierter Bandscheibenvorfall (sagittales MRT T1). Nach apikal in den Spinalkanal sequestrierter, lumbosakraler Prolaps (LW5/SW1) (Pfeil). [40]

kann durch die spinale CT oder MRT geführt werden. Die konservative Therapie besteht aus Krankengymnastik (mit dem Ziel der Beckenaufrichtung im Stehen) und dem Vermeiden jeglicher Lordosierung, ggf. muß operiert werden (z.B. Laminektomie).
- **Tumoren** (z.B. Neurinom, Metastase)
- **entzündliche Erkrankungen** (z.B. Lyme-Borreliose)

- **Morbus Bechterew und andere rheumatische Erkrankungen.** Charakteristisch für den Morbus Bechterew (ankylosierende Spondylarthritis) sind:
  – Sakroileitis. Nachts und morgens treten Rückenschmerzen auf, die ins Bein ausstrahlen können. Das Ileosakralgelenk ist klopfschmerzhaft.
  – Spondylitis. Sie beginnt mit Schmerzen im thorakolumbalen Übergangsbereich der Wirbelsäule, später kommt es zur Bewegungseinschränkung.
  – entzündliche Reaktionen anderer Gelenke
  – schmerzhafte Entzündungen der Sehnenansätze (Enthesopathien), insbesondere der Achillessehne
  – verschiedene Organmanifestationen wie Iritis, Kardiopathie oder Aortitis (evtl. mit Aortenklappeninsuffizienz).
- **Muskelhartspann der paravertebralen Muskulatur** (der nicht durch eine radikuläre Reizung hervorgerufen wurde). Muskelhartspann ist ein reflektorischer Dauertonus eines gesamten Muskelbauches der quergestreiften Muskulatur. Er kann z.B. auch bei einer relativ geringen Beinlängendifferenz mit Beckenschiefstand und kompensatorischer skoliotischer Fehlhaltung der Wirbelsäule entstehen. Im Gegensatz dazu sind Myogelosen druckschmerzhafte Muskelverhärtungen einzelner Muskelfasern, die z.B. durch eine längere Fehlbeanspruchung verursacht sind.
- **Psychogene Rückenschmerzen.** Sie sind eines der häufigsten psychischen Schmerzsyndrome, die sich als Konversionssymptom manifestieren und das psychovegetative Korrelat von Angst, Depression oder narzißtischer Kränkung sein können. Typisch sind ein langer chronischer Verlauf, die erfolglose Suche nach den Schmerzursachen und kein Ansprechen auf eine somatische Therapie.

Therapie. Prophylaktische Maßnahmen, die auch jedem „Gesunden" angeraten werden können, sind:
- Kräftigung der Rücken- und Bauchmuskulatur
- Haltungsschulung (z.B. Sitzen mit „geradem" Rücken) und deren konsequente Anwendung
- Gewichtsabnahme
- Meiden von Sportarten, die die Wirbelsäule belasten, wie Brustschwimmen, alpines Skifah-

ren, Tennis und Fußball. Günstig für die Wirbelsäule und die Rückenmuskulatur sind u.a. Rückenschwimmen, Skilanglauf, Tischtennis und Volleyball.

In der Regel ist ein **konservativer Behandlungsversuch** von 3–4 Wochen gerechtfertigt. Er umfaßt:
- Stufenbett, Traktion, Bewegungstherapie und Analgesie
- später Krankengymnastik zur Kräftigung der Rücken- und Bauchmuskulatur und Haltungsschulung.

Zeigt sich kein Erfolg, kann bei persistierenden Schmerzen eine **Operation** in Erwägung gezogen werden, wenn die Schmerzen durch einen radiologisch gesicherten Vorfall erklärt werden können. Absolute Operationsindikationen sind:
- Kompressionssyndrom der Cauda equina
- ausgeprägte akute Lähmungen.

13.2 Plexuserkrankungen

13.2.1 Plexus brachialis

Definition. Im Plexus brachialis verflechten sich die Axone der Nervenwurzeln C4–Th1/2, um sich anschließend wieder in unterschiedlicher Gruppierung zu den einzelnen Armnerven zusammenzufinden. Man teilt die Läsionen in obere, mittlere und untere sowie komplette Plexuslähmungen ein.

Ätiologie. Der Plexus kann auf unterschiedliche Art geschädigt werden und verursacht dann Ausfälle, die sich über mehrere Segmente erstrecken. Am häufigsten ist die traumatische Armplexuslähmung, die durch eine Schulterluxation, Klavikula- oder Akromionfrakturen, plötzlichen kräftigen Zug am Arm (z.B. beim Motorradfahrer, der sich beim Sturz am Lenker festhält; hierbei kann es auch zum Wurzelausriß kommen) oder ein Geburtstrauma verursacht sein kann.

Weitere Ursachen sind exogene (z.B. Tragen eines Rucksackes, schlechte Lagerung des Arms während einer Narkose) oder endogene (z.B. Raumforderungen wie Lymphknotenmetastasen oder Pancoast-Tumor) Druck- und Strahlenschädigungen (z.B. durch eine Bestrahlungstherapie).

Klinik

- **Obere Plexuslähmung** (Erb-Duchenne-Lähmung). Bei dieser häufigsten Form einer Plexuslähmung sind die Nervenwurzeln C5 und C6 betroffen. Die Lähmung umfaßt die Schulterabduktion und -außenrotation, die Armbeugung, gelegentlich auch die Armstreckung, die Supination und die Dorsalextension der Hand. Der Arm hängt schlaff und nach innen rotiert herab. Fakultativ bestehen sensible Ausfälle von der Schulter über die Außenseite des Oberarms bis zur radialen Seite des Unterarms. Der Bizepssehnenreflex (BSR) ist abgeschwächt oder erloschen.
- **Mittlere Plexuslähmung.** Diese sehr seltene Form hat eine ähnliche Symptomatik wie das C7-Wurzelsyndrom. Man findet eine Schwäche der Hand- und Fingerstrecker und sensible Ausfälle am dorsalen Unterarm sowie am Handrücken. Der Trizepssehnenreflex kann abgeschwächt sein.
- **Untere Plexuslähmung** (Déjerine-Klumpke-Lähmung). Sie betrifft die Segmente C8 und Th1. Damit sind alle kleinen Handmuskeln, gelegentlich auch die langen Fingerbeuger, selten die Handgelenksbeuger, gelähmt. Sensible Ausfälle bestehen am ulnaren, vorderen Unterarm sowie am ulnaren Handbereich. Der Trizepssehnenreflex kann abgeschwächt sein, ebenso kann der Trömner-Reflex abgeschwächt sein bzw. fehlen.
- **Komplette Plexuslähmung.** Sie besteht aus einer variablen Kombination der oberen und unteren Plexuslähmung.

Sonderformen

- **Neuralgische Schulteramyotrophie.** Sie wurde früher **Armplexusneuritis** genannt und hat eine entzündlich-allergische Genese. Akut entwickeln sich reißende, sehr heftige Schmerzen in der Schulterregion, die in den Oberarm, selten bis in den Unterarm ausstrahlen. Bald schließen sich Paresen einzelner Muskeln der Schulter und des Oberarms an. Die Schmerzen bilden sich in der Regel innerhalb einer Woche wieder zurück, während die Paresen bis zu Monaten bestehen bleiben können.

Verschiedene Kompressionssyndrome an der oberen Thoraxapertur rufen v.a. eine untere Plexuslähmung hervor:

- **Skalenus- oder Halsrippensyndrom.** Ursache ist eine Engstelle zwischen den Mm. scalenus anterior und medius, die durch eine Halsrippe verstärkt werden kann. Die Symptomatik beginnt in der Regel im 2.–3. Lebensjahrzehnt mit Schmerzen in der Schulter, die in die ulnare Seite des Unterarms und der Hand ausstrahlen. Stellen sich neurologische Ausfälle ein, so entsprechen sie der unteren Armplexusparese. Die Skaleuslücke wird durch das Adson-Manöver (tiefe Inspiration nach Drehung des Kopfes zur kranken Seite und Neigung des Kopfes nach hinten) verengt.
- **Kostoklavikularsyndrom.** Eine Engstelle zwischen der Klavikula und der ersten Rippe verursacht eine ähnliche Symptomatik wie das Skalenussyndrom. Durch Senken der Schulter nach unten und nach hinten lassen sich die Beschwerden provozieren.
- **Hyperabduktionssyndrom.** Bei diesem seltenen Syndrom knicken beim elevierten und abduzierten Arm der Gefäß- und Nervenstrang am M. pectoralis minor ab.

Diagnostik. Eine Plexuslähmung ist eine klinische Diagnose und zunächst als Symptom aufzufassen, dessen Ursache (s.o.) man eruieren muß.

Differentialdiagnose. Plexuslähmungen des Arms müssen von **peripheren Nervenläsionen** und von **Affektionen zervikaler Nervenwurzeln** abgegrenzt werden.
Die Unterscheidung zwischen einer Plexusläsion und einem **Wurzelausriß** ist oft schwierig. Differentialdiagnostisch helfen dabei folgende Befunde:
- Kurz nach einem Trauma findet sich beim Wurzelausriß Blut im Liquor.
- Für einen Ausriß sprechen ein Sensibilitätsausfall und fehlende SSEP bei erhaltener distaler Erregbarkeit sensibler Nervenfasern, da das Spinalganglion distal von einem Wurzelausriß liegt!
- Relativ sicher läßt sich ein Wurzelausriß mit Hilfe einer Myelographie – bei der sich dann die Wurzeltaschen leer darstellen – nachweisen.

Therapie. Im Vordergrund steht die Behandlung bzw. Beseitigung der Ursache (z.B. die operativer Entfernung einer Halsrippe). **Traumatisch** bedingte Plexusläsionen können zunächst konservativ therapiert werden. Der Arm wird auf einer Abduktionsschiene ruhiggestellt und später mit Krankengymnastik behandelt. Stellt sich keine Besserung ein oder ist der Plexus schon primär durchtrennt, so wird er operativ wiederhergestellt. Die **neuralgische Schulteramyotrophie** wird konservativ behandelt, im Akutstadium erhält der Patient Kortikoide und Schmerzmittel.

13.2.2 Plexus lumbosacralis

Defintion. Der Plexus lumbalis wird aus den Wurzeln Th12/ L1–L4, der Plexus sacralis aus den Wurzeln L4–S3 gebildet.

Ätiologie. Eine Schädigung des Plexus lumbosacralis ist selten. Sie kann durch Raumforderungen im Becken (Tumor/Malignom, Psoashämatom, Gravidität/Geburt), durch internistische Grunderkrankung (Vaskulitis, diabetische Amyotrophie), traumatisch (schwere Beckenverletzungen), entzündlich (Plexusneuritis) oder iatrogen (Operation) verursacht werden.

Klinik. Die Symptomatik kann sehr variabel sein, je nachdem welche Plexusanteile mitbetroffen sind.
- **Plexus lumbalis.** Sensibilitätsstörungen finden sich an der Vorderseite des Oberschenkels und des Inguinalbereichs. Motorische Ausfälle zeigen sich in einer Schwäche bei der Hüftbeugung, der Außenrotation und Adduktion des Oberschenkels und bei der Streckung des Kniegelenks.
- **Plexus sacralis.** Sensibilitätsstörungen betreffen das Gesäß, die dorsale Seite des Oberschenkels, den Unterschenkel (mit Ausnahme des Versorgungsgebietes des N. saphenus) und den Fuß. Motorische Ausfälle äußern sich in einer Schwäche bei der Hüftextension, -abduktion, und -innenrotation und der Beugung des Kniegelenks sowie Paresen aller Muskeln des Unterschenkels und des Fußes.

Diagnostik. Die Diagnose wird in der Regel klinisch gestellt, anschließend muß die Ursache gesucht werden.

Differentialdiagnose. Differentialdiagnostisch kommen Wurzelläsionen, eine Schädigung der

Cauda equina oder periphere Nervenläsionen in Frage.

Therapie. Im Vordergrund stehen die Beseitigung der Ursache und die konservative Behandlung (z.B. Krankengymnastik).

13.3 Erkrankungen einzelner peripherer Nerven

Zunächst werden allgemeine Ursachen, die Pathogenese, diagnostische Möglichkeiten und Therapieprinzipien peripherer Nervenläsionen beschrieben. Im anschließenden speziellen Teil wird die spezielle Ätiologie und Symptomaik einzelner Nerven beschrieben. Zusätzlich wird auf wichtige Hirnnervenlähmungen wie die Fazialisparese, die Lähmung des N. accessorius und des N. hypoglossus eingegangen.

Ätiologie. Periphere Nervenläsionen sind meistens mechanisch bedingt:
- Druck/Quetschung. Der Nerv kann von außen oder innen geschädigt werden: durch falsche Lagerung (z.B. „Parkbanklähmung"), falsch angelegte Verbände, Gipsverbände oder Schienen, unsachgemäße Injektionen, Knochenfrakturen (z.B. Radialislähmung bei der Humerusschaftfraktur), Knochenveränderungen (z.B. Kallusbildung), Tumoren, Hämatome und andere Raumforderungen (z.B. Zysten).
- Der Nerv kann durch unphysiologische Bewegungen bzw. Traumen (z.B. Peroneuslähmung bei Ruptur des fibulotalaren Bandsystems) „gezerrt" werden.
- Ein Messerschnitt verursacht eine direkte, scharfe Durchtrennung des Nervs.

Pathogenese. Periphere Nervenläsionen können in drei Schweregrade unterteilt werden.
- **Neurapraxie.** Bei der überwiegend durch Druck verursachten primären Markscheidenschädigung werden die Axone nicht unterbrochen. Sie führt zu einer vorübergehenden Funktionsstörung des Nerven, die sich in der Regel spontan wieder vollständig zurückbildet.
- **Axonotmesis.** Bei der überwiegend durch Quetschung/chronischen Druck verursachten axonalen Schädigung werden die Nervenhüllen nicht unterbrochen. Distale Axonanteile degenerieren und werden durch das Vorwachsen proximaler Axonanteile ersetzt. Die Regenerationsgeschwindigkeit beträgt etwa 1 mm/Tag. Daher dauert die Rückbildung der Lähmung länger. Sie setzt spontan ein, sobald der Nerv vom Druck befreit ist.
- **Neurotmesis.** Vor allem durch Schnittverletzungen werden Axone und Nervenhüllen vollständig durchtrennt. Erst nach einer Nervennaht ist ein Aussprossen proximaler Axonanteile möglich. Da nicht mehr alle Axone vorwachsen können und davon auch nicht alle den „richtigen Anschluß" erlangen, kommt es lediglich zu einer Defektheilung. Die volle Kraft kann nicht mehr erreicht werden, es treten pathologische Mitbewegungen (Synkinesien) auf und die Sensibilität bleibt unvollständig.

Diagnostik. Im Vordergrund stehen die Anamnese und die klinisch-neurologische Untersuchung (s.a. Kapitel 2.1). Nach der Untersuchung kann man bei guten anatomischen Kenntnissen der Nerven und ihrer Versorgungsgebiete die Diagnose schon mit hoher Sicherheit stellen. Die Anamnese sollte die Ursache und Art der Nervenschädigung aufdecken, um diese in Zukunft vermeiden zu können (z.B. Peroneuslähmung durch Druck beim Übereinanderschlagen der Beine, sog. „Einschlafen" des Beins). NLG und EMG dienen zur Objektivierung und Abschätzung des Schweregrades einer Nervenschädigung, zur Abgrenzung zentraler Lähmungen, zur Lokalisation der Läsion und zur Verlaufskontrolle.

Therapie. Je nach dem Ausmaß der Nervenschädigung wird konservativ oder operativ behandelt. Die Grundzüge der Therapiemöglichkeiten sollen hier dargestellt werden:
- **Konservative Therapie.** Sie umfaßt Krankengymnastik, Elektrotherapie (ihr Erfolg ist umstritten) und Hilfsmittel wie Schienen und orthopädische Schuhe (z.B. bei einer Peroneuslähmung).
- **Medikamentöse Therapie.** Bei Bedarf werden nichtsteroidale Antiphlogistika zur Schmerzlinderung, Entzündungshemmung und Abschwellung eines Ödems gegeben. Ein Mangel an Vitaminen der B-Gruppe kann Neuropathien hervorrufen (s. Kap. 13.4). Umgekehrt ist jedoch für Nervenschädigungen anderer Art nicht

nachgewiesen, daß diese Vitamine in hohen Dosen dann die Nervenregeneration fördern.
- **Operative Therapie.** Im allgemeinen wird heute die mikrochirurgische Technik der interfaszikulären Nervennaht mit Adaptation einzelner Faszikel bevorzugt. Diese kann – v.a. nach offenen Verletzungen – als primäre oder frühe sekundäre Naht (3–4 Wochen nach der Verletzung) zum Einsatz kommen. Bei einer schweren Druckschädigung muß die Ursache (z.B. Hämatome) beseitigt werden. Sind keine Reinnervationszeichen nachweisbar, kann nach etwa 6 Monaten eine Spätoperation durchgeführt werden.

13.3.1 Okulomotoriusparese

Ätiologie. Läsionen im Bereich des Kernkomplexes des N. oculomotorius sind selten. Ursachen sind Gefäßerkrankungen (z.B. Mikroangiopathie), Demyelinisierung (z.B. MS) und Tumoren. Der Kern des M. levator palpebrae, der im Mittelhirn liegt, ist unpaar, so daß es bei Läsionen des Kernkomplexes in diesem Bereich zu einer beidseitigen Ptosis kommt. Die Ursachen für isolierte Lähmungen des N. oculomotorius, in der Reihenfolge der Häufigkeit angeordnet, sind:
- In etwa einem Viertel der Fälle findet man keine Ursache (idiopathische Okulomotoriusparese).
- Mikroangiopathie infolge Diabetes mellitus oder Hypertonus.
- Trauma, z.B. direkte Durchtrennung des Nervs oder Druckschädigung: infolge eines epiduralen Hämatoms kann der Nerv am Tentoriumrand komprimiert werden.
- Aneurysma der A. communicans posterior am Abgang von der A. carotis interna (aber auch an anderer Lokalisation, z.B. intrakavernös).
- Selten sind Tumoren, Vaskulitiden im Rahmen einer Kollagenose oder eine basale Meningitis im Rahmen einer Lues oder Tuberkulose.

Klinik. Eine partielle Okulomotoriusparese kann sich durch ein oder mehrere, eine **komplette Okulomotoriusparese** durch alle der folgenden Symptome bemerkbar machen:
- Leitsymptom der Augenmuskellähmungen ist ein **Strabismus paralyticus:** typisches Merkmal sind Doppelbilder, die am ausgeprägtesten in Wirkrichtung des gelähmten Muskels sind. Oft kommt es zur kompensatorischen Kopfhaltung, um die Doppelbilder zu vermeiden (okulärer Schiefhals). Dabei dreht oder neigt der Patien den Kopf in die Wirkrichtung des gelähmten Muskels.
- Wenn nur die Nervenfasern für die äußeren Augenmuskeln betroffen, die parasympathischen Fasern dagegen intakt sind, spricht man von einer **Ophthalmoplegia externa**. Die für die äußeren Augenmuskeln zuständigen Axone liegen dort, wo der N. oculomotorius vom Hirnstamm zum Sinus cavernosus verläuft, in der Mitte des Nervs und werden über die Vasa nervorum versorgt. Selten können sie isoliert geschädigt werden, z.B. durch eine Mikroangiopahtie der Vasa nervorum oder durch eine Läsion im Kerngebiet des Nervs. Bei einer vollständigen Ophthalmoplegia externa weicht das Auge nach außen und unten ab, da nur noch die Mm. rectus externus (lateralis) und obliquus superior innerviert werden. Ist nur ein Teil der Fasern des N. oculomotorius gelähmt, dann sind die Augenbewegungen nur in Zugrichtung der betroffenen Muskeln eingeschränkt.
- Eine Schädigung der parasympathischen (autonomen) Fasern ruft eine **Ophthalmoplegia interna** hervor: Es besteht eine Mydriasis, d.h. eine weite Pupille mit absoluter Pupillenstarre, da der M. sphincter pupillae gelähmt ist, und eine Akkommodationsstörung aufgrund der Lähmung des M. ciliaris. Da die parasympathischen Fasern im hirnstammnahen Verlauf des Nervs außen liegen und hier ihre Blutversorgung überwiegend aus den dem Nerv anliegenden Piablutgefäßen erhalten, werden sie in diesem Nervenabschnitt durch externe Kompression des Nervs als erstes geschädigt, so daß eine initiale Ophthalmoplegia interna ein Hinweis auf einen Tumor oder ein Aneurysma in diesem Bereich sein kann.
- Ptosis durch ein Parese des M. levator palpebrae.

Diagnostik. Zur Standardabklärung gehört unbedingt der Ausschluß von Diabetes mellitus und eines arteriellen Hypertonus, bei Verdacht auch anderer seltener internistischer Ursachen (s.o.). Außerdem sind kranielle bildgebende Verfahren indiziert, am besten sollte ein MRT angefertigt werden, ggf. eine zerebrale Angiographie.

Therapie. Im Vordergrund steht die Behandlung der Grunderkrankung bzw. – falls möglich – deren Beseitigung (z.B. Tumorentfernung). Die Doppelbilder werden symptomatisch behandelt: Das gelähmte Auge wird abgedeckt, oder man versucht, die Doppelbilder mit Prismengläsern auszugleichen. Einen chirurgischen Behandlungsversuch sollte man frühestens nach einem halben Jahr unternehmen, um eine evtl. spontane Besserung abzuwarten: ggf. Schieloperation und Ptosis-Operation. Bei der Schieloperation werden Augenmuskeln verlagert, je nach Ausmaß der Fehlstellung des Auges. Aufgrund der Vielzahl der beteiligten Muskeln ist es schwierig, bei der Okulomotoriuslähmung gute Erfolge zu erzielen.

13.3.2 Trochlearisparese

Ätiologie
- Häufig findet man keine Ursache für eine Trochlearisparese (idiopathische Form).
- Kongenitale Läsionen des Nervs können sich auch erst im späteren Leben klinisch manifestieren.
- Schädel-Hirn-Traumen rufen oft eine beidseitige Trochlearisparese hervor, da der Nerv längere Strecken entlang des Tentoriumrandes verläuft und dort bei einem Hirnödem beidseitig eingeklemmt werden kann.
- Mikroangiopathien infolge Diabetes mellitus oder arteriellem Hypertonus sind eher häufig.
- Selten sind Aneurysmen oder Tumoren.

Klinik. Zentrale und periphere Trochlearisparese sind klinisch identisch:
- Das betroffene Auge steht höher und kann bei Neigung des Kopfes zur betroffenen Seite noch weiter nach oben abweichen (Bielschowsky-Phänomen). Der Patient sieht dann vertikale Doppelbilder (positiver Bielschowsky-Test), die sehr oft als äußerst unangenehm empfunden werden.
- Der Patient neigt und dreht den Kopf zur nicht betroffenen Seite (kompensatorische Kopfhaltung), um die Doppelbilder zu vermeiden.
- In Adduktionsstellung kann der Bulbus nur eingeschränkt gesenkt werden.

Diagnostik

s. Okulomotoriusparese

Therapie

s. Okulomotoriusparese

13.3.3 Abduzensparese

Ätiologie. Die Lähmung des N. abducens ist die häufigste Augenmuskelparese, da der Nerv in seinem Verlauf eine längere Strecke ungeschützt der Schädelbasis anliegt. Häufige Ursachen einer isolierten Schädigung sind:
- Mikroangiopathie infolge Diabetes mellitus oder arteriellem Hypertonus
- Tumoren (z.B. Akustikusneurinom, Nasopharynxtumor)
- Hirndruck, der zu einer Verlagerung des Hirnstamms nach kaudal führt, kann zu einer auch beidseitigen Dehnung des N. abducens an der Felsenbeinspitze führen (z.B. bei Hirntumoren, intrakraniellen Blutungen).
- Schädelbasisfrakturen.

Da das Fazialisknie in unmittelbarer topographischer Nachbarschaft zum Abduzenskern liegt, sind Läsionen dieses Kerns oft von einer peripheren Fazialisparese begleitet.

Klinik. Die Abduzensparese ruft folgende Symptome hervor:
- Oft leichte Innenschielstellung des betroffenen Auges.
- In der Regel ist eine Abduktion über die Mittellinie hinaus nicht möglich.
- Horizontale Doppelbilder bei Blick in Richtung des gelähmten Muskels. Kompensatorische Kopfhaltung mit Drehung des Kopfes in Richtung des gelähmten Muskels.

Diagnostik

s. Okulomotoriusparese

Therapie

s. Okulomotoriusparese

13.3.4 Periphere Fazialisparese !

Ätiologie. Häufig kann keine Ursache für eine Fazialisparese gefunden werden, sie wird dann als **idiopathisch** bezeichnet. Bekannte Ursachen sind:
- Zoster oticus oder Zoster im Segment C3/C4 (s. Kap. 6.3.1)
- Lyme-Borreliose. Gelegentlich tritt eine beidseitige Fazialisparese auf. Der Patient kann sich oft nicht mehr an einen Zeckenbiß errinnern, da dieser lange (bis zu Monaten) zurückliegen kann (s. Kap. 6.3.11).
- Tumoren im Kleinhirnbrückenwinkel (z.B. Neurinome, Meningeome, Fibrosarkome).
- diffuse (entzündliche oder blastomatöse) Erkrankungen der Meningen.
- Schädelbasisbrüche mit einer Felsenbeinfraktur.
- Mastoiditis, Otitis media (mit Cholesteatom).
- bösartiger Parotistumor (gutartige verursachen keine Fazialisparese!).

Klinik. Je nach der Lokalisation der Schädigung im Verlauf des N. facialis treten folgende Symptome auf (Abb. 13-6):

Abb. 13-6 Schematischer Verlauf der verschiedenen Anteile des N. facialis mit seinen Innervationsgebieten (modifiziert nach Miehlke [20]).

- **Einseitige schlaffe Lähmung der mimischen Muskulatur.** Bei der peripheren Fazialisparese sind auch die Stirnmuskeln betroffen (s.a. Kap. 1.1.2, Untersuchung der Hirnnerven und Abb. 13-7).
- **Geschmacksstörung auf den vorderen zwei Dritteln der Zunge.** Die afferenten, sensiblen Fasern erreichen den N. facialis über die Chorda tympani und verlassen ihn wieder über den N. petrosus major, um mit dem V. Hirnnerven nach zentral zu ziehen.
- **Abnahme der Speichelsekretion.** Ursache ist eine Läsion des N. intermedius zwischen dem zugehörigen Ganglion geniculi und dem Abgang der Chorda tympani.
- **Ipsilaterale Hyperakusis.** Die Fazialisläsion liegt proximal des Abgangs des N. stapedius. Der Stapediusreflex ist ausgefallen (physiologischerweise verursachen laute Töne eine reflektorische Kontraktion des M. stapedius, diese wird über die Gehörknöchelchenkette auf das Trommelfell übertragen und läßt sich in Form von Druckschwankungen nachweisen).
- **Abnahme der Tränensekretion.** Die Nervenfasern erreichen die Glandula lacrimalis über den N. petrosus major. Die Läsion des N. facialis liegt proximal vom Ganglion geniculi. Die Tränensekretion wird mit dem Schirmer-Test (Befeuchtung eines am Unterlid eingehängten Fließpapiers) geprüft.

Abb. 13-7 N. facialis.
a: Gesunder Zustand. Bei der klinischen Prüfung des N. facialis kann die mimische Muskulatur kontrahiert werden. (1: bilaterale kortikonukleäre Bahnen; 2: Teil des Ncl. N. facialis, der für die mimische Muskulatur unterhalb des Auges zuständig ist; 3: Teil des Ncl. N. facialis, der für mimische Muskulatur des Auges und oberhalb davon verantwortlich ist; VII: N. facialis)
b: Periphere Lähmung des N. facialis links. Die **gesamte** mimische Muskulatur der linken Gesichtshälfte ist gelähmt.
c: Zentrale Fazialisparese links. Die mimische Muskultur der linken Gesichtshälfte unterhalb des Auges kann nicht mehr bewegt werden. Hingegen ist schwacher Lidschluß und Stirnrunzeln durch Ansteuerung der zentral kontralateralen Seite möglich (aus Trepel [36]).

Sonderform. Das **Melkersson-Rosenthal-Syndrom** wird durch drei Symptome charakterisiert:
- Faltenzunge (Lingua plicata)
- rezidivierende einseitige Lippen- und Gesichtsschwellungen (gelegentlich mit Schmerzen)
- rezidivierende Fazialislähmungen.

Das Syndrom wird mit Steroiden behandelt.

Diagnostik. Die Diagnose wird klinisch gestellt. Wenn oben genannte Ursachen ausgeschlossen sind, liegt eine idiopathische Fazialisparese vor. Das Ausmaß und der Verlauf der Axondegeneration werden mit elektrophysiologischen Methoden untersucht. Deren Ergebnisse lassen auch eine prognostische Aussage zu. Folgende Testverfahren werden angewendet:
- Nervenerregbarkeitstest (excitability test)
- Bestimmung der distalen Latenz
- transkranielle Magnetstimulation (nach neueren Erkenntnissen soll mit dieser Methode bei einer idiopathischen Fazialisparese die Läsion im Fazialiskanal lokalisiert werden können)
- Blinkreflex (Orbicularis-oculi-Reflex)
- Elektromyographie.

Differentialdiagnose. Bei der **einseitigen zentralen Fazialisparese** ist das Stirnrunzeln beidseits möglich, da die kortikobulbäre Projektion zu den Fazialiskernen der oberen Äste des N. facialis bilateral angelegt ist (s. Abb. 13-7).

Therapie. Die Behandlung richtet sich nach der Ursache (s.o.). Da bei der idiopathischen Fazialisparese eine entzündliche Schwellung im Verlauf des Fazialiskanals vermutet wird, empfehlen einige Autoren, über einige Tage Steroide zu geben und sie dann auszuschleichen. Wichtig sind aktive Übungen der mimischen Muskulatur vor dem Spiegel.

Verlauf und Prognose. Etwa drei Viertel aller idiopathischen Fazialisparesen bilden sich spontan vollständig zurück, beim übrigen Viertel kommt es zu einer Defektheilung. Dabei können folgende Restschäden bestehenbleiben:
- **Fazialiskontraktur.** Die vorher schlaff gelähmten mimischen Muskeln sind unter einer leichten Dauerkontraktion. Sie geht stets mit pathologischen Mitbewegungen (Synkinesien) einher: Bei Mundbewegungen, z.B. beim Lachen, verengt sich die Lidspalte oder die Wangenmuskulatur kontrahiert sich beim Lidschluß.
- **Phänomen der „Krokodilstränen".** Dieses Phänomen ist sehr selten. Dabei kommt es beim Essen nicht nur zur Speichel- sondern auch zur Tränensekretion.
- **Postparalytischer Hemispasmus facialis.** Klinisch imponiert dieser Hemispasmus durch unwillkürliche Zuckungen der fazialisinnervierten Muskulatur.

Die inkomplette Fazialisparese hat eine gute Prognose, bei einer kompletten Lähmung bleibt der Ausgang unsicher.

13.3.5 N. accessorius

Ätiologie. Tumoren an der Hirnbasis, destruierende Prozesse an der Schädelbasis, am häufigsten aber Operationen am Hals (Neck-dissection, Lymphknotenbiopsie) bzw. Verletzungen im lateralen Halsdreieck können Schädigungen des N. accessorius verursachen.

Klinik. Die Drehung des Kopfes zur Gegenseite ist abgeschwächt (M. sternocleidomastoideus), das Schulterblatt hängt herab und ist nach außen gefallen (M. trapezius). Der M. levator scapulae kann die Schulterblatthaltefunktion des M. trapezius teilweise übernehmen und wölbt sich dann durch die Hypertrophie strangförmig hervor.

Therapie. Ein traumatisch durchtrennter N. accessorius sollte durch eine Nervennaht adaptiert werden, da die Prognose einer Spontanheilung sonst schlecht ist.

13.3.6 N. hypoglossus

Ätiologie. Die Ursache einer Schädigung des N. hypoglossus kann intrakraniell (z.B. Neurinom, meningeale Blastose) oder extrakraniell (Operationen wie die Tonsillektomie oder die Desobliteration der A. carotis interna, übergreifende eitrige Entzündungen) sein.

Klinik. Beim Herausstrecken der Zunge weicht sie deutlich zur Seite der Nervenläsion ab, die betroffene Zungenhälfte ist atrophisch und Faszikulationen können auftreten.

Differentialdiagnose. Von den peripheren Hypoglossusparesen müssen supranukleäre und nukleäre Lähmungen sowie die Pseudobulbärparalyse unterschieden werden:
- **Supranukleäre Läsion** (z.B. Infarkt). Die Zunge weicht beim Herausstrecken nur gering zur kontralateralen Seite der Läsion ab. Es finden sich keine Atrophie und kein Faszikulieren.
- **Nukleäre Läsion** (z.B. bei progressiver Bulbärparalyse). Da die Hypoglossuskerne dicht nebeneinander liegen, sind in der Regel beide Kerne von einer Schädigung betroffen. Die Zunge kann nicht mehr herausgestreckt werden, der Patient hat Probleme beim Schlucken und Sprechen (die Sprache wird verwaschen, „bulbär").
- **Pseudobulbärparalyse.** Beidseitige, meist ischämisch bedingte Läsionen der kortikobulbären Faserverbindungen führen zu einer erheblichen Beeinträchtigung des Schluckens und des Sprechens. Sie sind relativ leicht von einer isolierten Hypoglossusparese zu unterscheiden.

13.3.7 N. thoracicus longus

Ätiologie. In seinem langen Verlauf kann der N. thoracicus longus auf vielfältige Art, z.B. durch Druck auf den Nerven in der medialen Achselhöhle (z.B. durch eine Krücke) oder eine iatrogene Schädigung bei der Entfernung axillärer Lymphknoten geschädigt werden.

Klinik. Der M. serratus anterior fixiert den medialen Skapularand am Brustkorb. Ist er gelähmt, so verlagert sich der Unterrand der Skapula nach medial und etwas nach oben, der mediale Skapularand steht vom Thorax ab (Skapula alata).

13.3.8 N. dorsalis scapulae, Nn. subscapulares, N. thoracodorsalis, Nn. pectorales medialis et lateralis, N. suprascapularis

N. dorsalis scapulae, Nn. subscapulares, N. thoracodorsalis, Nn. pectorales medialis et lateralis und N. suprascapularis werden selten isoliert geschädigt, meist sind sie im Rahmen einer Plexuslähmung mitbetroffen. Die Folgen einer isolierten Schädigung dieser Nerven werden daher nur kurz dargestellt:
- **N. dorsalis scapulae.** Durch die Lähmung der Mm. rhomboidei verlagert sich das Schulterblatt nach lateral, die Schulterblätter können nicht mehr zusammengeführt werden.
- **Nn. subscapulares.** Die Adduktion und Innenrotation im Schultergelenk sind abgeschwächt (Mm. subscapularis und teres major).
- **N. thoracodorsalis.** Die Adduktion und Innenrotation im Schultergelenk sind abgeschwächt (M. latissimus dorsi).
- **Nn. pectorales medialis et lateralis.** Die Adduktion im Schultergelenk ist abgeschwächt (Mm. pectorales).
- **N. suprascapularis.** Die Abduktion im Schultergelenk ist leicht, die Außenrotation deutlicher abgeschwächt (Mm. supraspinatus und infraspinatus).

13.3.9 N. axillaris

Ätiologie. Häufige Ursachen einer Schädigung des N. axillaris sind Verletzungen wie eine Humerusfraktur im Collum chirurgicum, eine Luxation des Schultergelenks (insbesondere nach vorne) oder eine starke Prellung der Schulter.

Klinik. Durch den Ausfall des M. deltoideus ist die Abduktion und Elevation des Armes über 30–40° nicht möglich (bis zu diesem Grad erfolgt die Armhebung durch den M. supraspinatus). Durch die Atrophie des M. deltoideus treten die knöchernen Umrisse der Schulter deutlich hervor. Sensible Ausfälle findet man über dem mittleren Anteil des M. deltoideus.

13.3.10 N. musculocutaneus

Ätiologie. Stumpfe Schultertraumen, evtl. mit einer Fraktur oder Luxation (häufig zusätzliche Schädigung des N. axillaris) oder die sog. Beschäftigungslähmung bei anstrengender manueller Arbeit können den N. musculocutaneus schädigen. Iatrogen kann eine paravenöse Injektion zu einer isolierten sensiblen Schädigung (N. antebrachii cutaneus lateralis) führen.

Klinik. Sensible Ausfälle finden sich an der radialen Seite des proximalen Unterarms. Die Unterarmbeugung (Mm. biceps und brachialis) ist abgeschwächt.

13.3.11 N. radialis !!

Ätiologie. Je nachdem wo der N. radialis in seinem Verlauf (Abb. 13-8) geschädigt wird, resultieren folgende Lähmungen:
- **Untere Radialislähmung.** Der Ramus superficialis kann am radialen und distalen Unterarm (z.B. Venenpunktionen, Operationen oder Druck), der Ramus profundus bei proximalen Radiusverletzungen und deren Behandlungen (z.B. Frakturen, Luxationen) geschädigt werden. Das **Supinatorsyndrom** entsteht durch eine chronische Konstriktion des Ramus profundus an dessen Eintritt in den M. supinator durch abnorm verlaufende Gefäße oder fibröses Gewebe.
- **Mittlere Radialislähmung.** Die Schädigung erfolgt entweder durch Druck von außen (Parkbanklähmung) oder durch Humerusschaftfrakturen und deren Behandlung.
- **Obere Radialislähmung.** Der Nerv wird in der Achselhöhle geschädigt (z.B. durch Krücken oder einen Thoraxgips).

Abb. 13-8 N. radialis.
a: Fallhand. Bei der mittleren Radialislähmung (Läsion im Bereich des Oberarms) fallen die radialen Handstrecker aus.
b: Verlauf des N. radialis und seiner Äste. Motorisch versorgt er den M. triceps brachii, die radialen Hand- und Fingerstrecker, den M. abductor pollicis longus und den M. extensor pollicis brevis.
c: Sensible Versorgung der Haut. Vom N. radialis werden der radiale Handrücken, die Dorsalseite des Daumens und des Zeigefingers, die radiale Seite des Mittelfingers (Ramus superficialis) und die Dorsalseite des Unter- und Oberarms sensibel versorgt (modifiziert nach Kahle [14]).

Klinik. Die Symptomatik richtet sich nach der Lokalisation der Nervenläsion. Je weiter proximal sie liegt, desto mehr Symptome treten hinzu (s. Abb. 13-8).
- **Untere Radialislähmung.** Sensibilitätsstörungen (s.a. Abb. 1-1) findet man am radialen Handrücken, der Dorsalseite des Daumens und des Zeigefingers und der radialen Seite des Mittelfingers (Ramus superficialis). Die Finger können in den Grundgelenken nicht gestreckt werden. Der **Daumen** kann in der Handebene nicht gestreckt bzw. abduziert werden (der M. abductor pollicis longus und der M. extensor pollicis brevis werden vom Ramus profundus innerviert. Bei Anspannung dieser beiden Muskeln wird die volare Sehne der Tabatière sicht- und tastbar). Das **Supinatorsyndrom** ist durch langsam progrediente Ausfälle des Ramus profundus gekennzeichnet.
- **Mittlere Radialislähmung.** Die Sensibilitätsstörungen sind an der Dorsalseite des Unterarms lokalisiert. Der Ausfall der radialen Handstrecker führt zur Fallhand.
- **Obere Radialislähmung.** Die Sensibilitätsstörungen befinden sich an der Dorsalseite des Oberarms. Zusätzlich fällt der M. triceps brachii aus. Der TSR ist abgeschwächt oder erloschen.

13.3.12 N. medianus !!!

Ätiologie. Der N. medianus kann in seinem ganzen Verlauf (Abb. 13-9) geschädigt werden:
- **Distale Medianuslähmung.** Überwiegende Ursachen sind Frakturen, Operationen und scharfe Verletzungen im Bereich des Handgelenks und des distalen Unterarms (z.B. Schnittverletzung bei einem Suizidversuch). Eine Sonderform ist das Karpaltunnelsyndrom (s.u.).
- **Proximale Medianuslähmung.** Medianusläsionen im Bereich des Oberarms und des Ellenbogens sind selten. Sie können z.B. bei einer suprakondylären Humerusfraktur oder beim Einrenken einer Luxation des Ellenbogengelenks auftreten. Auch Punktionen oder paravenöse Injektionen in der medialen Ellenbeuge können den Nerv schädigen.

Klinik. Die Symptomatik richtet sich wiederum nach der Lokalisation der Nervenläsion (s. Abb. 13-9). Bei einer länger bestehenden Medianusläsion entwickeln sich oft trophische Störungen der Haut und der Nägel, weil der Nerv besonders viele vegetative Fasern enthält.
- **Distale Medianuslähmung.** Eine Nervenschädigung in Höhe des Karpaltunnels führt zu einer Sensibilitätsstörung der Volarseite der Hand, die vom Daumen bis zur radialen Seite des Ringfingers (s.a. Abb. 1-1) reicht, sowie zur Lähmung und Atrophie der Mm. abductor pollicis brevis und opponens pollicis. Der Patient kann den Daumen nicht rechtwinklig zur Handfläche abduzieren. (Die Kraft wird im Seitenvergleich geprüft, indem der Patient die Hand mit der Dorsalseite auf den Tisch legt und den Daumen nach oben drücken soll.) Außerdem kann er die Daumenspitze nicht zur Spitze des kleinen Fingers führen. Das oft erwähnte „Flaschenzeichen" (es soll positiv sein, wenn beim Greifen einer Flasche die Hautfalte zwischen Daumen und Zeigefinger nicht fest anliegt) ist in der Praxis eher unzuverlässig.
- Wird der Nerv im distalen Unterarm vor dem Karpaltunnel geschädigt, so sind alle vom N. medianus versorgten Handmuskeln gelähmt (insbesondere auch die beiden radialen Mm. lumbricales!). Dadurch ist die Daumenfunktion stark eingeschränkt bzw. aufgehoben, der Daumenballen atrophiert (Thenaratrophie).
- **Proximale Medianuslähmung.** Hierbei kommt es zu einem zusätzlichen Ausfall der langen Hand- und Fingerbeuger. Daumen und Zeigefinger können nicht mehr, der Mittelfinger nur teilweise gebeugt werden. (Die Beugung des Ringfingers und des kleinen Fingers erfolgen durch die beiden ulnaren Mm. lumbricales, die vom N. ulnaris versorgt werden.) Beim Versuch des Faustschlusses entsteht die sog. **Schwurhand**. Außerdem sind die Pronation und die Beugung der Hand abgeschwächt.

Karpaltunnelsyndrom

Ätiologie. Beim Karpaltunnelsyndrom wird der N. medianus durch eine Druckerhöhung unter dem Ligamentum carpi volare komprimiert. Entweder ist das Volumen der im Kanal befindlichen Strukturen zu groß oder der Kanal ist eingeengt (Engpaßsyndrom). Mögliche Ursachen sind z.B. eine Gravidität, eine Überbelastung des Handgelenks durch häufige Extension (Handarbeiten,

Malerarbeiten), eine entzündliche Hohlhandschwellung, die rheumatoide Arthritis, eine Hypothyreose oder Akromegalie.

Klinik. Vom Karpaltunnelsyndrom sind überwiegend Frauen zwischen dem 40. und 60. Lebensjahr betroffen. Die Krankheit beginnt mit Schmerzen und Parästhesien im Bereich der Volarseite des Daumens, des Zeigefingers und v.a. des Mittelfingers. Die Mißempfindungen können in die Hand und in den gesamten Unterarm ausstrahlen. Sie treten zunächst nachts (Brachialgia parästhetica nocturna), später auch am Tage auf. Schließlich stellen sich eine Hyp- oder Dysästhesie (Hyperalgesie) ein. Diese Sensibilitätsstörungen erschweren Tätigkeiten, für die „Fingerspitzengefühl" benötigt wird, erheblich. Die Lähmung und Atrophie der Mm. abductor pollicis brevis und opponens pollicis kommen im Verlauf eher spät hinzu.

Diagnostik

Drei Zeichen sind oft nachweisbar:
- **Hoffmann-Tinel-Zeichen.** Beim Beklopfen des N. medianus am Karpaltunnel treten elektrisierende Mißempfindungen auf.
- **Phalen-Test.** Die Parästhesien lassen sich durch Hyperextension im Handgelenk auslösen.

Abb. 13-9 N. medianus.
a: Schwurhand. Bei einer proximalen Medianuslähmung (Läsion im Bereich des Oberarms oder Ellenbogens) fallen die langen Hand- und Fingerbeuger aus. Der Daumen und der Zeigefinger können nicht mehr, der Mittelfinger nur teilweise gebeugt werden.
b: Verlauf des N. medianus und seiner Äste. Motorisch versorgt er die Hand- und Fingerbeuger, einen Teil der Handmuskeln, den M. abductor pollicis brevis und den M. opponens pollicis.
c: Sensible Versorgung der Haut. Vom N. medianus wird die Haut von der volaren Seite des Daumens bis zur radialen Hälfte des Mittelfingers sensibel versorgt (modifiziert nach Kahle [14]).

- **Umgekehrter Phalen-Test.** Häufig führt auch die Hyperflexion im Handgelenk zu Parästhesien.

Therapie. Findet man eine Ursache für das Karpaltunnelsyndrom (s.o.), so kann es sich schon bei deren Behandlung bzw. Beseitigung bessern. Konservativ wird mit Ruhigstellung und Schienung behandelt, evtl. erfolgen lokale Injektionen von Steroiden und Lokalanästhetika. Bei Progredienz oder Therapieresistenz wird das Ligamentum carpi volare operativ gespalten.

13.3.13 N. ulnaris

Ätiologie. Eine Schädigung des N. ulnaris an den Prädilektionsstellen (Abb. 13-10) führt zu folgenden Paresen:
- **Distale Ulnarisparese.** Der Ramus profundus des N. ulnaris kann in der Hohlhand geschädigt werden (z.B. bei längerer Druckeinwirkung durch einen Schraubenziehergriff oder eine Fahrradlenkstange). In der Loge de Guyon an der Handgelenksbeugeseite kann ein Engpaßsyndrom entstehen. Ursachen sind z.B. entzündliche Weichteilprozesse wie die rheumatoide Arthritis, eine lokale Kompression durch

Abb. 13-10 N. ulnaris.
a: Krallenhand. Wird der Ramus profundus geschädigt (distale Ulnarislähmung), kommt es auch zum Ausfall der Mm. interossei, abductor und opponens digiti minimi und der ulnaren Mm. lumbricales.
b: Verlauf des N. ulnaris und seiner Äste. Motorisch versorgt er den M. flexor carpi ulnaris, die ulnare Hälfte des M. flexor digitorum profundus und einen Teil der Handmuskeln.
c: Sensible Versorgung der Haut. Vom N. ulnaris werden das ulnare Handdrittel, der kleine Finger und die ulnare Seite des Ringfingers sensibel versorgt (modifiziert nach Kahle [14]).

ein Ganglion oder einen Weichteiltumor oder ein akutes Trauma.
- **Proximale Ulnarisparese.** Häufig wird der Nerv durch seine exponierten Lage im Sulcus ulnaris im Bereich des Ellenbogens geschädigt (z.B. bei Frakturen oder schlecht angepaßten Gipsverbänden). An dieser Stelle wird auch das **Sulcus-Ulnaris-Syndrom** verursacht. Wiederholte Druckeinwirkung durch zu langes Aufstützen auf dem Ellenbogen führt zu repetitiven geringen Nervenschädigungen. Durch arthrotische oder posttraumatische Knochenveränderungen ist auch eine chronische Nervenkompression möglich.

Klinik. Die Ulnarislähmung ist eine sehr häufige periphere Parese. Die Symptome entwickeln sich je nach Lokalisation der Nervenschädigung (s. Abb. 13-10).
- **Distale Ulnarisparese.** Der Ausfall des **Ramus profundus** ruft eine Schwäche der vom N. ulnaris versorgten Handmuskeln hervor, die zu folgenden Symptomen führt:
  - Die Finger können nicht mehr gespreizt oder adduziert werden (Mm. interossei dorsalis und palmaris).
  - Der kleine Finger kann nicht mehr opponiert werden (Mm. abductor und opponens digiti minimi).
  - Die Finger, v.a. der kleine Finger und der Ringfinger, sind in den Grundgelenken überstreckt und in den Mittel- und Enggelenken gebeugt. Dadurch sehen die Finger wie Krallen aus (Ausfall der beiden ulnaren Mm. lumbricales).
  - Der Daumen kann nicht mehr adduziert werden (M. adductor pollicis). Wird der Patient aufgefordert, ein Blatt Papier zwischen dem gestreckten Daumen und dem gestreckten Zeigefinger zu halten, so ist ihm das nur möglich, wenn das Endglied des Daumens durch den M. flexor pollicis longus (N. medianus) gebeugt wird (Froment-Zeichen).
  - Bei ausgeprägten Paresen resultiert die sog. **Krallenhand.**

Ist der **Ramus superficialis** mitbetroffen, treten Sensibilitätsstörungen im ulnaren Handdrittel, am kleinen Finger und der ulnaren Seite des Ringfingers auf. Beim **Syndrom des Ulnartunnels (Loge de Guyon)** bestehen zusätzlich Schmerzen im Handgelenk, die in den kleinen Finger, den Ringfinger und evtl. in den Unterarm ausstrahlen.
- **Proximale Ulnarisparese.** Wird der Nerv im Bereich des Ellenbogens geschädigt, kommen folgende Symptome hinzu:
  - Die Handbeugung und die ulnare Abduktion sind geringgradig geschwächt.
  - Das Beugen der Fingerendglieder des kleinen Fingers und des Ringfingers bereitet Schwierigkeiten. Sie sind auf den Ausfall des M. flexor carpi ulnaris und des ulnaren Anteils des M. flexor digitorum profundus zurückzuführen.
- Das **Sulcus-Ulnaris-Syndrom** zeigt charakteristischerweise eine Atrophie des Spatium interosseum I und des Hypothenars, eine Hakenstellung des Ringfingers und des kleinen Fingers sowie Sensibilitätsstörungen auf der ulnaren Handkante, auf dem kleinen Finger und der ulnaren Hälfte des Ringfingers.

> **Merke!**
>
> Die typischen Lähmungen bei Läsionen der großen Armnerven lassen sich durch die motorische Prüfung des Daumens unterscheiden:
> - **N. radialis.** Der Daumen kann in der Handebene nicht gestreckt bzw. abduziert werden. (Die Prüfung ist auch an der Sehne des M. abductor pollicis longus möglich!)
> - **N. medianus.** Der Patient kann den Daumen nicht rechtwinklig zur Handfläche abduzieren und die Spitze des Daumens nicht zur Spitze des kleinen Fingers führen (den Daumen opponieren).
> - **N. ulnaris.** Der Daumen kann nicht mehr adduziert werden (Froment-Zeichen).

13.3.14 N. cutaneus femoris lateralis

Ätiologie. Der N. cutaneus femoris lateralis verläßt das Becken etwas unterhalb der Spina iliaca anterior superior durch das Leistenband, um in einem rechten Winkel in Richtung Oberschenkel zu ziehen. An dieser Stelle kann der Nerv direkt verletzt werden (z.B. bei Operationen am Beckenkamm). Gleichzeitig stellt diese Durchtrittsstelle einen Engpaß dar, an dem durch chronische mechanische Schädigungen ein Kompressionssyndrom entstehen kann. Es wird durch Faktoren wie z.B. zu enge Kleidung, einen schweren Hängebauch, eine starke Beanspruchung der am Leistenband ansetzenden Muskulatur (Schwangerschaft, übertriebenes Bauchmuskeltraining etc.) oder eine überdurchschnittlich lange Streckhaltung im Hüftgelenk (z.B. langes Liegen) verstärkt bzw. ausgelöst.

Klinik. Die Sensibilitätsstörungen treten im Bereich der lateralen Vorderseite des Oberschenkels auf. Eine chronische Reizung des Nerven führt zum Krankheitsbild der **Meralgia paraesthetica**. Parästhesien und brennende Schmerzen werden später von einer Hyp- oder Anästhesie abgelöst. Diese Beschwerden können oft durch Hüftbeugung gemildert werden. Gelegentlich besteht eine Druckdolenz an der Durchtrittsstelle des Nerven. Ist der Leidensdruck stark, kann die Infiltration eines Lokalanästhetikums Linderung verschaffen, selten ist eine Neurolyse in Erwägung zu ziehen.

13.3.15 N. femoralis

Ätiologie. Der N. femoralis verläuft auf dem M. psoas und verläßt das Becken unter dem Leistenband. In seinem Verlauf kann er durch ein ausgedehntes Psoashämatom (bei Antikoagulation oder Hämophilie), im Rahmen einer Operation (z.B. Appendektomie, Hüftendoprothesen), einer Arterienpunktion oder durch Tumoren unterschiedlicher Genese geschädigt werden. Der **N. saphenus** kann im Canalis adductorius chronisch komprimiert werden.

Klinik. Sensibilitätsstörungen treten an der medialen Vorderseite des Ober- und Unterschenkels auf (letztere durch die Schädigung des N. saphenus, s.a. Abb. 1-1). Eine chronische Reizung des **N. saphenus** im Adduktorenkanal verursacht Schmerzen an der Innen- und Vorderseite des Unterschenkels. Bei einer Femoralisschädigung zeigt sich als motorischer Ausfall eine Schwäche bei der Hüftbeugung (M. iliopsoas) und der Kniestreckung (M. quadriceps). Sie bereitet dem Patienten vor allem beim Treppensteigen Schwierigkeiten. Die Symptomatik des N. femoralis ist schematisch in Abb. 13-11 dargestellt.

13.3.16 N. obturatorius

Ätiologie. Läsionen des N. obturatorius sind selten. Gynäkologische Operationen, Beckenfrakturen, eine Hernia obturatoria oder Raumforderungen bzw. Entzündungen am Canalis obturatorius kommen als Ursachen in Frage.

Klinik. Die Adduktion im Hüftgelenk ist abgeschwächt, der Adduktorenreflex vermindert oder erloschen. Sensibilitätsstörungen kommen in einem kleinen Bereich etwas oberhalb und medial des Kniegelenks vor. Die Reizung des Nerven verursacht Schmerzen, die ins Knie ausstrahlen können (**Howship-Romberg-Phänomen**).

13.3.17 N. gluteus superior und N. gluteus inferior

Ätiologie. Eine häufige Ursache einer Schädigung des N. gluteus superior, seltener des N. gluteus inferior ist die Spritzenlähmung durch eine intragluteale Injektion. Die Nerven können aber auch direkt durch Traumen geschädigt werden.

Klinik. Beim Einbeinstand auf dem betroffenen Bein sinkt das gegenüberliegende Becken (der gesunden Seite) nach unten ab (**Trendelenburg-Zeichen**). Dadurch entsteht beim Gehen der Eindruck eines Watschelgangs (Ausfall der Mm. gluteus medius und minimus, die vom N. gluteus superior innerviert werden). Die Streckung im Hüftgelenk ist abgeschwächt, was sich beim Treppensteigen bemerkbar macht (Ausfall des M. gluteus maximus, der vom N. gluteus inferior innerviert wird).

13.3.18 N. tibialis

Ätiologie. Der N. tibialis ist in der Kniekehle relativ gut geschützt und wird hier nur durch gravierende Traumen geschädigt (suprakondyläre Femurfraktur, Tibiafraktur). Zu einer chronischen Kompression des N. tibialis im Tarsaltunnel (um den inneren Knöchel und unter dem Ligamentum laciniatum) kann es nach Frakturen des Malleolus medialis, einem Bänderriß oder einer -zerrung oder selten auch ohne ersichtliche Ursache kommen.

Klinik. Die Lähmung der Fuß- und Zehenflexoren führt zur Unfähigkeit, auf den Zehen zu gehen oder zu stehen. Die Zehen können nicht mehr gespreizt werden. Der ASR und der Tibialis-posterior-Reflex sind abgeschwächt bzw. ausgefallen. Die Sensibilitätsstörung betrifft die Wade, die Fußsohle und die Beugeseite der Zehen (s. Abb. 1-1). Häufig kommt es zu trophischen Störungen

Abb. 13-11 N. femoralis.
a: Schwierigkeiten beim Treppensteigen durch Schwäche bei der Hüftbeugung (M. iliopsoas) und Kniestreckung (M. quadriceps).
b: Verlauf des N. femoralis und seiner Äste. Motorisch versorgt er den M. psoas major, M. iliacus, Mm. pectineus und sartorius sowie den M. quadriceps.
c: Sensible Versorgung der Haut. Vom N. femoralis wird die mediale Vorderseite des Ober- (Rami cutanei anteriores) und des Unterschenkels (N. saphenus) sensibel versorgt (modifiziert nach Kahle [14]).

bis hin zum Ulkus. Die Symptomatik des N. tibialis ist schematisch in Abb. 13-12 dargestellt.
- Beim eher seltenen **Tarsaltunnelsyndrom** bestehen schmerzhafte Parästhesien der Fußsohle, die durch Gehen verstärkt werden. Später treten sensible Ausfälle und Paresen der kleinen Fußmuskeln hinzu. Dadurch können die Zehen

Abb. 13-12 N. tibialis.
a: Unfähigkeit auf Zehen gehen oder stehen zu können durch Lähmung der Fuß- und Zehenflexoren.
b: Verlauf des N. tibialis und seiner Äste. Motorisch versorgt er u.a. den M. gastrocnemiusso sowie Zehenspreizer und -flexoren.
c: Sensible Versorgung der Haut. Vom N. femoralis werden Wade, Fußsohle und Beugeseite der Zehen sensibel versorgt (modifiziert nach Kahle [14]).

auf der kranken Seite nicht so gut gespreizt werden wie auf der gesunden.
- Bei der **Morton-Metatarsalgie** bildet sich durch die chronische Irritation eines Digitalnerven ein Pseudoneurom im Intermetatarsalraum. Es macht sich bei der Belastung des Fußes, v.a. in engen Schuhen, durch Schmerzen im Bereich des Neuroms bemerkbar. Diese Schmerzen strahlen in der Regel in die Zehen aus. Später kann sich daraus ein Dauerschmerz entwickeln.

13.3.19 N. peroneus

Ätiologie. Schäden des N. peroneus (N. fibularis) können durch verschiedene Traumen wie die Fraktur des Fibulaköpfchens, eine Luxation des Kniegelenks oder eine Distorsion des Sprunggelenks mit plötzlicher Überdehnung des Nerven entstehen. Außerdem wird der Nerv häufig am Fibulaköpfchen durch Druck geschädigt. Druckschäden entstehen, wenn das Fibulaköpfchen eines Bewußtlosen auf einer Kante aufliegt (z.B. falsche Lagerung bei einer OP), ein Gipsverband zu eng angelegt wird, die Beine im Sitzen übereinandergeschlagen werden oder eine längere Hockstellung eingenommen wird (z.B. Fliesenleger).

Klinik. Sensibilitätsstörungen (s. Abb. 1-1) treten an der Außenseite des Unterschenkels und des lateralen, proximalen Fußrückens (N. peroneus superficialis) sowie an einem Hautareal zwischen der großen und der benachbarten Zehe (N. peroneus profundus) auf. Ein Ausfall der Extensoren von Fuß und Zehen (N. peroneus profundus) und der Mm. peronei (N. peroneus superficialis) führt dazu, daß der Patient den Fuß nicht mehr anheben kann. Der Fersengang wird unmöglich, das Gangbild gleicht einem **Steppergang:** Das Bein muß bei jedem Schritt wesentlich höher als normal gehoben werden, damit der herabhängende Fuß nicht über den Boden schleift. Bei einer länger bestehenden Lähmung atrophiert die prätibiale Muskulatur. Im Gegensatz zur L5-Parese bleibt die Supination erhalten. Die Symptomatik des N. peroneus ist schematisch in Abb. 13-13 dargestellt.

13.3.20 N. ischiadicus

Ätiologie. Traumen, die das Hüftgelenk betreffen, wie eine Hüftgelenksluxation oder eine Beckenfraktur sind häufige Ursachen einer Schädigung des N. ischiadicus. Auch eine unsachgemäße intragluteale Injektion kann den Nerv treffen (intramuskuläre Injektionen werden lege artis im oberen äußeren Quadranten der glutealen Muskulatur mit Stichrichtung senkrecht zur Oberfläche vorgenommen).

Klinik. Da sich der Nerv in variabler Höhe in den N. peroneus und den N. tibialis teilt, setzt sich die Symptomatik von Läsionen des N. ischiadicus aus unterschiedlichen Symptomen der Schädigung beider Nerven (s.o.) zusammen.

13.4 Polyneuropathien

Definition. Polyneuropathie (PNP) ist ein Überbegriff für Erkrankungen des peripheren Nervensystems unterschiedlichster Ätiologie, die mehrere benachbarte Nerven, Nervenwurzeln und/oder die Plexus in unterschiedlichem Ausmaß betreffen können. Polyneuropathien entzündlicher oder infektiöser Genese werden häufig auch als Polyneuritis bzw. Polyneuroradikulitis bezeichnet. Unter einer Mononeuritis multiplex versteht man die Erkrankung mehrerer nicht benachbarter Nerven.

Ätiologie. Nach ihrer Häufigkeit kommen in erster Linie folgende Ursachen in Betracht:
- Diabetes mellitus (etwa 30% der Fälle)
- chronischer Alkoholmißbrauch (etwa 30% der Fälle)
- (Landry-)Guillian-Barré-Syndrom (bis zu 13% der Fälle)
- Bannwarth-Syndrom (lymphozytäre Meningoradikuloneuritis bei Lyme-Borreliose, bis zu 10% der Fälle)
- hereditäre Polyneuropathien (bis zu 5% der Fälle, die wichtigste Gruppe sind die hereditären motorisch-sensiblen Neuropathien, HMSN)
- paraneoplastische Syndrome (z.B. beim kleinzelligen Lungenkarzinom, anderen Karzinomen, Leukämien, Lymphomen, bis zu 4% der Fälle)

- Malabsorption und Mangelernährung, insbesondere Vitamin B_1-, B_6-, B_{12}- und Folsäuremangel (bis zu 3% der Fälle)
- toxische Stoffe (bis zu 3% der Fälle)
  - Medikamente (Zytostatika wie Vincristin, Cisplatin, Doxorubicin, Taxol; Antibiotika

Abb. 13-13 N. peroneus.
a: Steppergang. Durch Ausfall der Extensoren von Fuß und Zehen und der Mm. peronei ist eine Fußhebung (links) und das Gehen auf der Ferse unmöglich (rechts Steppergang).
b: Verlauf des N. peroneus und seiner Äste. Motorisch versorgt er das Caput breve M. bicipitis, den M. tibialis anterior, Mm. peronei, Mm. extensores digitorum sowie Mm. extensores hallucis.
c: Sensible Versorgung der Haut. Vom N. peroneus werden die Außenseite des Unterschenkels und des lateralen, proximalen Fußrückens (N. peroneus superficialis) sowie ein Hautareal zwischen der großen und der benachbarten Zehe (N. peroneus profundus) sensibel versorgt (modifiziert nach Kahle [14]).

Auffällige PNP-Syndrome		Häufigere Ursachen
obere Extremitäten stärker oder früher betroffen		Blei (Fallhand), serogenetisch, neuralgische Schulteramyotrophie, Infektionskrankheiten (Typhus, Mononukleose, multiples Myelom, Porphyrie)
proximal betont		Diabetes mellitus, Diphtherie, serogenetisch, Guillain-Barré-Syndrom
distal betont, mit (u. U. vordergründigen) Hirnnervenstörungen		Diabetes mellitus, Diphtherie, serogenetisch, Guillain-Barré-(Fisher-) Syndrom, Botulismus, Wernicke-Enzephalopathie
rein motorische Ausfälle		Blei, Guillain-Barré-(Fisher-) Syndrom, serogenetisch, Triarylphosphat, Sarkoidose
rein sensible Ausfälle		Alkohol (initial), Diabetes mellitus, Vit.-B_{12}-Mangel, Hepatopathien, chronische Niereninsuffizienz, „Restless-legs-Syndrom", chronische Anämie, Pharmaka (u. a. Thalidomid, Phenytoin)
rein vegetative Störungen		Diabetes mellitus, Schwefel-Kohlenstoff, Thallium (initial), Arsen, Botulismus, Isonikotinsäurehydrazid
mit starken Schmerzen		Thallium, Diabetes mellitus, Porphyrie, Panarteriitis nodosa, Urämie, Pharmaka, AIDS-Erkrankungen
mit ZNS-Symptomen		Vit.-B_{12}-Mangel, Triarylphosphat, Thallium, n-Hexan („Schnüffler"), Malignome (paraneoplastisch), Wernicke-Enzephalopathie, metachromatische Leukodystrophie, Morbus Refsum, Phenytoin

Abb.13-14 Schematische Darstellung häufiger und typischer klinischer Syndrome bei **Polyneuropathie** mit entsprechender Ätiologie (modifiziert nach Delank [96]).

wie Sulfonamide, Aminoglykoside, Chloramphenicol; Amiodaron, Lithium, Indometacin u.v.a.m.)
– Metalle (Arsen, Thallium, Blei, Quecksilber u.a.)
– organische Verbindungen (Benzol, DDT, Tetrachlorkohlenstoff, Hexacarbone u.a.)
- virale oder bakterielle Infekte (u.a. Diphtherie, Tetanus, Lepra, Herpes zoster, infektiöse Mononukleose, Zytomegalie, AIDS, Brucellose und Leptospirose, bis zu 3% der Fälle)
- vaskuläre Ursachen (Kollagenosen wie die Panarteriitis nodosa oder die rheumatoide Arthritis, bis zu 2% der Fälle)
- selten bei Porphyrie, Paraproteinämie, Hypo-/ Hyperthyreose, Hyperlipidämie, Amyloidose, Schwangerschaft und Urämie (Niereninsuffizienz)

In bis zu 20% der Fälle bleibt die Ursache ungeklärt.

Pathogenese. Histologisch lassen sich drei unterschiedliche Schädigungen feststellen:
- **Myelinopathie.** Eine Schädigung der Markscheiden findet sich z.B. beim (Landry-)Guillain-Barré-Syndrom oder der HMSN I und III.
- **Axonopathie.** Eine Axonschädigung tritt z.B. alkoholbedingt, bei der toxischen Polyneuropathie (Vincristin, Triarylphosphat) oder den hereditären sensiblen Neuropathien (HSN) I–IV auf.
- **Vaskulopathie.** Die Vasa nervorum werden z.B. im Rahmen eines Diabetes mellitus, einer Panarteriitis nodosa oder eines Lupus erythematodes geschädigt.

Klinik. In unterschiedlicher Ausprägung und Kombination ist eine Polyneuropathie durch folgende Symptome (Abb.13-14) gekennzeichnet:
- **Sensibilitätsstörungen** sind häufig Störungen der Tiefensensibilität und des Lagesinns sowie des Berührungs-, Schmerz- und Temperaturempfindens
- **Sensible Reizerscheinungen** treten als Parästhesien (Kribbeln, Prickeln, Ameisenlaufen), Kälte-, Wärmeparästhesien (burning feet) und Schmerzen auf
- **periphere (schlaffe) Lähmungen**
- **Motorische Reizerscheinungen**
- überwiegend **sensibel** (z.B. paraneoplastische Polyneuropathie, Vitaminmangel, Hypothyre-

ose), **motorisch** (z.B. Guillain-Barré-Syndrom), vegetativ (z.B. diabetische Polyneuropathie oder PNP bei Porphyrie)
- **Schwerpunktpolyneuropathien** (umschriebene Schädigung im Bereich eines Plexus, wobei andere Nerven meist nur subklinisch befallen sind; z.B. neuralgische Schulteramyotrophie)
- **Hirnnervenpolyneuropathie** (z.B. Miller-Fisher-Syndrom, Polyneuritis cranialis).

Verlauf. Die meisten Polyneuropathien entwickeln sich über Monate bis Jahre **chronisch progredient**. Normalerweise führen sie nicht zu vollständigen Paresen, es bestehen aber auch keine guten Aussichten auf Besserung. Demgegenüber stehen **akute** oder **subakute** Verläufe, die sich in der Regel von distal nach proximal ausbreiten und deren Symptomatik innerhalb von 1–2 Wochen maximal ausgeprägt ist. Die aufsteigende Lähmung kann die gesamte Rumpfmuskulatur – bis hin zur Atemlähmung – erfassen. Unabhängig davon können auch Hirnnerven befallen sein. Zwischen diesen beiden extremen Verlaufsformen sind alle Übergänge möglich.

Diagnostik. Anamnese und klinische Untersuchung führen zur Verdachtsdiagnose einer Polyneuropathie. Durch die Messung der **NLG** (v.a. zur Unterscheidung von Demyelinisierung und Axonschädigung; siehe Abb. 1-3) und mittels **EMG** (Abb. 1-2) lassen sich die Nervenschäden objektivieren sowie Akuität und Ausmaß der Erkrankung, einschließlich subklinischer Läsionen, erfassen. Folgende **Zusatzuntersuchungen** sollten durchgeführt werden:
- Blutglukose (Tagesprofil, HbA_{1c}, ggf. oraler Glukosebelastungstest)
- Leberwerte (γ-GT, GOT, GPT, alkalische Phosphatase, Bilirubin)
- Entzündungszeichen (BSG, CRP, Differentialblutbild, Elektrophorese)
- antinukleäre Antikörper und Rheumafaktoren zum Ausschluß einer rheumatoiden Arthritis oder eines SLE
- Retentionswerte (Kreatinin, Harnstoff)
- Schilddrüsenwerte (TSH, T3, T4)
- Vitamine, v.a. Vitamin B_{12} und Folsäure (ggf. Schilling-Test)
- Liquor (mikrobiologische Untersuchungen und spezifische Antikörpertiter). Eine Eiweißerhöhung im Liquor zeigt eine Wurzelbeteiligung an. Ist dabei die Zellzahl nicht erhöht, ist ein Gullian-Barré-Syndrom wahrscheinlich (differentialdiagnostisch kommen bei dieser Konstellation spinale Raumforderungen in Frage)
- Tumorsuche
- toxische Substanzen im Blut und Urin (z.B. Blei, Aluminium, Thallium, Quecksilber, Mangan, Zink)
- ggf. Muskel- oder Nervenbiopsie.

Therapie. Im Vordergrund steht die Behandlung der Grunderkrankung. Symptomatische Therapieprinzipien allgemeiner polyneuropathischer Symptome sind:
- **Parästhesien/Schmerzen** werden mit feuchten Wickeln, α-Liponsäure, Amitriptylin, Carbamazepin, Clomipramin u.a. behandelt.
- **Motorische Reizerscheinungen/Krämpfe** werden mit Wechselfußbädern, Benzodiazepinen (keine Langzeittherapie!), Baclofen, Magnesium u.a. therapiert.
- Bei **Kausalgien** kann ggf. eine Regionalanästhesie mit Guanethidin (Sympathikolyse) oder Kalzitonin versucht werden.
- Vor allem bei **Lähmungen** sind physikalische Maßnahmen, eine Dekubitus- und Thromboseprophylaxe indiziert. Krankengymnastik beugt Muskel- und Gelenkskontrakturen vor. Eine entsprechende Lagerung verhindert Nervendruckläsionen und eine gute Fußpflege verringert die Gefahr trophischer Störungen.

Differentialdiagnose. Eine seltene Differentialdiagnose ist der **Botulismus**, eine „Lebensmittelvergiftung" durch Aufnahme der Toxine des anaeroben Clostridium botulinum, die in unsachgemäßen Vakuumverpackungen (anaerobes Klima!) gebildet werden können. Diese Toxine blockieren die Azetylcholinfreisetzung an der neuromuskulären Endplatte und rufen so polyneuropathieähnliche Symptome hervor: Augenmuskellähmungen, Akkommodationsstörungen, Mundtrockenheit, bulbäre Symptomatik und Amaurose. Tritt Atem- und Herzlähmung ein, kommt es rasch zum Tod.

13.4.1 Diabetische Polyneuropathie !

Pathogenese. Die diabetische Polyneuropathie kommt überwiegend bei schlecht eingestellten Diabetikern vor, insbesondere, wenn der Glykohämoglobinwert über 10% liegt. Es kommt zur Mikroangiopathie. Ferner akkumuliert vermutlich Sorbitol (ein unphysiologisch anfallender Alkohol der Glukose) in den Schwann-Zellen und wird osmotisch wirksam. Darüber hinaus soll es zu einer Verarmung des Myelins an Myo-Inosit kommen. Beides führt zur Schädigung der Schwann-Zellen und somit zum Zerfall der Markscheiden. Erst sekundär entwickelt sich eine Axonschädigung.

Klinik. In der Regel ist die untere Extremität stärker betroffen als die obere. Schon früh sind die Muskeleigenreflexe abgeschwächt bzw. ausgefallen. Typisch sind:
- **Sensible und motorische Reizerscheinungen.** Mißempfindungen (z.B. burning feet) und schmerzhafte Muskelkrämpfe betreffen v.a die Oberschenkel- und Wadenmuskulatur.
- **Sensible Ausfälle.** Das Vibrationsempfinden und die Lagewahrnehmung sind gestört (sensible Ataxie). Es finden sich strumpf- bzw. handschuhförmige Störungen der Oberflächensensibilität und des Schmerz- bzw. Temperaturempfindens.
- **Motorische Ausfälle.** Die Paresen bzw. Paralysen/Atrophien sind entweder distal betont, dann oft symmetrisch, oder proximal betont und asymmetrisch.
- **Hirnnervenbeteiligung.** Häufig sind Paresen der äußeren Augenmuskeln (N. oculomotorius, N. abducens und seltener N. trochlearis) und Pupillenanomalien. Andere Hirnnerven (N. olfactorius, N. opticus, N. facialis, N. vestibulocochlearis) sind selten betroffen.
- **Vegetative Störungen.** Es finden sich u.a. Blasen-, Mastdarmstörungen, Impotenz, Tachykardie, orthostatische Hypotonie, Fußödeme, eine Störung der Schweißsekretion und der Hauttrophik (schwere, oft schmerzlose Ulzerationen, insbesondere der Fußsohle).

Therapie. Im Vordergrund steht eine optimale Einstellung des Diabetes mellitus.

13.4.2 Alkoholische Polyneuropathie

Pathogenese. Chronischer Alkoholmißbrauch verursacht die Polyneuropathie. Ursächlich werden sowohl direkt toxische als auch metabolische Faktoren infolge der Malnutrition (v.a. Vitamin-B_1-Mangel) vermutet. Man unterscheidet eine chronische Verlaufsform mit vorwiegender Markscheidenschädigung und eine akute Verlaufsform mit vorwiegend axonaler Schädigung.

Klinik. Die Symptomatik kann der der diabetischen Polyneuropathie sehr ähnlich sein:
- Frühzeitig sind die Muskeleigenreflexe (v.a. der ASR) und das Vibrationsempfinden abgeschwächt.
- Die sensiblen Ausfälle sind distal betont, insbesondere die Lagewahrnehmung ist gestört. Mißempfindungen und Schmerzen treten in den Füßen und Unterschenkeln auf, hinzu kommen Wadenkrämpfe.
- Häufig sind schwerpunktmäßig einzelne Nerven betroffen: N. ulnaris, N. peroneus, N. radialis und N. femoralis (oft handelt es sich um Druckläsionen dieser Nerven).
- Eine Hirnnervenbeteiligung liegt in der Regel nicht vor.
- Bei schweren Verlaufsformen kann sich innerhalb weniger Wochen das Vollbild einer Polyneuropathie ausbilden.
- Häufige vegetative Störungen sind trophische Störungen und Ödeme und Ulzera der unteren Extremität.

Therapie. Unter einer Alkoholabstinenz kann sich die Polyneuropathie zumindest teilweise zurückbilden. Zusätzlich wird Vitamin B_1 gegeben.

13.4.3 (Landry-)Guillain-Barré-Syndrom !

Definition. Das (Landry-)Guillain-Barré-Syndrom ist eine entzündlich-allergisch verursachte Polyneuropathie. Sie ist durch eine aufsteigende Lähmung sowie typische Liquorveränderungen charakterisiert. Man kann eine akute von einer chronischen Verlaufsform unterscheiden.

Pathogenese. Da es beim (Landry-)Guillain-Barré-Syndrom bevorzugt zu einer Demyelinisierung der Nervenwurzeln kommt, wird es oft auch als Polyradikulitis bezeichnet. Die beiden Verlaufsformen sollen durch unterschiedliche Immunreaktionen hervorgerufen werden.

- **Akute Verlaufsform.** Sie tritt in über zwei Drittel der Fälle postinfektiös, in den übrigen Fällen idiopathisch auf. Gehen Infekte (meist Zytomegalievirus und Epstein-Barr-Virus) voraus, so entwickelt sich die Polyneuritis mit einer Latenz von 1–4 Wochen akut bis subakut. Andere Auslöser können eine kurz zuvor verabreichte Impfung, körperliche Belastung oder ein Trauma sein. Humoral vermittelte Immunreaktionen werden als Ursache angenommen.
- **Chronische Verlaufsform.** Die Symptomatik entwickelt sich über Wochen bis Monate langsam progredient oder rezidivierend, subakut bis chronisch. Bei dieser überwiegend idiopathischen Polyneuritis (vorausgehende Infekte sind selten) wird eine zellvermittelte Immunreaktion als pathogenetisch wirksamer Faktor angesehen.

Klinik. Je nach Verlaufsform stehen folgende Symptome im Vordergrund:
- **Akute Verlaufsform**
  – Der Beginn ist durch symmetrische, distale, schlaffe Paresen der Beine mit Areflexie gekennzeichnet. Manchmal beginnt die Krankheit auch mit distalen Parästhesien und starken Rückenschmerzen.
  – Das Ausmaß sensibler Ausfälle ist in der Regel gering.
  – Die Lähmung kann über die Rumpfmuskulatur und die obere Extremität nach kranial aufsteigen (**Landry-Paralyse**). Ist das Zwerchfell mitbetroffen, wird eine Beatmung notwendig.
  – Eine Hirnnervenbeteiligung, v.a. des N. facialis, des N. trigeminus, des motorischen Anteils des N. vagus, des N. accessorius und/oder des N. hypoglossus ist häufig.
  – Autonome Störungen (z.B. Tachy- oder Bradyarrhythmie mit Blutdruckschwankungen) sind für plötzliche Todesfälle verantwortlich.
  – In über zwei Drittel der Fälle bildet sich die Krankheit klinisch wieder vollständig zurück, in den übrigen Fällen bleiben Residuen der Symptomatik vorhanden. Gelegentlich kommt es im akuten Stadium durch kardiale oder pulmonale Komplikationen zu einem tödlichen Ausgang.
- Sonderformen sind:
  – Das **Miller-Fisher-Syndrom** ist durch die Trias Ophthalmoplegie, Ataxie und Areflexie gekennzeichnet. Häufig treten Paresen des VII., IX. und X. Hirnnerven hinzu.
  – Die **Polyneuritis cranialis** ist durch einen multiplen, symmetrischen Hirnnervenbefall charakterisiert.
- **Chronische Verlaufsform.** Sie unterscheidet sich neben dem zeitlichen Verlauf durch folgende Punkte von der akuten Verlaufsform:
  – Die sensiblen Störungen sind deutlicher ausgeprägt (es treten sogar seltene, rein sensible Verlaufsformen auf).
  – Es kann aber auch rein motorische Befallsmuster geben, die klinisch schwer von einem Vorderhornprozeß zu unterscheiden sind.
  – Es kommt zu keiner beatmungspflichtigen Ateminsuffizienz.
  – Eine Hirnnervenbeteiligung ist seltener.
  – Die Symptomatik bildet sich selten vollständig zurück, meist ist nur eine klinische Stabilisierung möglich, oft verschlechtert sich das Bild erneut.

Diagnostik. Charakteristisch ist der Liquorbefund: Als **dissociation albuminocytologique** bezeichnet man eine Eiweißerhöhung ohne Zellzahlerhöhung (dieser Befund ist sonst nur noch bei raumfordernden Prozessen im Spinalkanal zu erheben). Ein empfindliches elektrophysiologisches Kriterium ist eine Verzögerung oder ein Verlust der F-Welle. Es ist in der Regel schon innerhalb der ersten beiden Wochen nachweisbar.

Therapie. Neben der symptomatischen Behandlung (z.B. Schmerzbekämpfung, Thromboseprophylaxe) sind je nach Verlaufsform folgende Maßnahmen angezeigt:
- Die **akute Verlaufsform** wird mit Immunglobulinpräparaten i.v. oder einer Plasmapherese (Plasmaaustauschbehandlung) therapiert. Bei kardialen oder pulmonalen Komplikationen ist eine intensivmedizinische Behandlung notwendig.
- Bei der **chronischen Verlaufsform** werden Kortikosteroide (evtl. zusätzlich Azathioprin oder Cyclophosphamid) oder Immunglobulinpräparate i.v. bzw. Plasmapherese angewendet.

13.4.4 Hereditäre Polyneuropathien

Definition. Die hereditären motorisch-sensiblen Neuropathien (HMSN) sind autosomal-dominant, autosomal-rezessiv oder X-chromosomal-rezessiv vererbte Erkrankungen, denen ein degenerativer Prozeß in den peripheren Nerven zugrunde liegt. Dieser Prozeß führt zu einer chronisch fortschreitenden Polyneuropathie. Elektroneurographisch und morphologisch kann man zwei Arten unterscheiden: Bei der HMSN Typ I und III überwiegt eine **Demyelinisierung** (deutlich verzögerte NLG), bei der HMSN Typ II eine **axonale Degeneration** (normale oder gering verzögerte NLG).

Klinik

Typische Symptome sind:
- **Sensible Reizerscheinungen** treten als distale Mißempfindungen, Schmerzen (bei Kälte) und Muskelkrämpfe (v.a. nachts) auf.
- **Sensible Ausfälle** sind strumpf- und handschuhförmige Störungen der Oberflächen- und Tiefensensibilität (Typ I zeigt keine sensible Ataxie).
- **Symmetrische, distal betonte, periphere Paresen** betreffen zunächst die Fuß- und Unterschenkelmuskulatur, Faszikulationen und Atrophien treten auf. Später werden auch die kleinen Handmuskeln und die Oberschenkel befallen. Die Atrophien rufen Deformitäten wie den Hohlfuß, den Equinovarus-Fuß mit Krallenzehen oder die Krallenhand hervor. Die Unterschenkel können bei einer ausgeprägten Atrophie stelzenhaft erscheinen. Zunächst sind der ASR, dann der PSR, schließlich der BSR und der TSR erloschen. Entsprechend den peripheren Lähmungen (N. peroneus und N. tibialis) wird der Gang ungeschickt und die Kranken ermüden rasch.
- **Trophische Störungen** der Haut und des Nagelwachstums sind häufig.
- Gelegentlich kann man **verdickte Nerven** tasten.

Klinisch unterscheiden sich die beiden Arten nur wenig.

Bei der sehr seltenen **axonalen Degeneration** (Typ II) ist die untere Extremität stärker betroffen als die obere. Die Ataxie ist sehr ausgeprägt. Es kommt zu deutlichen Muskelatrophien. Die Reflexe sind erloschen. Die Nerven sind nicht verdickt. Die Manifestation erfolgt erst spät.

Bei der häufigeren **Demyelinisierung** (Typ I und III) findet man die ersten Krankheitserscheinungen oft schon zwischen dem 6. und 13. Lebensjahr, die Krankheit entwickelt sich chronisch über Jahrzehnte.

Zusätzlich zur Polyneuropathie können andere Symptome auftreten (z.B. Spastik bei Typ V, Optikusatrophie bei Typ VI, Retinitis pigmentosa bei Typ VII).

Therapie. Es wird symptomatisch behandelt, da keine kausale Therapie bekannt ist.

13.5 Zusammenfassung

Das wichtigste **radikuläre Syndrom** ist die Wurzelkompression durch einen Bandscheibenvorfall. Aufgrund degenerativer Veränderungen der Wirbelsäule kann sich die Bandscheibe vorwölben (Protrusion), hernienartig vortreten (Prolaps) oder sequestrieren. Ein **lateraler Bandscheibenvorfall** ist durch segmentale Schmerzen und Sensibilitätsstörungen und je nach Schwere auch durch motorische Ausfälle charakterisiert. Sie entsprechen der radikulären Innervation, zervikal sind hauptsächlich C6 und C7 betroffen, lumbal L5 und S1. **Mediale Bandscheibenvorfälle** führen zervikal zu einer Kompression des Rückenmarks, lumbal in der Regel zur Kompression der Cauda equina. Bandscheibenvorfälle können direkt in der CT oder MRT nachgewiesen werden, eine Myelographie ist selten notwendig. Zunächst sollte ein konservativer Therapieversuch unternommen werden, eine Operationsindikation besteht bei medialen Bandscheibenvorfällen mit neurologischen Ausfällen sowie bei lateralen Bandscheibenvorfällen, die deutliche Paresen oder ein therapieresistentes Schmerzsyndrom hervorrufen.

Im **Plexus** verflechten sich die Axone mehrerer Wurzeln, um ihn anschließend in neuer Gruppierung als periphere Nerven zu verlassen. Das typische motorische und sensible Ausfallsmuster einer Plexusschädigung entspricht daher weder dem einer peripheren Nervenläsion noch dem einer Nervenwurzelschädigung. Plexusläsionen können folgende Ursachen haben: Trauma, Druck von außen oder innen, entzündlich-allergische Genese oder sie treten im Rahmen internistischer Grunderkrankungen auf. Bei Verdacht auf eine Plexusschädigung muß nach deren Ursache gefahndet werden, um diese dann gezielt behandeln zu können.

Die häufigsten Ursachen **peripherer Nervenläsionen** sind mechanisch, wie z.B. Druck, Zerrung oder direkte Durchtrennung durch einen Schnitt. Nervenschädigungen haben in der Regel typische motorische und sensible Ausfälle im Versorgungsbereich des Nerven zur Folge. Ist ein Nerv chronischem Druck ausgesetzt, so können Kompressionssyndrome mit den Leitsymptomen Schmerz und Schwäche/Atrophie entstehen. Die Diagnose einer Nervenläsion wird klinisch gestellt, sie kann durch die EMG-/NLG-Untersuchung objektiviert und der Schweregrad der Schädigung abgeschätzt werden. Ist die Nervenhülle intakt, so kann spontan eine Reinnervation erfolgen. Ist der Nerv komplett durchtrennt, kann nur eine operative Adaptation der Nervenenden zu einer „Defektheilung" führen.

Von den Hirnnerven ist sehr häufig der **N. facialis** betroffen. Bei der peripheren Fazialisparese findet man eine einseitige schlaffe Lähmung der mimischen Muskulatur einschließlich der Stirnmuskulatur, Geschmacksstörungen auf den vorderen zwei Dritteln der Zunge, eine ipsilaterale Hyperakusis und eine Störung der Speichelsekretion und der Tränenproduktion. Wird eine Ursache für die Fazialisparese gefunden (z.B. Lyme-Borreliose, Zoster), so wird diese behandelt, bei der idiopathischen Form werden Kortikosteroide gegeben.

An der oberen Extremität wird häufig der N. radialis, N. medianus und/oder N. ulnaris geschädigt. Läsionen des **N. radialis** führen zu Sensibilitätsstörungen im zugehörigen Innervationsgebiet (s. Abb. 1-1), der Daumen kann in der Handebene nicht abduziert werden, bei der mittleren Radialisparese tritt durch den Ausfall der radialen Handstrecker eine Fallhand hinzu. Läsionen des **N. medianus** führen zu typischen Sensibilitätsstörungen (s. Abb. 1-1), der Daumen kann nicht opponiert werden (z.B. den kleinen Finger erreichen). Wird der Nerv im Karpaltunnel komprimiert, kann sich ein typisches Schmerzsyndrom entwickeln. Bei der proximalen Schädigung kommt es zur sog. Schwurhand. Läsionen des **N. ulnaris** führen zu typischen Sensibilitätsstörungen (s. Abb. 1-1), der gestreckte Daumen kann nicht adduziert werden, bei einer Schädigung des Ramus profundus kommt es zusätzlich zu einer sog. Krallenhand. Wichtige Nervenschädigungen der unteren Extremität betreffen den N. tibialis und den N. peroneus (N. fibularis). Läsionen des **N. tibialis** führen zu entsprechenden Sensibilitätsstörungen (s. Abb. 1-1), einer Schwäche der Fuß- und Zehenflexoren (der Zehenstand wird unmöglich) und zu trophischen Störungen. Läsionen des **N. peroneus** führen zu entsprechenden Sensibilitätsstörungen (s. Abb. 1-1) und einer Schwäche der Fuß- und Zehenextensoren (der Fersenstand wird unmöglich).

Polyneuropathien sind Erkrankungen des peripheren Nervensystems mit Befall mehrerer benachbarter Nerven, Nervenwurzeln oder des Plexus. Häufigste Ursachen sind der **Diabetes mellitus** und der **chronische Alkoholabusus.** Die Symptomatik ist durch eine unterschiedliche Kombination und Schwere von motorischen und sensiblen Reizerscheinungen (Krämpfe, Schmerzen), motorischen und sensiblen Ausfällen und vegetativen Störungen gekennzeichnet. Eine Objektivierung der Nervenläsionen und eine Abschätzung des Schweregrades erfolgt mittels elektrophysiologischer Untersuchungen (EMG, NLG). Neben der symptomatischen Behandlung (z.B. Schmerzbekämpfung) muß die Ursache – falls bekannt – therapiert werden. Das **(Landry-)Guillain-Barré-Syndrom** ist eine entzündlich-allergisch verursachte Polyneuropathie, die durch eine aufsteigende Lähmung charakterisiert ist. Diese bildet sich in der Regel spontan zurück, kann aber auch zu lebensbedrohlichen Atem- und Herz-Kreislauf-Störungen führen. Typisch ist eine Eiweißerhöhung ohne Zellzahlerhöhung im Liquor. Den **hereditären Polyneuropathien** liegt überwiegend ein erblicher degenerativer Prozeß des peripheren Nervensystems zugrunde. Diese heterogene Gruppe von Polyneuropathien entwickelt sich meist chronisch progredient.

14 Myopathien

14.1 Progressive Muskeldystrophien ⚠

Definition. Progressive Muskeldystrophien sind erbliche, chronisch verlaufende Erkrankungen, die zu einem fortschreitenden Untergang der Skelettmuskulatur führen. Sie weisen unterschiedliche Erbgänge auf, sporadische Formen sind selten.

Pathogenese. Progressive Muskeldystrophien sollen auf einer erblich bedingten Störung des Fermentstoffwechsels beruhen. Diese führt zu folgenden typischen, aber nicht pathognomonischen Veränderungen: Die Aktivität der Kreatinphosphokinase (CPK) ist im Muskel vermindert und im Serum erhöht. Außerdem sind Aldolasen, LDH und Transaminasen z.T. vermehrt im Serum nachweisbar. Im histologischen Muskelquerschnitt sind die Durchmesser der Muskelfasern sehr unterschiedlich. Unregelmäßig angeordnet findet man atrophische zwischen kompensatorisch hypertrophierten Fasern. Zunächst ist das interstitielle Bindegewebe, später auch das Fettgewebe deutlich vermehrt. Makroskopisch erscheinen die Muskeln blaßgelb, schmächtig und derb.

Klinik. Die Krankheitsverläufe der verschiedenen Muskeldystrophien sind extrem unterschiedlich, jedoch immer chronisch progredient. Muskeldystrophien entwickeln in der Regel folgende Symptome:
- Die Muskelatrophien und muskulären Lähmungen mit Hypotonie sind keiner Nervenwurzel, keinem Plexus und keinem peripheren Nerv zuzuordnen!
- Die Muskeleigenreflexe sind relativ lange erhalten (solange der Muskel genügend Kraft hat, die Reflexantwort auszuführen)!
- Es treten keine sensiblen Defizite oder trophischen Störungen auf.
- Man findet keine Faszikulationen.

Die häufigen, speziellen Verlaufsformen sind in Tab. 14-1 zusammengefaßt.

Diagnostik. Diagnostisch wichtig sind die Familienanamnese und der typische klinische Verlauf. Durch folgende Zusatzuntersuchungen wird die Diagnose erhärtet:
- **EMG.** Man sieht für Muskelerkrankungen typische, niedrige, kurze Einzelamplituden sowie ein relativ dichtes Aktivitätsmuster bei schon geringer tonischer Muskelkontraktion.
- **Serum-CPK.** Sie ist meist schon präklinisch erhöht. Bei schnell progredienten Verlaufsfor-

Tab. 14-1 Häufige Verlaufsformen der progressiven Muskeldystrophie

	Erbgang, Lokalisation des defekten Gens und defektes Genprodukt	Verlauf und Prognose
Typ Duchenne	• X-chromosomal-rezessiv • abnormes Gen auf dem kurzen Arm des X-Chromosoms • Dystrophin fehlt bzw. ist stark vermindert	• Beginn zwischen dem 3. und 5. Lebensjahr • **Rollstuhlpflicht** zwischen dem 7. und 12. Lebensjahr • nur selten werden die Patienten älter als 25 Jahre
Typ Becker-Kiener (gutartiges Pendant zum Typ Duchenne)	• X-chromosomal-rezessiv • identische Genlokalisation wie beim Typ-Duchenne • Dystrophin ist lediglich reduziert und weist ein abnormes Molekulargewicht und eine veränderte biologische Aktivität auf	• Beginn zwischen dem 6. und 20. Lebensjahr • spätere Manifestation und deutlich langsamerer Verlauf als beim Typ Duchenne • Gehfähigkeit bleibt häufig bis ins Erwachsenenalter erhalten
fazioskapulo-humeraler Typ	• autosomal-dominant mit fast vollständiger Penetranz • abnormes Gen auf dem Chromosom 4 • defektes Genprodukt ist noch unbekannt	• Beginn in der Regel im 2. Lebensjahrzehnt • relativ **gutartiger Verlauf** • Lebenserwartung meist nicht signifikant verkürzt
Okulo-pharyngealer Typ	• autosomal dominant	• Beginn 5.-6. Lebensjahrzehnt • Relativ gutartiger Verlauf
Gliedergürteldystrophie	• autosomal-rezessiv • abnormes Gen auf dem Chromosom 15 • defektes Genprodukt ist noch unbekannt	• **sehr variable** klinische Verlaufsformen mit unterschiedlich ausgeprägten Schweregraden

men kann die CPK bis auf das 50fache der Norm ansteigen, im Endstadium kann sie aber wieder abfallen. Die Bestimmung muß morgens, nüchtern und nach körperlicher Ruhe erfolgen, da bei Muskelaktivität die Werte erhöht sein können. Beim X-chromosomal-rezessiven Erbgang können Konduktorinnen erkannt werden, da bei ihnen die CPK-Aktivität konstant erhöht ist.

- **Muskelbiopsie.** Sie zeigt das Bild einer degenerativen Myopathie mit unregelmäßig verteilten zahlreichen Faseruntergängen neben kompensatorisch hypertrophen Fasern. Immer häufiger werden einzelne Muskeldystrophien durch enzymhistochemischen Nachweis eines Proteindefektes nachgewiesen (Dystrophin, Adkalin etc.).
- **Gentests.** Zunehmend wird die molekularbiologische Diagnostik möglich. Sie ersetzt schon jetzt die Muskelbiopsie bei fazio-skapulohumeraler Muskeldystrophie und okulopharyngealer Muskeldystrophie.

Klinik	weitere Organ-manifestationen
• Beginn der Muskelatrophien im Beckengürtel-Oberschenkel-Bereich (**Gowers-Zeichen:** das Kind kann sich nicht ohne Hilfe der Arme aufrichten) • ab dem 6. Lebensjahr „**Watschelgang**" und ausgeprägte Lendenlordose mit vorspringendem Bauch • frühzeitig **hypertrophe Waden** • Kontrakturen • Muskelschwäche und Atrophie befallen schließlich den Schultergürtel-Oberarm-Bereich • die Beteiligung der Rumpfmuskulatur führt zu einer Skoliose	• häufig Beteiligung anderer Organe • verschiedene Funktionsstörungen des Herzens bis hin zur therapierefraktären Herzinsuffizienz sind häufig • Ateminsuffizienz • **mentale Retardierung** bei ca. 80% der Fälle
• Entwicklung der Muskelatrophien und -schwächen wie beim Typ Duchenne • charakteristisch ist eine **Wadenhypertrophie** • obere Extremität meist geringer befallen • Kontrakturen oder Skoliosen sind selten	• Herz (selten) • Intellekt ist in der Regel normal
• Befall der proximalen Arm- und Schultermuskulatur (hochstehende Schultern, Skapula alata) • Befall der Gesichtsmuskulatur (Patient kann nicht mehr pfeifen oder die Backen aufblasen) • Befall der Unterschenkel (M. tibialis anterior frühzeitig betroffen) • typische **Facies myopathica** mit wulstigen Lippen (Tapirschnauze), Neigung, den Mund etwas geöffnet zu halten, verringerten Stirn- und Nasolabialfalten und geringer Ptose	• Herz (selten) • gelegentlich sinuatriale Reizleitungsstörungen
• bds. Ptosis, Diplopie, Schluckstörung, ggf. proximale Paresen	
• im Kindesalter mit Beginn im Beckengürtel-Oberschenkel-Bereich und späterem Übergreifen auf den Schultergürtel-Oberarm-Bereich • Typ Leyden-Moebius (deutlich später auftretende pelvifemorale Form) • Typ Erb (skapulohumerale Verlaufsform) Gesichtsmuskulatur ist nicht betroffen	• Mitbeteiligung des Herzens ist möglich

Therapie. Eine kausale Therapie ist nicht bekannt. Symptomatisch wird zur Kontrakturprophylaxe und zur Stärkung des Muskels eine angepaßte Krankengymnastik durchgeführt. Wichtig sind eine gute psychologische Führung des Patienten und eine Aufklärung über die Krankheit (auch der Familienangehörigen). Eine Konduktorin (bei X-chromosomalen Erbgang) ist bei Kinderwunsch darauf hinzuweisen, daß sie die Krankheit auf ihre Söhne übertragen kann.

14.2 Hereditäre Myotonien

Definition. Myotonien sind erbliche Muskelerkrankungen unterschiedlichen Schweregrades, bei denen es zu einer myotonen Reaktion kommt: einer abnorm langanhaltenden Muskelkontraktion mit verzögerter Erschlaffung des Muskels. Die hier beschriebenen Erkrankungen werden autosomal-dominant vererbt.

Pathogenese. Die verzögerte Muskelerschlaffung nach Aussetzen eines physiologischen Reizes wie Innervation, mechanische Irritation (z.B. durch Beklopfen des Muskels) oder durch elektrische Stimulation wird auf eine wiederholte, unabhängige Aktivität einzelner Muskelfasern zurückgeführt. Die molekulare Grundlage dieser Symptomatik ist eine veränderte Öffnungskinetik muskulärer Kanalproteine.

Klinik

- Die Patienten klagen über eine „Muskelsteife".
- Überwiegend sind die Extremitätenmuskeln betroffen.
- Die Myotonie verstärkt sich bei Kälte und läßt bei wiederholten Kontraktionen nach. Die myotone Reaktion wird durch Willkürbewegung (Aktionsmyotonie) oder durch Beklopfen des Muskels, z.B. mit dem Reflexhammer (Perkussionsmyotonie), ausgelöst. So ist beispielsweise die Muskelerschlaffung nach einem Händedruck verzögert.
- Von den kranialen Muskeln sind der M. orbicularis oculi (verzögerte Öffnung eines geschlossenen Lides) und die äußeren Augenmuskeln betroffen.

Spezielle Verlaufsformen sind:
- **Myotonia congenita Thomsen.** Die Krankheit ist durch eine generalisierte Myotonie und Hypertrophie der Skelettmuskulatur (athletisches Aussehen) charakterisiert. Die Krankheit ist gutartig und nicht lebensverkürzend.
- **Paramyotonia congenita Eulenberg.** Bei Kälte verstärkt sich die Myotonie und bei längerer Kälteeinwirkung können sogar vorübergehende Lähmungen eintreten.
- **Dystrophia myotonica Curschmann-Steinert.** Die Krankheit ist nach der progressiven Muskeldystrophie vom Typ Duchenne die zweithäufigste hereditäre degenerative Myopathie. Der Gendefekt ist auf dem langen Arm des Chromosoms 19 lokalisiert. Die Myotonie betrifft die kleinen Handmuskeln, die Vorderarme und die Zunge (verwaschene Sprache). Von der Muskeldystrophie sind überwiegend der M. sternocleidomastoideus, der M. brachioradialis und die peroneal innervierte Muskulatur, aber auch distale Arm-, Gesichts- und Augenmuskeln (ausgeprägte Facies myopathica mit Ptosis) sowie das Herz befallen. Weitere Symptome sind: eine frühzeitige Stirnglatze bei Männern, struppiges Haar bei Frauen, eine Cataracta myotonica, Herzrhythmusstörungen, Motilitätsstörungen im Bereich des Magen-Darm-Trakts, eine Hodenatrophie bzw. Ovarialinsuffizienz, psychische Veränderungen, wie Störungen des Antriebs und der Affektivität, und häufig Störungen der Intelligenz.
- **Proximale myotone Myopathie (PROMM).** Die klinische Symptomatik ähnelt der Dystrophia myotonica. Es kommt zu proximal betonter Schwäche, Myalgien sowie zu einer Katarakt. Die Symptomatik ist durch Kälte provozierbar. Meist ist der Verlauf gutartig.

Diagnostik. Hereditäre Myotonien zeigen in der **EMG-Untersuchung** eine charakteristische Undulation der Frequenz und Amplitude der Potentiale. Diese Undulation tritt spontan, bei mechanischer Irritation oder nach Beenden einer Willküraktivität auf. Wird das Signal akustisch dargestellt, kann man ein typisches „Sturzkampfbombergeräusch" hören.

Therapie. Bei einer geringen Ausprägung der Symptome ist oft keine Therapie notwendig. Sind die Patienten durch die myotone Reaktion beeinträchtigt, kann nach Ausschluß einer kardialen Reizleitungsstörung Mexiletin gegeben werden. Bei einer kardialen Kontraindikation kann man auch Phenytoin versuchen.

14.3 Hereditäre episodische Lähmungen

Definition. Die hereditären episodischen Lähmungen sind eine Gruppe autosomal-dominant vererbter Erkrankungen, bei denen es durch eine episodische Depolarisierung der Muskelfasermembranen zu sich spontan zurückbildenden Paresen bis Paralysen kommt.

Klinik

- **Episodische hypokaliämische Lähmung.** Die Lähmungsattacken beginnen meist zwischen dem 10. und 20. Lebensjahr. Während der Lähmung, die Stunden bis Tage dauern kann, strömt Kalium aus dem Serum in die Muskelzelle ein, die Folge ist eine Hypokaliämie. Spontananfälle treten überwiegend nachts und in den frühen Morgenstunden auf. Die Anfälle können durch kohlenhydratreiche Nahrung, die

orale Gabe von Glukose und die subkutane Injektion von Insulin, sowie durch starke körperliche Belastung provoziert werden. Im Anfall sind Herzrhythmusstörungen möglich. Das EMG zeigt ein Fehlen jeglicher elektrischer Aktivität. Akut wird Kalium gegeben, Auslösefaktoren sind zu meiden.
- **Episodische hyperkaliämische Lähmung.** Die Lähmungsattacken beginnen überwiegend vor dem 10. Lebensjahr. Die Anfälle sind häufiger, aber kürzer als bei der hypokaliämischen Lähmung. Im Anfall kommt es zu einem Kaliumaustritt aus der Muskelzelle mit konsekutiver Hyperkaliämie. Kälte, Hunger und Entspannung nach körperlicher Arbeit können Anfälle auslösen. Im Anfall sind Herzrhythmusstörungen möglich. Eine Akutbehandlung ist meist nicht notwendig (bei einer schweren Attacke sind eine Glukose-Insulin-Gabe und/oder zwei Hübe Salbutamol, evtl. 0,5–2g Kalziumglukonat langsam intravenös unter EKG- und Serumkaliumkontrolle möglich). Auslösefaktoren sind zu meiden, günstig sind eine kohlenhydratreiche Nahrung und eine leichte, kontinuierliche Muskelarbeit.
- **Episodische normokaliämische Lähmung.** Die Symptomatik dieser sehr seltenen Erkrankung ähnelt in Ausmaß und zeitlichem Ablauf den Paresen der episodischen hypokaliämischen Lähmung. Während des Anfalls kommt es jedoch zu keiner Änderung des Serumkaliumspiegels.

14.4 Hereditäre metabolische Myopathien

Definition. Hereditären metabolischen Myopathien liegt ein biochemischer Defekt innerhalb der Muskelfasern zugrunde. Die Störung kann im Kohlenhydrat-, Lipid-, Mitochondrien- oder Purinstoffwechsel liegen. Bis auf die heterogene Gruppe der mitochondrialen Stoffwechselstörungen, werden die hier beschriebenen Krankheiten autosomal-rezessiv vererbt.

Klinik

- **Glykogenose Typ II (Morbus Pompe).** Ein Mangel an saurer Maltase führt zu einer Störung des Glykogenabbaus.
  - Bei der malignen, frühinfantilen Form zeigt sich ein angeborenes, muskulär bedingtes Floppy-infant-Syndrom. Die Betroffenen sterben im frühen Kindesalter infolge einer dilatativen Myopathie.
  - Die juvenile und die adulte Form beginnen mit einer Schwäche der proximalen Beinmuskulatur, die Atemhilfsmuskulatur kann frühzeitig mitbetroffen sein, später wird der Schultergürtel befallen. Das Herz zeigt keine klinische Manifestation.
- **Glykogenose Typ V (McArdle).** Weil die Muskelphosphorylase fehlt, ist der Glykogenabbau in der quergestreiften Skelettmuskulatur blockiert. Daraus entstehen belastungsabhängige, schmerzhafte Muskelkontrakturen, die sich in der Regel im Adoleszentenalter manifestieren. Bei stärkerer körperlicher Anstrengung kann es zu einer Rhabdomyolyse kommen, die sich durch dunklen Urin bemerkbar macht.
- **Muskulärer Karnitinmangel.** Mittel- und langkettige Fettsäuren können in der Muskelzelle nicht mehr durch die Mitochondrienmembran geschleust werden, die Fettsäuren werden im Zytoplasma abgelagert. Die Krankheit beginnt in der Regel im jugendlichen Alter mit einer zunehmenden Schwäche und Atrophie überwiegend in proximalen Muskeln. Sie verstärkt sich durch langes Fasten.
- **Systemischer Karnitinmangel.** Muskel-, Herz- und Leberkarnitin sind stark erniedrigt. Von Geburt an ist die Muskulatur hypoton. Die Schwäche ist phasenhaft und wird durch Fasten verstärkt. Bald treten nichtketotische Hypoglykämien und Leberfunktionsstörungen auf. Später entwickelt sich eine metabolisch-hepatische Enzephalopathie bei einem erhöhten Ammoniakspiegel im Serum.
- **Mitochondriale Stoffwechselstörungen.** Diese heterogene Gruppe ist durch eine morphologische Veränderung der Muskelmitochondrien (Vermehrung, Vergrößerung oder abnorme Strukturierung) und einen biochemischen Defekt (z.B. Cytochrom-c-Oxidase-Mangel) charakterisiert. Leitsymptome sind eine belastungsabhängige Muskelschwäche und eine Laktaterhöhung im Serum. Unterschiedliche Krankheitsbilder, die auch mit zusätzlichen Symptomen wie einer Demenz, einer Augenmuskelschwäche, einer Dystonie, Sehstörun-

Tab. 14-2 Krankheitsbilder bei mitochondrialen Stoffwechselstörungen	
Name/Abkürzung des Syndroms	Charakteristika des Syndroms
chronisch progressive externe Ophthalmoplegie	Schwäche der äußeren Augenmuskeln ist ein häufiges Zeichen dieser Krankheitsbilder
MELAS-Syndrom	mitochondriale Myopathie (Störungen in der Atmungskette), Enzephalopathie Schlaganfälle, Lactazidose
Kearns-Sayre-Syndrom (KSS)	Ophthalmoplegie, Retinitis pigmentosa, Ataxie, Kleinwuchs, Kardiomyopathie, Myopathie, Hörstörung, Demenz, Epilepsie
MERRF	Myoklonusepilepsie mit Ragged-Red-Fibres, mentale Retardierung; Störung der Succinat-Zytochrom-c-Reduktase
Lebers hereditäre Optikusatrophie (LHON)	Visusminderung infolge Optikusatrophie, evtl. Ataxie, Polyneuropathie, kardiale Reizleitungsstörung; Komplex-I-Mangel

gen, Myoklonien, einer Ataxie etc. einhergehen, wurden beschrieben (Tab.14-2).

14.5 Endokrine Myopathien

Ätiologie. Im Rahmen endokriner Erkrankungen können Myopathien auftreten, die auf die jeweilige hormonelle Störung zurückzuführen sind. Die wichtigsten ursächlichen Erkrankungen sind: Hyper- und Hypothyreose, Hyperkortisolismus, Akromegalie, Morbus Addison, Conn-Syndrom, Hyperinsulinismus und primärer Hyperparathyreoidismus.

Klinik. Hier wird der Schwerpunkt auf die Myopathie gelegt, die natürlich immer im Rahmen der Grunderkrankung zu sehen ist.
- **Hyperthyreose.** Ein Hypermetabolismus der Muskelzelle mündet schließlich in einen Proteinkatabolismus. Am Beginn einer Thyreotoxikose kann sich akut eine schnell generalisierte Muskelschwäche einstellen. Bei den chronischen hyperthyreoten Myopathien sind die Muskelschwächen und -atrophien proximal und beinbetont. Die Muskeleigenreflexe sind brüsk. Normalerweise ist die CPK im Serum nicht erhöht. Die **endokrine Orbitopathie** kann im Rahmen einer Hyperthyreose, aber auch bei der Euthyreose entstehen. Durch die lymphozytäre Infiltration und die Einlagerung von Glukosaminoglykanen in das periorbitale Gewebe und in die äußeren Augenmuskeln kommt es zu einem Exophthalmus und einer Motilitätsstörung der Augen, wodurch Doppelbilder auftreten.
- **Hypothyreose.** Bei einem Mangel an Schilddrüsenhormon ist der Proteinmetabolismus der Muskelzelle vermindert. Typisch ist die proximale Muskelschwäche ohne deutliche Atrophie. Die Muskeleigenreflexe sind abgeschwächt. Zusätzlich treten eine Steifheit, Myalgien, seltener Krämpfe auf. Die CPK im Serum ist meist leicht bis mittelstark erhöht.
- **Hyperkortisolismus.** Glukokortikoide führen, v.a. wenn ihre Serumspiegel erhöht sind, zu einem Eiweißkatabolismus. Neben den Zeichen des Cushing-Syndroms steht die Schwäche und Atrophie der Oberschenkelmuskulatur im Vordergrund. Diese erschwert z.B. das Treppensteigen. Die CPK im Serum ist nicht erhöht.
- **Akromegalie.** Zuviel Wachstumshormon verursacht eine Muskelhypertrophie, die nach Überschreiten einer gewissen Größe des Muskelfaserdurchmessers zu einem sekundär myopathischen Prozeß führt. Die deutlich muskulös erscheinenden Patienten weisen bei länger anhaltender Krankheit eine ausgeprägte Muskelschwäche auf.

- **Morbus Addison, Conn-Syndrom und Hyperinsulinismus.** Bei unterschiedlicher Ursache (Mangel an Glukokortikoiden, Überschuß an Mineralokortikoiden oder Insulin) und Pathogenese (arterielle Hypotonie, Hypokaliämie und Hypoglykämie) führen diese Erkrankungen zu einer episodischen generalisierten Muskelschwäche.
- **Primärer Hyperparathyreoidismus.** Deutliche Hyperkalzämien rufen eine Adynamie hervor. Bei einer länger bestehenden Erkrankung können sich distal betonte Muskelatrophien entwickeln.

Therapie. Wird die Grunderkrankung adäquat behandelt, sind die Myopathien meist reversibel.

14.6 Entzündliche Myopathien

14.6.1 Erregerbedingte Myositiden

Definition. Myositiden sind Entzündungen des gefäßführenden interstitiellen Bindegewebes des Skelettmuskels mit Beteiligung der Muskelfasern. Sie können durch unterschiedliche Erreger hervorgerufen werden.

Ätiologie. Häufig sind parasitäre Myositiden (Trichinella spiralis oder Larven des Schweinebandwurms Taenia solium) und virale Myositiden (Influenza-, Echo-, Herpes-, HIV, Hepatitis-, Coxsackieviren, insbesondere Coxsackie-B-Viren bei der Bornholmer-Krankheit). Fokale Myositiden bei Toxoplasma- oder Borrelieninfektionen nehmen an Häufigkeit zu. Seltener sind bakterielle Myositiden (Staphylokokken, gasbildende Bakterien).

Klinik. Neben allgemeinen und speziellen Infektionszeichen äußert sich der Befall der Muskulatur v.a. in einer Muskelschwäche und Muskelschmerzen, die sehr heftig werden können. Es kann zur Rhabdomyolyse mit Myoglobinurie und renalen Komplikationen kommen.

Therapie. Die kausale Behandlung erfolgt – sofern möglich – erregerspezifisch. Symptomatische Maßnahmen (z.B. die Gabe von Analgetika) können notwendig werden.

14.6.2 Polymyositis, Dermatomyositis und Einschlußkörperchenmyositis

Definition. Die Polymyositis und die Dermatomyositis gehören zu den Kollagenosen und können eine sehr variable Symptomatik aufweisen. Die Polymyositis ist durch Muskelsymptome, die Dermatomyositis zusätzlich durch Hautsymptome gekennzeichnet. Beide Erkrankungen können für Kollagenosen typische Begleitsymptome wie ein Raynaud-Phänomen, Arthralgien, intestinale oder pulmonale Symptome aufweisen.

Ätiologie und Pathogenese. Die Ursache ist unbekannt. Die Polymyositis ist auf eine rein zytotoxische, T-Zell-vermittelte Autoimmunreaktion gegen ein noch unbekanntes Antigen zurückzuführen. Bei der Dermatomyositis treten zusätzlich humorale Autoimmunmechanismen hinzu, die gegen die kleinen Gefäße des Muskels gerichtet sind. Jenseits des 40. Lebensjahres muß v.a. bei der Dermatomyositis an ein paraneoplastisches Syndrom gedacht werden. Die Einschlußkörperchenmyositis (inclusion body myositis, IBM) ist eine primäre, chronische T-Zell-vermittelte Einschlußkörperchenmyositis, die durch eine spezifische Histologie charakterisiert ist.

Klinik

- Die Muskelschwächen sind proximal betont (Schwäche beim Treppensteigen oder bei der Elevation der Arme).
- Oft, insbesondere bei akuten Verlaufsformen, klagen die Patienten über Muskelschmerzen.
- Nach etwa 4 Wochen können Atrophien sichtbar werden.
- Distale Muskeln sind in etwa einem Drittel der Fälle mitbeteiligt.
- Die Nacken-, Hals- und Schluckmuskulatur (Dysphagie) ist im Erwachsenenalter typischerweise mitbetroffen.
- Hauterscheinungen können den Muskelsymptomen vorauseilen oder sie begleiten. Symmetrische bläulich-violette Gesichtserytheme, die sich bis zum Hals und der Schulter erstrecken und mit einer geringen Ödemneigung einhergehen, prägen das Bild der Dermatomyositis.

Auch Pigmentverschiebungen und Teleangiektasien kommen vor.
- Die Dermatomyositis tritt überwiegend im Kindes- und Jugendalter auf.
- Die Einschlußkörperchenmyositis weist zusätzlich distale Paresen auf, kommt deutlich häufiger bei Männern vor und verläuft chronisch über Jahre. Oft sind Stürze ein Frühsymptom der Einschlußkörperchenmyositis.

Komplikationen. Eine Atemlähmung oder ein Nierenversagen können bei der akuten Verlaufsform auftreten.

Diagnostik

- **Labor.** Die Entzündungszeichen (BSG, CRP, Serum-IgG) sind meist, die CPK ist fast immer erhöht. Außerdem kann es zur Eosinophilie bei normaler Leukozytenzahl kommen.
- **EMG.** Es zeigt kleine polyphasische Potentiale motorischer Einheiten, Fibrillationspotentiale und positiv scharfe Wellen, jedoch keine Faszikulationen.
- **Muskelbiopsie.** Man findet eine Degeneration der Muskelfasern mit perivaskulären und perifaszikulären entzündlichen Infiltraten und eine reaktive Regeneration mit Bindegewebsvermehrung.

Therapie. Die Patienten erhalten hochdosiert Glukokortikoide (z.B. 80–100 mg Prednisolon/Tag), nach einer Besserung wird die Dosis langsam bis zur Erhaltungsdosis unter die Cushing-Schwelle reduziert. Eventuell kann der Einsatz von Azathioprin angezeigt sein. Im akuten Stadium ist Bettruhe, später Krankengymnastik zu empfehlen.

14.6.3 Polymyalgia rheumatica und Arteriitis temporalis

Definition. Die Polymyalgia rheumatica ist eine den Kollagenosen zuzuordnende Vaskulitis. Sie ist häufig mit der Arteriitis temporalis (Morbus Horton) kombiniert. Beide Erkrankungen gehören zu den Riesenzellarteriitiden.

Pathogenese. Aufgrund noch unbekannter Ursachen entstehen v.a. im Bereich der Arterienmedia von großen und mittleren Gefäßen Entzündungen mit riesenzellhaltigen Granulomen.

Klinik. Überwiegend sind ältere Frauen betroffen. Die beiden Krankheitsbilder beginnen in der Regel schlagartig und gehen fließend ineinander über.
- **Polymyalgia rheumatica.** Typisch sind wandernde Schmerzen und ein Steifheitsgefühl in der Muskulatur. Die Beschwerden erreichen charakteristischerweise in der zweiten Nachthälfte und morgens (Morgensteifigkeit) ihren Höhepunkt. Die bevorzugte Lokalisation der Beschwerden ist proximal, die obere Extremität ist häufiger betroffen als die untere. Muskelschwächen sind eher selten und wahrscheinlich schmerzbedingt.
- **Arteriitis temporalis.** Typisch sind ein heftiger bitemporaler Kopfschmerz und eine verdickte und lokal druckschmerzhafte Temporalarterie. Temporäre oder permanente Gefäßverschlüsse können verschiedene Funktionsstörungen, insbesondere einen Visusverlust (A. centralis retinae), aber auch neurologische Defizite (intrakranielle Arterien), Hautnekrosen im Kalottenbereich und Zungenulzera verursachen. Seltener kommt es zu einer Mitbeteiligung der Koronararterien.

Diagnostik. BSG und CRP sind fast immer erhöht! Rheumafaktoren oder antinukleäre Antikörper sind nicht nachweisbar, Serum-CPK und EMG zeigen Normalbefunde. Eine Biopsie der A. temporalis – nicht eine Muskelbiopsie – sichert die Diagnose.

Therapie. Eine hochdosierte Glukokortikoidgabe führt oft schlagartig zur Beschwerdefreiheit und kann deshalb auch ex juvantibus als diagnostisches Kriterium herangezogen werden. Nach Besserung der Beschwerden und der Normalisierung der Laborparameter reduziert man die Dosis vorsichtig und langsam. Eine Erhaltungsdosis muß oft jahrelang gegeben werden. Der Patient muß sorgfältig überwacht werden, da eine Arteriitis temporalis jederzeit akut aufflackern und unter Umständen zur Erblindung führen kann.

14.7 Myasthenia gravis

Definition. Als myasthenes Syndrom bezeichnet man eine abnorme Ermüdbarkeit der Willkürmuskulatur, die sich während wiederholter phasischer oder länger andauernder tonischer Muskelanspannung einstellt und sich in der Regel bei Entlastung wieder zurückbildet. Die abnorme Ermüdbarkeit wird auf eine gestörte neuromuskuläre Überleitung zurückgeführt. Strenggenommen fällt diese Erkrankung also nicht in die Gruppe der Myopathien.

Ätiologie und Pathogenese. Die Myasthenia gravis wird als eine erworbene Autoimmunerkrankung angesehen. Bestimmte Lymphozyten produzieren polyklonale Antikörper gegen Acetylcholinrezeptoren an der postsynaptischen Membran der motorischen Endplatte. Diese Antikörper blockieren die Acetylcholinrezeptoren und führen dadurch zu einer Störung der neuromuskulären Übertragung (Abb. 14-1). Etwa zwei Drittel der Patienten (v.a. die unter 40jährigen) weisen eine Thymushyperplasie auf und etwa 15% haben ein Thymom (ein Drittel der Thymome ist maligne).

Klinik. Die Symptomatik und der Verlauf sind sehr variabel. Ein kontinuierliches Fortschreiten, Remissionen, aber auch Rezidive können vorkommen. Grundsätzlich kann die Erkrankung in jedem Lebensalter auftreten. Frauen erkranken häufiger und früher als Männer.
- Meist beginnt die Erkrankung mit okulären Symptomen wie einer ein- oder beidseitigen Ptosis und intermittierenden Doppelbildern. Die Ptosis tritt v.a. gegen Abend, die Doppelbilder treten besonders beim Lesen auf. Auch eine rein okuläre Form kommt vor.
- Die Krankheit kann weitere Gesichtsmuskeln erfassen. Eine Facies myopathica (s.a. Tab. 14-1, Muskeldystrophie vom fazio-skapulo-humeralen Typ) ist die Folge. Die Stimme wird näselnd, Schluckstörungen und Heiserkeit können auftreten.
- Beim Übergreifen auf die Extremitäten wird zunächst die proximale, später die distale Muskulatur befallen (Watschelgang, Schwierigkeiten beim Treppensteigen).
- Sobald die Atemmuskulatur betroffen ist, kann sich eine Dyspnoe entwickeln.
- Im Endstadium kann sich eine ständige, nicht mehr rückbildungsfähige Schwäche der gesamten Willkürmuskulatur einstellen.

Abb. 14-1 Motorische Endplatte bei Myasthenia gravis. An der Bindungsstelle des Acetylcholinrezeptors wird der physiologische Ligand Acetylcholin kompetitiv von Antikörpern verdrängt. Der assoziierte Na^+-Ionenkanal bleibt dann geschlossen (aus Böcker/Denk/Heitz [5a]).

- In der myasthenischen Krise nehmen die myoplegischen Lähmungen rasch zu, es besteht die Gefahr einer Atemlähmung.
- Die Muskeleigenreflexe sind erhalten, sensible Störungen oder Faszikulationen gehören nicht zum Bild der Myasthenia gravis.

Diagnostik

- **Körperliche Untersuchung.** Während wiederholter Bewegungen (Öffnen und Schließen der Augen) oder bei einer tonischen Muskelkontraktion (z.B. Arme in vorgestreckter Position halten) stellt man ein Nachlassen der Muskelkraft (Ptosis bzw. Absinken der Arme) fest.
- **EMG.** Stimuliert man einen motorischen Nerv wiederholt mit 3 Reizen/sec, so nimmt die Amplitude des Muskelsummenaktionspotentials am zugehörigen Muskel deutlich ab (Dekrement).
- **Labor.** Die Bestimmung der Acetylcholinrezeptorantikörper im Serum ist höchst spezifisch. Der Antikörpertiter ist bei der generalisierten Myasthenia gravis meist, bei rein okulären Formen in etwa 50% der Fälle erhöht.
- **Tensilontest.** Insbesondere bei der okulären Myasthenie und bei einem grenzwertigen Antikörpertiter hilft der Tensilontest weiter. Bereits etwa eine Minute nach der intravenösen Gabe von Edrophoniumchlorid (einem Cholinesterasehemmer) bessert sich die bestehende myasthene Symptomatik deutlich.
- **Bildgebende Verfahren.** Die Thymusdrüse sollte zum Ausschluß eines Thymoms in der CT oder MRT dargestellt werden.

Differentialdiagnose

- Lambert-Eaton-Syndrom (s. Kap. 12.1). Beim Stimulationstest nimmt die Amplitude des Muskelsummenaktionspotentials zunächst zu (Inkrement). Die Muskelsummenaktionspotentiale nehmen nach maximaler Muskelanspannung durch vermehrte Transmitterfreisetzung deutlich zu.
- Äußerst selten sind kongenitale myasthene Syndrome, wobei die neuromuskuläre Übertragung an verschiedenen Stellen gestört sein kann.
- Eine nicht-hereditäre Sonderform ist das Stiff-man-Syndrom. Heute wird angenommen, daß es sich dabei um eine Autoimmunerkrankung des ZNS mit einer Autoimmunreaktion gegen GABAerge Neurone handelt. Das Stiff-man-Syndrom betrifft überwiegend erwachsene Männer. Es beginnt mit Rückenschmerzen. Später kommen symmetrische Dauerkontraktionen der paraspinalen Muskeln und schmerzhafte Muskelspasmen, die durch Bewegung verstärkt werden, hinzu. Im EMG zeigt sich eine Daueraktivität, jedoch keine myotonen Serien.

Therapie

- Einige Medikamente (z.B. Aminoglykoside, Tetrazykline, Procainamid, Lidocain, Phenytoin, Diazepam, β-Blocker), die einen negativen Einfluß auf die neuromuskuläre Übertragung haben, sind bei einer gut eingestellten Myasthenia gravis nicht direkt kontraindiziert, müssen aber mit Vorsicht gegeben werden.
- Die Schwäche bei der Myasthenia gravis wird in leichten Fällen symptomatisch mit Cholinesterasehemmern (z.B. Pyridostigmin) behandelt. Ansonsten erfolgt zusätzlich eine immunsuppressive Behandung mit Kortikosteroiden, Azathioprin oder Cyclophosphamid.
- In schweren Fällen kann eine Therapie mit i.v.-Immunglobulinen oder eine Plasmaaustauschbehandlung durchgeführt werden.
- In vielen Fällen ist eine Thymektomie indiziert.
- Sowohl bei der myasthenischen Krise als auch bei einer Überdosierung von Cholinesterasehemmern, deren Symptome schwer voneinander zu unterscheiden sind, muß der Patient ggf. intubiert und beatmet werden.

Prognose. Rein okuläre Formen haben eine relativ gute Prognose. Ein Übergreifen der Schwäche auf das Gesicht und den Pharynx verschlechtert die Prognose.

14.8 Zusammenfassung

Progressive Muskeldystrophien sind chronisch verlaufende Erkrankungen mit unterschiedlichen Erbgängen, bei denen Störungen des Fermentstoffwechsels zu einem fortschreitenden Untergang der Skelettmuskulatur führen. Einzelne Muskelfasern atrophieren, andere Fasern hypertrophieren. Außerdem vermehren sich das interstitielle Bindegewebe und das Fettgewebe. Die Verläufe unterscheiden sich erheblich, sind jedoch immer chronisch progredient. Typische Symptome sind Muskelatrophien und muskuläre Lähmungen mit Hypotonie. Die Muskeleigenreflexe sind relativ lange erhalten. Sensible Defizite, trophische Störungen oder Faszikulationen gehören nicht zum Bild der Muskeldystrophien. Das EMG zeigt eine myopathische Schädigung, die Serum-CPK ist erhöht und in der Muskelbiopsie sieht man unregelmäßig verteilte Faseruntergänge neben kompensatorisch hypertrophierten Fasern. Therapeutisch steht die symptomatische Behandlung mit Krankengymnastik im Vordergrund. Familienangehörige sollten über die Erblichkeit der Erkrankung aufgeklärt werden.

Myotonien sind erbliche Muskelerkrankungen unterschiedlichen Schweregrades, bei denen es zu einer myotonen Reaktion kommt: einer abnorm langanhaltenden Muskelkontraktion mit verzögerter Erschlaffung des Muskels. Diese verzögerte Muskelerschlaffung nach Aussetzen eines physiologischen Reizes wird auf eine wiederholte, unabhängige Aktivität einzelner Muskelfasern zurückgeführt. Es kommt zur „Muskelsteife". Überwiegend sind die Extremitätenmuskeln betroffen. Die Myotonie verstärkt sich bei Kälte und läßt bei wiederholten Kontraktionen nach. EMG-Potentiale zeigen bei der Willküraktivität eine Undulation von Frequenz und Amplitude („Sturzkampfbombergeräusch").
Eine Therapie ist in den meisten Fällen nicht notwendig, wenn doch können Mexiletin, Phenytoin oder Nifedipin versucht werden.

Episodische Lähmungen sind hereditäre Erkrankungen mit autosomal-dominanter Vererbung, bei denen es durch episodische Depolarisierungen der Muskelfasermembranen zu sich spontan zurückbildenden Paresen bis Paralysen kommt. Sie werden in hypo-, hyper- oder normokaliämische Lähmungen eingeteilt.

Hereditäre metabolische Erkrankungen mit Störungen des Kohlenhydrat-, Lipid-, Mitochondrien- oder Purinstoffwechsels können Myopathien hervorrufen. Häufige Stoffwechselmyopathien sind die Glykogenose Typ II (Morbus Pompe), die Glykogenose Typ V (McArdle), der muskuläre und der systemische Karnitinmangel und die mitochondrialen Stoffwechselstörungen. Im Rahmen endokriner Erkrankungen wie Hyper- und Hypothyreose, Hyperkortisolismus, Akromegalie, Morbus Addison, Conn-Syndrom, Hyperinsulinismus und primärem Hyperparathyreoidismus können Myopathien auftreten.

Erregerbedingte Myositiden können von Parasiten, Viren und Bakterien verursacht werden. In zunehmendem Maße kommen fokale Myositiden bei Toxoplasma- oder Borrelieninfektionen vor. Eine Muskelschwäche und Muskelschmerzen stehen im Vordergrund.

Die Polymyositis und die Dermatomyositis gehören zu den Kollagenosen und können eine sehr variable Symptomatik aufweisen. Die Polymyositis ist durch Muskelsymptome, die Dermatomyositis zusätzlich durch Hautsymptome gekennzeichnet. Beide können für Kollagenosen typische Begleitsymptome wie ein Raynaud-Phänomen, Arthralgien, intestinale oder pulmonale Symptome aufweisen.

Die Polymyalgia rheumatica und die Arteriitis temporalis gehören zu den Kollagenosen und sind häufig miteinander kombiniert. Bei der Polymyalgia rheumatica stehen wandernde Schmerzen und die Steifheit der Muskulatur im Vordergrund. Typisch für die Arteriitis temporalis sind der heftige bitemporale Kopfschmerz, die verdickte und lokal druckschmerzhafte Temporalarterie und eine Sehstörung.

Das myasthene Syndrom zeigt sich in einer abnormen Ermüdbarkeit der Willkürmuskulatur, die sich während einer wiederholten phasischen oder länger andauernden tonischen Muskelanspannung einstellt und sich in der Regel bei Entlastung wieder zurückbildet. Die abnorme Ermüdbarkeit wird auf eine gestörte neuromuskuläre Überleitung zurückgeführt. Die Myasthenia gravis wird als eine erworbene Autoimmunerkrankung angesehen, bei der bestimmte Lymphozyten polyklonale Antikörper gegen die Acetylcholinrezeptoren an der postsynaptischen Membran der motorischen Endplatte produzieren. Häufig besteht eine Assoziation mit einer Thymushyperplasie. Symptomatik und Verlauf sind sehr variabel. Typisch sind okuläre Symptome (Ptosis, Doppelbilder), eine Facies myopathica und der proximale, später distale Befall der Extremitätenmuskulatur. Ist die Interkostalmuskulatur betroffen, besteht die Gefahr der Ateminsuffizienz. Repetitive Nervenstimulation zeigt ein Dekrement der Amplitude des Muskelsummenaktionspotentials. Häufig sind Acetylcholinrezeptorantikörper im Serum nachweisbar. Ein positiver Tensilontest stützt die Diagnose. Die Therapie besteht aus der Gabe von Acetylcholinesterasehemmern, einer immunsuppressiven Behandlung und gegebenenfalls einer Thymektomie.

15 Fehlbildungen des ZNS und seiner Hüllen

Da die meisten dieser Erkrankungen vom Neuropädiater gesehen werden, liegt hier der Schwerpunkt auf solchen Fehlbildungen, die häufig bis ins Erwachsenenalter hinein Beschwerden verursachen bzw. im frühen Erwachsenenalter zum ersten Mal diagnostiziert werden. Andere Fehlbildungen werden der Vollständigkeit halber kurz erwähnt.

15.1 Fehlbildungen des Gehirns und seiner Hüllen

15.1.1 Intrauterin erworbene Schädigungen des Gehirns

In der zweiten Hälfte der Embryonalperiode (4. bis 8. Schwangerschaftswoche post conceptionem) findet eine intensive Organentwicklung (Organogenese) statt. In dieser Zeit ist die Sensibilität des Embryos gegenüber teratogenen Noxen am höchsten. Während der anschließenden Fetalperiode werden Fehlbildungen im Gehirn eher selten verursacht.

- **Rötelnembryopathie.** Eine Erstinfektion der Mutter während der Frühgravidität kann zur Infektion des Embryos bzw. Feten führen. Die klassische Trias der Rötelnembryopathie besteht aus Herzfehler, Katarakt und Schwerhörigkeit. Etwa 40% der betroffenen Kinder zeigen eine Mikrozephalie und sind geistig retardiert.
- **Zytomegalie-Infektion** (s.a. Kap. 6.3.3). Die Zytomegalie ist eine der häufigsten diaplazentar übertragenen Erkrankungen. Bei etwa 0,1% aller Neugeborenen führt eine Zytomegalie-Infektion zu viszeralen oder zerebralen Symptomen (Hepatitis, Hepatosplenomegalie, Anämie, Thrombozytopenie, Sepsis bzw. Mikrozephalie, Hydrozephalus, lymphozytäre Meningitis, periventrikuläre Verkalkungen, Neugeborenenkrämpfe und Chorioretinitis).
- **Konnatale HIV-Infektion** (s.a. Kap. 6.3.9). Eine HIV-Infektion des Feten erfolgt überwiegend prä-, seltener perinatal. Es entwickeln sich unspezifische Symptome wie Fieber und Gewichtsverlust, eine Pneumonie, AIDS-typische Infektionserkrankungen und andere HIV-assoziierte Erkrankungen wie z.B. Thrombozytopenie, Anämie, Kardiomyopathie, Hepatopathie, Nephropathie. HIV-typische maligne Tumoren sind z.B. Lymphome und das Kaposi-Sarkom. Eine HIV-Enzephalopathie ist durch progrediente neurologische Symptome gekenn-

zeichnet: erworbene Fähigkeiten gehen wieder verloren (psychomotorischer Entwicklungsrückschritt) und es entwickeln sich symmetrische Bewegungsstörungen, eine erworbene Mikrozephalie und eine allgemeine Schwäche mit Zeichen einer Pyramidenbahnschädigung.
- **Alkoholembryopathie.** Sie ist die häufigste Embryopathie und durch Minderwuchs, Untergewicht, Mikrozephalie, geistige Retardierung, Muskelhypotonie und Hyperexzitabilität gekennzeichnet. Das Gesicht ist typisch verändert: niedrige, gerundete Stirn, verengte Lidspalten, verkürzter Nasenrücken, verstärkte Nasolabialfalte, Ptosis und Epikanthus. Außerdem können Herzfehler, Anomalien des äußeren Genitales, Hernien, Hämangiome, eine Hüftgelenksluxation und Steißbeingrübchen vorkommen.
- **Fetopathie bei der Toxoplasmose** (s. Kap. 6.4).

15.1.2 Infantile Zerebralparesen und zerebrale Bewegungsstörungen

Ätiologie. Perinatale Schäden (Entwicklungsstörungen, Icterus gravis), Geburtstraumen (Asphyxie, intrazerebrale Blutung) oder ein pränataler Schaden (Sauerstoffmangel) können unterschiedliche pathologisch-anatomische Veränderungen hervorrufen, die zu unterschiedlichen Bewegungsstörungen führen.

Klinik
- **Spastische Diplegie der Beine (Little-Erkrankung).** Die Pachymikrogyrie oder die lobäre Sklerose können eine spastische Tonuserhöhung überwiegend der Adduktoren der Beine, der Strecker des Kniegelenks und der Plantarflektoren des Fußes hervorrufen. Beim Zehenspitzengang müssen die Beine mühsam aneinander vorbeigeschoben werden. Die Intelligenz ist in der Regel normal.
- **Infantile Hemiplegie.** Das Längen- und Dickenwachstum paretischer Gliedmaßen ist gestört. Häufig ist die Hemiplegie mit einer Athetose, einer Sprechstörung, einer Legasthenie oder einem deutlichen geistig-seelischen Entwicklungsrückstand, fast immer mit zerebralen Anfällen vergesellschaftet.
- **Extrapyramidale Bewegungsstörungen.** Bei einer diffusen hypoxischen Schädigung der Stammganglien entwickelt sich eine Choreoathetose oder eine Athétose double (s. Kap. 8.1.4). Die Intelligenz ist oft nur leicht eingeschränkt.
- **Angeborene zerebrale Ataxie.** Entwicklungsstörungen des Kleinhirns rufen eine zerebelläre Ataxie, einen Intentionstremor, Koordinations- und Sprechstörungen hervor.
- **Zerebrale Krampfanfälle.** Es können sowohl fokale als auch generalisierte Anfälle auftreten. In der Regel sind sie mit antiepileptischen Medikamenten schwer einstellbar.

15.1.3 Wichtige angeborene Fehlbildungen

Kraniostenosen sind abnorme Schädelformen und ihre möglichen klinischen Folgezustände. Sie entstehen durch vorzeitige Synostosen von Schädelnähten. Kompensatorisch wächst der Schädel in Richtung der nicht verschlossenen Nähte.
- Der **Dolichozephalus (Langschädel)** oder **Skaphozephalus (Kahnschädel)** entsteht durch den vorzeitigen Verschluß der Sagittalnaht.
- Der **Brachyzephalus (Rund- bzw. Breitschädel)** entsteht durch eine prämature Nahtsynostose der Koronar- bzw. Kranznaht.
- Der **Turrizephalus (Turmschädel)** entsteht durch vorzeitige Synostosen der Lambda-, Kranz- und Sagittalnaht.

Fast jeder Bereich des ZNS kann aplastisch, hypoplastisch oder dysplastisch angelegt sein:
- **Agyrie.** Die Großhirnwindungen fehlen.
- **Lissenzephalie.** Mit Ausnahme der Primärfurchen (Fissura rhinalis, Fissura hippocampi und Fissura splenialis) fehlen die Großhirnwindungen.
- **Pachygyrie.** Wenige, plumpe Windungen sind vorhanden.
- **Mikrogyrie.** Die Windungen sind abnorm klein und durch seichte Furchen unvollständig voneinander getrennt.

Abb. 15-1 Kortikale Dysplasie: Mikropolygyrie im MRT T-2. Im Seitenvergleich vermehrte dichte kleine Hirnwindungen (Pfeile). [40]

- **Mikropolygyrie.** Mikrogyrie mit erhöhter Anzahl der zu kleinen, fehlgebildeten Gehirnwindungen (Abb. 15-1).
- **Mikrenzephalie.** Das gesamte Gehirn ist kleiner als normal (Gewicht unter 900 g).
- **Megalenzephalie.** Das gesamte Gehirn ist größer als normal (Gewicht je nach Alter und Geschlecht über 1180–1600 g).
- **Heterotopie.** Die graue Substanz befindet sich an falschen Stellen, häufig im frontalen, okzipitalen oder periventrikulären Marklager oder um die Stammganglien. Sie kann dort bandförmig (laminär) oder kugelförmig angeordnet sein. Liegt eine isolierte Heterotopie vor, so hat sie meist keine klinische Bedeutung. Geht sie mit anderen Hirnfehlbildungen einher, so entwickeln sich häufig Fehlbildungssyndrome und/oder Anfallsleiden.

Im kraniozervikalen Übergangsbereich findet man folgende Fehlbildungen:
- **Arnold-Chiari-Fehlbildung.** Kleinhirnteile sowie die Medulla oblongata sind durch das Foramen magnum in den Spinalkanal verschoben. Häufig entwickelt sich dabei ein Hydrocephalus internus occlusivus (s.u.).
- **Dandy-Walker-Syndrom.** Eine Atresie des Foramen Magendii und die Verlegung der Foramina Luschkae führen zu einem Hydrocephalus internus occlusivus.
- **Klippel-Feil-Syndrom.** Charakteristisch sind eine Spina bifida (s.u.) im Halsmark und eine Verschmelzung mehrerer Halswirbelkörper und Dornfortsätze zu einem Blockwirbel (Kurzhals mit tiefstehender Nacken-Haar-Grenze).
- **Basiläre Impression.** Ein- oder doppelseitig sind Skelettanteile des Foramen occipitale magnum und des obersten Halswirbels trichterförmig in die hintere Schädelgrube vorgewölbt.

15.1.4 Hydrozephalus

Nach pathogenetischen Gesichtspunkten unterscheidet man folgende Formen des Hydrozephalus:
- **Hydrocephalus internus occlusivus.** Eine Behinderung des Liquorabflusses (z.B. durch Tumoren im III. Ventrikel oder in der hinteren Schädelgrube, durch Aquäduktverschlüsse oder Obliteration der Foramina Luschkae und Magendii) führt zu einer Erweiterung der Hirnventrikel.
- **Hydrocephalus internus communicans.** Die Hirnventrikel sind erweitert, wobei die Verbindung zwischen den inneren und äußeren Liquorräumen erhalten ist (z.B. beim subduralen Hämatom).
- **Hydrocephalus externus.** Der Subarachnoidalraum ist erweitert.
- **Hydrocephalus e vacuo.** Bei einem primären Schwund von Hirnparenchym entwickeln sich ein Hydrocephalus internus und externus.
- **Hydrocephalus mal-/aresorptivus bzw. communicans.** Der Hydrocephalus malresorptivus des Erwachsenenalters wird aus historischen Gründen auch als „Normaldruckhydrozephalus" bezeichnet. Spontan oder nach einer Meningitis oder Subarachnoidalblutung ist die Resorptionsfläche des Liquors vermindert. Bei gleichbleibender Liquorproduktion kommt es zu einer intermittierenden Erhöhung des Liquordruckes, die das Hirnparenchym schädigt und zu einer Vergrößerung der Ventrikel auf Kosten des Parenchyms führt. Liquor tritt in

das Hirnparenchym über, was durch eine periventrikuläre Dichteminderung als Ausdruck eines transependymären Ödems in der CCT/MRT nachgewiesen werden kann.
- Klinisch imponiert eine **Symptomentrias aus Gangstörung, Inkontinenz und Demenz.** Die Patienten fallen zunächst psychisch auf. Sie sind psychomotorisch verlangsamt, Konzentration und Merkfähigkeit lassen nach. Der Gang wird breitbasig, kleinschrittig, von trippelndem Charakter und unsicher, die Füße werden als schwer empfunden. Weiterhin stellt sich eine Paraspastik ein, der Körper versteift. Bald entsteht durch die Läsion des kortikalen Blasenzentrums eine Inkontinenz. Schließlich entwickelt sich der Zustand eines akinetischen Mutismus.
- Die Diagnose wird hauptsächlich durch die **CCT/MRT** gesichert: Ohne nachweisbare Behinderung des Liquorabflusses sind die gesamten Ventrikelräume erweitert, wobei eine Vergrößerung der Rindenfurchenzeichnung fehlt. Charakteristischerweise bessert sich die Symptomatik nach einer Liquorpunktion. Die Diagnose kann durch eine kontinuierliche Messung des Liquordruckes gesichert werden. Bei einer frühen Diagnosestellung, d.h. wenn noch kein irreversibler Schwund von Hirnparenchym eingetreten ist, kann die Symptomatik durch das Anlegen eines ventrikuloatrialen Shunts dauerhaft gebessert werden.

15.1.5 Phakomatosen

Definition. Unter Phakomatosen versteht man eine Gruppe neurokutaner Syndrome mit ektodermalen bzw. mesenchymalen Tumoren und angeborenen Gefäßveränderungen an der Haut, den Augen und im ZNS (Angiophakomatosen). Zu den Phakomatosen zählen folgende Krankheitsbilder:

Neurofibromatose (Morbus von Recklinghausen)

Die Neurofibromatose wird autosomal-dominant vererbt und ist durch multiple Neurofibrome und durch Hautveränderungen charakterisiert:
- Die **Neurofibrome** entwickeln sich aus den Nervenscheiden und können an peripheren Nerven, Nervenwurzeln oder (beim Typ II) auch intrakraniell an den Hirnnerven (insbesondere am N. vestibulocochlearis, seltener am N. opticus) lokalisiert sein. Sie verursachen periphere Paresen, radikuläre Defizite oder Symptome eines Akustikusneurinoms bzw. Sehstörungen. Selten kommen intrakranielle Tumoren mit zerebralen Anfällen und raumfordernden Symptomen vor.
- Die **Hautveränderungen** äußern sich zum einen in kutanen Neurofibromen, zum anderen in gelblich-braunen Flecken, den sog. Café-au-lait-Flecken.

Man unterscheidet u.a. eine Neurofibromatose Typ I und Typ II:
- Die Neurofibromatose Typ I (etwa 85% aller Neurofibromatosen) ist die ursprünglich von v. Recklinghausen beschriebene Form. Sie ist durch Irishamartome (Lisch-Knötchen), Optikusgliome und andere intrakranielle Astrozytome sowie Pseudarthrosen charakterisiert. Der genetische Defekt soll auf dem langen Arm des Chromosoms 17 liegen.
- Die Neurofibromatose Typ II zeichnet sich durch intrakranielle und spinale Schwannome und Meningeome aus. Sehr wahrscheinlich liegt der Gendefekt auf dem langen Arm des Chromosoms 22.

Von-Hippel-Lindau-Krankheit

Die von-Hippel-Lindau-Krankheit wird autosomal-dominant vererbt. Sie zeichnet sich durch eine Kombination von Angiomatose der Retina und einem oder mehreren Kleinhirnangiomen aus. Die Kleinhirnangiome machen sich im mittleren Lebensalter durch zerebelläre Symptome oder Zeichen eines erhöhten Hirndrucks bemerkbar. Eine frühzeitige operative Entfernung ist anzustreben.

Angiomatosis cerebrocutanea (Sturge-Weber-Syndrom)

Der Erbgang der Angiomatosis cerebrocutanea ist nicht einheitlich. Die Krankheit ist durch folgende Symptome gekennzeichnet:
- Naevi flammei im Versorgungsgebiet eines oder mehrerer Trigeminusäste

- verkalkte Angiome der Leptomeninx, die umschriebene Hirnatrophien und zerebrale Anfälle hervorrufen
- Angiom der Uvea des Auges, das ein Glaukom verursachen kann.

Neben zerebralen Anfällen findet man v.a. eine Intelligenzminderung und evtl. eine kontralaterale Hemiparese.

Tuberöse Sklerose (Morbus-Pringle-Bourneville)

Die tuberöse Sklerose wird autosomal-dominant vererbt. Der Gendefekt liegt wahrscheinlich auf dem Chromosom 9.
Typisch sind:
- Als Adenoma sebaceum bezeichnet man multiple kleine, gelbliche bis rötliche, mäßig derbe, gut verschiebliche Knötchen mit glatter Oberfläche (Kollagenverdichtungen mit Gefäßerweiterungen in der Dermis), die im zentralen Gesichtsbereich liegen.
- Bis zu einige Zentimeter große, hypopigmentierte, weiße Flecken treten bevorzugt am Rumpf und an den Extremitäten auf. Betreffen diese Pigmentanomalien die Kopfhaut, so sind in den entsprechenden Arealen auch die Haare depigmentiert.
- Subunguale Fibrome werden als Koenen-Tumoren bezeichnet.
- Intrakranielle Verkalkungen sind häufig (Abb. 15-2).

In den ersten Lebensjahren zeigen sich Debilität, zerebrale Krampfanfälle (zunächst oft als Blitz-Nick-Salaam-Krämpfe) und spastische Paresen. Zusätzlich können Nierentumoren, Rhabdomyome des Herzens, eine Atrophie der Sehnerven und Retinatumoren auftreten. Die Prognose ist eher ungünstig.

15.2 Fehlbildungen des Rückenmarks

15.2.1 Wichtige angeborene Fehlbildungen der Wirbelsäule und des Rückenmarks

Fehlbildungen des Rückenmarks und des Spinalkanals sind häufig kombiniert. Die **Spina bifida dorsalis** ist eine dysrhaphische Entwicklungsstörung des Neuralrohres (als Dysrhaphie bezeichnet man eine mangelhafte Rückenmarksanlage oder eine Störung des Schließungsprozesses der primären Neuralplatte). Man unterscheidet:
- **Spina bifida occulta.** Ein Wirbelspalt, in den weder Rückenmark noch Meningen vortreten, ist mit Haut bedeckt. Über dem Spalt zeigen sich häufig narbige Einziehungen, eine Hypertrichosis, ein Lipom oder ein Fibrom.
- **Spina bifida aperta.** Sie geht mit folgenden Fehlbildungen einher:
  - **Meningozele.** Durch einen Wirbelspalt treten Meningen aus, die von Haut bedeckt sind.
  - **Myelomeningozele.** Durch einen Wirbelspalt treten Meningen und zusätzlich Rückenmarks- oder Gehirngewebe aus.
  - **Myelomeningozystozele.** Neben Meningen, Rückenmarks- und Gehirngewebe treten zusätzlich flüssigkeitshaltige Anteile des Ventrikelsystems (bzw. Zentralkanals) aus.

Abb. 15-2 Tuberöse Sklerose im CCT. Intrakranielle Verkalkungen (Pfeile) und zystische Tumorformation (großer senkrechter Pfeil; vermutlich ein Riesenzellastrozytom) sind typische Zeichen einer tuberösen Sklerose.

Bei der **Rhachischisis (Anenzephalus)** hat sich das Neuralrohr nicht geschlossen. Die Wirbelsäule und das Rückenmark zeigen eine vollständige Fehlbildung, evtl. besteht eine Amyelie und die Gehirnanlage liegt als offene Neuralplatte vor.

15.2.2 Syringomyelie

Ätiologie und Pathogenese. Bei der **Syringomyelie** kommt es aus noch unbekanntem Grund zu einer röhrenförmigen Hohlraumbildung vorwiegend im zervikalen Rückenmark. Diese Hohlräume können mit dem Zentralkanal in Verbindung stehen und sind nur dann zum Teil mit Ependym ausgekleidet. Die Symptomatik (s.u.) entspricht der einer druckbedingten sekundären Degeneration zentromedullärer Bahnen und Neurone. Bei der **Syringobulbie** erstreckt sich der Prozeß über die Medulla oblongata bis zum Pons. Im Gegensatz dazu stellt die **Hydromyelie** eine bloße Ausweitung des Zentralkanals dar und der Hohlraum ist deshalb vollständig von Ependym ausgekleidet.

Klinik. Die Syringomyelie manifestiert sich meist zwischen dem 10. und 30. Lebensjahr. Die kindliche Syringobulbie ist häufig mit anderen Anomalien wie einer Spina bifida occulta oder Fehlbildungen des kraniozervikalen Übergangs vergesellschaftet. Die Krankheit schreitet in der Regel – unterbrochen von stationären Phasen – chronisch progredient fort. Die Symptomatik richtet sich nach der Lokalisation der Schädigung im Rückenmark:
- Frühe Beschwerden sind eine **dissoziierte Sensibilitätsstörung** (s. Kap. 2.2), die auf der segmentalen Höhe des Prozesses, also überwiegend im Bereich der oberen Extremität, beginnt. Sind das Schmerz- und Temperaturempfinden stark vermindert, kann es zu schweren Verletzungen oder Verbrennungen kommen.
- **Trophische Störungen sind** durch die Schädigung der sympathischen Ganglienzellen im Seitenhorn des Rückenmarks verursacht. Die Hände sind z.B. geschwollen, die Haut ist kühl und livide verfärbt, die Nägel sind glanzlos und brüchig. Entkalkungen der Knochen können zu Spontanfrakturen führen.
- Ein **Horner-Syndrom** und Störungen der Schweißsekretion entwickeln sich nach einer Unterbrechung der zentralen sympathischen Fasern. Diese Unterbrechung führt außerdem zu bohrenden bis brennenden Schmerzen der oberen Extremität und des Thorax.
- **Atrophische, schlaffe Lähmungen,** evtl. mit Faszikulationen, werden durch die Schädigung der motorischen Vorderhörner hervorgerufen.
- **Spastische Paraparesen** der Beine mit Pyramidenbahnzeichen werden durch die Schädigung des Tractus corticospinalis verursacht.
- Eine **Syringobulbie** ist durch folgende Symptome charakterisiert:
  – ein horizontaler Nystagmus mit rotierender Komponente ohne Schwindelgefühl
  – eine einseitige Abschwächung des Kornealreflexes
  – häufig eine dissoziierte Empfindungsstörung im Gesicht
  – überwiegend im Gesicht lokalisierte Schmerzen
  – schlaffe Paresen infolge einer Schädigung der Hirnnervenkerne V, X, XI und XII.

Diagnostik. Die Diagnose kann in der Regel mit der MRT gesichert werden, dabei ist die Höhlenbildung im Rückenmark gut zu erkennen. Der Liquorbefund ist in der Regel normal.

Therapie. Symptomatisch werden die Spastik und die Schmerzen z.B. mit Baclofen, Analgetika oder Psychopharmaka behandelt. Bei einer deutlichen Progredienz kann eine neurochirurgische Intervention zur Senkung des Liquordruckes erwogen werden.

15.3 Zusammenfassung

Intrauterin erworbene Gehirnschäden können v.a. durch Infektionskrankheiten, aber auch durch teratogene Noxen wie Alkohol verursacht werden. Beispiele sind die Rötelnembryopathie, die Zytomegalie-Infektion, die konnatale HIV-Infektion, die Alkoholembryopathie und die Fetopathie bei der Toxoplasmose.

Infantile Zerebralparesen entstehen durch prä- oder perinatale Schäden oder durch Geburtstraumen. Sie können unterschiedliche pathologisch-anatomische Veränderungen hervorrufen, die zu unterschiedlichen Bewegungsstörungen führen. Wichtige Krankheitsbilder sind die spastische Diplegie der Beine (Little-Erkrankung), die infantile Hemiplegie, extrapyramidale Bewegungsstörungen, die angeborene zerebrale Ataxie und zerebrale Krampfanfälle.

Kraniostenosen sind abnorme Schädelformen und ihre möglichen klinischen Folgezustände. Sie entstehen durch vorzeitige Synostosen von Schädelnähten. Kompensatorisch wächst der Schädel in Richtung der nicht verschlossenen Nähte. Wichtige Formen sind der Dolichozephalus, der Brachyzephalus und der Turrizephalus.

Angeborene Fehlbildungen des ZNS sind meist aplastisch, hypoplastisch oder dysplastisch, z.B. Agyrie, Lissenzephalie, Pachygyrie, Mikrogyrie und Mikropolygyrie, Mikrenzephalie und Megalenzephalie.

Wichtige **Fehlbildungen im kraniozervikalen Übergangsbereich** sind die Arnold-Chiari-Fehlbildung, das Dandy-Walker-Syndrom, das Klippel-Feil-Syndrom und die basiläre Impression.

Ein **Hydrozephalus** ist eine Erweiterung der inneren und/oder äußeren Liquorräume. Eine sehr wichtige Form des Erwachsenenalters ist der Hydrocephalus malresorptivus. Spontan oder durch eine Meningitis oder eine Subarachnoidalblutung ist die Liquorresorptionsfläche verkleinert. Periodisch kommt es zu Erhöhungen des Liquordruckes, konsekutiv schwindet Hirnparenchym. Die typische Symptomatik besteht aus psychischen Veränderungen (dementielles Syndrom), einer Gangstörung, einer Paraspastik, einer Blaseninkontinenz und einem sich später entwickelnden akinetischen Mutismus.

Phakomatosen sind neurokutane Syndrome. Die **Neurofibromatose (Morbus von Recklinghausen)** wird autosomal-dominant vererbt und ist durch multiple Neurofibrome und durch Hautveränderungen charakterisiert. Man unterscheidet einen Typ I und einen Typ II. Die **von-Hippel-Lindau-Krankheit** wird autosomal-dominant vererbt und zeichnet sich durch die Kombination einer Angiomatose der Retina mit einem oder mehreren Kleinhirnangiomen aus. Die **Angiomatosis cerebrocutanea (Sturge-Weber-Syndrom)** hat einen uneinheitlichen Erbgang und ist durch Naevi flammei, durch verkalkte Angiome der Leptomeninx und ein Angiom der Uvea des Auges gekennzeichnet. Die **tuberöse Sklerose (Morbus Pringle-Bourneville)** wird autosomal-dominant vererbt und ist durch multiple kleine Knötchen im zentralen Gesichtsbereich (Adenoma sebaceum), hypopigmentierte, weiße Flecken, subunguale Fibrome (Koenen-Tumoren) und intrakranielle Verkalkungen charakerisiert.

Fehlbildungen des Rückenmarks und des Spinalkanals sind häufig kombiniert. Die **Spina bifida dorsalis** ist eine dysrhaphische Entwicklungsstörung des Neuralrohrs. Dabei auftretende Fehlbildungen sind die Spina bifida occulta, die Meningozele, die Myelomeningozele, die Myelomeningozystozele und die Rhachischisis (Anenzephalus).

Bei der **Syringomyelie** kommt es aus noch unbekanntem Grund zu einer röhrenförmigen Hohlraumbildung vorwiegend im zervikalen Rückenmark. Die Krankheit manifestiert sich meist zwischen dem 10. und 30. Lebensjahr und schreitet in der Regel – unterbrochen von stationären Phasen – chronisch progredient fort. Die Symptomatik entspricht der, die bei einer druckbedingten sekundären Degeneration zentromedullärer Bahnen und Neurone auftritt und richtet sich nach der Lokalisation der Schädigung im Rückenmark. Es können dissoziierte Sensibilitätsstörungen, trophische Störungen, ein Horner-Syndrom, Störungen der Schweißsekretion, atrophische, schlaffe Lähmung, evtl. mit Faszikulationen, und/oder eine spastische Paraparese der Beine mit Pyramidenbahnzeichen auftreten.

Weiterführende Literatur und Bildquellen

1. Benninghoff, A.: Anatomie. Makroskopische Anatomie, Embryologie und Histologie des Menschen. 2 Bände. 15. Aufl. Urban & Schwarzenberg, München – Wien – Baltimore 1994.
2. Benninghoff-Goertler: Lehrbuch der Anatomie des Menschen. 3. Band. Urban & Schwarzenberg, München – Berlin 1960.
3. Berchtold, R., H. Hamelmann, H.-J. Peiper, O. Trentz: Chirurgie. 3. Aufl. Urban & Schwarzenberg, München – Wien – Baltimore 1994.
4a. Berlit, P.: Neurologie (Memorix Spezial). 3. Aufl. Chapman & Hall, London – Glasgow – Weinheim – New York – Tokyo 1994.
4b. Berlit, P.: Basiswissen Neurologie. 3. Aufl. Springer, Berlin - Heidelberg 1998.
5a. Böcker, W., H. Denk, Ph. U.Heitz: Pathologie. Urban und Fischer, München – Jena 2001.
5b. Boenninghaus, H. G.: Hals-Nasen-Ohrenheilkunde. 8. Aufl. Springer, Berlin – Heidelberg – New York – London – Paris – Tokyo – Hong Kong 1990.
6. Brandt, T., J. Dichgans, H. Ch. Diener: Therapie und Verlauf neurologischer Erkrankungen. 2. Aufl. Kohlhammer, Stuttgart – Berlin – Köln 1993.
7. Christian, W.: Klinische Elektroenzephalographie. Lehrbuch und Atlas. Thieme, Stuttgart 1968.
8. Classen, M., V. Diehl, K. Kochsiek: Innere Medizin. 3. Aufl. Urban & Schwarzenberg, München – Wien – Baltimore 1994.
9a. Delank, H. W., W. Gehlen, G. Lausberg, E. Müller: Checkliste Neurologischer Notfälle. 2. Aufl. Thieme, Stuttgart – New York 1991.
9b. Delank, H.W., W. Gehlen: Neurologie. 8. Aufl. Ferdinand Enke Verlag, Stuttgart 1999.
10. Duke-Elder: System of Ophthalmology. Bd. 15. H. Kington, London 1958–1976.
11. Duus, P.: Neurologisch-topische Diagnostik. Thieme, Stuttgart 1976.
12. Forth, W., D. Henschler, W. Rummel, K. Starke: Allgemeine und spezielle Pharmakologie und Toxikologie. 6. Aufl. BI Wissenschaftsverlag, Mannheim – Leipzig – Wien – Zürich 1992.
13. Hopf, H. Ch., K. Poeck, H. Schliack: Neurologie in Praxis und Klinik in 3 Bänden. 2. Aufl. Thieme, Stuttgart – New York 1992.
14. Kahle, W., H. Leonhardt, W. Platzer: Taschenatlas der Anatomie. Band 3: Nervensystem und Sinnesorgane. 5. Aufl. Thieme, Stuttgart – New York 1986.

15. Kornhuber, H. H., G. Lisson, L. Suschka-Sauermann: Alcohol and obesity: A new look at high blood pressure and stroke. An epidemiological study in preventive neurology. Eur. Arch. Psychiatr. Neurol. Sci. 234 (1985) 357–362.
16. Krämer, H., unter Mitwirkung von R. Schleberger, A. Hedtmann und A. Rößler: Orthopädie. 2. Aufl. Springer, Berlin – Heidelberg – New York – London – Paris – Tokyo 1989.
17. Küchle, H. J., H. Busse: Taschenbuch der Augenheilkunde. 3. Aufl. Huber, Bern – Stuttgart – Toronto 1991.
18a. Lehmann-Horn, F., A. Struppler: Therapieschemata Neurologie. 2. Aufl. Urban & Schwarzenberg, München – Wien – Baltimore 1994.
18b. Liebsch, R: Kurzlehrbuch Augenheilkunde. Urban und Fischer, München – Jena 1999.
19. Matthes, A., H. Schneble: Epilepsien. 5. Aufl. Thieme, Stuttgart – New York 1992.
20. Miehlke, A.: Surgery of the Facial Nerve. 2nd ed. Urban & Schwarzenberg, München – Berlin – Wien 1973.
21. Mumenthaler, M.: Neurologie. 9. Aufl. Thieme, Stuttgart – New York 1990.
22. Niessen, K.-H.: Pädiatrie. 2. Aufl. VCH Verlagsgesellschaft mbH, Weinheim 1989.
23a. Pfefferkorn, T.K., G.F. Hamann: Thrombolytische Therapie beim akuten Hirninfarkt. psycho 23 (1997) Nr. 8, 494-499.
23b. Poeck, K.: Neurologie. 9. Aufl. Springer, Berlin – Heidelberg – New York – London – Paris – Tokyo – Hong Kong – Barcelona – Budapest 1994.
24. Pongratz, D. E.: Klinische Neurologie. Urban & Schwarzenberg, München – Wien – Baltimore 1992.
25. Prange, H.: Infektionskrankheiten des ZNS. Chapman & Hall, London – Glasgow – Weinheim – New York – Tokyo – Melbourne – Madras 1995.
26. Reim, M.: Augenheilkunde. 3. Aufl. Enke, Stuttgart 1990.
27a. Riede, U.-N., H.-E. Schaefer, H. Wehner: Allgemeine und spezielle Pathologie. 2. Aufl. Thieme, Stuttgart – New York 1989.
27b. Rote Liste 2000 Editio Cantor Verlag.
28. Schmidt, R. F., G. Thews: Physiologie des Menschen. 23. Aufl. Springer, Berlin – Heidelberg – New York – London – Paris – Tokyo 1987.
29a. Siegenthaler, W.: Differentialdiagnosen innerer Krankheiten. 15. Aufl. Thieme, Stuttgart – New York 1984.
29b. Silbernagl, S., A. Despopoulos: Taschenatlas der Physiologie. 3. Aufl. Thieme, Stuttgart – New York 1988.
30. Sobotta, J.: Atlas der Anatomie des Menschen. Band 1. 20. Auflage, Urban & Schwarzenberg, München – Wien – Baltimore 1993.
31. Steigleder, G. K.: Dermatologie und Venerologie. 6. Aufl. Thieme, Stuttgart – New York 1992.
32. Stöhr, M., M. Bluthardt: Atlas der klinischen Elektromyographie und Neurographie. 3. Aufl. Kohlhammer, Stuttgart – Berlin – Köln 1993.
33. Striebel, H. W.: Therapie chronischer Schmerzen. Ein praktischer Leitfaden. Schattauer, Stuttgart – New York 1992.
34. Swash, M., Ch. Kennard: Scientific Basis of Clinical Neurology. Livingstone, Edinburgh – London – Melbourne – New York 1985.
35. Tölle, R.: Psychiatrie. 9. Aufl. Springer, Berlin – Heidelberg – New York – London – Paris – Tokyo – Hong Kong – Barcelona – Budapest 1991.
36. Trepel, M.: Neuroanatomie. Struktur und Funktion. Urban & Schwarzenberg, München – Wien – Baltimore 1995.
37. Widder, B.: Doppler-Sonographie der hirnversorgenden Arterien. Eine Einführung. Springer, Berlin – Heidelberg – New York – Tokyo 1985.
38. Wood, M. J., M. Anderson: Neurological Infections. Saunders, London – Philadelphia – Toronto – Sydney – Tokyo 1988.
39. Zenz, M., I. Jurna: Lehrbuch der Schmerztherapie. Wissenschaftliche Verlagsgesellschaft mbH, Stuttgart 1993.
40. Alle neuen neuroradiologischen Abbildungen wurden freundlicherweise von Dr. Leppien und Dr. Wenzel, radiologische Abteilung des AK Altona, zur Verfügung gestellt.

Die radiologischen Abbildungen ohne Hinweisnummer stammen aus der 1. Auflage von Fr. Prof. Gräfin von Einsiedel, TH München.

Register

Halbfette Ziffern kennzeichnen die Hauptfundstelle.

A

Abdomen, akutes,
  Thorax-/Rumpfschmerzen 47
Abduzenslähmung/-parese 33–34, **229**
– Hirngefäßaneurysma 70
– Meningitis, tuberkulöse 117
– Migräne 190
– Zoster oticus 122
Ablatio retinae, Sehverschlechterung,
  akute 52
Absencen 81, **86–87**
– atypische 56, 81
– ausgestaltete 86
– einfache (blande) 86
– retropulsive 86
– typische 81
Abszeß
– epiduraler, Nervenkompression 215
– spinaler, Meningitis, eitrige 115
Acetylcholinrezeptoren,
  Myasthenia gravis 259
Acetylsalicylsäure (ASS)
– Hirninfarkt 66
– Kopfschmerzen,
  analgetika-induzierte 192
– Schmerztherapie 186
Achillessehnenreflex 4
– Nervenwurzelsyndrom, lumbales 222
Achillodynie 224
Acrodermatitis atrophicans Herxheimer,
  Lyme-Borreliose 128
ACTH
  (adrenokortikotropes Hormon) 104
ADCA (autosomal-dominante
  zerebellärer Ataxie) 156
Addison-Syndrom, Myopathie 256

Adduktorenreflex 4
– Nervenwurzelsyndrom, lumbales 222
Adenoma sebaceum,
  tuberöse Sklerose 267
Aderlaß, Kopfschmerzen 189
Adipositas, Hirninfarkt 59
adrenokortikotropes Hormon
  (ACTH) 104
Adson-Manöver, Skalenus-/
  Halsrippensyndrom 226
Adversivanfälle, Stirnhirntumoren 96
AEP (akustisch evozierte Potentiale) 12
– Multiple Sklerose 141
Aδ-Fasern, Schmerzen 184
Affektlabilität
– Demenz, vaskuläre 159
– Enzephalopathie, nephrogene 206
– Kohlenmonoxidvergiftung 211
– Thalliumvergiftung 210
Affenhand 153
Afferenzen, nozizeptive, Schmerzen 184
Agraphie 38
– A.-cerebri-media-Verschluß 61
Agyrie 264
AIDS (acquired immune deficiency
  syndrome) 126
– Lateralsklerose, amyotrophe 154
– Leukenzephalopathie, multifokale,
  progressive 133
AIDS-dementia-complex 126
AION (anteriore ischämische Optikusa-
  trophie), Sehverschlechterung,
  akute 52
Akalkulie,
  A.-cerebri-media-Verschluß 61
Akinese 27
– Dopa-Entzugssyndrom 149

– Parkinson-Krankheit 146–147
akinetische Krise 149
Akkommodationsstörungen,
  Botulismus 43
Akromegalie
– Hypophysenadenom 105
– Myopathie 256
Aktionsmyotonie 254
Aktionstremor 27
Akupunktur
– Kopfschmerzen 189
– Migräne 189
– Rückenschmerzen 189
– Schmerztherapie 189
Akustikusneurinom 102, 111
– Abduzensparese 229
– Gleichgewichtsstörungen/
  Schwindel 51
– Trigeminusneuralgie 193
akustisch evozierte Potentiale s. AEP
Akzessoriuslähmung 232
Alexie 38
– A.-cerebri-media-Verschluß 61
Algodystrophie 195
Alkalose, Krampfanfälle, zerebrale 80
Alkoholabusus s. Alkoholismus
Alkoholdelir 208
– Clomethiazol 208
Alkoholembryopathie 264
Alkoholerkrankung s. Alkoholismus
Alkoholhalluzinose 208
Alkoholismus 207–209
– akuter 207
– chronischer 208
– Demenz 160
– Hirninfarkt 59
– Kleinhirnrindenatrophie 209

– Kopfschmerzen 194
– Krampfanfälle, zerebrale 80
– Myelinolyse 209
– Polyneuropathie 209
– Tabak-Alkohol-Amblyopie 209
– Wernicke-Korsakow-Syndrom 208
Allgemeinerkrankungen,
 ZNS-Beteiligung 201–215
allgemeinneurologische Syndrome
 19–34, 37–53, 61–62
Allkoholhalluzinose 208
Allodynie **183**
– Nervenläsion, periphere 195
– Thalamusschmerz 196
ALS s. Lateralsklerose, amyotrophe
Altersschwerhörigkeit 37
Alzheimer-Krankheit **157–158**
Amaurose, Enzephalopathie,
 nephrogene 207
Amaurosis fugax
– A.-carotis-interna-Verschluß 61
– Sehverschlechterung, akute 52
amblyopische Reaktion 32
Ameisenlaufen 21
– Polyneuropathie 244
Amimie 27
– Parkinson-Krankheit 147
γ-Aminobuttersäure (GABA) 25
Amitriptylin
– Gesichtsschmerzen, atypische 194
– Spannungskopfschmerz 192
– Thalamusschmerz 196
Ammoniak, Enzephalopathie,
 hepatische 206
Amnesie
– Alkoholintoleranz 208
– antegrade 174
– Commotio cerebri 165
– globale, vertebrobasiläre
 Insuffizienz 61
Amphetamine, Überdosierung 213
β-Amyloid, Alzheimer-Krankheit 157
Amyloidangiopathie, Hirnblutung 68
amyotrophe Lateralsklerose s.
 Lateralsklerose, amyotrophe
Amyotrophie, Ataxie, zerebelläre,
 autosomal-dominante 156
Anämie, hämolytische,
 Wilson-Syndrom 205
Anaesthesia dolorosa 183
– Ganglion-Gasseri-Thermoko-
 agulation 193
Anästhesie 21
– Karpaltunnelsyndrom 236
– Meralgia paraesthetica 239
Analgesie 21
– Morphin 184
Analgetika
– Bandscheibenvorfall, zervikaler 220
– Kopfschmerzen, induzierte 192
– Migräne 190
– morphin-artige, Schmerztherapie 186
Analreflex 4
Anenzephalus 268
Aneurysma/Aneurysmen
– s.a. Hirngefäßaneurysma
– arteriovenöses 1

– basales,
 Okulomotoriuslähmung 33, **228**
– Circulus arteriosus Willisii 70
– dissecans, Intimaeinrisse 58
– – Thorax-/Rumpfschmerzen 47
– mykotisches 69
– – Hirnblutung 68
– traumatisches, Ruptur 69
– Trigeminusneuralgie 193
Anfall/Anfälle
– s.a. Krampfanfälle
– adversive 87
– Akuttherapie 91
– Antikonvulsiva 91
– atonische 81
– autonome (vegetative) 88
– Beruf 93
– Clonazepam 91
– Differentialdiagnosen, häufige 90–91
– EEG 12
– Fahrerlaubnis 93
– fokale 81, 86–88
– – Ätiologie 88
– – Carbamazepin 91
– – einfache 81, **87–89**
– – Generalisierung, sekundäre 82
– – komplexe 82, **89**
– – – Aura 89
– – Sonderformen 88–89
– generalisierte **81–87**
– Temporallappentumoren 96
– idiopathische 81
– ipsiversive 87
– klonische 81
– komplex-fokale, Temporallappentumoren 96
– kryptogene 81
– Langzeittherapie 91–92
– limbische 89
– motorische 87, 89
– – mit/ohne Ausbreitung der
 Symptomatik 87
– myoklonisch-astatische 84–85
– – Clobazam 91
– myoklonische 81
– myoklonisch-impulsive 87
– – Prognose 92
– – Operation 92
– – Phenytoin 91
– primär generalisierte 81
– – kleiner 84–87
– – Valproinsäure 91
– Prognose 91–93
– psychische Veränderungen 90
– psychogene (hysterische) **89–91**, 176
– sensible 87
– sensorische 87–88
– sozialmedizinische Aspekte 92–93
– symptomatische 81
– tetanische 176–177
– tonische 81
– tonisch-klonische 81
– – Aphasie-Epilepsie-Syndrom 89
– – generalisierte **82–84**
– traumatische, Hirntrauma 170
– zerebrale 79–94

– – Bewußtseinsstörung 50
– – Koma 50
– – Myoklonien 26
– – Parietallappentumoren 96
anfallsartige Erkrankungen,
 nicht-epileptische 175–181
Anfallsleiden s. Anfall/Anfälle
Angiographie
– Epilepsie 82
– Hirn-/Sinusvenenthrombose 73
– Hirngefäßaneurysma 72
– Hirngefäße 15
– – Hirntod 171
– Hirninfarkt 63
– Hirntumoren 97
– Meningeome 103
– Rückenmarkinfarkt 76
– Spinaltumoren 110
Angiomatosis cerebrocutanea 266–267
Angiome
– arteriovenöse 74
– – spinale 77
– kavernöse 74, **75**
– venöse 74, **75**
Angiopathie, kongophile,
 Alzheimer-Krankheit 157
Angioplastie, transluminale, perkutane
 (PTA), Hirninfarkt 66
Anisokorie 1
– raumfordernde Prozesse 8
Anonyme Alkoholiker 209
Anosmie, HSV-Enzephalitis 121
Anosognosie 39
antiycholinerges Syndrom,
 Diphenhydraminüberdosierung 212
Anticholinergika
 Entzugspsychose 149
– Parkinson-Krankheit 149
Antidepressiva, trizyklische
– Costen-Syndrom 193
– Gesichtsschmerzen, atypische 141
– Schmerztherapie 187
– Überdosierung 211
Antiepileptika, Enzephalitis 120
Antihistaminika, Kopfschmerzen,
 analgetika-induzierte 192
Antikoagulation, Hirninfarkt 66
Antikonvulsiva
– Anfallsleiden 91
– Hirnvenenthrombose 72
– Krampfanfälle, zerebrale 80
– Schmerzen 187
– Sinusvenenthrombose 72
Antiphlogistika
– Bandscheibenvorfall, zervikaler 220
– Nervenläsionen, periphere 227
Antiphospholipidantikörper 58
Antipyretika, Schmerztherapie 186
Antirheumatika, nichtsteroidale,
 Reflexdystrophie, sympathische 196
Antithrombin-III-Mangel 58
– Hirnvenenthrombose 73
α₁-Antitrypsinmangel, Enzephalopathie,
 hepatische 205
Antivertiginosa, Neuritis vestibularis 179
Antons-Syndrom, Sehverschlechterung,
 akute 52

Antriebsarmut/-hemmung
- Alzheimer-Krankheit 157
- Hirntrauma 170
Anulus fibrosus 218
Aortenaneurysma
- dissezierendes, Thorax-/
  Rumpfschmerzen 47
- Rückenmarkinfarkt 76
Aortenisthmusstenose,
  Rückenmarkinfarkt 76
Aortographie, Rückenmarkinfarkt 76
apallisches Syndrom 29, **30**
- bulbäres 29
- dienzephales 29
- mesenzephales 29
- Panenzephalitis, sklerosierende,
  subakute 133
- pontines 29
Apathie
- Enzephalopathie, hepatische 206
- Spinalerkrankung, funikuläre 203
- Whipple-Syndrom 203
Aphasie 38, 61
- A.-cerebri-media-Verschluß 60
- amnestische 159
- - Parietallappentumoren 96
- - Temporallappentumoren 96
- Apraxie 39
- Contusio cerebri 166
- Enzephalitis 119
- globale 38
- Hämatom, intrazerebrales 169
- HSV-Enzephalitis 121
- Jakob-Creutzfeldt-Krankheit 133
- Leukenzephalopathie, multifokale,
  progressive 133
- Pick-Krankheit 158
- rezeptive 38
- sensorische 38
- Stirnhirntumoren 96
Aphasie-Epilepsie-Syndrom 89
Aphonie 3
Apnoe, zentrale, Grand-mal-Anfall 82
Apoplex 55
- s. Schlaganfall
Apoplexia pupillae,
  Sehschärfenminderung 31
Apraxie 38–39
- A.-cerebri-anterior-Verschluß 60
- A.-cerebri-media-Verschluß 61
- Aphasie 39
- ideatorische 39
- konstruktive 39
- Parietallappentumoren 96
Arachnoidalzyste 97
Archizerebellum 27
Area 17 nach Brodmann 31
Areflexie,
  Landry-Guillain-Barré-Syndrom 247
Armbewegung 5
Armnervenlähmung/-parese 24
Armplexus... s.a. Plexus brachialis
Armplexuslähmung,
  Differentialdiagnose 226
Armplexusneuritis 225
Armschmerzen, Ursachen **46**
Arnold-Chiari-Fehlbildung 265

Arsenmelanose 211
Arsenvergiftung 211
Arteria(-ae)
- basilaris, Verschluß 61
- carotis communis, Pulskurve 16
- carotis externa, Pulskurve 16
- carotis interna, Verschluß 60
- - Pulskurve 16
- cerebri anterior, Verschluß 60
- cerebri media, Verschluß 60–61
- cerebri posterior, Verschluß 61
- chorioidea anterior, Verschluß 61
- subclavia, Verschluß 62
- sulcocommissuralis, Infarkt,
  Brown-Séquard-Syndrom 77
- temporalis, Biopsie 258
- vertebralis, Verschluß 61
Arteria-spinalis-anterior-Syndrom 76
- Schmerzsyndrome, zentrale 25, **196**
arterielle Verschlußkrankheit
- Differentialdiagnose 196
- Gesäß-/Beinschmerzen 48
- Hirninfarkt 59
- Lähmungen 49
- Schulter-/Armschmerzen 46
- Schwäche 49
Arterienbiopsie 17
Arteriitis temporalis (Horton-Syndrom)
  44, 58, **72**, **194**, 258
- Arterienbiopsie 17
- Sehschärfenminderung 31
- Sehverschlechterung,
  akute 44, 52, **52**, 58, **59**, **194**, 258
Arteriolosklerose 58
Arteriosklerose 8, 58
- Hirngefäßaneurysmen 70
- Rückenmarkinfarkt 76
arteriovenöse Angiome 74
- spinale 77
Arthritis
- Lyme-Borreliose 128
- rheumatoide,
  Schulter-/Armschmerzen 46
Arthrose 189
- Derivation 189
- Gesäß-/Beinschmerzen 48
Aspirationspneumonie,
  Bulbärparalyse, progressive 153
ASS s. Acetylsalicylsäure
Asterixis
- Dialyseenzephalopathie-Syndrom 207
- Enzephalopathie, hepatische 206
Asthenopie **45**
Astrozytome **98–100**, 111, 135
- Klinik 99
- Neurofibromatose 267
- Prognose 100
- Stirnhirnsyndrom 99
- Therapie 100
Ataxie 27
- Akustikusneurinom 102
- Antidepressiva, trizyklische,
  Überdosierung
- Basilarismigräne 190
- Benzodiazepinüberdosierung 212
- Carbamazepinüberdosierung 213
- Enzephalopathie, hepatische 206

- Hämangioblastom 107
- hereditäre 248
- Hirnstammtumoren 96
- Multiple Sklerose 138
- Myopathie 256
- Polyneuropathie 248
- Rumpfataxie 27
- Schlafkrankheit 129
- sensible, Friedreich-Ataxie 156
- - Multiple Sklerose 138
- - Neurolues 128
- - Spinalerkrankung, funikuläre 203
- - spinale 5, 24, 27
- - Romberg-Versuch 4
- vertebrobasiläre Insuffizienz 62
- Wallenberg-Syndrom 24
- zerebelläre 5, 27
- - autosomal-dominante
  (ADCA) 156
- - Friedreich-Ataxie 155–156,
  202–203
- - idiopathische (IDCA) 156
- - Phenytoinüberdosierung 212
- - Quecksilbervergiftung 210
- - Rausch, einfacher 208
- zerebrale, angeborene 264
Atemdepression
- Antidepressiva, trizyklische 212
- Benzodiazepine 212
Atemlähmung 260
- Barbiturate 212
- Blausäurevergiftung 211
- Poliomyelitis 126
- Tetanus 132
Atemstörung, zentrale **41–42**
Athetose 152
- Mumps 125
Athétose double 152
Atrophie, spino-ponto-zerebelläre
  s. spino-ponto-zerebelläre Atrophie
Attacken-Schwankschwindel,
  phobischer 51, 179–180
Aufwach-Grand-mal-Anfallsleiden 84
Augenbewegungen
- horizontale 33
- rasche, konjugierte 33
- sakkadierte 2
- vertikale 33
Augenbewegungsstörungen
- Hirntrauma 170
- Jakob-Creutzfeldt-Krankheit 133
Augenhintergrund, Untersuchung 2
Augenmotorik, Störungen 33–34
Augenmuskelkerne 33
Augenmuskellähmungen/-paresen
- Ataxie, zerebelläre,
  autosomal-dominante 156
- Hypophysenadenom 105
- kombinierte 34
- Migräne 190
- Multiple Sklerose 139
- Neurolues 128
- Okulomotoriuslähmung 228
- Polyneuropathie,
  diabetische 246
- vertebrobasiläre Insuffizienz 61
- Zoster ophthalmicus 122

Augenmuskelschwäche, Myopathie 256
Augensymptome, Bewußtlose 8
Aura
– Anfälle, fokale, komplexe 89
– Grand-mal-Anfall 83
Ausfallssymptome, Porphyrie, intermittierende, akute 204
autogenes Training
– Schmerzen 189
– Spannungskopfschmerz 192
Automatismen
– Anfälle, fokale, komplexe 89
– orale 86
– spinale 21
Autoregulation, Durchblutung, zerebrale 59
autosomal-dominante zerebelläre Ataxie (ADCA) 156
AV-Angiom, Hirnblutung 68
Axillarislähmung 233
axonale Degeneration, Polyneuropathie, hereditäre 248
Axonopathie 242
Axonotmesis 227
Axonschädigung, Vitamin-B_{12}-Mangel 203

B

Babinski-Reflex 4
– Grand-mal-Anfall 83
– Multiple Sklerose 138
– Spinalerkrankung, funikuläre 203
Baclofen, Trigeminusneuralgie 193
Ballismus 152
Baló-Krankheit 142
Bandscheibendegeneration 217
– chronische 219
Bandscheibenprolaps/-protrusion s. Bandscheibenvorfall
Bandscheibenvorfall 217
– lateraler 217
– lumbaler 220–225
– – Differentialdiagnose 223–224
– – lateraler 220
– – Lumbalisation 221
– – mediolateraler 220–221
– – medioposterior 221
– – Spondylolisthesis 221
– – Spondylolyse 221
– thorakaler, Thorax-/Rumpfschmerzen 48
– zervikaler 218–220
– – Analgetika 220
– – Antiphlogistika 220
– – Diazepam 220
– – Halskrawatte 220
– – Krankengymnastik 220
– – Kryotherapie 220
– – medioposteriorer 218
– – Muskelrelaxation 220
– – Paresen 218
– – posterolateraler 218
– – Schulter-/Armschmerzen 46
– – Sensibilitätsstörungen 218

Bannwarth-Radikulitis/-Syndrom
– Lyme-Borreliose 48, 128, 242
– Polyneuropathie 242
Barany-Zeigeversuch 5
Barbiturate
– Kopfschmerzen 192
– Überdosierung 212
Basalganglienerkrankungen 142–152
Basilarismigräne 190
Basilaristhrombose 66
– Bewußtseinsstörung 50
– Koma 50
basiläre Impression 264
Bauchdeckenreflex, Multiple Sklerose 138
Bauchhautreflex 4
Bechterew-Krankheit 224
– Spondylarthritis, ankylosierende 224
Beckenfraktur, Ischiadikuslähmung 242
Beckenvenenthrombose, Gesäß-/Beinschmerzen 48
Becker-Kiener-Muskeldystrophie 252
Begleitschielen 33
Behçet-Syndrom 58, 142
Beine, spastische Diplegie 264
Beinparese 24
Beinschmerzen, Ursachen **48**
Beinvenenthrombose, Gesäß-/Beinschmerzen 48
Bell-Phänomen 3
Benommenheitsschwindel 51
Benzodiazepine
– Krampfanfälle, zerebrale 80
– Spannungskopfschmerz 192
– Überdosierung 212
Berührungsempfinden 5
Beugesynergien, Paraparese 21
Beweglichkeit, Kopf 1
Bewegungsstörungen 5
– Definition 25–27
– dystonische, Athetose 152
– extrapyramidale 264
– – Panenzephalitis, sklerosierende, subakute 133
– – Wilson-Syndrom 205
– hyperkinetisch-hypotone, Huntington-Krankheit 149
– Pathophysiologie 25–27
– zerebelläre, Wilson-Syndrom 205
– zerebrale 264
Bewußtlosigkeit/Bewußtseinseintrübung
– Basilarismigräne 190
– Commotio cerebri 165
– Contusio cerebri 166
– Dopa-Entzugssyndrom 149
– Druckerhöhung, intrakranielle 41
– Enzephalitis 119
– Hämatom, epidurales 167
– – subdurales 168
– Herdenzephalitis 135
– Hirn-/Sinusvenenthrombose 73
– Hirnstammreflexe 28
– Hirntod 171
– Meningitis, tuberkulöse 117
– Opiatüberdosierung 213
– Subarachnoidalblutung 70
– Synkope 175

– Untersuchung 8
– Valproinsäureüberdosierung 213
Bewußtseinsstörungen 50
– A.-cerebri-posterior-Verschluß 61
– Alkoholdelir 208
– Blausäurevergiftung 211
– Commotio cerebri 165
– Hirndruck, erhöhter 30, 41
– Hirnstammtumoren 96
– Koma 50
– Mumps 125
– Phenytoinüberdosierung 213
– Rausch, einfacher 208
– Spinalerkrankung, funikuläre 203
– Ursachen **50**
– vertebrobasiläre Insuffizienz 62
Bewußtseinstrübung s. Bewußtlosigkeit/Bewußtseinseintrübung
Bielschowsky-Phänomen 2, 33
– Trochlearisparese 229
Bielschowsky-Test 2
– Trochlearisparese 229
Bindehauterkrankungen, akute, Kopf-/Gesichtsschmerzen 45
Bing-Horton-Kopfschmerz/-Syndrom 191
– Differentialdiagnose 72
– Kopf-/Gesichtsschmerzen **44**
Binswanger-Syndrom 57, 158
Biopsie 17
– A. temporalis 258
Bittermandelgeruch, Blausäurevergiftung 211
Bizepssehnenreflex 4
– Nervenwurzelsyndrom, zervikales 219
– Plexuslähmung, obere 225
Blasenatonie, Diphenhydraminüberdosierung 212
Blasenautonomie 172
Blasenstörungen
– Angiome, arteriovenöse, spinale 77
– Kaudasyndrom 223
– Multiple Sklerose 139
– Muskelatrophie, spinale 153
– Querschnittssyndrome 172
– Spinalis-anterior-Syndrom 76
Blasentonisierung, Tetanie 177
Blausäurevergiftung 211
Bleikolorit/Bleisaum 210
Bleivergiftung 210–211
Blepharospasmus, Dystonie 151
Blicklähmung s. Blickparesen
Blickmotorik, Störungen 33–34
Blickparesen
– horizontale 34
– – Myelinolyse 209
– olivopontozerebelläre Atrophie 148
– Parkinson-Krankheit 145
– vertebrobasiläre Insuffizienz 62
– vertikale 34
– – Pinealistumoren 101
Blickrichtungsnystagmus 27
– dissoziierter 62
– Kleinhirninfarkt 62
– seitendifferenter, unerschöpflicher 36
– vertebrobasiläre Insuffizienz 62
– vertikaler, Parinaud-Syndrom 34

Blindheit s. Erblindung
Blinkreflex 10–11
– Fazialisparese 232
– Multiple Sklerose 140
Blinzelanfälle,
 Lennox-Gastaut-Syndrom 84
Blitz(-Nick-Salaam)-Krämpfe **84**
– ACTH 91
– Clobazam 91
– Kortikosteroide 91
– tuberöse Sklerose 267
Blockierungen, Halswirbelsäule 219
Blutegel, Schmerztherapie 189
Blutgerinnungsstörungen s. Gerinnungsstörungen
Blut-Liquor-Schranke 13–14
Blutmangelsynkope 175
Blutungen
– intrakranielle, Commotio cerebri 166
– – Dezerebration 171
– – Differentialdiagnose 160
– – Hirndruckerhöhung 171
– – Krampfanfälle, zerebrale 80
– intraspinale 77
– intrazerebrale, Differentialdiagnose 64
– – HIV-Infektion 127
– – Kopf-/Gesichtsschmerzen 44, 194
– posttraumatische,
 Commotio cerebri 166
– spinale 77
– subretinale, Sehverschlechterung,
 akute 52
Blutwerte, Bulbärparalyse,
 progressive 153
BNS-Anfälle
 s. Blitz(-Nick-Salaam)-Krämpfe
Boeck-Syndrom s. Sarkoidose
Bogengang, Untererregbarkeit, Neuritis
 vestibularis 179
Bornholmer Krankheit, Myopathie 257
Borrelieninfektion 127–128
– Myositis, fokale 257
Botulinus-Toxin
– Costen-Syndrom 193
– Dystonie 151
– Spannungskopfschmerz 192
Botulismus **43**
Bourneville-Syndrom,
 Blitz-Nick-Salaam-Krämpfe 84
Brachialgia paraesthetica 230
Brachioradialisreflex 4
Brachyzephalus 264
Bradykinin
– Schmerzen 184
– – tumorbedingte 197
Bradyphrenie 146
– Parkinson-Krankheit 145
Breitschädel 264
Brennen 21
Brillenhämatom,
 Schädelbasisfraktur 164
Broca-Aphasie 38
Bromocriptin
– Hypophysentumoren 105
– Parkinson-Krankheit 148–149
Bronchialkarzinom
– Hirnmetastasen 108

– Spinaltumoren 110
Brown-Séquard-Syndrom 40, 77
– A.-sulcocommissuralis-Infarkt 77
– Herpes zoster 122
– Zostermyelitis 122
Brudzinski-Zeichen 7
– Meningitis 7
– – eitrige 115
– – lymphozytäre, akute 114
– Subarachnoidalblutung 70
Brückenblutungen 41
Brückeninfarkt 62
Bruxismus, Costen-Syndrom 193
Budd-Chiari-Syndrom, Enzephalopathie,
 hepatische 205
Bulbär(hirn)syndrome 27, 29
Bulbärparalyse, progressive 153, 233
Buprenorphin, Schmerztherapie 186
Burning-feet-Syndrom
– Polyneuropathie 244
– Spinaltumoren 109
– Thalliumvergiftung 210
Burst-Suppression-Muster, EEG 12
Butyrophenon,
 Huntington-Krankheit 150

C

Caisson-Krankheit 58
Calcitonin s. Kalzitonin
Canalolithiasis, Lagerungsschwindel 179
Candida, Pilzmeningitis 118
Cannabis, Überdosierung 213
Capsula interna,
 Sensibilitätsstörungen 23
Carbamazepin
– Gesichtsschmerzen, atypische 194
– Nervenläsion, periphere 195
– Schmerztherapie 187
– Stumpfschmerzen, nozizeptive 197
– Trigeminusneuralgie 193
– Überdosierung 213
Cataracta myotonica 254
Cavernosus-Syndrom, Hirngefäßaneurysma 70
CCT (craniale Computertomographie) 14
– Enzephalitis 119
– Epilepsie 82
– Hirn-/Sinusvenenthrombose 73
– Hirntumoren 97
– HSV-Enzephalitis 121
– Meningeome 103
– Spinaltumoren 109
Cerebellumblutungen 41
cerebrovascular accident s. Schlaganfall
C-Fasern, Schmerzen 184
Charcot-Trias 27
– Friedreich-Ataxie 156
– Multiple Sklerose 138
Chemotherapie
– Hirntumoren 98
– Medulloblastom 102
Cheyne-Stokes-Atmung, Atemstörung,
 zentrale 41
Chiasma opticum 30

Chiasma-opticum-Läsion 31
– Gesichtsfeldausfälle 30–31
Cholelithiasis,
 Thorax-/Rumpfschmerzen 47
Cholesteatom, Fazialisparese 230
Cholinesterasehemmer,
 Myasthenia gravis 260
Chordotomie, Tumorschmerzen 197
Chorea
– gravidarum 150
– hereditäre, Hyperkinese 149
– Huntington 149–150
– minor 150
– Sydenham 150
Choriomeningitis 114
Chorioretinitis
– Sehverschlechterung, akute 52
– Toxoplasmose 130
Churg-Strauss-Syndrom 58
Chvostek-Zeichen, Tetanie 177
Circulus arteriosus Willisii,
 Aneurysmen 70
Claudicatio intermittens
– caudae equinae 76
– Gesäß-/Beinschmerzen 48
– spinalis 76, 223
Clomethiazol, Alkoholdelir 208
Clomipramin
– Gesichtsschmerzen, atypische 194
– Nervenläsion, periphere 195
– Thalamusschmerz 196
Clonazepam, Nervenläsion,
 periphere 195
Clonidin, Schmerztherapie 187
Clostridium tetani 132
cluster-headache s. Cluster-Kopfschmerz
Cluster-Kopfschmerz **44**, 191
– Differentialdiagnose 72
– Kalziumantagonisten 191
– Lithium 191
– Steroide 191
CMV-Infektion s. Zytomegalie-Infektion
Cocain, Überdosierung 213
Cocain-Augentropfen, Horner-Syndrom,
 präganglionäres 2
Coccidioides immitis 118
Codein
– Kopfschmerzen,
  analgetika-induzierte 192
– Schmerztherapie 186
Cogan-Syndrom 58
Coma s. Koma
common migraine 190
Commotio
– cerebri 165–166
– – Kopfschmerzen 194
– spinalis 172
complete stroke 56
complicated migraine 190
Compressio spinalis 172
Computertomographie
– s. CT
– craniale s. CCT
Conn-Syndrom, Myopathie 256
Contre-Coup, Contusio cerebri 166
Contusio
– cerebri 166–167

– – Contre-Coup 166
– – Coup 166
– labyrinthi 165
– spinalis 173
Conus medullaris, Läsion 40
Corpus geniculatum laterale 31
Costen-Syndrom **44**, **193**
– Antidepressiva, trizyklische 193
– Botulinum-Toxin 193
– Tranquilizer 193
Coup, Contusio cerebri 166
craniale Computertomographie s. CCT
Cremasterreflex 4
Cryptococcus neoformans 118
CT (Computertomographie) 14
– Diskographie 14
– Wirbelsäule 14
Cupulolithiasis, Lagerungsschwindel 179
Curschmann-Steinert-Myotonie 254
Cushing-Antwort, Hirndruck,
 erhöhter 30
Cyclohexylpentamethyltetrazol,
 Krampfanfälle, zerebrale 79

D

Dämmerattacken 89
Dämmerzustand, postparoxysmaler 90
Dandy-Walker-Syndrom 264
Darmerkrankungen,
 Thorax-/Rumpfschmerzen 47
Darmspasmen, Tetanie 177
Darmstörung, Muskelatrophie,
 spinale 153
Darmtonus, Opiatüberdosierung 213
Dauerkontraktionen,
 Stiff-man-Syndrom 260
Dauerschwindel, zentralvestibulärer 51
Deafferenzierungsschmerz 24, 198
Decarboxylasehemmer
– Dystonie 151
– Parkinson-Krankheit 148
degenerative Erkrankungen, ZNS 145
Déjà-vu-Erlebnis,
 Grand-mal-Anfall 81, 83
Déjerine-Klumpke-Lähmung 225
Dekompression nach Janetta-Gardner,
 Trigeminusneuralgie 193
Dekompressionskrankheit 58
delirantes Syndrom
– Amphetaminüberdosierung 213
– Antidepressiva, trizyklische,
 Überdosierung 212
– Bleivergiftung 210
– Enzephalopathie, nephrogene 207
– Quecksilbervergiftung 210
Delirium tremens 208
Delpech-Lichtblau-Eiweißquotient,
 Liquor 13
Demenz **156–160**
– Alkoholabusus 160
– Ataxie, zerebelläre,
 autosomal-dominante 156
– Differentialdiagnose 160
– Elektrolytstörungen 160

– Endokrinopathien 160
– Huntington-Krankheit 149
– Hydrozephalus 266
– Hypoxie 160
– Kohlenmonoxidvergiftung 211
– Leukenzephalopathie, multifokale,
 progressive 133
– Myopathie 256
– Panenzephalitis, sklerosierende,
 subakute 133
– Parkinson-Krankheit 145
– präsenile,
 Jakob-Creutzfeldt-Krankheit 133
– progressive, Whipple-Syndrom 203
– Psychopharmakaüberdosierung 160
– senile vom Alzheimer-Typ 157–158
– Stoffwechselstörungen 160
– vaskuläre 158–159
– Vaskulopathien 160
– Vergiftungen 160
– Vitaminmangel 160
– Wilson-Syndrom 205
Demyelinisierung
– Demenz, vaskuläre 159
– Multiple Sklerose 137
– Nervenleitgeschwindigkeit 10
– Polyneuropathie, hereditäre 248
Dendritenschwund,
 Alzheimer-Krankheit 157
Denkstörungen
– formale 8
– inhaltliche 8
– Rausch, einfacher 208
Deprenyl, Parkinson-Krankheit 149
Depression
– Parkinson-Krankheit 145
– Quecksilbervergiftung 210
– Rückenschmerzen, psychogene 224
Derivation, Schmerztherapie 189
Dermatitis atrophicans chronica progres-
 siva, Lyme-Borreliose 128
Dermatome 5, **6–7**
Dermatomyositis 257–258
– Gesäß-/Beinschmerzen 48
– paraneoplastisches Syndrom 257
– Schulter-/Armschmerzen 46
Dermographismus 8
Dermoide 97
Dermoidzyste 95
– Differentialdiagnose 97
Desorientiertheit
– Alkoholdelir 208
– Enzephalopathie, hepatische 206
– HSV-Enzephalitis 121
– Leukenzephalopathie, multifokale,
 progressive 133
Déviation conjuguée,
 A.-cerebri-media-Verschluß 61
Dezerebration 28–29, 171
– Blutungen, intrakranielle 171
– Panenzephalitis, sklerosierende,
 subakute 133
– traumatische 171
Diabetes insipidus,
 Kraniopharyngeom 106
Diabetes mellitus
– AION 52

– Hirninfarkt 59
– Hypophysenadenom 105
– Polyneuropathie 242, **246**
Diadochokinese 5
Dialyse
– Kopfschmerzen 194
– Niereninsuffizienz 207
Dialysedysäquilibrium-Syndrom 207
– Niereninsuffizienz 207
Dialyseenzephalopathie-Syndrom 207
Diazepam, Bandscheibenvorfall,
 zervikaler 217
dienzephales Syndrom 29
Differentialdiagnosen,
 neurologische 43–53
Diphenhydramin, Überdosierung 212
Diplopie, Hirn-/Sinusvenenthrombose 73
Discus intervertebralis 218
Diskriminationsvermögen 5
Diskushernie/-prolaps 217
– Thorax-/Rumpfschmerzen 48
Dissekate 58
Dissektion, traumatische,
 Hirntrauma 170
dissociation albuminocytologique,
 Landry-Guillain-Barré-Syndrom 247
Divertikulitis,
 Thorax-/Rumpfschmerzen 47
Dolichozephalus 264
L-Dopa
– Dystonie 151
– Parkinson-Krankheit 148
L-Dopa-Test, Parkinson-Krankheit 147
Dopa-Entzugssyndrom, malignes 149
Dopamin
– Enzephalopathie, hepatische 205
– Schmerzen 184
dopaminerge Substanzen, Absetzen,
 plötzliches 149
Dopaminrezeptorantagonisten,
 Huntington-Krankheit 150
Dopaminrezeptoren 150
Doppelbilder 2, 34
– Abduzensparese 229
– Basilarismigräne 190
– Enzephalopathie, nephrogene 207
– horizontale 34
– Hypophysenadenom 105
– Lambert-Eaton-Syndrom 147, 201
– Myasthenia gravis 259
– Trochlearisparese 229
– vertebrobasiläre Insuffizienz 61
– vertikale 34
Doppler-Sonographie 16–17
– Hirninfarkt 63
– Normalbefunde 16
– transkranielle 16–17
– – Hirninfarkt 63
– – Subarachnoidalblutung 72
Down-beat-Nystagmus 36
– vertebrobasiläre Insuffizienz 62
Drehschwindel 34, 51, 90, **180**
– Menière-Syndrom 180
– Neuritis vestibularis 179
– Zoster oticus 122
Drogenüberdosierungen 211–213
drop attack **176**

– Bewußtseinsstörung 50
– Koma 50
– vertebrobasiläre Insuffizienz 61
Druckempfinden 20
Druckschmerzhaftigkeit, Kopf 1
Duchenne-(Aran-)Muskeldystrophie 153
Duchenne-Muskeldystrophie 252
Duplex-Sonographie 16–17
– Hirninfarkt 63
Durchblutung, zerebrale 59, 61
Durchblutungsstörungen
– Gesäß-/Beinschmerzen 48
– Hirnkreislauf, vorderer/hinterer 56
– Schulter-/Armschmerzen 46
Dyasarthrie, Hirninfarkt, lakunärer 63
Dysästhesie 21
– Karpaltunnelsyndrom 236
– Polyneuropathie, nephrogene 207
Dysarthria-clumsy-hand-Syndrom,
  Hirninfarkt, lakunärer 63
Dysarthrie
– A.-chorioidea-anterior-Verschluß 61
– Dialyseenzephalopathie-Syndrom 207
– Jakob-Creutzfeldt-Krankheit 133
– Lateralsklerose, amyotrophe 155
– Leukenzephalopathie, multifokale,
  progressive 133
– Neurolues 129
– Rausch, einfacher 208
– vertebrobasiläre Insuffizienz 61–62
– Wilson-Syndrom 205
Dysarthrophonie 38
Dysdiadochokinese 28
– Hirninfarkt, lakunärer 63
– Multiple Sklerose 138
– vertebrobasiläre Insuffizienz 62
Dysmetrie 27
dysontogenetischer Tumor 106
Dysphagie (Schluckstörungen)
– Ataxie, zerebelläre, idiopathische 156
– Botulismus 43
– Bulbärparalyse, progressive 153
– Diphenhydraminüberdosierung 212
– Hypoglossusparese 233
– Lambert-Eaton-Syndrom 201
– Lateralsklerose, amyotrophe 156
– Myasthenia gravis 259
– Polymyositis 257
– Wilson-Syndrom 205
Dyspnoe, Myasthenia gravis 259
Dyssynergie 27
Dystonie 26, 151–152
– Botulinustoxin 151
– chirurgische Intervention 152
– Decarboxylasehemmer 151
– Differentialdiagnose 151
– L-Dopa 151
– Subthalamotomie 152
– symptomatische 151
– Thalamotomie 152
– Therapie, medikamentöse 151–152
Dystrophia myotonica Curschmann-
  Steinert 25

E

EBV-Meningoenzephalitis 123
Echinokokkose, Differentialdiagnose 109
Echolalie, Alzheimer-Krankheit 158
EEG (Elektroenzephalographie) 11–12
– Burst-Suppression-Muster 12
– Enzephalitis 119
– Epilepsie 82
– Grand-mal-Anfall 84–85
– Hirn-/Sinusvenenthrombose 73
– Hirntumoren 97
– HSV-Enzephalitis 121
Eigenreflexe
– Grand-mal-Anfall 83
– Muskelatrophie, spinale 153
– Neurolues 129
– Schock, spinaler 172
– Tetanie 177
Einbeinhüpfen 5
Einklemmungssyndrome, Hämatom,
  epidurales 167
Einkoten, Grand-mal-Anfall 83
Einnässen, Grand-mal-Anfall 83
Einschlußkörperchenmyositis 257–258
Eiweiß, Liquor 13
Eklampsie, Differentialdiagnose 73
Elektroenzephalographie s. EEG
Elektrolytstörungen, Demenz 160
Elektromyographie s. EMG
Elektronystagmographie s. ENG
Elektrophysiologie 8–12
– Spinaltumoren 109
Embolie 8, 58
– arterioarterielle 58
– kardiogene 58
– paradoxe 58
Embryopathie, alkoholtoxische 208
EMG (Elektromyographie) 8–10
Empfindungsstörungen, dissoziierte,
  Syringobulbie 192
Empyem, subdurales 135
Enanthem, Masern 124
Encephalitis s.a. Enzephalitis
Encephalitis disseminata
  (Multiple Sklerose) **137–142**, 143
– Augenmuskelparesen 139
– Blasenstörung 139
– Blasentraining 142
– Demyelinisierung 137
– Differentialdiagnose 142–143, 155,
  203
– Einteilung 141
– Gleichgewichtsstörungen/
  Schwindel 51
– Hirnstammsymptome 138
– Immunsuppressiva 142
– β-Interferon 142
– Kleinhirnsymptome 138
– Kortikosteroide 142
– Lateralsklerose, amyotrophe 155
– Liquorpunktion 12, 141
– Mastdarmstörung 139
– MEP 10
– Morbidität 137
– MRT-Bilder 141
– Nackenbeugezeichen 7

– Narkolepsie 177
– Nystagmus 36
– Ophthalmoplegie, internukleäre 34
– Paresen, zentrale 138
– Plaques 137–138
– psychische Veränderungen 139
– Pyramidenbahnzeichen 138
– Retrobulbärneuritis 138
– Schwindel 178
– Sensibilitätsstörungen 138
– Sonderformen 142
– Spastik 138
– Trigeminusneuralgie 193
– Verlauf 138
Encephalitis lethargica, epidemische 148
Encephalitis pontis et cerebelli 142
Endokrinopathien, Demenz 160
Endstellungsnystagmus, erschöpflicher,
  seitengleicher, feiner 36
Endstrominfarkt 56
ENG s. Elektronystagmographie
Enophthalmus, Horner-Syndrom 2
Enthemmung, Alzheimer-Krankheit 157
Enthesopathien 224
Entmarkungsprozeß,
  Vitamin-B_{12}-Mangel 202–203
Entzugspsychose, Anticholinergika 149
Enzephalitis **118–121**
– s.a. Encephalitis
– s.a. Herdenzephalitis
– s.a. Hirnstamm-Enzephalitis
– s.a. HSV-Enzephalitis
– s.a. Kryptokokkenenzephalitis
– s.a. Virusenzephalitis
– s.a. Zytomegalie-Enzephalitis
– Antiepileptika 120
– Ballismus 152
– CMV-Infektion 123
– Diagnose 119–120
– Differentialdiagnose 73, 120
– EEG 12
– Erregerbefall, direkter 118–119
– Fleckfieber 127
– FSME 123–124
– Grand-mal-Status 83
– Hirndruck 119
– Hirnödem 119
– HIV-Infektion 127
– Hyperkinese 150
– Impfungen 118–119
– Komplikationen 119
– Krampfanfälle, zerebrale 80
– Liquorbefunde 119
– Liquorpunktion 12
– Masern/Mumps 124–125
– Myoklonien 26
– Narkolepsie 177
– Parkinson-Krankheit 146
– Pathogenese 119
– post-/parainfektiöse 118, **119**
– postnatale,
  Blitz-Nick-Salaam-Anfälle 84
– psychische Veränderungen 119
– Schwindel 178
– Therapie 120
– Toxoplasmose 131
– virale 118, 151

Enzephalomyelitis 118
– Lyme-Borreliose 128
– parainfektiöse,
    Differentialdiagnose 141
Enzephalopathie
– Ammoniak 206
– arteriosklerotische,
    subkortikale (SAE) 57, 158
– Blitz-Nick-Salaam-Anfälle 84
– hepatische 205–206
– hypertensive 65
– – – Kopf-/Gesichtsschmerzen 45
– metabolisch-hepatische,
    Myopathie 256
– mikrovaskuläre 159
– nephrogene, Niereninsuffizienz 207
– – Nierenversagen, akutes 207
– Nierenversagen, chronisches 207
Ependymom 95, **100–101**, 111
ephaptische Phänomene,
    Reflexdystrophie, sympathische 195
Epidermoid 95
Epidermoidzyste 95
– Differentialdiagnose 97
Epiduralabszeß,
    Nervenwurzelkompression 215
Epiduralanästhesie,
    Schmerztherapie 188
Epiduralhämatom **167**, 168, **168**
– Bewußtseinsstörung 50
– Koma 50
– Kopf-/Gesichtsschmerzen 44
– Nervenwurzelkompression 217
– Okulomotoriuslähmung 228
Epiglottisparese 3
Epikanthus, Alkoholembryopathie 264
Epikondylitis, Schulter-/
    Armschmerzen 46
Epikonussyndrom 40, 172
Epilepsia partialis continua 87
Epilepsie 79–87, 89, 92–93
– Anamnese 82
– Antikonvulsiva 91
– Clobazam 91
– Diagnostik 82
– EEG 12
– Fremdanamnese 82
– idiopathische 80
– Klassifikation 81
– latente 79
– vestibuläre 51
Erb-Devic-Krankheit 142
Erb-Duchenne-Lähmung 225
Erblindung
– Keilbeinmeningeom 103
– kortikale,
    A.-cerebri-posterior-Verschluß 61
– monokuläre, Migräne 190
– plötzliche, einseitige 52
Erb-Muskeldystrophie 253
Erbrechen
– Cannabisüberdosierung 213
– Cluster-Kopfschmerz 191
– Commotio cerebri 165
– Dialysedysäquilibrium-Syndrom 207
– Halluzinogene 213

– Hirn-/Sinusvenenthrombose 73
– Hirndruck, erhöhter 30
– Migräne 190
– Neuritis vestibularis 179
– Phenytoinüberdosierung 213
– Porphyrie, intermittierende, akute 204
– Quecksilbervergiftung 210
– Subarachnoidalblutung 70
– Thalliumvergiftung 210
– Valproinsäureüberdosierung 213
– Zoster oticus 122
Ergotamin
– Kopfschmerzen,
    analgetika-induzierte 192
– Migräne 190
Erleben, wahnhaftes, Alkoholdelir 208
Ermüdbarkeit, Myasthenia gravis 259
Erwachen, dissoziiertes 178
Erythema
– s.a. Gesichtserythem
– chronicum migrans,
    Lyme-Borreliose 127
– nodosum, Behçet-Syndrom 142
Eulenburg-Paramyotonie 254
evozierte Potentiale 12
– akustische s. AEP
– motorische s. MEP
– somatosensible s. SSEP
– visuelle s. VEP
Exanthem
– bläschenförmiges,
    Herpesenzephalitis 120–121
– makulopapulöses, Fleckfieber 127
– – Toxoplasmose 131
– papulovesikuläres, Herpes zoster 122
Exazerbation, Hypophysenadenom 105
Exophthalmus
– Keilbeinmeningeom 103
– pulsierender, Hirntrauma 170
extrapyramidale Erkrankungen **145–152**
extrapyramidal-motorische Störungen
– Ataxie, zerebelläre, autosomal-domi-
    nante 156
– – – idiopathische 156
– Stammganglientumoren 64, 96
extrapyramidal-motorisches System 25
– Transmitter 25

F

Facetten-Syndrom 219
Facies myopathica 253–254
– Myasthenia gravis 259
Fallhand
– Bleivergiftung 210
– Porphyrie, intermittierende, akute 204
– Radialislähmung 235
Faltenzunge, Melkersson-Rosenthal-
    Syndrom 232
Falxmeningeom 103
Fasciculus
– cuneatus 39
– gracilis 39
Faszikulationen 20
– Hypoglossusparese 232
– Lateralsklerose, amyotrophe 155

– Muskelatrophie, spinale 152
– Myasthenia gravis 260
– Polyneuropathie, hereditäre 248
– Syringomyelie 268
Fazialiskontraktur 232
Fazialislähmungen/-paresen 3
– Akustikusneurinom 102
– Blinkreflex 232
– idiopathische 232
– – Magnetstimulation,
    transkranielle 232
– inkomplette 232
– Lyme-Borreliose 127
– Meningeom 103
– Nervenerregbarkeitstest 232
– nukleäre 24
– Orbicularis-oculi-Reflex 232
– periphere 34, 230–232
– perphere 231
– rezidivierende, Melkersson-Rosenthal-
    Syndrom 232
– Speichel-/Tränensekretion 3
– zentrale 231–232
– – einseitige 231, **232**
Fazialisspasmus, Akustikusneurinom 103
Fechterstellung, Versivanfälle 87
Fehlbildungen
– Rückenmark 267–268
– ZNS 263–265, 267–269
Fehlbildungstumoren, ZNS 95
Feinmotorik 5
Felsenbeinfraktur
– Commotio cerebri 165
– Fazialisparese 230
Femoralislähmung 239
Fentanyl, Schmerztherapie 186
Fersengang, Peroneuslähmung 242
Fettembolie 58
Fettsucht, Kraniopharyngeom 106
Fibrome, subunguale,
    tuberöse Sklerose 267
fibromuskuläre Dysplasie 58
Fieberbläschen,
    Herpesenzephalitis 120–121
Fieberkrämpfe 79
– Epilepsie 80
– Gelegenheitsanfälle 90
Fingerbeugereflex 4
Finger-Finger-/Finger-Nase-Versuch 5
Fingerspitzengefühl,
    Karpaltunnelsyndrom 236
flapping tremor, Enzephalopathie,
    hepatische 206
Flaschenzeichen, Medianuslähmung,
    distale 235
Flattertremor, Enzephalopathie,
    hepatische 206
Fleckfieber 127
Flimmerskotome
– s.a. Skotome
– s.a. Zentralskotom
– Migräne 90, 190
Flocculus 27
Floppy-infant-Syndrom, Myopathie 255
Flupirtin, Schmerztherapie 187
follikelstimulierendes Hormon
    (FSH) 104

Folsäuremangel
– Polyneuropathie 243
– Spinalerkrankung, funikuläre 203
foot-wave
  s. F-Welle
Foster-Kennedy-Syndrom 34
Fremdkörpermeningitis 114
Fremdreflexe 4
– Grand-mal-Anfall 83
– Lähmung, periphere/zentrale 20
– Schock, spinaler 172
– Spinalparalyse, spastische 154
Frenzel-Brille 2–3
– Nystagmus 35
Friedmann-Syndrom **86–87**
Friedreich-Ataxie 155–156, 203
Froment-Zeichen, Ulnarislähmung/
  -parese 238
Frontallappen, Meningeom 103
Frühanfälle, Hirntrauma 170
Frühsommermeningo-
  enzephalitis 123–124
– Leukenzephalitis 124
– Meningitis 114
– Neuritis 124
FSH (follikelstimulierendes
  Hormon) 104
FTA-ABS-Test 129
Fundusblutungen,
  Subarachnoidalblutung 70
funikuläre Spinalerkrankung 202–203
Fußklonus 4
Fußsenkerparesen, Kaudasyndrom 222
F-Welle 11

G

GABA (γ-Aminobuttersäure) 25
Gamma-knife, Hirntumoren 98
Gangataxie 27
– Kleinhirninfarkt 62
Gangbild 5
Ganglion
– cervicale superius 3
– geniculi, Zoster oticus 122
– stellatum 121
– trigeminale (Gasseri), Blockade,
  Trigeminusneuralgie 193
– Herpesenzephalitis 121
– – Thermokoagulation
  nach Sweet 141
Ganglionblockade, Schmerztherapie 188
Gangstörungen
– Hydrozephalus 266
– Jakob-Creutzfeldt-Krankheit 133
Gangunsicherheit 5
Gastritis, Thorax-/Rumpfschmerzen 47
Gaumen, Sensibilität 3
Gaumensegellähmung 3
– Kulissenphänomen 3
GCS (Glasgow-Koma-Skala) 165
Gedächtnisstörungen
– A.-cerebri-posterior-Verschluß 61
– Enzephalopathie, hepatische 206
– Hämatom, subdurales 168
– Wilson-Syndrom 205

Gefäßerkrankungen, zerebrale,
  Grand-mal-Status 83–84
Gefäßfehlbildungen
– Hirnblutung 68
– spinale 75–78
– – Differentialdiagnose 155
– zerebrale 73–75
– – Krampfanfälle 80
– ZNS 95
Gefäßgeräusch(e)
– Kopf 1
– pulssynchrones, Hirntrauma 170
Gefäßkomplikationen,
  Hirntrauma 170–171
Gefäßtumoren, ZNS 95
Gefühlsstörungen, Hämatom,
  subdurales 168
Gehirn… s. Hirn…
Gelegenheitsanfälle 79, 90
Gelenkerkrankungen
– Lähmungen 49
– Schwäche 49
Gerinnungsstörungen 58
– Hirnblutung 68
– Hirnvenenthrombose 73
– Liquorpunktion 12
Geruchsstörungen, psychogene 2
Gesäßschmerzen, Ursachen **48**
Geschmack, Überprüfung 3
Geschmacksprüfung 3
Geschmacksstörungen
– Fazialisparese 231
– Zoster oticus 122
Gesichtserythem
– s.a. Erythema
– Dermatomyositis 257
Gesichtsfeld, Untersuchung 2
Gesichtsfeldausfälle 30
– Chiasma opticum, Schädigung 30
– einseitige 31
– Hirngefäßaneurysma 70
– HSV-Enzephalitis 121
– Kraniopharyngeom 106
– Migräne 190
– vertebrobasiläre Insuffizienz 61
Gesichtsfeldeinschränkungen,
  Enzephalopathie, nephrogene 207
Gesichtsschädel, Frakturen 164
Gesichtsschmerzen 189–194
– atypische **44**, 193–194
– Costen-Syndrom 193
– Differentialdiagnose 194
– Ursachen **43–45**
Gesichtsschwellungen,
  Melkersson-Rosenthal-Syndrom 232
Gesichtssensibilität, Hirntrauma 170
Gestik, Alzheimer-Krankheit 157
GH (growth hormone) 104
Gicht, Gesäß-/Beinschmerzen 48
Gingivostomatitis,
  Herpesenzephalitis 120
Glabella-Reflex 29
Glasgow-Koma-Skala (GCS) 165
– Schädel-Hirn-Trauma 165
Glaskörperblutung
– Sehschärfenminderung 31
– Sehverschlechterung, akute 52

– Subarachnoidalblutung 70
Glaukom
– akutes 31
– Sehschärfenminderung 31
Glaukomanfall
– akuter, Kopf-/Gesichtsschmerzen 45
– Differentialdiagnose 72
– Sehverschlechterung, akute 52
Gleichgewichtsstörungen
– Attacken-Schwankschwindel,
  phobischer 180
– Rausch, einfacher 208
– Ursachen **51**
Gliedergürteldystrophie 252
Gliederschmerzen
– Fleckfieber 127
– Poliomyelitis 126
Glioblastome 95, **98–100**, 111
– Klinik 99
– Prognose 100
– Radikaloperation 100
– Stirnhirnsyndrom 99
– Therapie 100
Gliome, Anfälle, fokale 88
Glossopharyngeusneuralgie **44**, 194
Glottisparese 3
Glukokortikoide, Schmerztherapie 187
Glutamat 25
Glutethimid, Krampfanfälle, zerebrale 79
Gluteuslähmungen 239
Glykogenose, Typ II/Typ V,
  Myopathie 255
Gordon-Reflex 4
Gowers-Zeichen,
  Muskeldystrophie Typ Duchenne 253
Grand-mal-Anfall 82–84
– mit Aura 83
– Carbamazepin 91
– Déjà-vu-Erlebnis 83
– Diagnostik 84
– diffuser 84
– EEG 84–85
– Klinik 83
– primär generalisierter, Prognose 92
– Sensationen, optische 83
Grand-mal-Status 83–84
Granulomatose 58
– lymphomatoide Liebow-Carrington 58
Granulome, tuberkulöse 117
Graphästhesie 5
Greifreflexe
– Hirndruck, erhöhter 30
– Hirndruckzeichen 96
Grenzlinieninfarkt, MRT 64
Grenzstrang, lumbaler,
  Probeinjektion/Punktion 188
Grenzzoneninfarkt 57
Grimassieren 25
– Enzephalopathie, hepatische 206
Grippe, Kopfschmerzen 194
growth hormone (GH) 104
Gürtelrose 121–122, 217
– s.a. Zoster
Guillain-Barré-Syndrom 42–43, 242,
  246–247
– Differentialdiagnose 110
– HIV-Infektion 127

– Liquorpunktion 12
Gunn-Zeichen 32
Gyrus
– postcentralis, Sensibilitätsstörungen 23
– praecentralis 22

H

Haarwuchs, vermehrter, Reflexdystrophie, sympathische 196
Habituation, Reflexe 4
Hämangioblastom 95, **107**, 112
– Kleinhirnhemisphären 107
Hämangiom, retroorbitales 1
Hämatom
– epidurales s. Epiduralhämatom
– intrakranielles/intrazerebrales 50, 68
– – Bewußtseinsstörung 50
– – Koma 50
– – Massenverschiebung 167
– – traumatisches 167–170
– subdurales s. Subduralhämatom
Hämatomyelie 77
Hämochromatose, Enzephalopathie, hepatische 205
Hämodialyse s. Dialyse
Hämodilution, Hirninfarkt 66
hämorrhagische Diathese, Hirnblutung 68
HAES-Infusion, Menière-Syndrom 180
Halbseitenkrämpfe 87
– Rolando-Epilepsie 89
Halbseitenlähmung/-paresen
– Hemiathetose 152
– HSV-Enzephalitis 121
Halbseitenschmerz 25
Halbseitensymptome, Hirntumoren 96
Halluzinationen
– alkoholische 208
– Amphetaminüberdosierung 213
– Contusio cerebri 166
– Halluzinogene 213
– hypnagoge 178
– olfaktorische 83
– optische, Alkoholdelir 208
– Phenytoinüberdosierung 213
Halluzinogene, Überdosierung 213
Haloperidol, Thalamusschmerz 196
Halskrawatte, Bandscheibenvorfall, zervikaler 220
Halsrippensyndrom 226
– Plexuslähmung, untere 226
Halssympathikus, Untersuchung 2
Halswirbelsäule
– Blockierungen 219
– Schleudertrauma 172–173
Haltetremor 27
Haltungskoordination, Störung 5
Handgreifreflexe, Hirndruckzeichen 96
Harnabgang, Krampfanfall, zerebraler 176
Harnblase s. Blasen…
Harnverhalt, Parkinson-Krankheit 147

Haut
– braune, Reflexdystrophie, sympathische 196
– Versorgungsgebiete, sensible 6–7
Hauterscheinungen, Dermatomyositis 257–258
Hautfibrome, Hypophysenadenom 105
Head-Zonen 24
Heiserkeit 3
– Myasthenia gravis 259
Hemianopsie
– bilaterale 31
– binasale 31
– bitemporale 31
– Hämatom, intrazerebrales 169
– heteronyme 31
– – Anosognosie 39
– – Hypophysenadenom 105
– homonyme 31
– – A.-cerebri-media-Verschluß 60
– – A.-cerebri-posterior-Verschluß 61
– – A.-chorioidea-anterior-Verschluß 60
– – Okzipitallappentumoren 64, 96
– – Temporallappentumoren 96
– – Thalamussyndrom 25
– – vertebrobasiläre Insuffizienz 61
Hemiataxie
– ipsilaterale, Hirninfarkt, lakunärer 63
– Thalamussyndrom 25
Hemiathetose 152
Hemiballismus 26, 152
– Hirninfarkt, lakunärer 63
Hemichorea, Hirninfarkt, lakunärer 63
Hemihypästhesie
– A.-cerebri-media-Verschluß 60
– A.-chorioidea-anterior-Verschluß 60
– vertebrobasiläre Insuffizienz 61
Hemikranie, paroxysmale, chronische 191
Hemiparese 21
– Anosognosie 39
– armbetonte, A.-cerebri-media-Verschluß 60
– ataktische, Hirninfarkt, lakunärer 63
– beinbetonte, Hirninfarkt, lakunärer 63
– Hämatom, intrazerebrales 169
– – subdurales 168
– Hirnstammtumoren 96
– kontralaterale, A.-carotis-interna-Verschluß 60
– – Hämatom, epidurales 168
– – Sturge-Weber-Syndrom 267
– motorische, A.-chorioidea-anterior-Verschluß 60
– – Hirninfarkt, lakunärer 63
– – Parietallappentumoren 96
– Porphyrie, intermittierende, akute 204
– sensible, Hirninfarkt, lakunärer 63
– spastische 21
– – Meningitis, tuberkulöse 117
– temporäre, Thalamussyndrom 25
– vertebrobasiläre Insuffizienz 61
Hemiplegia cruciata 24
Hemiplegie, infantile 264
Hemispasmus facialis, postparalytischer 232

Hemisphären, Spezialisierung 38
Heparinisierung, Liquorpunktion 12
hepatolentikuläre Degeneration 148, 204–205
– Parkinson-Krankheit 146, **148**
Hepatomegalie, Mononukleose, infektiöse 123
Herdanfälle 87–89
Herdenzephalitis
– s.a. Enzephalitis
– metastatische 134–135
Herdsymptome
– Hämatom, subdurales 168
– Hirntumoren 96
– Meningitis, lymphozytäre, akute 114
– zerebrale, Contusio cerebri 166
Herpes labialis, Herpesenzephalitis 120
Herpes simplex 120
Herpes zoster s. Zoster
Herzbeschwerden, funktionelle, Thorax-/Rumpfschmerzen 46
Herzinfarkt s. Myokardinfarkt
Heterophorie 33
Heterotopie 265
Hexenschuß 221
Hinterstrangbahnen 23, 39
Hinterstrangläsion/-schädigung
– Gleichgewichtsstörungen/ Schwindel 51
– Myelopathie, zervikale 220
– Sensibilitätsstörungen 23
– Spinalerkrankung, funikuläre 203–204
Hinterwurzel, Sensibilitätsstörungen 23
von Hippel-Lindau-Krankheit 107, 266
Hirnabszeß **134**
– akuter/chronischer 134
– Differentialdiagnose 97, 109, 160
– hämatogene Streuung 134
– Hirntrauma 170
– Inokulation, direkte 134
– Meningitis, eitrige 115
– Übergreifen, direktes 134
Hirnbasis, Gefäße 70
Hirnbiopsie 17
– HSV-Enzephalitis 121
Hirnblutung 66, 68–69
– Diagnostik 68–69
– Differentialdiagnose 70, 97
– Hirndruck 68
– Klinik 68
– Liquorabflußstörungen 68
– Ödem, perifokales 68
– Therapie 70
Hirndruck(steigerung bzw. -erhöhung) **29–31**
– Abduzensparese 229
– asymmetrische 41
– Bewußtseinsstörungen 30, 41, 50
– Blutungen, intrakranielle 171
– Differentialdiagnose 160
– Enzephalitis 119
– Hämangioblastom 107
– Hämatom, intrazerebrales 169
– – subdurales 168
– Hirn-/Sinusvenenthrombose 73
– Hirnabszeß 134
– Hirnblutung 68

– Hirntumoren 96
– Koma 50
– Kopf-/Gesichtsschmerzen 45, 194
– Kraniopharyngeom 106
– Medulloblastom 101
– Meningitis, eitrige 115
– Pinealistumoren 101
– Toxoplasmose 131
Hirndurchblutung, Pathobiochemie/ Pathophysiologie 59–64
Hirnfehlbildungen 263–265, 267–269
Hirngefäßaneurysma 70–72
– s.a. Aneurysma/Aneurysmen
– Differentialdiagnose 72
– Therapie 72
Hirngefäße
– Angiographie 15
– – Hirntod 171
Hirninfarkt
– Acetylsalicylsäure 66
– Akuttherapie 65–68
– Angioplastie, transluminale, perkutane 66
– Antikoagulation 66
– Bewußtseinsstörung 50
– Differentialdiagnose 64, 70, 73, 565
– Einflußfaktoren, metabolische 59
– Entstehung 60
– Hämodilution 66
– hämodynamischer 57–59
– Hyperkinese 150
– ischämischer 55
– – Hemiathetose 152
– Klinik 60–63
– Kollateralen 60
– Koma 50
– lakunärer 58, 62–63
– NMDA-Rezeptor-Antagonisten 66
– progredienter 56
– Prophylaxe 67
– Rehabilitation 67–68
– Risikofaktoren 59
– r-tPA 66
– stroke units 65
– Therapie 65–68
– Vollheparinisierung 66
– zerebraler 56
Hirnkreislauf, vorderer/hinterer, Durchblutungsstörungen 56
Hirnmetastasen 95, **107–109**, 112
– Anfälle, fokale 88
– Differentialdiagnose 109
Hirnnerven, Untersuchung 2–3
Hirnnervenausfälle, olivopontozerebelläre Atrophie 148
Hirnnervenlähmungen
– Enzephalitis 119
– Meningitis, tuberkulöse 117
Hirnnervenläsionen
– Polyneuropathie, diabetische 246
– Schädelbasisfraktur 164
Hirnnervenpolyneuropathie 245
Hirnnervensymptome, Whipple-Syndrom 203
Hirnödem 23, 29–30
– Bewußtseinsstörung 50
– Contusio cerebri 166

– Enzephalitis 119
– HSV-Enzephalitis 121
– Koma 50
– Krampfanfälle, zerebrale 80
– Meningeome 103
– Meningitis 115
– perifokales, Hirnblutung 68
– Reye-Johnson-Syndrom 206
– Trochlearisparese 229
– vasogenes 30
– – Osmodiuretika 72
– zytotoxisches 30
– – Glycerollösung 66
Hirnquetschung 166–167
Hirnrinde, Ischämietoleranz 59
Hirnrindenatrophie, Alzheimer-Krankheit 157
Hirnschäden, anfallsbedingte, Pathogenese 82
Hirnschädigung
– intrauterin erworbene 263–264
– Krampfanfälle, zerebrale 79
Hirnstamm
– Ischämietoleranz 59
– Sensibilitätsstörungen 23
Hirnstammblutung
– Bewußtseinsstörung 50
– Koma 50
Hirnstammeinklemmung, Liquorpunktion 12
Hirnstamm-Enzephalitis 119
– s.a. Enzephalitis
Hirnstammerkrankungen, Gleichgewichtsstörungen/ Schwindel 51
Hirnstammkontusion 171
Hirnstammläsion, Gleichgewichtsstörungen/ Schwindel 51
Hirnstammreflexe **28–29**, 30
– Bewußtlosigkeit 8, 30
– Hirntod 171
Hirnstammsyndrome **28–29**
– Pinealistumoren 101
Hirnstammtumoren 96
Hirntod
– dissoziierter 28–29, 171
– – Ischämie, zerebrale 171
– EEG 12
– Hirngefäße, Angiographie 171
– Null-Linien-EEG 171
Hirntrauma
– Begutachtung 171–172
– Dissektion, traumatische 170–171
– Hirnabszeß 170
– Horner-Syndrom 171
– Komplikationen 170–171
Hirntumoren
– Abduzensparese 229
– Anfälle, fokale 88
– Angiographie 97
– Chemotherapie 98
– Diagnostik 97
– Differentialdiagnose 97–98, 120
– Epidemiologie 95–96
– Gamma-knife 98
– Grading 96

– Grand-mal-Status 83
– Hirndruckzeichen 96
– Hirnstamm 96
– infratentorielle 178
– – Gleichgewichtsstörungen/ Schwindel 51
– Kleinhirn 96
– Krampfanfälle, zerebrale 80
– Okzipitallappen 96
– Operation 98
– Parietallappen 96
– Schwindel 178
– Shunt-Operation 98
– Stammganglien 96
– Steroide 98
– Stirnhirn 96
– Strahlentherapie 98
– Symptomatik, neurologische 96
– Temporallappen 96
– Therapie 98
– Tumorlokalisation 96
– Überlebenszeit 96
Hirnvenenthrombose 72–74
– Bewußtseinsstörung 50
– blande 72
– Koma 50
Hirsutismus, Hypophysenadenom 105
HIV-Enzephalopathie 263
– Liquorpunktion 12
HIV-Infektion 126–127
– Differentialdiagnose 155
– Enzephalitis 126
– Infektionen, opportunistische 127
– konnatale 263
– Meningitis 114
– – lymphozytäre 125
Hörminderung, Zoster oticus 122
Hörprüfung, orientierende 3
Hörstörungen 36–37
– Basilarismigräne 190
– Hirngefäßaneurysma 70
– vertebrobasiläre Insuffizienz 61
Hoffmann-Tinel-Zeichen, Karpaltunnelsyndrom 236
Hohlfußbildung, Friedreich-Ataxie 203
Horner-Syndrom 2, 24
– Enophthalmus 2
– Hirntrauma 171
– Kokain-Augentropfen 2
– Miosis 2
– nach Plexusblockade 188
– prä-/postganglionäres 2
– Ptosis 2
– Pupillenreaktion 2
– Syringomyelie 268
– vertebrobasiläre Insuffizienz 61
Hornhauterkrankungen, akute, Kopf-/Gesichtsschmerzen 45
Horton-Syndrom (Arteriitis temporalis) **44**, 58, **59**, **194**, 258
– Arterienbiopsie 17
– Sehschärfenminderung 31
– Sehverschlechterung, akute 44, 52, **52**, 58, **72**, **194**, 258
Howship-Romberg-Phänomen, Obturatoriuslähmung 239
H-Reflex 11

HSV-Enzephalitis **120–121**
– s.a. Enzephalitis
Hüftgelenksluxation,
  Ischiadicuslähmung 242
Hüftkopfnekrose, idiopathische,
  Gesäß-/Beinschmerzen 48
Humeruskopfnekrose, Schulter-/
  Armschmerzen 46
Hunter-Glossitis, Spinalerkrankung,
  funikuläre 203
Huntington-Krankheit 149–150
– Butyrophenon 150
– Differentialdiagnose 160
– Dopaminrezeptorantagonisten 150
– Dystonie 151
– Tiaprid 150
Hustenreflex 30
HWS-Schleudertrauma,
  Nervenwurzelkompression 217
Hydrocephalus
– s.a. Hydrozephalus
– communicans 148, 265
– – internus 265
– e vacuo 265
– externus 265
– internus, Hirngefäßaneurysma 70
– – occlusus 265
– – Subarachnoidalblutung 71
– mal-/aresorptivus 148, 265
– occlusus s. Okklusions-/Verschluß-
  hydrozephalus
Hydromyelie 268
Hydrophobie, Tollwut 125
Hydrops, endolymphatischer 180
Hydrozephalus 166, 265–266
– s.a. Hydrocephalus
– s.a. Okklusions-/Verschlußhydro-
  zephalus
– Hirnblutung 68
– Kopf-/Gesichtsschmerzen 45, 194
– Plexuspapillom 101
– Toxoplasmose 130
Hygrom, subdurales 169
Hypästhesie 21, **183**
– Bandscheibenvorfall 218
– Karpaltunnelsyndrom 236
– Kaudasyndrom 222
– Meralgia paraesthetica 239
Hypakusis
– Akustikusneurinom 102
– vertebrobasiläre Insuffizienz 62
Hypalgesie 21, **183**
– Bandscheibenvorfall 218
Hyperabduktionssyndrom 226
Hyperästhesie 21, **183**
Hyperakusis
– ipsilaterale, Fazialisparese 231
– M.-stapedius-Lähmung 3
Hyperalgesie 21, **183**
– Karpaltunnelsyndrom 236
Hyperbilirubinämie, Mononukleose,
  infektiöse 123
Hypercholesterinämie, Hirninfarkt 59, 64
Hyperextensionstrauma,
  Halswirbelsäule 172
Hyperexzitabilität,
  Alkoholembryopathie 264

Hyperhidrose, Hypophysenadenom 105
Hyperinsulinismus, Myopathie 256–257
Hyperkaliämie, Lähmungen,
  episodische 255
Hyperkeratosen
– Arsenvergiftung 211
– Reflexdystrophie, sympathische 196
Hyperkinese
– athetotische 26
– – Wilson-Syndrom 205
– ballistische 26
– – Panenzephalitis, sklerosierende,
  subakute 133
– choreatische 25–26, 149
– – Differentialdiagnose 150–151
– – Jakob-Creutzfeldt-Krankheit 133
– – Panenzephalitis, sklerosierende,
  subakute 133
– – Wilson-Syndrom 205
– dystonische, Wilson-Syndrom 205
– extrapyramidale, Fleckfieber 127
– Huntington-Krankheit 150
– Mumps 125
Hyperkortisolismus, Myopathie 256
Hyperlipidämie, Hirninfarkt 59, 64
Hypernephrom
– Hirnmetastasen 108
– Rückenmarktumoren,
  extramedulläre 110
Hyperparathyreoidismus, primärer,
  Myopathie 257
Hyperpathie 21, **183**
– Nervenläsion, periphere 195
– Porphyrie, intermittierende, akute 204
– Thalamusschmerz 196
– Thalamussyndrom 25
– Thalliumvergiftung 210
Hyperprolaktinämie, Prolaktinom 105
Hyperreflexionstrauma,
  Halswirbelsäule 172
Hypersomnie 178
Hyperthermie
– Dopa-Entzugssyndrom 149
– Gelegenheitsanfälle 90
– Krampfanfälle, zerebrale 80
Hyperthyreose, Myopathie 256
Hypertonie
– AION 52
– arterielle 58
– Hirnblutung 68
– Hirninfarkt 59
– Kopfschmerzen 194
Hyperurikämie, Hirninfarkt 59
Hyperventilation, Tetanie 177
Hyperviskosität, Hirninfarkt 59
Hypogenitalismus,
  Kraniopharyngeom 106
Hypoglossuslähmung/-parese 232
– Jackson-Syndrom 24
– nukleäre 233
– periphere 233
– supranukleäre 232
– Zoster oticus 122
Hypoglykämie
– Gelegenheitsanfälle 90
– Hirninfarkt 64
– Kopfschmerzen 194

– Krampfanfälle, zerebrale 80
Hypogonadismus, sekundärer,
  Hypophysenadenom 105
Hypokaliämie, Lähmungen,
  episodische 183
Hypokalzämie, Tetanie 176–177
Hypokinese 27
– Parkinson-Syndrom 27, 146–147
Hypomimie 27
– Parkinson-Krankheit 147
Hypophysenadenom 95, **104–106**, 112
– ACTH-produzierendes 105
– GH-produzierendes 105
– hormoninaktives, raumforderndes 105
– prolaktin-produzierendes 105
– TSH-produzierendes 105
Hypophysentumoren 95
– Bromocriptin 105
– Operation, transkranielle/transsphenoi-
  dale 105
Hypophysenvorderlappeninsuffizienz,
  Kraniopharyngeom 106
Hypopyoniritis, Behçet-Syndrom 142
Hypotension, orthostatische, primäre 147
Hypothermie,
  Barbituratüberdosierung 212
Hypothyreose
– Kraniopharyngeom 106
– Myopathie 256
– sekundäre, Hypophysenadenom 105
Hypotonie 27
– Benzodiazepinüberdosierung 212
Hypoxie
– Demenz 160
– EEG 12
– Krampfanfälle, zerebrale 80
– Parkinson-Krankheit 146
– perinatale, Krampfanfälle,
  zerebrale 80

I

IBM (inclusion body myositis) 257–258
Ibuprofen, Schmerztherapie 186
IDCA
  (idiopathische zerebelläre Ataxie) 156
Ilioinguinalisneuralgie 195
Imitationsversuch 5
Immunsupprimierte, Toxoplasmose 131
Immunvaskulitis,
  Differentialdiagnose 142
Impressionsfraktur, Schädel 164
Impulse, propriozeptive 24
Impulsiv-Petit-mal 87
inclusion body myositis (IBM) 257–258
Infarkt s. Hirninfarkt
Infektionskrankheiten,
  Meningoenzephalitis 121–130
Inkontinenz, Hydrozephalus 266
Innenohrschwerhörigkeit
– Menière-Syndrom 180
– Schallempfindungsstörung 3
Innervationsgebiete, Nerven, periphere 6
Insult, ischämischer s. ischämischer
  Insult

Intentionstremor 27
– Kleinhirninfarkt 62
– Quecksilbervergiftung 210
Interkostalneuralgie,
  Thorax-/Rumpfschmerzen 47
Intimaeinrisse, Aneurysma,
  dissezierendes 58
Intoxikationen s. Vergiftungen
Intrinsic-Factor-Mangel 203
Iridozyklitis, Kopf-/
  Gesichtsschmerzen 45
Irishamartom, Neurofibromatose 266
Iritis
– Kopf-/Gesichtsschmerzen 45
– Zoster ophthalmicus 122
Ischämie
– Gelegenheitsanfälle 90
– Rückenmark 76–77
– zerebrale 55
– – Hirntod, dissoziierter 171
ischämische Läsionen,
  Parkinson-Syndrom 148
ischämischer Insult 55
– Kopfschmerzen 194
Ischiadikuslähmung 242
Ixodes, FSME 123

J

Jackson-Anfall 81, **87**
– Intervall-EEG 88
– motorischer, Meningeom 103
– Sensibilitätsstörungen,
  kontralaterale 23
– sensibler 81, 87
– – Meningeom 103
– – Parietallappentumoren 96
Jackson-Syndrom, Anfälle, sensible 24
Jakob-Creutzfeldt-Krankheit 133
– s.a. Rinderwahnsinn
Janz-Syndrom 87
Jargon-Paraphasien 38
Jugularvenenthrombose, aufsteigende 73

K

Kältehyperpathie, Neurolues 128
Kälteparästhesien, Polyneuropathie 244
Kahnschädel 264
Kalottenfraktur, Schädel 163
Kalzitonin
– Kausalgie 195
– Reflexdystrophie, sympathische 196
– Schmerztherapie 187
– Stumpfschmerzen, nozizeptive 197
Kalziumantagonisten
– Cluster-Kopfschmerz 191
– Migräne 191
Kaposi-Sarkom 263
Karnitinmangel
– muskulärer 255
– Myopathie 255
– systemischer 255
Karotisdissektion, Kopfschmerzen 194
Karotis-Sinus-Syndrom 175

Karotisstenose, Gefäßgeräusche 1
Karpaltunnelsyndrom 235–236
– Hoffmann-Tinel-Zeichen 236
– Medianuslähmung, distale 235
– Phalen-Test 236
– Schulter-/Armschmerzen 46
Karpopedalspasmen, Tetanie 177
Kataplexie 90, 178
Katarakt s. Cataracta
Kaudasyndrom 172, **222–223**
– komplettes 40
– Operationsindikation 225
Kausalgie 24, 195
– Kalzitonin 195
– Polyneuropathie 245
– Sympathikusblockade 195
Kausalgie-Dystonie-Syndrom 196
kavernöse Angiome 74, **75**
Kayser-Fleischer-Kornealring 148, 205
Kearns-Sayre-Syndrom (KSS) 256
Keilbeinmeningeom 103
Keratitis
– dendritica, Herpesenzephalitis 120
– Kopf-/Gesichtsschmerzen 45
– Zoster ophthalmicus 122
Kernig-Zeichen 5
– Meningitis, eitrige 115
– – lymphozytäre, akute 114
– Subarachnoidalblutung 70
Kieferaffektionen,
  Druckschmerzhaftigkeit 1
Kieferklemme, Tetanus 132
kissing disease 122
Klappmesserphänomen, Spastik 20
Kleinhirnabszeß 135
Kleinhirnblutungen 41
Kleinhirnbrückenwinkelmeningeom 103
Kleinhirnbrückenwinkeltumor 11
– Fazialisparese 230
Kleinhirnhämangioblastom 107
Kleinhirnhemisphären,
  Hämangioblastom 107
Kleinhirninfarkt 62
Kleinhirnrindenatrophie,
  Alkoholismus 209
Kleinhirnschädigungen,
  Phenytoinüberdosierung 213
Kleinhirnsymptome 27–28
– Pinealistumoren 101
Kleinhirntumoren 96
klinische Untersuchung 1–8
Klippel-Feil-Syndrom 265
Kloni
– hemifaziale, Rolando-Epilepsie 88
– Reflexe, gesteigerte 4
Klopfschmerz
– diffuser 1
– umschriebener 1
Knie-Hacken-Versuch 5
Knochenerkrankungen
– Lähmungen 49
– Schwäche 49
Knochenleitung 3
Knochenmetastasen,
  Schulter-/Armschmerzen 46
Knochenschmerzen, tumorbedingte 197

Knochenszintigraphie,
  Spinaltumoren 109
Kodein s. Codein
Koenen-Tumoren, tuberöse Sklerose 267
Körper, Inspektion 5
Koffein, Kopfschmerzen,
  analgetika-induzierte 192
Kohlenmonoxidvergiftung 211
– Parkinson-Krankheit 146
Kojewnikoff-Status 87
Kokain s. Cocain
Kollateralen, Durchblutung, zerebrale 60
Koma 8
– Barbiturat-/Benzodiazepinüberdosie-
  rung 212
– Dopa-Entzugssyndrom 149
– Druckerhöhung, intrakranielle 41
– Enzephalopathie, hepatische 206
– – nephrogene 207
– HSV-Enzephalitis 121
– Malaria tropica 129
– Meningitis, tuberkulöse 117
– Opiatüberdosierung 213
– Phenytoinüberdosierung 213
– Rausch, einfacher 208
– nach Reanimation bei Asystolie 50
– Reye-Johnson-Syndrom 206
– stoffwechselbedingtes 50
– Subarachnoidalblutung 70
– Ursachen **50**
– Valproinsäureüberdosierung 213
– Vergiftungen 50
– Whipple-Syndrom 203
Kompartmentsyndrom,
  Differentialdiagnose 196
Kompressionsfrakturen,
  Wirbelbogen 172
Kompressionssyndrome,
  Plexuslähmung, untere 225
konjunktivale Injektion,
  Cluster-Kopfschmerz 191
Konjunktivitis, Zoster ophthalmicus 122
Kontrakturen, spastische,
  Spinalparalyse 154
Kontrastmitteluntersuchungen 15
Kontrazeptiva, hormonelle,
  Hirninfarkt 59
Konussyndrom 172
Konvergenznystagmus,
  Parinaud-Syndrom 34
Konversionsneurose
– Bewußtseinsstörung 50
– Koma 50
– Sehverschlechterung, akute 53
Konversionssymptom, Rückenschmerzen,
  psychogene 224
Konvexitätsmeningeom 103
Konzentrationsstörungen
– Demenz, vaskuläre 159
– Enzephalopathie, nephrogene 207
– Quecksilbervergiftung 210
– Spinalerkrankung, funikuläre 203
Koordination, Untersuchung 5
Koordinationsstörungen
– Malaria tropica 129
– Whipple-Syndrom 203
Koordinationstests 5

Kopf
– Beweglichkeit 1
– Druckschmerzhaftigkeit 1
– Untersuchung 1
Kopffehlhaltungen, Spannungskopfschmerz 192
Kopfschmerzen 189–194
– Aderlaß 189
– Akupunktur 189
– Akustikusneurinom 102
– analgetika-induzierte **44**, 192
– Angiome, arteriovenöse 74
– Arteriitis temporalis 258
– Blausäurevergiftung 211
– Bleivergiftung 210
– Carbamazepinüberdosierung 213
– Dialysedysäquilibrium-Syndrom 207
– Differentialdiagnose 194
– Dissekate 58
– Enzephalopathie, nephrogene 207
– Erkrankungen, entzündliche 194
– Fleckfieber 127
– Hämatom, intrazerebrales 169
– – subdurales 168
– Herdenzephalitis 135
– Hirnabszeß 134
– Hirndruck, erhöhter 30
– Hirngefäßaneurysma 70
– HWS-Trauma 172
– Meningitis 115
– – eitrige 115
– – lymphozytäre, akute 114
– – tuberkulöse 117
– Migräne 190–191
– okzipitale, Basilarismigräne 190
– postpunktionelle 44, **194**
– psychogene 194
– Quecksilbervergiftung 210
– Subarachnoidalblutung 70
– Toxoplasmose 131
– Ursachen **43–45**
– – zerebrovaskuläre 194
– vasomotorische 191–192
– vertebrobasiläre Insuffizienz 61
Kopfschwarte, Verletzungen 163
Koplik-Flecken, Masern 124
Kornealreflex 3, 28
– Enzephalopathie, hepatische 206
– Hirntod 171
– Syringobulbie 268
koronare Herzkrankheit (KHK)
– Hirninfarkt 59
– Schulter-/Armschmerzen 46
– Thorax-/Rumpfschmerzen 46
Korsakow-Psychose/-Syndrom 209
– Contusio cerebri 166
Kortex, Sensibilitätsstörungen 23
kortikobasalganglionäre Degeneration, Parkinson-Syndrom 145
Kostoklavikularsyndrom 226
Krämpfe s. Krampfanfälle
Kraft 5
Kraftgrade 5
– Definition 5
Krallenhand 153
– Ulnarisparese, distale 237–238

Krampfanfälle
– s.a. Anfall/Anfälle
– klonische, Tollwut 125
– Polyneuropathie 245
– Tollwut 125
– tonische, schmerzhafte, Tetanie 177
– tonisch-klonische 176
– Whipple-Syndrom 203
– zerebrale 80, 90, 264
– – Ätiologie 79
– – Alkalose 80
– – Alkoholdelir 208
– – Angiome, arteriovenöse 74
– – Antidepressiva, trizyklische, Überdosierung 212
– – Antikonvulsiva 80
– – Arsenvergiftung 211
– – Benzodiazepine 79
– – Bewußtseinsstörung 50
– – Blausäurevergiftung 211
– – Bleivergiftung 210
– – Contusio cerebri 166
– – Cyclohexylpentamethylentetrazol 79
– – Dialysedysäquilibrium-Syndrom 207
– – Differentialdiagnose 176
– – Diphenhydraminüberdosierung 212
– – Einteilung 79–80
– – Enzephalitis 119
– – Epidemiologie 79
– – Glutethimid 79
– – Hämatom, epidurales 167
– – – intrazerebrales 169
– – Herdenzephalitis 135
– – Hirn-/Sinusvenenthrombose 73
– – Hirnabszeß 134
– – Hirnödem 80
– – HSV-Enzephalitis 121
– – Hyperthermie 810
– – Hypoglykämie 80
– – Hypoxie 80
– – Koma 50
– – Leukenzephalopathie, multifokale, progressive 133
– – Malaria tropica 129
– – Meningeom 103
– – Meningitis, eitrige 116
– – – lymphozytäre, akute 114
– – – tuberkulöse 117
– – Mumps 125
– – Neurolues 129
– – Oligodendrogliome 100
– – Panenzephalitis, sklerosierende, subakute 133
– – Pathogenese 79–80
– – Pentetrazol 79
– – Porphyrie, intermittierende, akute 204
– – Reye-Johnson-Syndrom 206
– – Schlafkrankheit 129
– – Subarachnoidalblutung 70
– – Thalliumvergiftung 211
– – Toxoplasmose 131
– – tuberöse Sklerose 267
Kraniopharyngeom 95, **106–107**, 112

Kraniostenosen 264–265
Krankengymnastik
– Bandscheibenvorfall, zervikaler 220
– Reflexdystrophie, sympathische 196
Kreatinphosphokinase, Muskeldystrophie, progressive 251
Kreuzschmerzen
– s.a. Rückenschmerzen
– Bandscheibenvorfall, lumbaler 221
– Claudicatio spinalis 223
Kribbeln 21
– Polyneuropathie 244
Krokodilstränen 232
Kryoanalgesie, Schmerzen 187, **188**
Kryotherapie, Bandscheibenvorfall, zervikaler 220
Kryptokokkenenzephalitis
– s.a. Enzephalitis
– HIV-Infektion 127
Kryptokokkenmeningoenzephalitis, HIV-Infektion 127
Kugelberg-Welander-Muskelatrophie 153
Kulissenphänomen, Gaumensegellähmung 3
Kupferstoffwechselstörungen 204–205

L

Lähmung(en)
– s.a. Paresen
– Bandscheibenvorfall, lumbaler 222
– bulbäre, Fleckfieber 127
– Lateralsklerose, amyotrophe 155
– Contusio cerebri 166
– episodische, hereditäre 254–255
– hyperkaliämische 49
– – episodische 255
– hypokaliämische 49
– – episodische 254
– Meningitis, tuberkulöse 117
– Migräne 190
– muskuläre, Muskeldystrophie, progressive 251
– myoplegische 260
– normokaliämische, episodische 255
– periphere 19–20
– – Fremdreflexe 20
– – Muskelatrophie 19
– – – spinale 152
– – Muskeleigenreflexe 20
– – Reflexe, pathologische 20
– Poliomyelitis 126
– Polyneuropathie 244, **245**
– schlaffe 20
– – Kaudasyndrom 223
– – Lateralsklerose, amyotrophe 154
– – Polyneuropathie 244
– – Schlafkrankheit 129
– spastische 19
– – Athetose 152
– – Lateralsklerose, amyotrophe 154
– supranukleäre, progressive 147
– – – Differentialdiagnose 160
– Ursachen **49**
– zentrale 19–20

Register

– – s.a. Pyramidenbahnschädigung
– – Fremdreflexe 20
– – Lateralsklerose, amyotrophe 154
– – Muskelatrophie 19
– – Muskeleigenreflexe 20
– – Reflexe, pathologische 20
Lähmungsschielen 33
Lageempfinden 20
Lagenystagmus
– zentraler 36
– – Gleichgewichtsstörungen/
    Schwindel 51
Lagerungsnystagmus 36
Lagerungsschwindel, paroxysmaler,
    benigner 51, **178–179**
Lagerungstraining, Lagerungsschwindel,
    paroxysmaler 179
Lagesinn 5
Lagesinnstörungen,
    Gleichgewichtsstörungen/
    Schwindel 51
Lagewahrnehmung
– Polyneuropathie, alkoholische 246
– – diabetische 246
– Spinalerkrankung, funikuläre 203
Lagophthalmus 3
Laktat, Liquor 13
Lambert-Eaton-Syndrom 201–202
– Differentialdiagnose 260
– Lähmungen 49
– Schwäche 49
Laminektomie, Claudicatio spinalis 224
Landau-Kleffner-Syndrom 89
Landry-Guillain-Barré-Syndrom 42–43,
    242, **246–247**
– dissociation albuminocytologique 247
Landry-Paralyse **247**
Langschädel 264
Laryngospasmus, Tetanie 177
Lasègue-Zeichen 5
– Meningitis 6
– – eitrige 115
– – lymphozytäre, akute 114
– Nervenwurzelsyndrom, lumbales 222
– umgekehrtes 6
– Wurzelirritation 6
Lateralisation, Töne 3
Lateralisationsphänomen, Hirndruck,
    erhöhter 41
Lateralsklerose
– amyotrophe **154–155**
– – Bulbärparalyse, progressive 153
– – Differentialdiagnose 142
– – Quecksilbervergiftung 210
Leberinsuffizienz 205–207
– Enzephalopathie, hepatische 205
Lebers hereditäre Optikusatrophie
    (LHON) 256
Leberzirrhose
– biliäre, Enzephalopathie,
    hepatische 205
– Wernicke-Korsakow-Syndrom 208
– Wilson-Syndrom 205
Leistungsschwäche
– Hirntrauma 170
– Quecksilbervergiftung 210
Leitungsbahnen, sensible 23

Lemniscus medialis 23
Lennox-Gastaut-Syndrom **84–85**
Leptospirose, Differentialdiagnose 114
Leukenzephalitis **119**
– Frühsommermeningoenzephalitis 124
– multifokale 137
– postvakzinale,
    Differentialdiagnose 142
Leukenzephalopathie, multifokale,
    progressive 57, 127, 133
– HIV-Infektion 127
Leukotriene, Schmerzen 184
Levomethadon, Schmerztherapie 186
Leyden-Moebius-Muskeldystrophie 253
LH (luteotropes Hormon) 104
Lhermitte-Zeichen 7
– Multiple Sklerose 138
Lichtempfindlichkeit
– Cluster-Kopfschmerz 191
– Meningitis, eitrige 115
Lider 3
Lidkrampf, Tetanie 177
Lidmyoklonien 84
Lidschwellung, Cluster-Kopfschmerz
    191
Liebow-Carrington-Graulomatose 58
Linearfraktur, Schädel 163–164
Lingua plicata, Melkersson-Rosenthal-
    Syndrom 232
Lippenschwellungen, Melkersson-
    Rosenthal-Syndrom 232
Liquor 12–14
– Delpech-Lichtblau-Eiweißquotient 13
– Eiweiß 13
– Glukosekonzentration 13
– Laktat 13
– Normwerte 13
– oligoklonale Banden 13
– Zellzahl 13
Liquorabflußstörungen
– akute, Kopf-/Gesichtsschmerzen 45
– Hirnblutung 68
Liquorbefunde
– Blutgerinnungsstörungen 12
– Blutungen, spinale 77
– entzündliche Prozesse 12–13
– Enzephalitis 119
– Hirn-/Sinusvenenthrombose 73
– HSV-Enzephalitis 121
– Meningeosis carcinomatosa 97
– – leucaemica 97
– Meningitis, bakterielle 116
– – eitrige 116–117
– – lymphozytäre 117
– – – akute 114
– – tuberkulöse 117
– Multiple Sklerose 141
– Panenzephalitis, sklerosierende,
    subakute 134
– postpunktionelles Syndrom 13
– Sinusthrombose, septische 74
– Subarachnoidalblutung 13, 70
Liquorfistel, Schädelbasisfraktur 164
Liquorpunktion
– Hirndruck, erhöhter 12
– Hirnstammeinklemmung 12
– Indikationen 12

– Kontraindikationen 12–13
– malignes Geschehen 13
– Markumarisierung 12
– Spinaltumoren 110
– Technik 13
– Vollheparinisierung 12
Liquorrhö, Schädelbasisfraktur 164
Liquor-Serum-Quotientenschema nach
    Reiber und Felgenhauer 13
Liquorszintigraphie 15
Lisch-Knötchen, Neurofibromatose 266
Lissenzephalie 264
Lithium, Cluster-Kopfschmerz 191
Little-Erkrankung 263
Lobus flocculonodularis 27
Locked-in-Syndrom 29, 41
– Myelinolyse 209
– vertebrobasiläre Insuffizienz 61
Loge de Guyon 237, **238**
Logoklonie, Alzheimer-Krankheit 158
Lokalanästhesie,
    Schmerztherapie 187–189
Lokalisationsempfinden/-sinn 6, 20, 23
Lues
– cerebrospinalis, Lateralsklerose,
    amyotrophe 155
– Differentialdiagnose 155
– Okulomotoriuslähmung 228
Luft, intrazerebrale,
    Schädelbasisfraktur 164
Luftembolie 58
Luftleitung 3
Lumbago/Lumbalgie 221
– Derivation 189
Lumbalisation, Bandscheibenvorfall 221
Lupus erythematodes 58
– Krampfanfälle 142
– systemischer, Hyperkinese 150
Lupus erythemotodes, Vaskulopathie 244
Lupusantikoagulans 58
Lust-Zeichen, Tetanie 177
luteotropes Hormon (LH) 104
Luxationsfraktur, Halswirbelsäule 172
Luxationsfrakturen, Wirbelbogen 171
Lyme-Borreliose 127–128
– Differentialdiagnose 155
– Fazialisparese 230
– Gesäß-/Beinschmerzen 48
– Liquorpunktion 12
– Meningoradikuloneuritis,
    lymphozytäre 242
– Polyneuropathie 244
– Polyradikulitis Bannwarth 48, 128,
    242
– Schulter-/Armschmerzen 46
– Thorax-/Rumpfschmerzen 48
Lymphadenopathie
– Lyme-Borreliose 127
– Toxoplasmose 131
Lymphome, maligne,
    Hirnmetastasen 108

M

Magengeschwür, Thorax-/
    Rumpfschmerzen 47

Magnetresonanztomographie (MRT) 11
– Enzephalitis 119
– Epilepsie 82
– Hirn-/Sinusvenenthrombose 73
– Hirntumoren 97
– HSV-Enzephalitis 121
– Multiple Sklerose 141
– Spinaltumoren 109
Magnetstimulation, transkranielle, Fazialisparese, idiopathische 232
major illness 126
Makroadenome, Hypophyse 104
Makroangiopathie 56–57
Makrographie 28
– Multiple Sklerose 138
Makropsie 88
Makulaödem, Zentralvenenverschluß 52
Malabsorption
– Polyneuropathie 243
– Vitamin-B_{12}-Mangel 202–203
Malaria tropica 129
Malignomschmerzen 197–198
Malum perforans pedis, Neurolues 128
Mammakarzinom
– Hirnmetastasen 108
– Rückenmarktumoren, extramedulläre 110
Manganpneumonie 210
Manganvergiftung 210–211
– Parkinson-Krankheit 146
Mangeldurchblutung, Synkope 175
Mangelernährung, Polyneuropathie 243
Mantelkantensyndrom, Meningeom 103
march of convulsion 87
Marklagernekrosen, Hirnschädigung, ischämische 57
Markscheiden, Läsionen, NLG 10
Markscheidenzerfall
– Porphyrie, intermittierende, akute 204
– Vitamin-B_{12}-Mangel 203
Markumarisierung, Liquorpunktion 12
Masern 124
– Meningitis 114
– Meningoenzephalitis 124
– Panenzephalitis, sklerosierende, subakute **133**
Masernexanthem 124
Massenblutung 68
Massenverschiebung, Hämatome, intrakranielle 167
Masseter-Eigenreflex 2
Mastdarmstörung
– Angiome, arteriovenöse, spinale 77
– Kaudasyndrom 223
– Multiple Sklerose 139
– Querschnittssyndrome 172
– Spinalis-anterior-Syndrom 77
Mastoiditis
– Fazialisparese 230
– Meningitis, eitrige 115
– Sinusthrombose, septische 74
McArdle-Syndrom, Myopathie 255
Mediainfarkt, akuter, CCT 64
Medianuslähmung 235–237
– distale 235
– proximale 235
– Prüfung 236–237

Medikamentenüberdosierungen 211–213
Medulla-oblongata-Infarkt 62
– Wallenberg-Syndrom 62
Medulloblastom 95, **101–102**
Mees-Bänder, Thalliumvergiftung 211
MEG (Magnetenzephalographie), Epilepsie 82
Megaenzephalie 265
Melanom, malignes, Hirnmetastasen 108
MELAS-Syndrom 256
Melkersson-Rosenthal-Syndrom 232
Menière-Syndrom 90, **180**
– Gleichgewichtsstörungen/Schwindel 51
– HAES-Infusion 180
– Saccotomie 180
Meningeom(e) 13, 95, **102**, 104, 112
– Anfälle, fokale 88
– parasagittales 103
– Rückenmarkstumoren, maligne 110
Meningeosis
– carcinomatosa 98, **118**
– – Liquorpunktion 13, 97
– – Nervenwurzelkompression 217
– – Trigeminusneuralgie 193
– leucaemica 118
– – Liquorpunktion 97
Meningismus 1
– Hirnabszeß 134
– Meningitis, eitrige 115
– lymphozytäre, akute 114
– Subarachnoidalblutung 70
– Toxoplasmose 131
Meningitis 58, **113–118**
– s.a. Virusmeningitis
– aseptische 114
– bakterielle 113, **115–116**
– – Erreger 115
– basale, Okulomotoriuslähmung 33, 228
– Brudzinski-Zeichen 7
– chronische 113
– Differentialdiagnose 72–73
– Druckschmerzhaftigkeit 1
– eitrige, akute 113, **115–116**
– – Liquorbefunde 116–117
– Fazialisparese 230
– frühluetische 128
– granulomatöse, Neurolues 128
– Hirndruck 115
– Hirnödem 115
– Hydrozephalus 265
– Klopfschmerz, diffuser 1
– Kopf-/Gesichtsschmerzen 45, 194
– Krampfanfälle, zerebrale 80
– Lasègue-Zeichen 5
– Liquorpunktion 12
– lymphozytäre, akute 113–115
– – HIV-Infektion 126
– – Liquorbefunde 114, 117
– – Poliomyelitis 126
– Mumps 125
– mykotische 118
– Poliomyelitis 126
– Sinusthrombose, septische 74
– sympathische 114
– tuberkulöse 114, **116–118**

– – Liquorbefunde 117
– – Therapie 118
Meningoenzephalitis
– Bewußtseinsstörung 50
– Differentialdiagnose 70, 72
– EEG 114
– FSME 123
– Herpes zoster 122
– Infektionskrankheiten 121–130
– Koma 50
– Kopf-/Gesichtsschmerzen 45
– Lyme-Borreliose 127
– Masern 124
– Mononukleose, infektiöse 122–123
– Mumps 125
– Schlafkrankheit 129
– Tollwut 125
– Toxoplasmose 131
– tuberculosa 58
Meningo(myelo)radikuloneuritis 110
– lymphozytäre, Lyme-Borreliose 242
Meningozele 267
– Myelographie 15
MEP (motorisch evozierte Potentiale) 10
– Bandscheibenvorfall, zervikaler 220
– Multiple Sklerose 141
Meralgia paraesthetica 239
– Gesäß-/Beinschmerzen 48
MERFF 256
Merkfähigkeitsstörungen
– Alzheimer-Krankheit 157
– Demenz, vaskuläre 159
– Enzephalopathie, nephrogene 207
– Hydrozephalus 266
mesenzephales Syndrom 29
Mesenzephaloneinklemmung 41
metabolische Erkrankungen, EEG 12
Metallvergiftungen 209–211
Metamizol, Schmerztherapie 186
Metastasen
– s.a. die einzelnen Organmetastasen
– Gesäß-/Beinschmerzen 48
– Hirnblutung 68
– Thorax-/Rumpfschmerzen 48
Migräne 58, 90, 190
– Akupunktur 189
– Akuttherapie 190–191
– Analgetika 190
– ohne Aura 190
– mit Aura, Sehverschlechterung, akute 52
– β-Blocker 191
– Differentialdiagnose 72
– einfache 190
– Ergotamintartrat 190–191
– Flimmerskotom 90
– fokale 190
– Gesichtsschmerzen 43
– Hirninfarkt 58
– Kalziumantagonisten 191
– klassische 190
– ophthalmische 190
– ophthalmoplegische 72, 190
– – Differentialdiagnose 72
– retinale 190
– Serotoninantagonisten 191
– Sumatriptan 191

migraine accompagnée 58, 190
Mikrenzephalie 265
Mikroadenome, Hypophyse 104
Mikroaneurysma 2
Mikroangiopathie 56–57
– diabetische 18
– – Abduzensparese 229
– – Trochlearisparese 229
– Gleichgewichtsstörungen/
  Schwindel 51
– Okulomotoriusparese 228
Mikrographie 27
Mikrogyrie 265
Mikropolygyrie 265
Mikropsie 88
Mikrozephalie 265
Millard-Gubler-Syndrom 24, 62
Miller-Fisher-Syndrom 245, **247**
Mimik, Alzheimer-Krankheit 157
mimische Muskulatur 3
– Lähmung, schlaffe, Fazialisparese 231
Minderwuchs, Kraniopharyngeom 106
minor illness 126
Minor-Schweißversuch 7
Miosis 2
– Absencen 84
– Cluster-Kopfschmerz 191
– Horner-Syndrom 2
– Opiatüberdosierung 213
Mißempfindungen s. Parästhesien
mitochondriale Stoffwechselstörungen,
  Myopathie 255
Mittelgesichtsfrakturen,
  Schädelbasisfraktur 164
Mittelhirninfarkt, Weber-Syndrom 62
Mittelhirnschädigungen, Nystagmus 36
Mittelhirnsyndrome 27–28, 41
Mollaret-Meningitis 114
Monoballismus 26
Monokelhämatom,
  Schädelbasisfraktur 164
Monoklonien, Thalliumvergiftung 211
Mononeuritis multiplex 19
– HIV-Infektion 127
Mononeuritis multiplx 217
Mononeuropathie 19–20
Mononukleose, infektiöse **122–123**
– Enzephalitis 118
– Meningitis 113
Monoparese
– ipsilaterale, A.-carotis-interna-Verschluß 60
– kontralaterale, A.-cerebri-anterior-Verschluß 60
– A.-cerebri-media-Verschluß 60
– kortikale 21
– Meningeom 103
Morbilli-Virus 124
Morbus s. unter den Eigennamen bzw.
  Eponymen
Morgensteifigkeit, Polymyalgia
  rheumatica 258
Morphin
– Analgesie 184
– Applikation, intrathekale,
  Tumorschmerzen 197
Morton-Metatarsalgie 242

Moschcowitz-Purpura 58
Motorik, Untersuchung 5
motorisch evozierte Potentiale s. MEP
motorische Ausfälle
– Bandscheibenvorfall 218
– Hämatom, subdurales 168
motorische Reizerscheinungen
– Polyneuropathie 244
– – diabetische 246
Moya-Moya-Syndrom 58
MRT s. Magnetresonanztomographie
Multiinfarktdemenz 158–159
Multiple Sklerose (Encephalomyelitis
  disseminata) **137–142**, 143
– Augenmuskelparesen 139
– Blasenstörung 139
– Blasentraining 142
– Demyelinisierung 137
– Differentialdiagnose 142–143, 155,
  203
– Einteilung 141
– Gleichgewichtsstörungen/
  Schwindel 51
– Hirnstammsymptome 138
– Immunsuppressiva 142
– β-Interferon 142
– Kleinhirnsymptome 138
– Kortikosteroide 142
– Lateralsklerose, amyotrophe 155
– Liquorpunktion 12, 141
– Mastdarmstörung 139
– MEP 10
– Morbidität 137
– MRT-Bilder 141
– Nackenbeugezeichen 7
– Narkolepsie 177
– Nystagmus 36
– Ophthalmoplegie, internukleäre 34
– Paresen, zentrale 138
– Plaques 137–138
– psychische Veränderungen 139
– Pyramidenbahnzeichen 138
– Retrobulbärneuritis 138
– Schwindel 178
– Sensibilitätsstörungen 138
– Sonderformen 142
– Spastik 138
– Trigeminusneuralgie 193
– Verlauf **137–142**, 143
Multisystemdegeneration 147
Mumps **125**
– Meningitis 114, 125
– Meningoenzephalitis 125
Musculus(-i)
– levator palpebrae, Lähmung 33
– orbicularis oculi, Lähmung 3
– stapedius, Lähmung, Hyperakusis 3
Muskelatrophie
– distale, Friedreich-Ataxie 156
– Lähmung, periphere/zentrale 19
– Muskeldystrophie, progressive 251
– myogene 8, **9–10**
– neurogene **10**
– spinale **152–154**
– – Blutwerte 153
– – des Erwachsenenalters 153
– – infantile, Werdnig-Hoffmann 153

– – juvenile, Kugelberg-Welander 153
– – Muskelbiopsie 153
– Typ Duchenne-Aran 153
– Typ Vulpian-Bernhard 153
Muskelbiopsie 17
– Bulbärparalyse, progressive 153
– Muskeldystrophie, progressive 252
Muskeldystrophie
– Dystrophia myotonica Curschmann-
  Steinert 254
– fazioskapulohumeraler Typ 252
– Gliedergürteldystrophie 252
– Myasthenia gravis 259
– okulopharyngealer Typ 252
– progressive 251–253
– – Muskelbiopsie 252
– – Serum-CPK 251
– – Verlaufsformen 252–253
– Typ Becker-Kiener 252
– Typ Duchenne 252
– Typ Erb 253
– Typ Leyden-Moebius 253
Muskeleigenreflexe 4
– Gentests 252
– Lähmung, periphere/zentrale 20
– Lateralsklerose, amyotrophe 155
– Muskeldystrophie, progressive 251
– Myasthenia gravis 260
– Polyneuropathie, alkoholische 246
– – diabetische 246
– Spinalerkrankung, funikuläre 203
– Spinalparalyse, spastische 154
Muskelhartspann
– Muskulatur, paravertebrale 224
– Schröpfverfahren 189
– Spannungskopfschmerz 192
Muskelhypotonie,
  Alkoholembryopathie 264
Muskelkrämpfe
– Dialysedsäquilibrium-Syndrom 207
– Polyneuropathie, diabetische 246
– – hereditäre 248
– Stiff-man-Syndrom 260
Muskelrelaxanzien
– Bandscheibenvorfall, zervikaler 220
– Schmerztherapie 187
Muskelrelaxation, progressive,
  Schmerztherapie 189
Muskelschmerzen
– Polymyositis 257
– Toxoplasmose 131
Muskelschwäche
– Polymyalgia rheumatica 258
– Polymyositis 257
– Whipple-Syndrom 203
Muskelspasmen s. Muskelkrämpfe
Muskelsteife 254
Muskulokutaneuslähmung 233
Myalgie(n)
– Leptospirose 114
– Mononukleose, infektiöse 123
– Poliomyelitis 126
Myasthenia gravis 43, **259–260**
– Lähmungen 49
– Schwäche 49
– Tensilontest 260
– Thymom 201

myasthenische Krise 260
myasthenisches Syndrom,
  paraneoplastisches 201–202
Mycobacterium bovis/tuberculosis 116
Mydriasis 2
– Absencen 84
– Anfälle, fokale, komplexe 89
– Antidepressiva, trizyklische,
  Überdosierung 212
– Botulismus 43
– Diphenhydraminüberdosierung 212
– Hämatom, subdurales 168
– Halluzinogene 213
– ipsilaterale, Hämatom, epidurales 167
– Kokain-Augentropfen 2
Myelinolyse, zentrale, pontine 209
Myelinopathie 244
Myelinose, extrapontine,
  Differentialdiagnose 154
Myelitis
– Behçet-Syndrom 142
– Liquorpunktion 12
– Lyme-Borreliose 128
Myelo-CT 15
Myelographie 15
– Medulloblastom 102
– Spinaltumoren 109
Myelomeningo(zysto)zele 267
Myelopathie
– chronisch-progrediente,
  Spinalis-anterior-Syndrom 77
– chronisch-zervikale 219–220
– – Differentialdiagnose 155
– HIV-Infektion 127
– ischämische, Angiome,
  arteriovenöse, spinale 77
– Spinalis-anterior-Syndrom 77
Myogelosen
– Schröpfverfahren 189
– Thorax-/Rumpfschmerzen 47
Myokardinfarkt
– Hirninfarkt 59
– Schulter-/Armschmerzen 46
– Thorax-/Rumpfschmerzen 46
Myoklonie(n) 26
– Ataxie, zerebelläre,
  autosomal-dominante 156
– Dialyseenzephalopathie-Syndrom 207
– Differentialdiagnose 151
– Enzephalitis 119
– Enzephalopathie, nephrogene 207
– Fleckfieber 127
– Impulsiv-Petit-mal 87
– Jakob-Creutzfeldt-Krankheit 133
– Mumps 125
– Myopathie 255
– Panenzephalitis, sklerosierende,
  subakute 133
– rhythmische 84
– Rolando-Epilepsie 88
– Whipple-Syndrom 203
Myokymie, hemifaziale,
  Multiple Sklerose 139
Myopathie(n) **251–262**
– Cortison-bedingte, Lähmungen 49
– – Schwäche 49
– endokrine 256–258

– entzündliche 257–258
– hyper-/hypothyreote 256
– metabolische 255
– myotone, proximale (PROMM) 254
– paraneoplastische 201
Myositis 257
– bakterielle 257
– Gesäß-/Beinschmerzen 48
– parasitäre 257
– Rhabdomyolyse **43**
– Schulter-/Armschmerzen 46
Myotendinosen, Schröpfverfahren 189
Myotonia congenita Thomsen 254
Myotonie, hereditäre 253–254

N

Nachtschlaf, gestörter, Narkolepsie 178
Nackenbeugezeichen nach Lhermitte 7
– Multiple Sklerose 7, 138
Nackenschmerzen, vertebrobasiläre
  Insuffizienz 61
Nackensteife s. Meningismus
Naevi flammei,
  Sturge-Weber-Syndrom 266
Nagelwachstumsstörung,
  Reflexdystrophie, sympathische 196
Narkolepsie 90, **177–178**
– Bewußtseinsstörung 50
– Koma 50
Narkosezwischenfall,
  Parkinson-Krankheit 146
narzißtische Kränkung,
  Rückenschmerzen, psychogene 224
Nasennebenhöhlen
– Entzündungen,
  Differentialdiagnose 72
– – Druckschmerzhaftigkeit 1
– Röntgenuntersuchung 14
Nasensekretion,
  Cluster-Kopfschmerz 191
Nasopharynxtumor,
  Abduzensparese 229
Nativ-Röntgenaufnahmen
– Hämatom, epidurales 167
– Spinaltumoren 109
Neologismen, Alzheimer-Krankheit 158
Neoplasien
– s.a. unter Malignom… bzw. Tumoren
– Krampfanfälle, zerebrale 80
Neozerebellum 27
Nephrolithiasis,
  Thorax-/Rumpfschmerzen 47
Nerven
– s.a. Nervus(-i)
– periphere, Innervationsgebiete,
  sensible 6
– – Sensibilitätsstörungen 21–23
Nervenaffektionen, Gesäß-/Beinschmerzen 48
Nervenaustrittspunkte, druckschmerzhafte, Hirndruck, erhöhter 30
Nervenbiopsie 17
Nervenblockade, Schmerztherapie 187
Nervendehnungszeichen 5
– Meningitis, eitrige 116

Nervenerregbarkeitstest,
  Fazialisparese 232
Nervenkompressionssyndrome,
  Schulter-/Armschmerzen 46
Nervenläsionen
– s. unter den Eigennamen
– periphere, Allodynie 195
– – Antiphlogistika 227
– – Differentialdiagnose 219
– – Hyperpathie 195
– – Neuropathie 227
– – Reflexdystrophie,
    sympathische 195
– – Schmerzen 194
– – Therapie 227–228
– – Trigeminusneuralgie 193
Nervenleitgeschwindigkeit (NLG) 10
Nervenschädigung, axonale 10
Nervenscheiden, Tumoren 95
Nervenstimulation, elektrische,
  transkutane s. TENS
Nervensystem
– autonomes, Durchblutung,
  zerebrale 59
– peripheres
– – Erkrankungen 217–250
– – zentrales s. ZNS
Nervenwurzelkompressionssysndrome,
  Gesäß-/Beinschmerzen 48
Nervenwurzelsyndrome
– Abszeß, epiduraler 215
– lumbale 220–225
– radikuläre 217
– zervikale 219
Nervus(-i)
– s.a. Nerven
– abducens 229
– abducens, Untersuchung 2
– accessorius 232
– – Untersuchung 3
– axillaris 233
– cochlearis, Untersuchung 3
– cutaneus femoris lateralis 238–239
– dorsalis scapulae 233
– facialis 230–232
– – Innervationsgebiete 230
– – Untersuchung 3
– femoralis 239
– glossopharyngeus, Untersuchung 3
– gluteus inferior/superior 239
– hypoglossus 232–233
– – Untersuchung 3
– intermedius, Untersuchung 2
– ischiadicus 242
– medianus 235
– musculocutaneus 233–234
– obturatorius 239
– oculomotorius 29, 228–229
– – Untersuchung 2
– olfactorius, Untersuchung 2
– opticus 30
– – Untersuchung 2
– pectoralis lateralis/medialis 233
– peroneus 242
– radialis 234–235
– saphenus 239
– subscapulares 233

– suprascapularis 233
– thoracicus longus 233
– thoracodorsalis 233
– tibialis 239–242
– trigeminus, Austrittspunkte, Druckschmerzhaftigkeit 1
– – Untersuchung 2–3
– trochlearis 229
– – Untersuchung 2
– ulnaris 237–238
– vagus, Untersuchung 3
– vestibulocochlearis, Untersuchung 3
Nestehn, Enzephalopathie, hepatische 206
Netzhautblutung
– Sehschärfenminderung 31
– Sehverschlechterung, akute 52
Netzhautdegeneration, Ataxie, zerebelläre, autosomal-dominante 156
Neuralgie, Herpes zoster 121
Neurapraxie 227
neurasthenisches Syndrom, Enzephalopathie, nephrogene 207
Neurinom 95, **102**, 111
– Rückenmarkstumoren, maligne 110
Neuritis
– Frühsommermeningoenzephalitis 124
– nervi optici, Sehverschlechterung, akute 53
– – Zoster ophthalmicus 122
– vestibularis 179
– – Gleichgewichtsstörungen/Schwindel 51
neurochirurgische Therapie, Tumorschmerzen 197
Neurofibromatose 266
– Rückenmarkstumoren, maligne 110
Neurofibrome 266
Neuroleptika
– Schmerztherapie 187
– Überdosierung 212
neurologische Defizite/ Symptom 10
– Angiome, arteriovenöse 74
– Arteriitis temporalis 258
– fokale, Epilepsie 119
– Quecksilbervergiftung 210
– Wilson-Syndrom 205
neurologische Diagnostik 1–17
neurologische Differentialdiagnosen 43–53
neurologische Notfälle 41–43
Neurolues 128
– Liquorpunktion 12
Neurolyse, Schmerztherapie 187
Neurome, traumatische, Trigeminusneuralgie 193
neuromuskuläre Endplattenerkrankungen
– Lähmungen 49
– Schwäche 49
neuromuskuläre Übererregbarkeit, Tetanie 176
Neuromyelitis optica 142
Neuromyotonie
– Lähmungen 49
– Schwäche 49
Neurone
– dopaminhaltige 145

– GABAerge, inhibitorische 149
– thalamokortikale 146
neuroophthalmologische Syndrome 30–34
neurootologische Syndrome 34–37
Neuropathie
– HIV-Infektion 127
– motorisch-sensible, hereditäre (HMNS) 242, **248**
– Nervenläsionen, periphere 227
neuropathische Schmerzen, tumorbedingte 197
neuropsychologische Syndrome 37–39
– Hirntrauma 170
– Porphyrie, intermittierende, akute 204
neuroradiologische Untersuchung 14–15
Neurotmesis 227
Nickanfall **84**
– Lennox-Gastaut-Syndrom 84
Nierenfunktionsstörungen, Wilson-Syndrom 205
Niereninsuffizienz 206–207
Nierenversagen, akutes 206
– Enzephalopathie 207
Ninhydrintest 7
Nitrate, Kopfschmerzen 194
NLG s. Nervenleitgeschwindigkeit
NMDA-Rezeptor-Antagonisten,
– Hirninfarkt 66
– Schmerztherapie 187
Nodulus 27
Noradrenalin, Schmerzen 184
Norepinephrin, Enzephalopathie, hepatische 205
Notfälle, zentrale Funktionsstörungen 41
Nucleus
– cuneatus 23
– gracilis 23
– pulposus 217–218
nukleäre Atrophien 152
Null-Linien-EEG, Hirntod 171
Nystagmus 2, 27, **35–36**
– Akustikusneurinom 102
– Benzodiazepinüberdosierung 212
– Commotio cerebri 165
– dissoziierter 37
– epileptischer 51
– Frenzel-Brille 35
– horizontaler, Syringobulbie 268
– lageabhängiger, Kleinhirninfarkt 62
– optokinetischer 35
– paretischer 36
– pathologischer 36
– periodisch alternierender 36
– physiologischer 35–36
– retractorius 34, 36
– rotierender 51
– Lagerungsschwindel, paroxysmaler 179
– vestibulärer 35–36
– – vertebrobasiläre Insuffizienz 62
– Wallenberg-Syndrom 23
– Wilson-Syndrom 205

O

Oberflächensensibilität
– Polyneuropathie, diabetische 246
– – hereditäre 248
Oberlid, herabhängendes 2
Oberlippenfurunkel, Sinusthrombose, septische 74
Obstipation, Parkinson-Krankheit 147
Obturatoriuslähmung 239
Ödem, posttraumatisches 194
Ohr, Druckgefühl, Menière-Syndrom 180
Ohrmuschel, Sensibilität, Prüfung 3
Okklusions-/Verschlußhydrozephalus **265**
– s.a. Hydrozephalus
– Ependymom 100, 1090
– Hirnstammtumoren 64, 97
– Medulloblastom 101
– Meningitis, tuberkulöse 117
okulokardialer Reflex 28
Okulomotoriuslähmung/-parese 33, **228–229**
– Hämatom, epidurales 167, **228**
– Hirngefäßaneurysma 70
– komplette 33
– Meningitis, tuberkulöse 117
– Migräne 190
Okulomotoriusläsion, Weber-Syndrom 18, 23
okulozephaler Reflex 28
Okzipitalisneuralgie **44**, 194
Okzipitallappen, Hirntumoren 96
Okzipitallappenmeningeom 103
Olfaktoriusmeningeom 103
– Optikusatrophie 96
Olfaktoriusrinne, Meningeom 103
Olfaktoriusrinnen-Syndrom 34
Oligodendrogliome 95, **100**, 111
oligoklonale Banden, Liquor 13
olivopontozerebelläre Atrophie 147–148
Oophoritis, Mumps 125
Ophthalmoplegi, internukleäre, vertebrobasiläre Insuffizienz 62
Ophthalmoplegia externa/interna 33, **228**
Ophthalmoplegie
– chronisch progressive, externe 256
– internukleäre 34
– – Multiple Sklerose 138
– – Nystagmus 34
– – Whipple-Syndrom 203
Opiate, Überdosierung 213
Opioid-Analgetika, Schmerztherapie 186
Opioide
– endogene 184
– Schmerztherapie 184, 186
– Stumpfschmerzen, nozizeptive 197
Opioidrezeptoren, Schmerztherapie 186
Opisthotonus
– Subarachnoidalblutung 70
– Tetanus 132
Oppenheim-Reflex 4
Optikusatrophie
– anteriore ischämische (AION), Sehverschlechterung, akute 52
– Friedreich-Ataxie 156

– hereditäre Typ Leber (LHON) 256
– Hypophysenadenom 105
– Keilbeinmeningeom 103
– Neurolues 128
– Olfaktoriusmeningeom 96
– olivoponto-zerebelläre Atrophie 148
Optikusgliome, Neurofibromatose 266
optische Sensationen,
  Grand-mal-Anfall 83
Orbicularis-oculi-Reflex 10–11, 29
– Fazialisparese 232
Orbitaspitzen-Syndrom 34
Orbitopathie, endokrine 256
Orchitis, Mumps 125
Orientierung 8
Orientierungsstörungen,
  Alzheimer-Krankheit 157
Orthostase 8
orthostatische Dysregulation
– Gleichgewichtsstörungen/
  Schwindel 51
– Parkinson-Krankheit 147
Osmodiuretika, Hirnödem, vasogenes 72
Osteochondrose,
  Bandscheibenvorfall 218
Osteophyten
– Bandscheibendegeneration 220
– Bandscheibenvorfall 218
Otitis media
– Fazialisparese 230
– Masern 124
– Meningitis, eitrige 115
– Sinusthrombose, septische 74
Oto(liquor)rhö, Schädelbasisfraktur 164
Otolithenpfropf,
  Lagerungsschwindel 179

P

Pachygyrie 264
Paläozerebellum 27
Pallästhesie 5
palmare Fibrose, Reflexdystrophie,
  sympathische (SRD) 196
Panarteriitis nodosa 58
– Vaskulopathie 244
Panenzephalitis, sklerosierende,
  subakute 133–134
– Masern 124
Pankreatitis
– akute, Thorax-/Rumpfschmerzen 47
– Mumps 125
Papillitis, Sehverschlechterung, akute 53
Paraballismus 152
Paracetamol
– Kopfschmerzen,
  analgetika-induzierte 192
– Schmerztherapie 186
Parästhesien 5, **21**
– Angiome, arteriovenöse, spinale 77
– Bandscheibenvorfall, lumbaler 221
– Brachialgia paraesthetica 238
– Claudicatio spinalis 223
– Halluzinogene 213
– Karpaltunnelsyndrom 236

– Meralgia paraesthetica 239
– Neurolues 128
– Polyneuropathie 244, **245**
– – hereditäre 248
– – nephrogene 207
– Quecksilbervergiftung 210
– Spinalerkrankung, funikuläre 203
– Tarsaltunnelsyndrom 241
– Thalliumvergiftung 210
– Tollwut 125
Paragrammatismus 38
Paralyse 20
– Polyneuropathie, diabetische 246
– progressive, Neurolues 128
Paramyotonia congenita Eulenburg 254
paraneoplastische Syndrome 201–202
– Dermatomyositis 257
– Polyneuropathie 242
Paraparesen 21
– Angiome, arteriovenöse, spinale 77
– Basilarismigräne 190
– Beugesynergien 21
– Differentialdiagnose 154
– spastische, Myelopathie, zervikale 220
– – Syringomyelie 268
– Spinalis-anterior-Syndrom 77
– Strecksynergien 21
Paraphasien 38
– phonematische 38
– semantische 38
Paraplegie
– spastische 77
– Spinalis-anterior-Syndrom 77
Parapraxie 38
Paraspastik
– Lateralsklerose, amyotrophe 155
– Spinalparalyse, spastische 154
Paresen 20
– s.a. Lähmungen
– Bandscheibenvorfall, zervikaler 218
– Enzephalitis 119
– Frühsommermeningoenzephalitis 123
– Jakob-Creutzfeldt-Krankheit 133
– Keilbeinmeningeom 103
– kortikale 21
– Meningeom 103
– Meningitis, eitrige 116
– – lymphozytäre, akute 114
– periphere, distal betonte,
  symetrische 248
– Polyneuropathie, diabetische 246
– Porphyrie, intermittierende, akute 204
– Querschnittssyndrome 172
– schlaffe, Bandscheibenvorfall 218
– Schulteramyotrophie,
  neuralgische 225
– spastische, Spinalerkrankung,
  funikuläre 203
– – Syringobulbie 268
– – tuberöse Sklerose 267
– Tarsaltunnelsyndrom 241
– Thalliumvergiftung 210
– vertebrobasiläre Insuffizienz 61
– zentrale, Hirn-/Sinusvenen-
  thrombose 73
– – Multiple Sklerose 138
Parietallappenmeningeom 103

Parietallappentumoren 96
Parinaud-Syndrom 34
– Pinealistumoren 101
Parkbanklähmung 227
Parkinson plus 145
– Differentialdiagnose 160
Parkinson-Syndrom **145–149**
– akinetisches 158
– akinetisch-rigides, Wilson-Syndrom
  205
– Anticholinergika 149
– Bromocriptin 148–149
– Decarboxylasehemmer 148
– Deprenyl 149
– Diagnose 147
– Differentialdiagnose 147–148, 160
– L-Dopa 148
– L-Dopa-Test 147
– Dystonie 151
– Extremitäten, Schmerzen 146
– Hyperkinese 25
– Hypokinese 27
– ischämische Läsionen 148
– Kohlenmonoxidvergiftung 211
– Lähmungen 49
– Manganvergiftung 210
– medikamentös induziertes 148
– Neuroleptiküberdosierung 212
– postenzephalitisches 148
– Schwäche 49
– Stammganglienblutung 64, 96
– Subthalamotomie, stereotaktische 149
– Therapie 148
– – operative 149
– Tremor 27
Parotistumor, Fazialisparese 230
Parotitis, Enzephalitis 119
Patellarklonus 4
Patellarsehnenreflex 4
– Nervenwurzelsyndrom, lumbales 222
Pendelnystagmus, vertikaler 62
Pentazocin, Schmerztherapie 186
Pentetrazol, Krampfanfälle, zerebrale 79
Penumbra 60
– Hyperglykämie 64
Periarthropathia humeroscapularis,
  Schulter-/Armschmerzen 46
Periostschmerzen, tumorbedingte 197
Peroneuslähmung 242
– Bandruptur, fibulotalare 227
– Einschlafen des Beins 227
Perseveration, Alzheimer-Krankheit 157
Persönlichkeitsentdifferenzierung,
  Hirntrauma 170
PET (Positronen-Emissions-Tomo-
  graphie) 15
– Epilepsie 82
Pethidin, Schmerztherapie 186
Petit-mal-Absence, EEG 86
Pfötchenstellung, Tetanie 177
Phänomen der Krokodilstränen 232
Phakomatosen 266–267
– Krampfanfälle, zerebrale 80
Phalen-Test
– Karpaltunnelsyndrom 236
– umgekehrter 237
Phantomschmerzen 24, 196–197

Pharyngitis, Mononukleose, infektiöse 123
Phenytoin
- Trigeminusneuralgie 193
- Überdosierung 212–213
Phlegmone, Differentialdiagnose 196
Phrenikusparese
nach Plexusblockade 188
physikalische Therapie
- Reflexdystrophie, sympathische 196
- Schmerzen 189
- Spannungskopfschmerz 192
Pick-Krankheit 158
Pickwick-Syndrom 178
Pick-Zellen 158
Pigmentanomalien
- Arsenvergiftung 211
- Dermatomyositis 258
- tuberöse Sklerose 267
Pilzmeningitis 118
- Differentialdiagnose 118
Pinealistumoren 95, **101**, 111
- Shunt, ventrikuloatrialer 101
Pinealoblastom 95, 101
Plaques
- Alzheimer-Krankheit 157
- Multiple Sklerose 137–138
Plasmodium falciparum 129
Plasmozytom 122
Plegie 20
Pleuraerguß,
Thorax-/Rumpfschmerzen 47
Pleuritis,
Thorax-/Rumpfschmerzen 47
Plexus
- brachialis **225–226**
- – s.a. Armplexus…
- lumbalis, Sensibilitätsstörungen 226
- lumbosacralis 226–227
- sacralis, Sensibilitätsstörungen 226
Plexusblockade, Schmerztherapie 188
Plexus-brachialis-Blockade,
Schmerztherapie 188
Plexus-coeliacus-Blockade,
Schmerztherapie 188
Plexuserkrankungen/-läsionen 225–227
- Gesäß-/Beinschmerzen 48
- Lähmungen 49
- Schulter-/Armschmerzen 46
- Schwäche 49
- Sensibilitätsstörungen 21–23
Plexuslähmungen 225–227
- Differentialdiagnose 2190
- mittlere 225
- obere 225
- – Differentialdiagnose 226
- – untere 225
- – Kompressionssyndrome 225
Plexuspapillom 95, 101, 111
- gutartiges 101
- Hydrozephalus 101
- malignes 101
Pneumothorax,
Thorax-/Rumpfschmerzen 47
PNP s. Polyneuropathie
Poliomyelitis **125–126**
- Meningitis 126

Polyglobulie, Hämangioblastom 107
Polymyalgia rheumatica **48**, 58, 258
- Arterienbiopsie 17
- Arteriitis temporalis 194
- Schulter-/Armschmerzen 46
Polymyositis 257–258
- Gesäß-/Beinschmerzen 48
- rheumatica, Gesäß-/Beinschmerzen 48
- Schulter-/Armschmerzen 46
Polyneuritis 242
- cranialis 247, **247**
- Liquorpunktion 12
Polyneuropathie 19, 217, **242–248**
- alkoholische 209, 246
- Alkoholismus 209
- Arsenvergiftung 211
- Blausäurevergiftung 211
- Bleivergiftung 210
- diabetische 245–246, **246**
- Diagnostik 245
- Gleichgewichtsstörungen/ Schwindel 51
- hereditäre 248
- Lähmungen 49
- motorische, chronische, Differentialdiagnose 155
- nephrogene 207
- Niereninsuffizienz 207
- paraneoplastische 202, 244
- Porphyrie, intermittierende, akute 204
- Schulter-/Armschmerzen 46
- Schwäche 49
- Spinalerkrankung, funikuläre 203
- Spinaltumoren 109
- Thalliumvergiftung 210
- Vitamin-B$_1$-Mangel 246
Polyneuroradikulopathie 217
Polyradikuloneuritis Bannwarth 242
- Liquorpunktion 12
- Lyme-Borreliose 48, 128
- Polyneuropathie 242
Polyradikulopathie 19
Polyzythämie
- Hirninfarkt 59
- Hyperviskosität 59
Pompe-Krankheit, Myopathie 255
Ponsblutungen 41
pontines Syndrom 29
Pontozerebellum 27
Porphyrie, akute
- alkoholtoxische 208
- hepatische 204
- intermittierende 204
- – Thorax-/Rumpfschmerzen 47
Positronen-Emissions-Tomographie s. PET
Postdissektomie-Syndrom, Derivation 189
postkommotionelles Syndrom 165
Postpoliosyndrom 126
postpunktionelles Syndrom, Liquorpunktion 13
Postthorakotomieschmerz 189
postthrombotisches Syndrom 189
Presbyakusis 37
Prickeln, Polyneuropathie 244

PRIND (prolongiertes reversibles ischämisches neurologisches Defizit) 56
Pringle-Bourneville-Syndrom 267
Prion 132
Prion-ähnliches Protein 132
Prionenerkrankungen,
Parkinson-Krankheit 146
PRL s. Prolaktin
Probeinjektion, Grenzstrang, lumbaler 189
progressive stroke 56
Projektionsschmerz 23–24
Prolaktin 104
Prolaktinom 105
prolongiertes reversibles ischämisches neurologisches Defizit (PRIND) 56
PROMM
(proximale myotone Myopathie) 254
Pronationsstellung 5
Propionsäure-Derivate,
Schmerztherapie 186
propriozeptive Impulse 24
Prostaglandine
- Schmerzen 184
- – tumorbedingte 197
Prostatakarzinom, Rückenmarktumoren, extramedulläre 110
Protein-S/C-Mangel 58
- Sinus-/Hirnvenenthrombose 73
Prozeßepilepsie 81
Pseudobulbärparalyse 233
Pseudostrabismus 33
Pseudotumor cerebri 97–98
- Kopf-/Gesichtsschmerzen 194
psychische Dauerfolgen,
Hirntraumen 170
psychische Störungen
- Anfallsleiden 90–91
- Cannabisüberdosierung 213
- Enzephalopathie, hepatische 206
- Frühsommermeningoenzephalitis 123
- Multiple Sklerose 139
- Spinalerkrankung, funikuläre 203
- Wilson-Syndrom 205
psychischer (psychiatrischer) Befund 8
psychogener Anfall 176
psychologische Verfahren,
Schmerztherapie 189
psychomotorische Störungen,
Enzephalopathie, hepatische 206
Psychopharmaka
- Thalamusschmerz 196
- Überdosierung, Demenz 160
Psychosen
- Differentialdiagnose 120
- Enzephalitis 119
- exogene, Herdenzephalitis 135
- – Porphyrie, intermittierende, akute 204
- – Spinalerkrankung, funikuläre 203
- – Thalliumvergiftung 211
- traumatische, Contusio cerebri 166
Psychostimulanzien, Narkolepsie 178
psychotische Episoden,
Halluzinogene 213
PTA (perkutane transluminale
Angioplastie), Hirninfarkt 66

Ptosis 2, 33
– Alkoholembryopathie 264
– Dystrophia myotonica Curschmann-Steinert 254
– Horner-Syndrom 2
– Lambert-Eaton-Syndrom 202
– Myasthenia gravis 259
Pubertas praecox, Pinealistumoren 101
Pulskurve, Karotiden 16
Pupillardefekt, afferenter, relativer 32
Pupillenanomalien
– Neurolues 128
– Polyneuropathie, diabetische 246
Pupillenerweiterung s. Mydriasis
Pupillengröße, Untersuchung 2
Pupillenmotorik, Störungen 33–34
Pupillenreaktion 29
– Horner-Syndrom 2
Pupillenreflex 28
Pupillenstarre
– absolute 32
– amaurotische 32, 52
– Grand-mal-Anfall 83
– Keilbeinmeningeom 103
– reflektorische 32–33
Pupillotonie 33
Puppenkopf-Phänomen 28
pure motor stroke, Hirninfarkt, lakunärer 63
Purpura
– cerebri 58
– thrombotische, thrombozytopenische 58
Pyknolepsie **84–85**
– Prognose 92
Pyramidenbahn 22
Pyramidenbahnlähmungen 19–20, 49
Pyramidenbahnschädigung
– s.a. Lähmung(en), zentrale
– Lähmungen 49
– Myelinolyse 209
– Schwäche 49
– Spinalerkrankung, funikuläre 203
Pyramidenbahnzeichen 4
– Antidepressiva, trizyklische, Überdosierung 212
– Diphenhydraminüberdosierung 212
– Friedreich-Ataxie 156
– Multiple Sklerose 138
– Opiatüberdosierung 213
– Parkinson-Krankheit 145
– Pinealistumoren 101
– Spinalis-anterior-Syndrom 76
– Spinalparalyse, spastische 154
– Syringomyelie 268
– Trömner-Reflex 4
Pyramidenseitenstrang 39
Pyramidenvorderstrang 39
Pyrazolonderivate
– Kopfschmerzen, analgetika-induzierte 192
– Schmerztherapie 186

Q

Quadrantenausfall 31
Quadrantenschmerz 24
Quecksilbervergiftung 210
Querschnittslähmung
– akute 109
– komplette 172
Querschnittsmyelitis, Herpes zoster 122
Querschnittssyndrom 40, 172
– akutes **41**
– Angiome, arteriovenöse, spinale 77
– Spinaltumoren 109
– thorakales 40
– zervikales 40

R

Radialislähmung 234–235
– Humerusschaftfraktur 227
– mittlere 234–235
– – Fallhand 235
– obere 234–235
– untere 234–235
Radiatio-optica-Läsion 31
radikuläre Syndrome 217–219
– Nervenwurzelkompression 217–218
– spondylogene 217
Radiusperiostreflex 4
Rathke-Tasche 106
Rauchen, Hirninfarkt 59
Raumforderungen, supratentorielle 41
Rausch
– einfacher 208
– komplizierter 208
– pathologischer 208
Raynaud-Phänomen
– Dermatomyositis 257
– Polymyositis 257
Reboundphänomen 28
von Recklinghausen-Krankheit 266
– Rückenmarkstumoren, maligne 110
recurring utterances 38
Reflexabschwächung
– Bandscheibenvorfall 218
– Enzephalopathie, nephrogene 207
Reflexantwort
– Ermüdung 4
– Habituation 4
Reflexblase 172
Reflexdystrophie, sympathische (SRD) 24, **195**
– motorische Syndrome 196
– Nervenläsion **196**
– periphere **196**
– sensible Syndrome 195
– vegetative Syndrome 195
Reflex(e) 4
– s.a. unter den einzelnen Reflexen
– Bandscheibenvorfall, lumbaler 222
– zervikaler 219
– Barbituratüberdosierung 212
– Benzodiazepinüberdosierung 212
– Bewußtlose 8
– Diphenhydraminüberdosierung 212
– Fremdreflexe 4
– gesteigerte, Kloni 4
– Habituation 4
– Halluzinogene 213
– Korneareflex 3
– Masseter-Eigenreflex 2
– monosynaptische 4
– Muskeleigenreflexe 4
– okulokardialer 28
– okulozephaler 28
– – vertebrobasiläre Insuffizienz 62
– Opiatüberdosierung 213
– pathologische 4
– – Lähmung, periphere/zentrale 20
– – Lateralsklerose, amyotrophe 155
– spinale, Tetanie 177
– spinoziliarer 2
– Trömner-Reflex 4
– Untersuchungen, elektrophysiologische 10–11
– vestibulookulärer 11, 28
– Würgereflex 3
Reflexsteigerung, Enzephalopathie, nephrogene 207
Regio calcarina 31
Regionalanästhesie, Schmerztherapie 188
Rehabilitation, Hirninfarkt 67–68
Reithosenanästhesie 40
Reithosenparästhesie 40
Reizmeningitis 114
Reizsymptome
– peripher-neurologische, Porphyrie, intermittierende, akute 204
– Polyneuropathie 244
– vestibuläre, Akustikusneurinom 102
Rekurrensparese 3
– nach Plexusblockade 188
Renshaw-Hemmung, rekurrente, Tetanus 132
Residualepilepsie 79, **81**
Restless-legs-Syndrom, Spinaltumoren 109
Retinablutung s. Netzhautblutung
Retinahämangioblastom 107
Retrobulbärneuritis
– Multiple Sklerose 138–139
– Sehverschlechterung, akute 53
retrokochleäre Schäden 37
Reye-Johnson-Syndrom **206**
– Enzephalopathie, hepatische 205
Reye-Syndrom, Enzephalopathie, hepatische 205
β-Rezeptorenblocker, Migräne 191
Rezeptorschmerz 23–24
Rhabdomyolyse, Myositis **43**
Rhabdomyome, tuberöse Sklerose 267
Rhachischisis 268
Rhese-Aufnahme 14
Rhino(liquor)rhö
– Meningitis, eitrige 115
– Schädelbasisfraktur 164
Rickettsia prowazekii 127
Riesenpotentiale, Lateralsklerose, amyotrophe 154
Riesenzellarteriitis 58, **194**

Rigor 27
- Dopa-Entzugssyndrom 149
- Enzephalopathie, hepatische 206
- Jakob-Creutzfeldt-Krankheit 133
- Kopf 1
- Parkinson-Krankheit 147
- Zahnradphänomen 27
Rindenblindheit,
  Sehverschlechterung, akute 52
Rinderwahnsinn 132–133
- s.a. Jakob-Creutzfeldt-Krankheit
Rinne-Versuch 3, 37
Risus sardonicus, Tetanus 132
Robertson-Phänomen
- Neurolues 128
- Pupillenstarre, reflektorische 33
Röntgenuntersuchung
- Aufnahme nach Rhese 14
- – nach Schüller 14
- – nach Stenvers 14
- – – Akustikusneurinom 102
- Hirntumoren 97
- Nasennebenhöhlen 14
- Schädel 14
- Wirbelsäule 14
Rötelnembryopathie 263
Rolando-Epilepsie 88–89
Romberg-Versuch 5, 27
Rückenmark
- Bahnen, auf- und absteigende 39
- – – Funktionen 40
- Fehlbildungen 267–268
- Hinterstränge,
  Sensibilitätsstörungen 23
- Ischämien 76–77
Rückenmarksarterien 75–76
Rückenmarkstumoren
- extramedulläre,
  Differentialdiagnose 155
- Nervenwurzelkompression 217
Rückenmarksverletzungen 172–173
Rückenschmerzen
- s.a. Kreuzschmerzen
- Akupunktur 189
- Landry-Guillain-Barré-Syndrom 247
- psychogene 224
- Stiff-man-Syndrom 260
Rückstoß-Phänomen 5
Ruhetremor 27
Rumpfataxie 27
Rumpfschmerzen, Ursachen **46–48**
Rundschädel 265

S

SAB s. Subarachnoidalblutung
Saccotomie, Menière-Syndrom 180
SAE (subkortikale arteriosklerotische
  Enzephalopathie) 57, 158
Sakroileitis 224
Salaam-Anfall
  s. Blitz(-Nick-Salaam)-Krämpfe
Salbengesicht, Parkinson-Krankheit 147
Sanduhrgeschwulst,
  Rückenmarkstumoren, maligne 110

Saphenuslähmung 239
Sarkoidose **118**
- Differentialdiagnose 117–118
- Meningitis 113–114
Schädel
- Impressionsfraktur 164
- Röntgenuntersuchung 14
Schädelbasisfraktur 164
- Abduzensparese 229
- Fazialisparese 230
- Hirntrauma 170
- Meningitis, eitrige 115
Schädelbasistumor,
  Okulomotoriuslähmung 33
Schädelfrakturen 163–164
Schädel-Hirn-Trauma 163–174
- Anfälle, fokale 88
- Bewußtseinsstörung 50
- Differentialdiagnose 160
- Dystonie 151
- Gelegenheitsanfälle 90
- geschlossenes 163–174
- Glasgow-Koma-Skala (GCS) 165
- Grand-mal-Status 83
- Koma 50
- Krampfanfälle, zerebrale 80
- Meningitis, eitrige 115
- offenes 163
- Trochlearisparese 229
Schädelprellung 163
- Kopfschmerzen 194
Schädelverletzungen
  s. Schädel-Hirn-Trauma
Schalleitungsstörungen 36
Schallempfindungsstörung 36–37
- Innenohrschwerhörigkeit 3
Schaukelnystagmus 36
Schellong-Test 8
Schiefhals, okulärer 33
Schielen 33
- s.a. Strabismus
Schilling-Test, Spinalerkrankung,
  funikuläre 142
Schirmer-Test 3
Schlafapnoe-Syndrom 178
- obstruktives/zentrales 178
Schlafbedürfnis, abnorm starkes 177
Schlaf-Grand-mal 84
- Carbamazepin 91
Schlafkrankheit 129–130
Schlaflähmungen 177–178
Schlafstörungen
- Enzephalopathie, hepatische 206
- – nephrogene 207
- Thalliumvergiftung 210
Schlaganfall 55–68
- Angiome, arteriovenöse 74
- Differentialdiagnose 119
Schleudertrauma,
  Halswirbelsäule 172–173
Schluckauf s. Singultus
Schluckstörungen (Dysphagie)
- Ataxie, zerebelläre, idiopathische 156
- Botulismus 43
- Bulbärparalyse, progressive 153
- Diphenhydraminüberdosierung 212
- Hypoglossusparese 233

- Lambert-Eaton-Syndrom 201
- Lateralsklerose, amyotrophe 156
- Myasthenia gravis 259
- Polymyositis 257
- Wilson-Syndrom 205
Schlucksynkope 175
Schmerzempfindungen 5, 20
- Bahnensysteme 185
- Polyneuropathie, diabetische 246
Schmerzen 5
- s.a. Tumorschmerzen
- Aδ-Fasern 184
- Afferenzen, nozizeptive 184
- akute 183
- Anamnese 184
- Antikonvulsiva 187
- autogenes Training 189
- Bandscheibenvorfall 218
- Bradykinine 184
- brennende, Meralgia paraesthetica 239
- – Syringomyelie 268
- C-Fasern 184
- chronische 183
- Definitionen 183
- Diagnose 184–186
- Dopamin 184
- Karpaltunnelsyndrom 236
- Leukotriene 184
- Muskelrelaxation, progressive 189
- Nervenläsion, periphere 194–195
- neuralgische 23–24
- Noradrenalin 184
- Opioide 184
- Physiologie/Pathophysiologie 184–185
- Polymyalgia rheumatica 258
- Polyneuropathie 245
- – hereditäre 248
- Porphyrie, intermittierende, akute 204
- Prostaglandine 184
- radikuläre **48**
- – Angiome, arteriovenöse,
    spinale 77
- – Bandscheibenvorfall,
    lumbaler 222
- – Spinalis-anterior-Syndrom 76
- retrookuläre 53
- Serotonin 184
- Skala, verbale 184
- SSEP 186
- vegetative 23
- Verhaltenstherapie 189
- vertebrobasiläre Insuffizienz 61
- zentrale 196
Schmerzformen 23–25
Schmerzhemmung 184
Schmerzreaktion, Hirntod 171
Schmerzreize, Bewußtlose 8
Schmerzsyndrome 183–199
- ausgewählte 194–198
- zentrale 25
Schmerztagebuch 184
Schmerztherapie 186–189
- Acetylsalicylsäure 186
- Akupunktur 189
- Analgetika 186
- Antidepressiva, trizyklische 187

– Blutegel 189
– Buprenorphin 186
– Carbamazepin 187
– Clonidin 187
– Codein 186
– diaphoretische 189
– Enkephaline 186
– Epiduralanästhesie 188
– Fentanyl 186
– Flupirtin 187
– Ganglion-stellatum-Blockade 188
– Glukokortikoide 187
– Ibuprofen 186
– Kalzitonin 187
– Kryoanalgesie 187, **188**
– Levomethadon 186
– Lokalanästhesie 187–188
– medikamentöse 186–187
– Metamizol 186
– Muskelrelaxanzien, zentrale 187
– Nervenblockade 187
– Neuroleptika 187
– Neurolyse 187
– NMDA-Antagonisten 187
– Opioid-Analgetika 186
– Opioidrezeptoren 186
– Paracetamol 186
– Pentazocin 186
– Pethidin 186
– physikalische Verfahren 189
– Physiotherapie 189
– Plexusblockaden 188
– Propionsäure-Derivate 186
– psychologische Verfahren 189
– Pyrazol-Derivate 186
– Regionalanästhesie 188
– Somatostatin 187
– Spinalanästhesie 188
– Sympathikusblockade 188
– TENS 189
– Tramadol 186
– Tranquilizer 187
– Triggerpunktinfiltration 187
Schmetterlingsgliom 99
Schock, spinaler 172
Schriftproben 5
Schröpfverfahren 189
Schüller-Aufnahme 14
Schulteramyotrophie, neuralgische 225
– Kortikoide 226
– Neuropathie 245
Schulterblatt, herabhängendes, Akzessoriuslähmung 232
Schulterschmerzen, Ursachen **46**
Schwäche, Ursachen **49**
Schwangerschaftschorea 150
Schwangerschaftsfettleber, Enzephalopathie, hepatische 205
Schwankschwindel 34
Schwannom **102**, 111
Schwarzwerden vor den Augen s. Synkope
Schwefelwasserstoffvergiftung 211
Schweißsekretion, Syringomyelie 268
Schwerhörigkeit
– einseitige, Akustikusneurinom 102
– Schädelbasisfraktur 164

Schwerpunktpolyneuropathie 245
Schwindel 34, **178–180**
– Basilarismigräne 190
– Carbamazepinüberdosierung 213
– Commotio cerebri 165
– extravestibulärer 35
– Hirngefäßaneurysma 70
– kardiovaskulär bedingter 51
– Kleinhirninfarkt 62
– peripher-vestibulärer 178–179
– Phenytoinüberdosierung 213
– phobischer 179–180
– Rausch, einfacher 208
– systematischer 34–35
– unsystematischer 35
– Ursachen **51**
– Valproinsäureüberdosierung 213
– vertebrobasiläre Insuffizienz 61–62
– vestibulärer 36
– visueller 51
– zentral-vestibulärer 178
Schwitzen
– abnormes 8
– thermoregulatorisches 147
Schwurhand, Medianuslähmung 236–237
Seborrhö, Parkinson-Krankheit 147
Seed-Implantation, Hirntumoren 98
See-saw-Nystagmus 36
Sehbahn 30
Sehnenerkrankungen
– Lähmungen 49
– Schwäche 49
Sehnervenkreuzung, Schädigung 31
Sehnervenverletzung, Sehschärfenminderung 31
Sehschäfe s. Visus
Sehschärfenminderung
– Leukenzephalopathie, multifokale, progressive 133
– plötzliche 31
Sehstörungen
– Diphenhydraminüberdosierung 212
– Hirntrauma 170
– Malaria tropica 129
– psychogene, funktionelle 53
Sehverschlechterung, akute, starke, Ursachen **52–53**
Sehzentrum 31
Seiltänzergang 5
Sensibilität
– epikritische 20
– protopathische 20, 23
– Untersuchung 3, 5–7
Sensibilitätsstörungen 20–23
– A.-cerebri-posterior-Verschluß 61
– Ausprägungen 21
– Bandscheibenvorfall 218
– zervikaler 218
– Capsula interna 23
– Contusio cerebri 166
– dissoziierte 23–24
– – Spinalis-anterior-Syndrom 77
– Gyrus postcentralis 23
– halbseitige, Migräne 190
– Hinterwurzel 23
– Hirnstamm 23

– Höhenlokalisation 21–23
– Karpaltunnelsyndrom 236
– Keilbeinmeningeom 103
– kontralaterale, Jackson-Anfälle 23
– Kortex 23
– Medianuslähmung, distale 235
– Multiple Sklerose 138
– Muskelatrophie, spinale 153
– Nerven, periphere 21
– Parietallappentumoren 96
– Peroneuslähmung 242
– Plexus 21–23
– – lumbalis 226
– – sacralis 226
– Polyneuropathie 48, 244–245
– – diabetische 246
– Radialislähmung, untere 235
– Rückenmark, Hinterstränge 23
– Schlafkrankheit 129
– Syringomyelie 268
– Thalamus 23
– Tractus spinothalamicus 23
– Whipple-Syndrom 203
sensible Versorgungsgebiete, Haut 6–7
Sequestrierung, Nucleus pulposus 218
Serotonin
– Enzephalopathie, hepatische 205
– Migräne 190
– Schmerzen 184
Serotoninantagonisten, Migräne 191
Serum-CPK, Muskeldystrophie, progressive 251
Serumlipide/-triglyzeride, Hirninfarkt 59
sharp waves, Elektroenzephalographie 11
short unilateral neuralgia with conjunctival injection and tears (SUNCT) **44**
Shunt-Operation
– Hirntumoren 98
– Medulloblastom 102
– ventrikuloatrialer, Pinealistumoren 101
Shy-Drager-Syndrom 147
Sichelzellanämie, Hyperviskosität 59
Single-Photon-Emissions-Computertomographie s. SPECT
Singultus
– Hirndruck, erhöhter 30
– Wallenberg-Syndrom 24
Sinus-cavernosus-Fistel 170
Sinus-cavernosus-Syndrom 34
Sinusitis, Meningitis, eitrige 115
Sinusvenenthrombose 72–74
– Antikonvulsiva 73
– Bewußtseinsstörung 50
– blande 72
– Differentialdiagnose 72–73, 120
– Koma 50
– Kopf-/Gesichtsschmerzen 44, 194
– septische 72, 74
– Therapie 73–74
– Vollheparinisierung 73
SISI(short-increment-sensitivity-index)-Test 37
Skala, verbale, Schmerzen 184
Skalenussyndrom 226
– Plexuslähmung, untere 225
Skaphozephalus 265

Skleraerkrankungen, akute,
  Kopf-/Gesichtsschmerzen 45
Sklerodermie, systemische 58
Sklerose
– konzentrische 142
– tuberöse, Krampfanfälle, zerebrale 80
Skoliose, Friedreich-Ataxie 156
Skotome
– s.a. Flimmerskotome
– s.a. Zentralskotom
– Migräne 190
slow virus infection **132–134**
– Parkinson-Krankheit 146
slow waves, Elektroenzephalographie 12
SND (striato-nigrale Degeneration) 147
Sneddon-Syndrom 58
somatosensibel evozierte Potentiale
  s. SSEP
Somatostatin, Schmerztherapie 187
Somnolenz 8
– Enzephalopathie, hepatische 206
Sonnenstich, Gelegenheitsanfälle 90
Sopor 8
Spätanfälle, Hirntrauma 169
Spätepilepsie 79
Spannungskopfschmerz 44, **191–192**
– Botulinum-Toxin 192
Spasmen, Tollwut 125
Spasmolytika, Kopfschmerzen,
  analgetika-induzierte 192
Spastik
– Klappmesserphänomen 20
– Multiple Sklerose 138
spastische Diplegie, Beine 264
SPECT (Single-Photon-Emissions-
  Computertomographie) 15
– Epilepsie 82
– Hirntumoren 97
Speichelfluß
– Fazialisparese 3, 231
– Grand-mal-Anfall 83
– Parkinson-Krankheit 147
– Thalliumvergiftung 210
Spina bifida 267
– aperta 267
– dorsalis 267
– occulta 267
Spinalabszeß, Meningitis, eitrige 115
Spinalanästhesie, Schmerztherapie 188
spinale Syndrome 39–41
Spinalerkrankung,
  funikuläre 142, 202–203
– Folsäuremangel 202–203
– Schilling-Test 142
– Vitamin-B$_{12}$-Mangel 142, 202–203
Spinalganglien, Herpes zoster 122
Spinalis-anterior-Syndrom 76
– Schmerzen, zentrale 25, **196**
Spinalparalyse, spastische 154
Spinalstenose, Spondylolisthesis 15
Spinaltumoren **109–111**
– Einteilung 110
– extramedulläre 110–111
– – extradurale 110
– – intradurale 110–111
– intramedulläre 111
– Nervenwurzelkompression 217

– Querschnittssymptomatik 109
spino-ponto-zerebelläre Atrophie 152–
  154, **155–156**
Spinozerebellum 27
spinoziliarer Reflex 29
Spirochäten 127
Spitzmund, Tetanie 177
Splenomegalie, Mononukleose,
  infektiöse 123
Spondylarthritis, ankylosierende,
  Bechterew-Krankheit 224
Spondylitis, thorakolumbale 224
Spondylodiszitis,
  Thorax-/Rumpfschmerzen 48
Spondylolisthesis
– Bandscheibenvorfall, lumbaler 221
– Spinalstenose 15
Spondylolyse, Bandscheibenvorfall,
  lumbaler 221
Spondylose
– Bandscheibendegeneration 221
– Bandscheibenvorfall 218
– Derivation 189
spongiöse Dystrophie,
  Vitamin-B$_{12}$-Mangel 202
Spontanatmung, Hirntod 171
Spontannystagmus
– horizontaler 36
– – Menière-Syndrom 180
– Neuritis vestibularis 179
– rotierender 36, 62
– vertikaler 36
– vestibulärer 36
Spontanpneumothorax,
  Thorax-/Rumpfschmerzen 47
Sprachantriebsstörung,
  A.-cerebri-anterior-Verschluß 61
Sprachautomatismen 38
Sprachdominanz, Hemisphären 38
Sprache, skandierende 27
– Dystrophia myotonica Curschmann-
  Steinert 254
– Wilson-Syndrom 205
Sprachproben 5
Sprachstörungen
– Benzodiazepinüberdosierung 212
– Diphenhydraminüberdosierung 212
– Hämatom, subdurales 168
– Migräne 190
– Pick-Krankheit 158
– zentrale 38
Sprachverständnisstörung 38–39
Sprechstörungen
– artikulatorische, Enzephalopathie,
  hepatische 206
– Botulismus 43
– Bulbärparalyse, progressive 153
– Rolando-Epilepsie 88–89
– Wallenberg-Syndrom 24
SRD s. Reflexdystrophie, sympathische
SSEP
  (somatosensibel evozierte Potentiale)
  12, 186
– Bandscheibenvorfall, lumbaler 223
– – zervikaler 220
– Multiple Sklerose 141
– Schmerzen 186

SSPE s. Panenzephalitis, sklerosierende,
  subakute
Stammganglien 25
Stammganglientumoren 96
Standataxie 27
– Kleinhirninfarkt 62
Standbild 5
Standunsicherheit 5
Status
– epilepticus 41
– psychomotoricus 89
Stauungspapille, Hirndruck, erhöhter 30
Steele-Richardson-Olszewski-
  Syndrom 147
– Differentialdiagnose 147, 160
Stenvers-Aufnahme 14
– Akustikusneurinom 102
Steppergang, Peroneuslähmung 242
Steroide
– Cluster-Kopfschmerz 191
– Hirntumoren 98
– Reflexdystrophie, sympathische 196
Stiff-man-Syndrom 260
Stirnhirnsyndrom 99
– Falxmeningeom 103
– Glioblastom 99
Stirnhirntumoren 95
Stirnkopfschmerzen,
  Kraniopharyngeom 106
Stoffwechselstörungen
– Demenz 160
– Krampfanfälle, zerebrale 80
– mitochondriale, Myopathie 255
Strabismus
– s.a. Schielen
– concomitans 33
– paralyticus 33, **228**
Strahlentherapie, Hirntumoren 98
Streckkrämpfe, Tetanus 132
Strecksynergien, Paraparese 21
Streß, Herpesenzephalitis 120
striato-nigrale Degeneration (SND) 147
striato-pallido-thalamische Schleife 151
stroke s. Schlaganfall
stroke unit, Hirninfarkt 65
Stuhlabgang, Krampfanfall,
  zerebraler 176
Stumpfschmerzen 196–197
Stupor
– Benzodiazepinüberdosierung 212
– Reye-Johnson-Syndrom 206
Sturge-Weber-Syndrom 266–267
Sturz, einfacher 176
Sturzanfall, Lennox-Gastaut-Syndrom 84
Subarachnoidalblutung **44**, 70–72
– Aneurysmaruptur 70
– Angiome, arteriovenöse 74
– Bewußtseinsstörung 50
– Differentialdiagnose 70, 72, 116
– Gradeinteilung 71
– Hydrocephalus internus 70
– Hydrozephalus 265
– Klinik 70–71
– Koma 50
– Komplikationen 71
– Kopf-/Gesichtsschmerzen 194
– Liquorpunktion 13, 71

– Rezidivblutung 71
– spinale 77
– Therapie 72
– Vasospasmen 71
Subclavian-steal-Syndrom 62–63
– Gleichgewichtsstörungen/ Schwindel 51
Subduralempyem 135
Subduralhämatom **168–169**
– Bewußtseinsstörung 50
– Differentialdiagnose 69
– Hirndruckzeichen 168
– Koma 50
– Kopf-/Gesichtsschmerzen 44, **44**
Subduralhygrom 169
subkortikale arteriosklerotische Enzephalopathie (SAE) 57
Subthalamotomie, Dystonie 152
Sudeck-Dystrophie 195
Suffusionen, retroaurikuläre, Schädelbasisfraktur 164
Sulcus-ulnaris-Syndrom 238
– Schulter-/Armschmerzen 46
Sumatriptan, Migräne 191
SUNCT (short unilateral neuralgia with conjunctival injection and tears) 44
Supinationsstellung 5
Supinatorsyndrom 235
Sweet-Thermokoagulation, Ganglion Gasseri 193
Swinging-flashlight-Test 32
– Horner-Syndrom 2
Sympathikolytika, Reflexdystrophie, sympathische 196
Sympathikusblockade
– Kausalgie 195
– Reflexdystrophie, sympathische 196
– Schmerztherapie 188
Syndrom
– des engen Spinalkanals 223–224
– der Olfaktoriusrinne 34
– der Orbitaspitze 34
– des Ulnartunnels 238
Synkope 90, **175–176**
– Bewußtseinsstörung 50
– Differentialdiagnose 176
– kardiogene 175
– Koma 50
– pressorisch-reflektorische 175
– reflektorische 175
– Sehverschlechterung, akute 52
– trigeminovagale 175
– vasovagale 175
Syringobulbie 268
Syringomyelie **41**, 268
– Herpes zoster 122
– Schmerzen 196
– Schmerzsyndrome, zentrale 25
– zentrale 196
Syringomyelie-ähnliches Bild, Zostermyelitis 122
Systemdegeneration 147
– ZNS 152–156

T

Tabak-Alkohol-Amblyopie 208
Tabes dorsalis 128
– Thorax-/Rumpfschmerzen 48
Tachykardie, Grand-mal-Anfall 83
Taenia solium, Myopathie 256
Tagesschläfrigkeit, Narkolepsie 177
Takayasu-Syndrom 58
Tarsaltunnelsyndrom 241–242
– Gesäß-/Beinschmerzen 48
Tastempfindung 20, 23
Tastsinn 16, 23
Taubheit, Ataxie, zerebelläre, autosomal-dominante 156
Taucherkrankheit 58
Teilnahmslosigkeit, Hirntrauma 170
Teleangiektasien
– Dermatomyositis 258
– kapilläre 74
Temperaturempfindung 5, 20
– Ausfall 23
– Polyneuropathie, diabetische 246
Temporallappen, Hirntumoren 96
Temporallappenanfälle 88
Temporallappenmeningeom 103
TENS (transkutane elektrische Nervenstimulation)
– Schmerztherapie 189
– Stumpfschmerzen, nozizeptive 197
Tensilontest, Myasthenia gravis 260
tension headache 191–192
Territorialinfarkt 56
– akuter, MRT 64
– Demenz, vaskuläre 159
– Meningitis, tuberkulöse 117
Tetanie 90, **176–177**
– Chvostek-Zeichen 177
– Gruppen 176
– Hyperventilation 177
– hypokalzämische 90, 176–177
– Lust-Zeichen 177
– manifeste 176
– normokalzämische 176–177
– Trousseau-Zeichen 177
Tetanospasmin 132
Tetanus 132
Tetraparese
– Hirnstammtumoren 96
– Kraniopharyngeom 106
– Myelinolyse 209
– vertebrobasiläre Insuffizienz 61
Tetraplegie
– Spinalis-anterior-Syndrom 77
– vertebrobasiläre Insuffizienz 61
Thalamotomie, Dystonie 152
Thalamus, Sensibilitätsstörungen 23
Thalamushand 25
Thalamusinfarkt 62
Thalamusschmerz 25, 196
Thalamussyndrom 25
Thalliumvergiftung 210–211
Thenaratrophie, Medianuslähmung, distale 235
Thermästhesie 21
Thermhypästhesie 21
Thermhyperästhesie 21

Thermokoagulation nach Sweet, Ganglion Gasseri 193
Thiamin-Mangel, Wernicke-Korsakow-Syndrom 208
Thomsen-Myotonie 254
Thoraxschmerzen, Ursachen **46–48**
Thrombangitis obliterans 58
Thrombose, Hirnvenen 72–74
Thrombozytenfunktionsstörung, Hirninfarkt 59
Thymektomie, Myasthenia gravis 260
Thymom, Myasthenia gravis 187, 201
Thymushyperplasie, Myasthenia gravis 259
thyreoideastimulierendes Hormon (TSH) 104
Thyreotoxikose, Myopathie 256
TIA (transitorische ischämische Attacke) 56
– Sehverschlechterung, akute 52
Tiaprid, Huntington-Krankheit 150
Tibialis-anterior-Syndrom, Gesäß-/Beinschmerzen 48
Tibialislähmung 239–242
– Nervenwurzelsyndrom, lumbales 222
– Tibialislähmung 240
Tic 26
Tiefensensibilität 20
– Ausfall 23
– Polyneuropathie, hereditäre 248
– Thalamussyndrom 25
Tiefensensibilitätsstörungen, Gleichgewichtsstörungen/ Schwindel 51
Tietze-Syndrom, Thorax-/Rumpfschmerzen 47
Tinnitus
– Akustikusneurinom 102
– Basilarismigräne 190
– Hirngefäßaneurysma 70
– Menière-Syndrom 51, 90, 180
– vertebrobasiläre Insuffizienz 61
– Zoster oticus 122
Todd-Lähmung 87
Töne, Lateralisation 3
Tollwut 125
Tolosa-Hunt-Syndrom 72
Tonsillitis, Mononukleose, infektiöse 123
Tonusverlust, affektiver 178
Torsionsdystonie, hereditäre 151
Torticollis spasmodicus (spasticus) 151
Toxoplasma gondii 130
Toxoplasmose **130–132**
– Differentialdiagnose 109
– Myositis, fokale 256
Toxoplasmoseenzephalitis, HIV-Infektion 127
TPHA-Test 129
Trachealreflex, Hirntod 171
Tractus
– corticonuclearis 22
– corticospinalis (pyramidalis) 22
– – anterior 39
– – lateralis 39
– opticus, Läsion 31
– spinocerebellaris dorsalis 39

– – ventralis 39
– spinothalamicus 23
– – lateralis 39
– – Sensibilitätsstörungen 23
– – ventralis (anterior) 39
Tränensekretion
– Cluster-Kopfschmerz 191
– Fazialisparese 3, 231
Tramadol, Schmerztherapie 186
Tranquilizer
– Costen-Syndrom 193
– Schmerztherapie 187
transitorische ischämische Attacke (TIA) 56
– Sehverschlechterung, akute 52
Transmitter, extrapyramidal-motorisches System 25
Tremor 27
– Amphetaminüberdosierung 213
– Carbamazepinüberdosierung 213
– Dialyseenzephalopathie-Syndrom 207
– Enzephalopathie, nephrogene 207
– essentieller 148
– – benigner 27
– Halluzinogene 213
– Parkinson-Syndrom 27, 147
– physiologischer 27
– zerebellärer 27
Trendelenburg-Zeichen, Gluteuslähmungen 239
Trichinella spiralis, Myopathie 256
Trigeminusausfälle, Akustikusneurinom 103
Trigeminusneuralgie 24, 193
– Dekompression nach Janetta/Gardner 193
– Druckschmerzhaftigkeit 1
– Ganglion Gasseri, Blockade 193
– – Thermokoagulation nach Sweet 193
– Kopf-/Gesichtsschmerzen **44**
Triggerpunkte, myofasziale, Schmerztherapie 187
Triggerpunktinfiltration, Schmerztherapie 187
-Trinker 207
Trismus, Tetanus 132
Trizepssehnenreflex 4
– Nervenwurzelsyndrom, zervikales 219
– Plexuslähmung, mittlere/untere 225
Trochlearislähmung/-parese 3, 33, 229
Trömner-Reflex 4
– Nervenwurzelsyndrom, zervikales 219
– Plexuslähmung, untere 225
trophische Störungen
– Polyneuropathie, hereditäre 248
– Syringomyelie 268
tropische Erkrankungen 129–130
Trousseau-Zeichen, Tetanie 177
Trypanosoma brucei gambiense/rhodesiense 129
Trypanosomiasis 129–130
TSH (thyreoideastimulierendes Hormon) 104
Tuberculum sellae, Meningeome 103
Tuberkulose
– Meningitis 114, **116–118**

– Okulomotorislähmung 228
– Thorax-/Rumpfschmerzen 48
tuberöse Sklerose 267
Tumoren
– Nervenscheiden 95
– neuroepitheliale 95
– spinale **109–111**
– zerebrale 95–109
– – Differentialdiagnose 160
Tumorlokalisation, Hirntumoren 96
Tumorschmerzen 197–198
– s.a. Schmerzen
– Chordotomie 198
– Morphingabe, intrathekale 197
– neurochirurgische Therapie 197
– WHO-Stufenschema 187
Turmschädel 264
Turrizephalus 264

U

Überempfindlichkeitsreaktion, Migräne 190
Übertragungsschmerz 24
Übungsbehandlung, Neuritis vestibularis 179
Ulnarislähmung/-parese 237–238
– distale 237, 239
– Froment-Zeichen 238
– proximale 238
Unterberger-Tretversuch 5
Untersuchung
– Bewußtlose 8
– internistische, orientierende 8
– klinische 1
– Kopf 1
– neurologische 1–17
– neuropsychologische 8
– psychische (psychiatrische) 8

V

Valproinsäure, Überdosierung 213
Varicella-Zoster-Virus 12, 122
Vaskulitis 58
– Krampfanfälle, zerebrale 80
– medikamenteninduzierte 58
– nicht-klassifizierte 58
– Okulomotoriuslähmung 228
– Rückenmarkinfarkt 76
Vaskulopathie 244
– Demenz 160
Vasospasmen
– Prophylaxe 72
– Subarachnoidalblutung 71
vegetative Störungen
– Anfälle, fokale, komplexe 89
– Commotio cerebri 165
– Contusio cerebri 166
– Hämatom, intrazerebrales 169
– Lambert-Eaton-Syndrom 202
– Parkinson-Krankheit 147
– Polyneuropathie 245
– – diabetische 246
– Porphyrie, intermittierende, akute 204

– Spinalerkrankung, funikuläre 203
– Untersuchung 7–8
Venenthrombose, tiefe, Differentialdiagnose 196
venöse Angiome 74, **75**
venöse Durchblutungsstörungen
– Gesäß-/Beinschmerzen 48
– Schulter-/Armschmerzen 46
Ventrikulographie 15
VEP (visuell evozierte Potentiale) 12
– Multiple Sklerose 141
Vergiftungen 147
– Bewußtseinsstörung 50
– Demenz 160
– Differentialdiagnose 120
– EEG 12
– Erstickungsgase 211
– Koma 50
– Metalle 209–211
– Schwindel 178
– ZNS-Beteiligung 209–211
Verhalten, automatisches, Narkolepsie 178
Verhaltensstörungen
– Jakob-Creutzfeldt-Krankheit 133
– Panenzephalitis, sklerosierende, subakute 133
Verhaltenstherapie, Schmerzen 189
Verkalkungen, intrakranielle, tuberöse Sklerose 267
Verschlußhydrozephalus
s. Okklusions-/Verschlußhydrozephalus
Versivanfälle 87
vertebrobasiläre Insuffizienz 62
– Bewußtseinsstörung 50
– Koma 50
Vertigo epileptica, Gleichgewichtsstörungen 51
Verwirrtheit
– akute **41**
– Arsenvergiftung 211
– Demenz, vaskuläre 159
– Enzephalopathie, hepatische 206
– Leukenzephalopathie, multifokale, progressive 133
– Malaria tropica 129
– Toxoplasmose 131
– vertebrobasiläre Insuffizienz 61
vestibuläre Symptome, Commotio cerebri 165
Vestibularisausfall 11
Vestibularisparoxysmen, Gleichgewichtsstörungen/Schwindel 51
vestibulookulärer Reflex 28
Vibrationsempfinden 5, 20
– Polyneuropathie, alkoholische 246
– – diabetische 246
– Spinalerkrankung, funikuläre 203
Vibrationsstimmgabel 5
Vigilanz 8
Vigilanzstörung, Hirn-/Sinusvenenthrombose 73
Virusenzephalitis
– s.a. Enzephalitis
– akute 148
– Dystonie 151

Viruserkrankungen, langsame **132–134**
– Parkinson-Krankheit 146
Virusmeningitis 114–115
– s.a. Meningitis
visuell evozierte Potentiale s. VEP
Visus, Untersuchung 2
Visusausfall, monokulärer,
  Hirngefäßaneurysma 70
Visusminderung 31
– Subarachnoidalblutung 70
Viszeromegalie, Hypophysenadenom 105
Vitamin-B_1-Mangel,
  Wernicke-Korsakow-Syndrom 208
Vitamin-B_{12}-Mangel 203
– Polyneuropathie 243
– Spinalerkrankung,
  funikuläre 142, 202–203
Vitaminmangel, Demenz 160
Vogt-Koyanagi-Harada-Syndrom 58
Vokalisationshemmung,
  Rolando-Epilepsie 88–89
Vollheparinisierung
– Hirninfarkt 66
– Hirnvenenthrombose 73
– Liquorpunktion 12
– Sinusvenenthrombose 73
Vorderhornzellen, motorische
– Degeneration 152
– – Lateralsklerose, amyotrophe 154
Vulpian-Bernhard-Muskeldystrophie 153

W

Wachanfall 178
Wadenhypertrophie, Muskeldystrophie,
  Typ Duchenne 253
Wadenkrämpfe, Polyneuropathie,
  alkoholische 246
Wärmeparästhesien,
  Polyneuropathie 244
Wahnvorstellungen,
  Kohlenmonoxidvergiftung 211
Wallenberg-Syndrom 24
– Medulla-oblongata-Infarkt 62
– Schmerzen 196
– Schmerzsyndrome, zentrale 25
– Spontannystagmus, rotierender 62
– zentrale 196
Watschelgang
– Gluteuslähmungen 239
– Muskeldystrophie Typ Duchenne 253
– Myasthenia gravis 259
– Porphyrie, intermittierende, akute 204
Weber-Syndrom 24
– Mittelhirninfarkt 62
– Pinealistumoren 101
Weber-Versuch 3, 37
Wegener-Granulomatose 58
Weichteilschmerzen, tumorbedingte 197
Weil-Krankheit 114
Werdnig-Hoffmann-Muskelatrophie 152
Wernicke-Aphasie 38
– Temporallappentumoren 96
Wernicke-Enzephalopathie 209
– Differentialdiagnose 138
– Ophthalmoplegie, internukleäre 34
Wernicke-Korsakow-Syndrom 209–210
Wernicke-Mann-Lähmung 60–61
– A.-cerebri-media-Verschluß 60
– Gangbild 61
Wesensänderung, Hirntrauma 170
West-Syndrom **84**
Whipple-Syndrom **203**
Willkürmotorik, Koordination 25
Wilson-Syndrom 148, 204–205
– Enzephalopathie, hepatische 205
– Parkinson-Krankheit 146, **148**
Windpocken 121–122
– Herpes zoster 121–122
Winiwarter-Syndrom 58
Wirbelbogenfrakturen 172
Wirbelsäule
– Computertomographie 14
– Röntgenuntersuchung 14
Wirbelsäulenerkrankungen,
  Thorax-/Rumpfschmerzen 48
Wirbelsäulenveränderungen,
  Friedreich-Ataxie 203
Wirbelsäulenverletzungen 172–173
Wortfindungsstörungen,
  Alzheimer-Krankheit 157
Wortneuschöpfungen,
  Alzheimer-Krankheit 158
Würgereflex 29
– N. glossopharyngeus/N. vagus 3
Wurzelausriß, zervikaler 226
Wurzelausriß
– Schmerzen 197
– zentrale 196
Wurzelirritationen 218
– Lasègue-Zeichen 6
Wurzelkompression
– lumbale 220–225
– zervikale 218–220
Wurzelneurinom,
  Thorax-/Rumpfschmerzen 48

Z

Zahnerkrankungen,
  Kopf-/Gesichtsschmerzen **45**
Zahnradphänomen
– Parkinson-Krankheit 146–147
– Rigor 27
Zecken, FSME 123
Zecken-Enzephalitis-Virus 123
Zeigeversuche 5
Zellzahl, Liquor 13
Zentralarterienverschluß,
  Sehverschlechterung, akute 52
zentrale Funktionsstörungen, Notfälle 41
Zentralskotom, Sehverschlechterung,
  akute 53
Zentralvenenverschluß,
  Sehverschlechterung, akute 52
zentromedulläres Syndrom 41
Zephalgie s. Kopfschmerzen
zerebelläre Degeneration,
  paraneoplastische 202
zerebelläre Erkrankungen,
  Gleichgewichtsstörungen/
  Schwindel 51
zerebelläre Störungen 27
– Akustikusneurinom 102
zerebrale Symptome, Porphyrie,
  intermittierende, akute 204
zerebrale Tumoren 96–109
zerebrale Zirkulationsstörungen
  s. Zirkulationsstörungen, zerebrale
Zerebralsklerose 70
zerebrovaskuläre
  Erkrankungen 45, 56–78
– Krampfanfälle, zerebrale 80
– Neurolues 128
Zirkulationsstörungen
– spinale 75–78
– zerebrale 56–78
ZNS-Erkrankungen
– Allgemeinerkrankungen 201–215
– degenerative 145–160
– entzündliche 113–136
– metabolische, Dystonie 151
– Systemdegeneration 152–156
– traumatische 163–174
– Vergiftungen 209–211
ZNS-Fehlbildungen 263–269
ZNS-Gefäßfehlbildungen 95
ZNS-Gefäßtumoren 95
ZNS-Lymphom, HIV-Infektion 127
ZNS-Tumoren 96–109
Zoster 121–122, 217
– s.a. Gürtelrose
– Gesäß-/Beinschmerzen 48
– lumbosakraler 122
– Meningoenzephalitis 122
– ophthalmicus 122
– – Kopf-/Gesichtsschmerzen 45
– oticus 122
– – Fazialisparese 230
– – Kopf-/Gesichtsschmerzen 45
– – Schulter-/Armschmerzen 46
– thorakaler 122, 217
– Thorax-/Rumpfschmerzen 48
– zervikaler 122
Zosterenzephalitis 122
Zostermeningitis 122
Zostermyelitis 122
Zosterneuralgie **121–122**
Zungenbiß
– Grand-mal-Anfall 83
– Krampfanfall, zerebraler 176
Zungen-Kiefer-Reflex 29
Zweipunktdiskrimination 5
Zwölffingerdarmgeschwür,
  Thorax-/Rumpfschmerzen 47
Zystizerkose, Differentialdiagnose 109
Zytomegalie-Enzephalitis 123
– s.a. Enzephalitis
– HIV-Infektion 127
Zytomegalie-Infektion 123, 263